全国中医药行业高等教育"十三五"创新教材

中医急诊学

（供中西医临床医学专业用）

主　审　周亚滨
主　编　客　蕊

中国中医药出版社
·北　京·

图书在版编目（CIP）数据

中医急诊学 / 客蕊主编 . —北京：中国中医药出版社，2017.10

全国中医药行业高等教育"十三五"创新教材

ISBN 978 – 7 – 5132 – 3545 – 7

Ⅰ . ①中… Ⅱ . ①客… Ⅲ . ①中医急症学—中医学院—教材 Ⅳ . ① R278

中国版本图书馆 CIP 数据核字（2016）第 177966 号

中国中医药出版社出版

北京市朝阳区北三环东路 28 号易亨大厦 16 层
邮政编码 100013
传真 010-64405750
山东百润本色印刷有限公司印刷
各地新华书店经销

开本 787×1092 1/16 印张 22 字数 491 千字
2017 年 9 月第 1 版 2017 年 10 月第 1 次印刷
书号 ISBN 978 – 7 – 5132 – 3545–7

定价 56.00 元
网址 www.cptcm.com

社 长 热 线 010-64405720
购 书 热 线 010-89535836
维 权 打 假 010-64405753

微信服务号 zgzyycbs
微商城网址 https://kdt.im/LIdUGr
官 方 微 博 http://e.weibo.com/cptcm
天猫旗舰店网址 https://zgzyycbs.tmall.com

如有印装质量问题请与本社出版部联系（010-64405510）
版权专有 侵权必究

全国中医药行业高等教育"十三五"创新教材

《中医急诊学》编委会

主　审　周亚滨

主　编　客　蕊

副主编　张春芳

编　委　（以姓氏笔画为序）

王秋琳

纪德凤

祁永校

周　晓

编写说明

中医急诊学是在中医药理论指导下研究急危重症相关内容的临床学科，它既是中医临床医学的重要组成部分，也是现代急诊学的重要分支，是一门跨学科、跨专业的新兴学科。中医药治疗急危重症历史悠久，面对急危重症准确做出诊断治疗，是衡量医师和医院水平的重要标志。

本教材实用性强，注重临床急救思维和能力阐述，可以作为中西医临床专业教材及补充学习资料使用，也可供研究生入学、执业医师备考使用，同时可作为中医院急诊及全科医师参考资料。

本教材分上、下两篇，共十九章。上篇介绍中医急诊学概述、急危重症的病因病机、辨证体系、治则治法、救治方法及护理特点，急诊科（室）的建设，以及与急诊相关的中医证候名称；下篇论述各种急危重症，疾病种类参考"全国中医药行业高等教育'十二五'规划教材"《中西医结合急救医学》中内科、外科常见急危重症，并补充骨科、妇科、耳鼻喉科常见急危重症。每个疾病包括概述、诊断及鉴别要点、急救处理及辨证论治，并详细介绍了急诊常用技术操作。

本教材采取分工编写，集中审定的形式完成。聘请黑龙江中医药大学周亚滨教授担任主审。上篇总论由张春芳编写；下篇各论第九章至第十二章由客蕊编写；第十三章至第十五章由王秋琳编写；附篇呼吸通道部分由祁永校编写；穿刺术部分由纪德凤编写。

由于编者水平有限，书中若有不当之处，恳请各位读者提出宝贵意见，以便再版时修订提高。

《中医急诊学》编委会

2017 年 2 月

目　录

下篇 各论

附篇 常用急救诊疗技术

上篇 **总 论**

第一章 概 论 ▷▷▷▷

第一节 中医急诊学的概念

中医急诊学是在中医药理论指导下研究急危重症的病因病机、发病与发展变化、诊断与鉴别诊断、辨证救治，以及预后和预防规律的一门临床学科，是中医临床医学的重要组成部分，是一门跨学科、跨专业的新兴学科。

"急诊""急救""急症"三者之间在概念上既有联系又有区别。"急诊"是用最短的时间明确诊断，进行抢救治疗；"急救"是指运用各种办法抢救急危重症；"急症"是指各种急危重症的临床表现。"急诊"的概念比较广泛，涵盖了"急救"和"急症"的内容，急诊体现于急危重症的诊断、辨证救治及预防的全过程。"急诊"的对象是"急症"，"急诊"的方法是"急救"。"急诊"是纲，"急救""急症"是目。

"急诊医学""急救灾害医学""急症医学""中医急诊学"是几个不同的概念，在学科形成和内涵方面各有偏重。急诊医学研究的内容首先是急危重症的诊断与鉴别诊断，其次是急危重症的抢救治疗。急救灾害医学研究的范围是急救方法、急救运输、急救网络等。急症医学研究的内容是以症状为中心的急危重症的诊断与鉴别诊断及抢救方法。中医急诊学所涉及的范围极其广泛，凡临床上发病急、危及生命的病证均属于其研究的范围，包括临床各科处于急危重阶段的疾病、急性中毒、各种危重病综合征及突发的公共卫生事件等。

第二节 中医急诊学的地位

中医急诊学是重要的临床专业课程，不仅是推动中医学学术发展的核心动力，也是中医学学术发展的重要体现和标志。从临床方面来看，中医急诊学是现代急诊学的重要分支，是临床医学的重要组成部分，急诊科在医院中具有重要的地位，是医院医疗水平的重要体现。从中医学的发展历史来看，历代都有治疗急症的名医和名著。如汉代张仲景及其《伤寒论》，后者奠定了中医急诊学六经辨证救治的理论体系；隋唐时期的巢元方、孙思邈及其《诸病源候论》《备急千金要方》等发展了急诊学病机理论，并丰富了临床经验；金元时期，中医学理论百家争鸣，尤其是"金元四大家"在中医急诊学理论和实践方面都有独特创见；明清温病学说的创立和兴盛，极大地丰富和完善了中医急诊学理论，从而推动中医学理论和临床的发展。可以说中医学学术的发展离不开中医急诊学的突破，中医急诊学迈入 21 世纪的今天，正面临着新的突破，毫无疑问，它将会把整个中医学推上新的台阶。

第三节　中医急诊学的源流

中医学有着悠久的历史，是研究人类生命过程及同疾病做斗争的一门科学，属自然科学的范畴，其标志就是具有自身完整的理论体系。中医急诊学在中医学理论体系形成的过程中具有重要的作用，它不仅形成了急诊医学自身独特的、完整的理论体系，而且积累了丰富的临床经验，它是在历代医家不懈努力下逐步形成的。

一、中医急诊学基础理论体系的奠基期

先秦两汉时期，中医学理论体系正处于初步形成的历史阶段。许多文献表明，此时中医学已发展到了相当的水平，如长沙马王堆汉墓出土的十四种简帛医书等。这一时期标志性的著作是《黄帝内经》《神农本草经》等。《黄帝内经》（简称《内经》）成书于战国至秦汉时期，其问世是中医学理论形成的重要标志，同时也奠定了中医急诊学的理论基础。该书详细地论述了相关急症的疾病病名、临床表现、病因病机、诊治要点，同时对中医急诊临床思维有了纲领性的认识。

（一）对急危重症病名的规范整理

《内经》急危重症的命名均冠以"暴""卒（猝）""厥"等，以区别于非急诊疾病，如"卒中""猝心痛""厥心痛""暴厥""薄厥""暴胀""猝疝"等。许多疾病病名已具有了固定的含义，至今仍在沿用。如"猝心痛"基本涵盖了西医学所谓的急性心肌梗死和不稳定性心绞痛，即西医急诊学的"急性冠脉综合征"。另外，《内经》时代就有了形体病、脏腑病、风病、寒病、暑病等疾病分类的雏形，为后世各专业学科的形成奠定了基础。

（二）对急症临床表现描述的客观性

客观、翔实地描述疾病的发生发展过程，是《内经》的一大贡献，其对许多疾病的描述办法至今仍具有现实的意义。如《素问·举痛论》详细描述了五脏猝痛的临床

表现。《灵枢·厥病》曰："真头痛，火痛甚，脑尽痛，手足寒至节，死不治……厥心痛，与背相控，善瘛，如从其后触其心……色苍苍如死状，终日不得太息……真心痛，手足青至节，心痛甚，且发夕死，夕发旦死。"较详细地记载了厥心痛、真心痛、真头痛的临床表现及预后，与西医学所讲的急性心肌梗死、心绞痛相当吻合。《灵枢·痈疽》曰："痈发于嗌中，名曰猛疽。猛疽不治，化为脓，脓不泻，塞咽，半日死。"同样也较详细地记载了痈疽的病情和预后。除此之外，《内经》还设专题论述了热病、狂病、癫病等，有些内容至今仍具有重要的临床意义。

（三）奠定了中医急诊临床思维基础

《内经》一书奠定了中医学临床辨证思维基础，同时对中医急诊学的临床辨证思维具有重要的指导意义。

1. 诊断方面

（1）以外知内　是一种透过现象看本质的方法。《素问·阴阳应象大论》云："以我知彼，以表知里，以观过与不及之理，见微得过，用之不殆。"以表知里是临床上常用的辨证思维方法，在急危重症方面尤为重要，依据内外整体联系的理念，发挥医者望、闻、问、切的基本技能，全面收集患者的临床表现，由表及里、由此及彼地科学辨证，以防误诊误治，这种方法是任何现代诊查方法都无法取代的。

（2）三才并察，四诊合参　三才指天、地、人三者，三才并察是中医学诊断疾病过程中整体观念的重要体现。患者是人，是社会中的人，是与天、地相关联的，只有三才并察才能全面地诊断疾病。如《素问·气交变大论》云："善言天者，必应于人；善言古者，必验于今；善言气者，必彰于物；善言应者，同天地之化；善言变言化者，通神明之理。"四诊合参，正如张景岳在《类经》中所言："彼此反观，异同互证，而必欲搜其隐微。"去粗存精，去伪存真，综合分析，可保证诊断内容的全面性、可靠性。

（3）知常达变　《素问·玉机真脏论》云："天下至数，五色脉变，揆度奇恒，道在于一。"恒为常，奇为变，知常才能达其变，关键在于掌握人体生理功能、病理变化和病机特点。

（4）审证求因　《灵枢·外揣》中"司内揣外"和"以近知远"讲的就是这个道理。利用患者对病邪反应确定性原则，通过病证的外在表象，推知病因。如患者有头身困重、口黏呕恶、便滞不爽的临床特点，可推知其为湿邪所伤，据此可制订治法，确定方药，达到治疗的目的。

2. 治则方面

（1）治病求本，观其所属　本者，致病之原。人之所病，或表，或里，或寒，或热，或虚，或实，皆不外阴阳，必有所本，这是《内经》中最为重要的治则，只有通过运用"四诊"的手段，翔实地掌握反映疾病本质的证据，即临床表现，观其所属，才能正确地求其本，可以说辨证的过程就是求本的过程。《素问·至真要大论》云："谨守病机，各司其属，有者求之，无者求之，盛者责之，虚者责之，必先五胜，疏其气血，令其条达，而致和平。"后世各家无不奉其为圭臬。《类经·论治类一》云："见痰休治痰，见血休治血，无汗不发汗，有热莫攻热；喘气休耗气，遗精勿涩泄，明得个中趣，方为医中杰。"生动地体现了治病求本的奥妙。

（2）补虚泻实，调整阴阳　保持机体阴阳的和谐统一，是人体正常的状态表现。导致疾病的关键是致病因素和抗病因素的相互作用导致阴阳失调而产生病理状态，因此通过扶正祛邪，协调阴阳的平衡，称之为补虚泻实，调整阴阳。

（3）因势利导，祛邪外出　《素问·阴阳应象大论》在论及治法时云："因其轻而扬之，因其重而减之。""其高者引而越之，其下着引而竭之。"这就是因势利导的治疗原则，将随机用巧的原则引入医学，内含丰富的辩证法思想。根据病变中邪正交争、上下浮沉、内外出入的自然趋势，顺水推舟，既能祛邪外出，又能避免耗伤正气，事半功倍。

（4）异法方宜，个体治疗　《素问·异法方宜论》云："圣人杂合以治，各得其所宜，故治所以异而病皆愈者，得病之情，知治之大体也。""得病之情"就是了解患者病情的特殊性，"知治之大体"就是掌握因地制宜的施治原则，实质上就是治疗的个体化。

（5）善治未病　《内经》提出治未病的学术思想，其含义之一是既病防变，要求医者洞察疾病的演变趋势，抓住时机，早遏其路，化解病邪，争取疾病的良好转机，控制病情的恶化。《难经》中"见肝之病，则知肝当传之与脾，故先实其脾气"及叶桂《外感温热篇》中"务在先安未受邪之地，恐其陷入耳"均体现了《内经》治未病的学术思想，在掌握疾病发生发展的规律和变化机制的基础上，采取有效的治疗方法，促其向有利的方面转化。

（四）初步形成了中医急诊病机理论

《内经》时代已经初步形成了中医急诊学病机理论，并一直对后世产生深远的影响。

1. 邪正盛衰　《素问·通评虚实论》中首先谈到了虚实的病机概念，即"邪气盛则实，精气夺则虚"。这一概念的提出对后世各种辨证理论体系的形成产生了重要的影响，为医宗之纲领，万事之准绳，其言若浅易明，其质若深难究。《素问·刺志论》中进一步谈到了虚实的概念，"夫实者，气入也；虚者，气出也。气实者，热也；气虚者，寒也。"可见《内经》已经完全形成了重要的"虚实"病机学说，并指导后世各科学术的发展。

2. 阴阳失调　阴阳是中医学重要的基础理论概念，阴阳学说又是重要的中医病机学说，后世将其视为八纲病机和辨证的总纲。阴阳失调在《内经》也被称为"阴阳不和""阴阳不调"，针对急诊医学的特点，提出了阴阳俱衰、阴刚逆乱、阴阳格拒、阴阳离决的基本病机。

除此之外，《内经》还论述了气血津液失调、六气致病、脏腑病机等，初步奠定了中医急诊学的雏形。

（五）抢救治疗方法强调针刺的重要性

《内经》在治疗学方面强调针刺、灸法等的应用，尤其体现在急救领域。《内经》十三方实际多是急救的重要方剂，如生铁落饮治疗怒狂阳厥证等。《内经》更重视针灸方法的具体应用，认为针灸、砭石治病奏效快，可应急。

（六）奠定中医急诊药物学的基础

《神农本草经》收载中药 365 种，将药物分为上、中、下三品，并将药物分为寒、热、温、凉四性，酸、苦、甘、辛、咸五味，奠定了中医急诊药物学的理论基础。

二、中医急诊学临床理论体系的形成期

两汉时期，中医学已达到相当的水平。东汉末年，"医圣"张仲景看到其家族"建安纪年以来，犹未十稔，其死亡者，三分有二，伤寒十居其七"，发出了"感往昔之沦丧，伤横夭之莫救"的感叹。他在"勤求占训，博采众方"的基础上著《伤寒杂病论》一书，对东汉以前的急诊急救理论和经验进行了一次科学的总结，并上升到新的理论高度，创立了中医学辨证论治的学术思想，真正地推动了整个中医学学术的发展，同时把中医急诊的学术推向了一个高峰。张仲景以外感疾病（伤寒）为基础，首次提出"六经辨证学说"，建立了中医急诊学的"辨证救治体系"，对后世各学科的辨证论治体系均产生了深远的影响。"六经辨证体系"不仅体现了六种疾病状态之间的相互关联，而且各自相互独立存在，即所谓的"传变""合病""并病""直中"等，是一种高层次上的辨证论治体系。

在治疗上，张仲景把汉代以前的治疗方法有机地结合起来，灵活地运用了汗、吐、下、和、温、清、消、补等，创造性地提出了切合实际的辨证纲领及理法方药。如以麻黄汤为主的汗法、以小柴胡汤为主的和法、以瓜蒂散为主的吐法、以承气类为主的下法、以白虎汤为主的清法、以真武汤为主的温法等，至今在临床上仍具有重要的意义和使用价值。

张仲景论治急症不仅重视疾病的本身，更重视疾病危重期的状态及各状态之间的相互关系，以一种恒动的、辩证的、整体的观点来论述。"六经辨证"就是一种对于脏腑、经络、气血津液等相关联的六种不同疾病危重期状态的认识。这种研究办法为后世各家研究中医急诊提供了典范。

《伤寒杂病论》的问世，彻底摆脱了中医急诊急救理论与临床脱节的现象，使其诊治有章可循，有法可依，有力可使，有药可用，临床疗效得到空前的提高。此外，该书还记载了猝死、食物中毒等的急救办法，为中医急诊急救技术的发展奠定了基础。

三、中医急诊学理论体系的逐渐兴盛期

晋唐时期，中医学得到长足发展，急诊医学逐渐兴起，以葛洪、巢元方、孙思邈为

代表的医家，不仅推动中医学临床理论的发展，同时对中医急诊学理论体系的形成起到了极大的促进作用。

1. 葛洪　晋代著名医家葛洪著有《肘后备急方》，又名《葛仙翁肘后备急方》。书名"肘后"表示随身携带之意，是第一部中医急诊手册。该书收集了魏晋南北朝时期治疗急症的经验，包括内、外、妇、儿、五官各科，大到肠吻合术，小至蝎虫咬伤，"众急之病，无不毕备"，在中医急诊学的发展历史中具有十分重要的地位。

首先，在病因学上，葛洪重点论述了"毒""疠"的概念，认为"毒""疠"与"六淫"不同，"不能如自然恶气治之"。提出了"疠"具有传染性，在处理方面应该采取"断温病令不相染"的隔离方案。认为"毒"具有致病的特异性，有不同的种类，如"寒毒""温毒""恶毒""狂犬所咬毒""蛊毒""风毒"等，极大丰富了中医学"毒"的概念。

其次，在诊断学方面，《肘后备急方》十分重视"目验"的重要意义，重视客观体征的检查。如对黄疸的诊断采用了"急令溺白纸，纸即如柏染者"的验溺实验诊断方法。注重症状的鉴别诊断，如对"癫狂"与"癫痫"的诊断时指出："凡癫疾，发者仆地吐涎沫。""凡狂发者欲走。"重视证候的动态观察，主张急诊首先"穷诸症状"，如对水肿的观察，"先目上肿"，继之"腔中肿，按之没指"，再者"腹内转侧有节声"，这种动态观察疾病的方法为临床提供了更加确切的信息，对临床诊治十分重要。最后对急危重病进行了科学的分类，层次分明，易于掌握。

再次，在治疗抢救方面，提出了"急救治本，因证而异，针药摩综合治疗"的学术思想。创立了口对口人工呼吸抢救自缢患者的抢救手段，可惜后世学者没有在临床上进行更加深入的研究；记载了蜡疗、烧灼止血、放腹水、小夹板固定等急救技术，如在"治猝大腹病方第二十五"中谈到"若唯腹大，下之不去，便针脐下二寸，入数分，令水出孔合，须腹减乃止"，是最早放腹水的办法。

最后，发现了一些药物的特效，如青蒿治疗疟疾、汞剂治疗蛲虫病、羊肝治疗雀目暴盲等。青蒿治疗疟疾是《肘后备急方》最早记载的，在"治寒热诸症方第十六"云："青蒿一握，以水二斤，绞渍取汁，尽服之。"根据这一疗法，药学专家用青蒿提取青蒿素选用鲜品绞汁而药效显著。

《肘后备急方》不但使中医急诊学在病因学、诊断学上有所发展，更重要的是对急救技术的发展做出了巨大的贡献，为后世研究晋朝以前的急诊急救提供了重要的文献资料。

2. 巢元方　隋朝时期，巢元方等编著的《诸病源候论》是我国第一部论述病因病机的专著，共载 67 类病种 1739 种证候，其中急诊病证占 1/4 以上，急症证候占 1/6 左右，可以说中医急诊学病因病机学说起源于《诸病源候论》。另外，该书在疾病诊断上首次采用了疾病统领证候的方法，对后世产生了巨大的影响。

在急症的病因方面，在"三因"的基础上，首次提出了津液紊乱，如在论述消渴病因时云："五脏六腑皆有津液，若脏腑因虚实而生热者，热生在内，则津液竭少，故渴也。"巢氏明确地将消渴病、水肿病等归属于津液紊乱的范围。

此外,《诸病源候论》一书十分注重冻伤、烧伤、溺水等物理性致病因素的研究,如"疮病诸候"云:"严冬之月,触冒风雪寒毒之气,伤于肌肤,气血壅滞……便成冻疮。""汤火烧候"中谈到:"凡被汤火烧者,初勿以冷物及井下泥、尿泥及蜜淋拓之,其热气得冷即却,深搏至骨,烂人筋也。"此外,对脑外伤也有深刻的认识,如在"被打头破脑出候"中云:"夫被打骨陷伤脑,头眩不举,戴眼直视,几不能语,咽中沸声如炖……口急,手为妄取,一日不死,三日小愈。"

3. 孙思邈 孙思邈是唐代著名医家,为中医学的发展做出了不可磨灭的贡献,其中对急诊医学的贡献集中反映在他的《千金要方》和《千金翼方》中,书中除"备急方"27 首专供急救之外,每一门中还有一些急救的方药,至今仍广为应用,如犀角地黄汤、苇茎汤、温胆汤等。

此外,孙思邈在急诊医学的疾病分类上根据学科分类,科学实用,至今仍有较大的临床意义。对急性出血、急性腹痛、暴吐暴泻、厥脱等的论述,颇为详尽。对急诊的治疗倡导综合疗法:一是内服与外用结合,如采用药物内服、熏、洗、敷、贴等多种方法。二是针灸、按摩与药物相结合。他认为:"针灸之功,过半于汤药。""针灸攻其外,汤药攻其内,则病无所逃矣。""故知针知药,乃是良医。"三是药疗与食疗相结合。在急救技术上,孙思邈是世界上第一个使用导尿术的医家。

晋唐时期不仅出现了中医急诊学的专著,同时在理论上、急救技术上也有较大的进步,对后世急诊医学的发展产生了深远的影响。

四、中医急诊学理论学术争鸣昌盛期

金元时期,名医辈出,刘完素等"金元四大家"更是在急诊学方面做出了巨大的贡献。

刘完素以阐发火热病机及善治火热疾病成为后世温病学派的奠基人,他针对当时外感热病的实际情况,提出了热病当以热治,不可作寒治,并大大扩充了病机十九条中有关火热证的证候条目,强调六气中的风、湿、燥、寒皆可化火。对火热证的治疗突出表里辨证方法,并在此基础上创制了防风通圣散、双解散等治疗热性外感疾病行之有效的著名方剂。他在受到《伤寒论》急下存阴的启发下,结合其临床实践,提出了胃中必须保持润泽的真知灼见。其突破墨守风气,尊重临床实际而提出的火热病机,也对后世温病学派的形成产生了巨大的影响。

张从正被称为"攻邪派"的代表人物,著作《儒门事亲》一书,其在急症方面颇具心得。在发病学上张氏十分重视病邪的作用,提出"夫病之一物,非人身素有之也,或自外而入,或由内而生,皆邪气也。"对后世认识急症发病理论有其提示意义。张氏在祛邪治疗中的主要方法为发汗、催吐、泻下三法,并认为此三法可结合应用。对体实和体弱患者区别对待,体弱则不可猛攻,只可缓图,而且在用药上应注意"中病即止,不必尽剂",其论述对急症的治疗也颇有指导意义。总之,张氏对汗、吐、下三法的灵活运用，丰富了急症治疗经验，对急诊的理论和实践的发展起到了标新立异的作用，颇值得后人研究发展。

李杲作为著名的"补土派"代表人物，著《脾胃论》《兰室秘藏》等书，重点阐述了《素问·太阴阳明论》"土者生万物"的理论，创立"内伤脾胃，百病由生"的论点。对内伤发热有其独特的认识，提出了"阴火"的概念，即火与元气不两立，元气不足则阴火内生。在治疗上尤其是在内伤急症的治疗方面，多以益脾胃、升阳气为上，对此类发热采用"甘温除大热"之法，对发热性疾病提出了另一种辨证和治疗思路。此外，李氏还十分重视活血化瘀的运用，在其创制的三百余首方剂中，具有活血化瘀作用者达八十余首，分别应用在中风、吐血、急性胃脘痛等疾病中，对后世也产生了极大的影响。

朱丹溪著《丹溪手镜》《丹溪心法》《金匮钩玄》等书，倡导"阳常有余，阴常不足"，重视痰、气在急危重症发病中的重要地位，后世尊之为"滋阴派"的鼻祖。在火热的论治中侧重于火热由体内化生，与刘完素侧重于外来之邪不同，其原因在于人体常"阴不足而阳有余"，因此在治疗方面主张滋阴降火，对后世温病学派滋阴、救津、填精等治则的形成产生了深远的影响。

五、中医急诊学理论发展的典范——明清温病学说的兴盛

明清时期兴起的温病学派中人才辈出，对中医急诊学的发展做出了极其重要的贡献。温病学说的形成和发展可以说是中医急诊学理论发展的典范。面对新的疾病，在无古人论述的情况下，认真地研究和思索，经过几代人的努力，终于形成了新的学说，长足地发展了中医学术，其间最为著名的医学家有吴又可、叶天士、吴鞠通、王孟英等。

吴又可著《温疫论》，其根据临床实际，突破传统医学理论，创立了新的病因理论即"疠气学说"来解释当时的时行天疫，并认为其皆从口鼻而入，形成了温病学派对病邪感受途径的认识。

《温疫论》对伤寒、时疫从病因、传染途径、传变过程等方面进行了鉴别。认为伤于寒者，感天地之正气；感疫气者，乃天地之毒气。伤寒之邪自毛窍而入，时疫之邪自口鼻而入。伤寒之邪在经，以经传经；时疫之邪在内，内蕴予经，经不自传。并提出时疫之邪能传染于人。

《温疫论》赋予"伏邪"新的含义，认为"温病乃伏邪所发"，其邪伏于"膜原"，提出了辨气、辨色、辨舌、辨神、辨脉是识别温疫的大纲，在治疗上尤重下法的运用，更创达原饮以治本病。

叶天士在长期的临床实践中体会温病发展变化非伤寒六经所能概括，而提出著名的卫气营血辨证，将温病发展分为四个阶段，同时制定相应的治疗大法，即"在卫汗之可也，到气才可清气，入营犹可透热转气……入血就恐耗血动血，直须凉血散血"，成为温病治法之纲要。并认识到温病传变的特殊规律，即邪入心包的变化，临床医生应注意此种危重证候的发生。

在治疗上叶天士使用了众多行之有效的处方，为吴鞠通在《温病条辨》中创立温病治疗方剂打下了基础。其在治疗上重视顾护津液，即强调保护胃肾之阴液，在中风治疗上，由于重视"内虚暗风"理论，而采用滋肾平肝的治疗方法。

吴鞠通著《温病条辨》，创立了三焦辨证理论，丰富了温病急症的辨治理论体系，与叶天士的卫气营血辨征有相辅相成的作用，并补充了前者在虚证论述上的不足，对温病后期阴液耗竭而形成的下焦大虚之证进行了概括。在该书中又提出了湿温治疗三禁三法，为湿温病的治疗进一步提出了理论依据。吴氏另一大贡献在于其总结和创立大量行之有效的温病急症治疗方剂，如银翘散、三仁汤、加减复脉汤等。

另外，温病学派中尚有其他一些著名医家也对温病急症学的发展做出了贡献。如薛雪对湿温病的论述，使湿温病的辨证和治疗区别于一般的温热病；杨栗山创立著名的升降散至今仍在被广泛地使用；王孟英著《温热经纬》对温病学的发展进行了总结，并在书中对"伏气"和"新感"进行了详辨。

在明清时期还有一些医家在急诊学的发展方面做出了重大的贡献。如张景岳在急诊学中有诸多创见，其提出表里寒热虚实六变，并以阴阳统之，已具八纲之形。对急症的治疗以阴阳虚实而定纲目，再按病机、证候分证论治，提纲挈领，便于掌握。对于药物的使用，主张用药捷效，并将人参、熟地黄、附子、大黄称为"药中四雄"，这些药物是治疗急危重症不可缺少的药物。另外，张氏在实践中提出了"探病"一法，对急症中一时难辨之证的诊断颇有启迪意义。

王清任在《内经》气血理论和"血实宜决之，气虚宜掣引之"治则的基础上，加以充实和发挥，强调气和血是人体的基本物质，"无论外感、内伤……所伤者无非气血"，故"治病之要诀，在明白气血"。他尤重气虚和血瘀及二者的相互关系，提出补气活血和逐瘀活血两个治疗原则，创立了补阳还五汤、通窍活血汤、血府逐瘀汤等著名方剂。

第四节　中医急诊学研究现状及展望

中医急诊学的研究与发展是中医学术发展的关键。20 世纪中叶至今，中医急诊的研究虽然取得了进展，但仍没有质的飞跃。西医学在我国迅速发展，对临床急症的救治形成了一套较为完整的处理方法，而且在患者的心目中普遍存在"中医治慢，西医救急"的错误观念，所以说，新世纪中医急诊学的研究任重而道远。

从 20 世纪 50 年代开始，在吸收古人经验的基础上，对中医急诊进行了探索性的研究，且形成了一定的规模，并取得了良好疗效。例如，1954 年石家庄地区运用中医学温病理论和办法治疗流行性乙型脑炎，取得了显著疗效。此后中医急诊的研究范围不断扩大，如急腹症、冠心病心绞痛、急性心肌梗死等，在 20 世纪 70 年代均取得了不少的临床经验，但此时是无统一组织、无计划进行的。20 世纪 70 年代末至 80 年代初，中医急诊进入一个振兴与发展的时期。政府十分重视中医急症研究的组织工作，如 1983 年

1 月，卫生部中医司在重庆召开了全国中医院急症工作座谈会，专题讨论如何开展中医急症工作，并提出了《关于加强中医急症工作的意见》。1984 年，国家中医药管理局医政司在全国组织了外感高热（分南、北方组）、胸痹心痛、急性胃痛、厥脱、中风、血证和剂改攻关协作组，后又成立了多脏衰、痛证协作组，各地也建立了相应组织，在全国范围内有组织、有计划地开展了中医急症工作。

1984 年以来，以这些急症协作组为龙头，中医急症诊疗规范化、临床研究、剂型改革、基础与实验研究等方面进行了较全面的研究，并出版了一些急症学专著，从一个侧面反映了中医急诊学的成就与发展趋势。

一、研究现状及成果

（一）诊断、疗效标准规范化

中医急诊学作为一门临床学科要与内外医学接轨，首先就要依据中医理论、中医特色在临床中进行诊疗标准规范化的研究。其内容组成包含病名、诊断、疗效三个标准。中医病名是特色的组成部分之一，不可废除，但其广泛的内涵却严重影响着研究水平、学术水平的纵深性提高，不可墨守，必须规范。

王永炎院士领导的脑病急症协作组对中风病的病名诊断做了深入研究，提出三层诊断法，即包括病名、病类、证名的全病名诊断。统一命名为中风病，又称卒中（内中风），相当西医的急性脑血管病颈内动脉系统病变。病类按有无神识昏蒙分为中经络和中脏腑，证名 9 条。其中中经 5 条：肝阳暴亢，风火上扰证；风痰瘀血，痹阻脉络证；痰热腑实，风痰上扰证；气虚血瘀证和阴虚风动证。中脏腑 4 条：风火上扰清窍证，痰湿蒙塞心神证，痰热内闭心窍证和元气败脱、心神散乱证。其病名诊断的描述举例为"中风病，中脏腑，痰热内闭心窍证"。中风病名诊断经全国 30 多个医疗科研单位 220 多例患者的反复临床验证而具科学性和可行性，极大地推动了中医急诊的学术发展。

胸痹急症协作组对胸痹病的诊断做了探讨，提出了"病证相配，组合式分类诊断法"。首先将中医病名内涵赋以西医病名，实现规范化，即胸痹病相当于冠心病，把 5 个临床类型全部归入中医病名内涵，即胸痹心痛相当于冠心病心绞痛，胸痹心悸相当于冠心病心律失常，胸痹心水相当于冠心病心力衰竭，胸痹心厥相当于冠心病心肌梗死，胸痹心脱相当于冠心病心脏骤停。再分 6 个证名，即心气虚损证、心阴不足证、心阳不振证、痰浊闭塞证、心血瘀阻证和寒凝气滞证，其病名诊断的描述举例为"胸痹心痛，心气虚损兼痰浊闭寒证"。胸痹病名诊断经全国近 20 个医疗科研单位 1800 多例患者的反复临床验证而具科学性和可行性。

此外，血证协作组对吐血黑便诊断标准的含义定为血由胃来，从窍而出。厥脱协作组明确厥脱证是指邪毒内陷或内伤脏气或亡津失血所致气机逆乱、正气耗脱的一类病证，以脉微欲绝、神志淡漠或烦躁不安、四肢厥冷为主症，并提出西医各种原因引起的休克可参照本病辨证。

在病名方面无法运用传统中医学概括者，及时地推出现代西医学的病名，如王今达教授领导的多脏衰协作组不仅在国际上首先提出了"多脏器功能失调综合征"的病名，而且较早地在国内制定了多脏器功能失调综合征危重程度的划定标准，同时归纳总结了本病"三证三法"的辨证体系，提出"菌毒并治"的创新理论，在世界危重病医学范围内都具有十分重要的意义。诊断标准突出诊断要点，从主症与兼症加以描述，并指出诱发因素，还合理地吸收西医学如生化、细菌、免疫、X线、CT、B超等诊断标准，补充有意义的体征和理化检查内容。疗效标准采用计量评分法，采用四级制。特别是对中医证候学的判断由以往的定性法改为目前的定量法，增强了评定的客观性和可信度。

国家中医药管理局医政司早在1984年就组织制定中风、外感高热、胸痹心痛、血证、厥脱证和急性胃痛6个内科急症的诊疗规范，1989年试行；后又补充了头风、痛证、风温肺热病、温热、多脏衰5个诊疗规范，印成《中医内科急症诊疗规范》一书在全国推行使用，使中医急症诊疗标准规范化迈出了可喜而扎实的一步。

（二）辨证方药序列化

中医诊治急症的理法，既是对急症临床诊断和治法用药的学术归纳，也是对急症病因、病理、病性、病位和病势的综合分析，具有具体体现中医的整体观和辨证观、融理法方药于一体的理论特色，是探索和开拓中医治疗急症的临床基础，所以成为近年各地开展中医治疗急症都十分重视的又一特点。

保持急症辨证论治的理法特色，从方法学的角度而论，主要是通过有效治法方药的药效学研究来体现，这种研究方法对阐明和印证中医"证"的病机理论及其证治规律，具有现代科技进步的内容。这样"以药探理"的研究方法，为深入探讨急症理法方药的内在联系，揭示急症的治法特点，开拓了新的途径，扩大了一批传统方药的急救应用范围，明显地提高了急救的疗效。

目前，中医急症方药的研究已从单一的治法方药向辨证序列方药方面发展，在中医药理论特别是辨证论治原则的指导下，急症方药强调按病种、病机、病情序列配套。如治疗胸痹心痛，速效止痛分辨寒证、热证，既"急则治标"止痛为先，又"缓则治本"治病为根，研制出组方新、工艺新、标准新的序列方药，在临床配套使用中，明显提高了中医诊治胸痹心痛的疗效水平。对暴喘的治疗，中医认为肺肾之虚为本，痰瘀交阻为标，但在论治时，攻实则伤正，而补虚则助邪，此时应当标本兼治，而不能一味攻邪或扶正。经临床观察，采用一日两方标本兼治法，疗效不仅较一日一方治标法好，而且还较一日一方标本兼治为佳，投药方法的辨证序列配套也明显提高了临床疗效。另外，中风病、外感高热、急性血证及急性胃痛等病证也分别实施了辨证方法的序列配套，使中医诊治急症的临床疗效明显地迈上了新台阶。

（三）抢救手段多样化

急症的中医急救，由于历史条件的局限，急救手段和投药途径受到多方限制，致使其理法特色和专长未能充分发挥。因此，能否发挥急救方药的药效，是影响中医急救疗效的重要环节，也是近年来各地集中协作攻关的重要难题。更新中医的应急手段，从临床的角度而论，与急救有效方药的剂型和投药途径的改革密切相关，这些改革包括以下技术进步的内容：①保持中医的理法特色，具有中医理论和经验提供的处方依据。②采取现代临床验证观察分析方法，参考现代诊断检查数据。③经临床验证可靠的有效急救方药。④按照现代制剂的先进工艺技术程序进行试制并进行相应的药理实验，取得安全有效的实验结果。⑤再经临床进行分组对照扩大验证并取得客观的疗效评价。通过这样设计剂型改进的技术加工，基本能反映出新制剂在继承的基础上的提高和改进。据近年全国几个急症协作组的不完全统计，各种急救中药新制剂有 40 多个品种，剂型有注射液、吸入剂、舌下给药薄膜及含片、结肠灌注剂及栓剂，以及口服剂（口服液、冲剂、散剂、片剂）等，如清开灵注射液、双黄连粉针、穿琥宁注射液、脉络宁注射液、生脉注射液、参附注射液、补心气口服液、滋心阴口服液、瓜霜退热灵等。这些新制剂的成功研制大大丰富了急症的救治手段。

采用多种治法联用的急救措施，虽有内治法和外治法、药物治法和非药物治法等之别，但都是理法方药一体化中的不同治法。它是在临床辨证明确之后，针对不同病证诊断制定的不同治法原则，依此治法原则立方遣药，以求选方对证、用药效专之功。近年来在探索提高中医急症治疗效果的进程中，多种治法联用表现出独特的优势，如对急性感染所致急症的治疗采用如下几种两法联用：活血与清解联用，清解与救阴联用，固脱与清解联用，中西药物的联用等。抢救手段上多品种、多制剂、多途径的多样化，不但最大限度地满足了中医对急症治疗的应急之需，而且最大限度地发挥了中医救治综合处理的优势。

（四）急救理论创新化

中医学发展史已经证明，中医理论的创新和学术上质的飞跃都首先在急诊医学上取得突破。历史上伤寒和温病的两次学术高峰对中医学的功绩已经载入史册而不可磨灭，当今我们正面临第三次突破，近年来在中医急救理论的创新上已经为此做了不少的学术准备。在外感高热和多脏衰的救治上提出了"热毒学说"；对急腹症、感染性休克、脑卒中、成人呼吸窘迫综合征和消化道出血采用了通下法，运用了"肺与大肠相表里"的理论；对急性脑出血主张运用破瘀化痰、解毒通络，并在其基础上提出了"毒损脑络"的新理论：对流行性出血热主张凉血行瘀、解毒固脱法；对冠心病的治疗提出痰瘀同治；中风病的治疗重点已转到先兆病的预防及大康复上；护理上提出了"辨证施护"观点，密切了中医学"辨证施护"与西医学"整体护理"之间的关系。这些都是"星星之火"，随着学术发展和研究的不断深入，将会在中医急诊学理论上有新的突破，真正推动中医学的不断发展。

（五）研究方法科学化

临床研究方法一改以往个案报道及病例总结的低水平状态，大力引进现代科学研究内容。如诊断和疗效评判，采用社会公认的标准；临床观察研究，采取严格的科研设计，遵循随机对照的原则，并按近年西医学的先进诊疗程序及要求进行。由于客观指标（包括临床、药效学实验指标）是新药研究必不可少的内容，因而促进了中医急诊制剂作用机理的研究，加强了对急症发生、传变、预后机理的认识。

临床和实验研究引入现代科技方法，既保持了中医特色和优势，又使中医迈入了科学化、现代化的殿堂。可以预测，中医实验学一旦创建和诞生，中医学术的新突破必将迅速来临。

虽然中医急诊医学朝着辨证方药序列化、诊疗标准规范化、急救理论创新化、抢救手段多样化、研究方法科学化的方向有了长足发展，但是中医急诊研究工作中仍存在不少问题，主要表现为缺乏创新的急诊辨证论治体系，缺乏具有中医特色的应急先进技术手段，缺乏具有中医治法专效特色和优势的序列中药新制剂。为了中医急诊研究工作快速、顺利地进行，应加强对中医急诊研究思路与疗法学的探时，以促进中医急诊医学的更大发展。

二、急诊学研究思路与方法的展望

（一）强化中医急诊意识， 更新急诊观念

中医治疗急症，首先要解决的问题仍然是观念的更新。这种更新不仅是突破本学科固有束缚的更新，突破中医学者头脑中固有的学科性质的更新，而且是站在时代发展的前沿，综合多学科发展的历史成就，预测未来发展的趋势，更高层次地更新。只有立足这样一个基点，才能够适应社会的发展，打破封闭僵化、死板教条、故步自封、生搬硬套的桎梏，以活跃的、敏锐的、积极进取的思想，创造一个全新的中医急诊学。

1. 扬长补短的融合竞争意识 中医学之所以几千年来长盛不衰，除了它本身和科学的理论体系支配下所产生的临床疗效的可靠性之外，还在于几千年来中国的广大医疗市场和人民对于这一学科的依赖性。而在 21 世纪的今天，各学科突飞猛进地发展，西医学融合现代科学技术，诸如光、电、生物工程等与医学的高度结合所显示出来的优势，及其在人体医学诸多办面的突破，都对中医学的生存和发展提出了挑战。中医学要打破以往的观念，开展急诊研究，提高参与层次，首先面临的就是如何融合西医学急诊在疾病诊断方法、诊断技术、抢救技术及抢救药物方面所具有的优势，运用中医学的思维，扬长补短。正因为如此，中医急诊的研究不能脱离实际，立足中医，扬长补短，必须强化中西医融合的自下而上意识，从西医急诊医学的不足与中医急诊学的长处着眼，从医疗市场的需求和西医急诊医学的空白点入手，开展中医急诊的研究，在融合与竞争意识下求生存，求发展，只有这样才有后劲，才能有所突破，才能具有顽强的生命力。

2. 创新理论的前瞻研究意识 进行急诊医学研究，由于原有的医学模式，恪守固有的理论体系和具体的治疗措施，顺其自然地进行，已经不能适应时代的发展和人类卫生保健的需要。必须基于原有体系，观察西医学发展的趋向，既要看到本学科发展的脉

络，也要清晰地了解相关学科的进展，了解其成果对人体科学、医学的相关意义，从而找出中医急诊的研究方向。而今所面临的首要问题就是如何赋予中医急诊学的精华（包括基本理论、辨证方法、救急技术与药物）以新的生命，从而满足社会的需要，把继承、发展、创新统一起来。所谓前瞻也就是远虑，就是超前意识，在事物发展的初级阶段，就以胆略和学识认清事物发展的趋势，瞄准最先进、最具生命力和竞争力的目标，这是制胜的先决条件。无论在基本理论、抢救措施、药物研制方面，还是在证候规范上，都应瞄准世界先进水平，与世界同步，这是搞好中医急诊学并促进其发展成熟的要素。

3. 突出特色与发挥优势的意识 中医急诊学是中医学核心理论的升华，应该具有全新的特点和特色，既具有现代急诊医学的特点，又要具有中医学的特色。在创立现代中医急诊学时，应该强化特色意识，使其不要失去自身的生命力，尽可能地吸取西医学的精华，并赋予它新的中医学特征，真正达到发展中医药学术的目的，形成一种全新的医疗体系。

（二）突出特点特色， 提高临床疗效

临床疗效的提高是任何一门医学存在的前提，没有疗效就没有存在的价值，中医急诊学赖以生存的重要原因就是有较好的临床疗效。

1. 立足基础理论，做好继承和发扬 《素问·气交变大论》言："善言古者必验于今。"没有很好的继承就没有所谓的发扬，中医急诊学发展的关键是如何深入挖掘、整理中医学的精华，达到在突出特色的基础上提高临床疗效的目的。

2. 坚持辨证救治中医特色思维 辨证论治是中医学的精髓，"辨证救治"是中医急诊学急救的关键，脱离这一理法的特点将无法取得临床疗效，也将可能逐步脱离中医学的特点和特色。创立现代中医急诊学的关键是中医急诊学辨证体系的建立，把中医急诊辨证逐步由经验性提升到科学性上来，为中医急诊学的研究由点到面铺平道路。

3. 拓宽急救手段，创新急救技术 在现代科技发展的新形势下，充分运用现代科学技术，拓宽中医急诊急救的手段，加快中医急救药物的改革，目的是研制高效的中药注射剂，更重要的是发挥中医药的优势，从不同给药途径出发，提高临床疗效。古代急诊医学创立了许多急救技术，如自缢急救术、溺水急救术、导尿术等，在中医急诊学的发展历史上起到了重要的作用，在现代科技的指导下，如何创立中医急救新技术，也是中医急诊学发展的关键。

（三）寻求切入点， 加强中医急诊科学研究

中医急诊临床研究应以专科急诊为切入点和突破口，进行深入的探讨和摸索。如以中风病急性期为主，探讨出血性中风和缺血性中风中医证候学演变规律、辨证论治体系和系列方药等，不仅推动了中医脑病学科的建立，而且极大地鼓舞了中医急诊研究学者的工作热情，坚信中医学在急危重病诊治上具有独特优势。如王永炎院士等不仅对中风

病病名、证候演变规律、辨证论治体系、系列方药等方面进行了深入的临床研究，还提出了"毒损脑络"的新病机，认为"清开灵注射液"是治疗中风病的有效药物，并认为风痰瘀血阻络证是中风病最常见的证候。成都中医药大学陈绍宏教授经过 20 多年的研究，认为中风病成因与虚、瘀、痰、火、风有关，即元气虚为本，气虚生瘀，血瘀生痰，痰郁化火，火极化风。总之，本病以元气虚为发病之根本，痰瘀互结、痰热生风为病机核心。据此创制出治疗中风病的中风醒脑方，将其制成中风醒脑口服液和中风醒脑颗粒，在临床上取得了显著疗效。

外感发热是常见的中医急诊病证，中医学历代医家在诊治外感发热病方面积累了丰富的临床经验，张仲景的六经辨证体系和叶天士卫气营血辨证体系的创立，奠定了中医治疗外感热病的核心，历代医家多有发挥，但都超脱不出两大辨证体系。近现代学者对外感发热病的研究多有发挥，北京中医药大学已故名医董建华院士提出了三期二十一候的论治体系。重庆名家黄星桓先生通过对外感发热的研究，提出了"热由毒生"的新理论。成都陈绍宏教授运用仲景学说的理论和方药治疗外感发热，即在《伤寒论》"六经辨证"思想指导下，将"经方"组合，用于治疗外感发热，并借鉴仲景治疗并病、合病的指导思想，提出"重三经（太阳、阳明、少阳）、定四型（外感风寒、外感风热、热毒雍盛、湿热互结）"的见解。江苏省中医院奚肇庆先生等较系统地研究了外感高热的古代、现代文献，对辨证、治疗方法等方面进行了综合分析，对外感热病常见"证"的诊断标准进行规范化研究。研究认为，外感高热以卫分、卫气同病、气分证型多见，其中尤以卫气同病为多，采用卫气同治、透表清气的病因学截断法，简化了外感高热的辨治流程。

急性咳嗽是急诊科常见病证，对患者的生活质量会产生严重的影响，西医学多归属于咳嗽变异性哮喘、感冒后咳嗽。中日友好医院晁恩样教授根据其临床表现具有"风邪"的特征，将其命名为"风咳"，率先提出从"风"论治的学术思路，创立了"疏风宣肺，解痉降气"的独特治疗方法。

休克归属于中医学"脱证"的范畴。早在 20 世纪 70 年代中期，上海王左教授领导的协作组，对该病证进行了深入的研究，研制出参附青注射液，取得了较好的临床疗效，并对其疗效机制进行了深入研究，开创了中医救治危重病的先河。天津已故中西医结合急诊危重病学家王今达教授，根据多年的临床经验及理论研究，选用红花、赤芍等中药研制成的纯中药制剂血必净注射液，具有高效拮抗内毒素和炎性介质的作用，不仅在动物实验中能显著降低休克动物模型的死亡率，而且在临床研究中也显示了其治疗感染性休克的重要作用。北京友谊医院中西医结合危重病学家王宝恩、张淑文教授等，针对感染性休克及其引发的多器官功能障碍综合征，提出了"四证四法"的辨证论治方法。①实热证：临床表现为高热、口干欲饮、腹胀便结、舌红苔黄、脉洪数或细数，末梢血白细胞变化。②血瘀证：临床表现为固定性压痛、出血、紫绀、舌质红绛、舌下静脉曲张，血流动力学、凝血与纤溶参数和甲襞微循环异常。③腑气不通证：临床表现为腹胀、呕吐、无排便排气、肠鸣音减弱或消失，肠管扩张或积液，腹部 X 线片有液平。

④厥脱证：临床表现为面色苍白、四肢湿冷、大汗、尿少、脉细数或微欲绝，血压下降。根据四证制定了相应的方药辨证施治，疗效显著。

脓毒症是近十余年来急诊危重病研究的热点之一，国内学者从不同角度对脓毒症开展了研究。王今达教授提出了"三证三法"理念，即热毒证与清热解毒、瘀血证与活血化瘀、急虚证与扶正固脱，并提出了"菌毒并治"的新理念，通过三十多年的研究，开发出了世界上第一个治疗脓毒症的纯中药制剂血必净注射液，取得了很好的临床疗效。王宝恩教授等针对脓毒症的不同环节，应用益气通腑法治疗脓毒症急性肠功能障碍、益气活血法治疗脓毒症急性凝血功能障碍、清热解毒法治疗脓毒症炎症反应、益气固脱法治疗脓毒症循环功能障碍，降低了严重脓毒症（感染性多器官功能障碍综合征）病死率，同时开发出促动合剂、参芪活血颗粒等制剂，极大地丰富了脓毒症的中医治疗方法。山东中医药大学孔立教授等经过大量的临床实践，认为脓毒症病机关键是"气机逆乱"。首都医科大学刘清泉教授等认为脓毒症的基本病机是"正虚毒损、络脉瘀滞"，毒邪内蕴是脓毒症的重要发病基础，内陷营血是脓毒症主要的病变层次，瘀滞络脉是脓毒症重要的病位，进而提出了"扶正解毒通络，分层扭转"的治则，而六经营血辨证是脓毒症的基本辨证方法，并在此基础上针对脓毒症不同的病理环节辨证治疗，降低了严重脓毒症的病死率。

心脏骤停是临床上最为危重的疾病，国际上开展了大量的研究，先后推出了不同版本的心肺复苏指南，对于规范心脏骤停的抢救起到了极大的作用，但患者的出院率仍然较低，成为国际急诊危重病研究的难点。近年来中医药逐步介入该病证的研究，并取得了一定的研究成果，如早期生脉注射液、参附注射液的运用，在一定程度上提高了复苏的成功率；同时主要针对复苏后综合征开展研究，提高了复苏后治疗的成功率。

（四）确证研究重点，满足学科发展需求

1. 强化完善学科发展，规范中医急诊病名　中医急诊学是一门新兴的学科，是中医学学科中的新生儿，正处于发育期。我们要以常见急危重病为研究对象，提高中医药治疗急危重病的成功率，打破长期以来社会和业内认为中医是"慢郎中"的局面，提高从事中医急诊学科人员的积极性和自信心。急诊学科的发展既是学科发展的需求，又是社会发展的需要，更是医院发展的需要。

就中医急诊学科内涵的发展来看，加快中医急诊常见病证中医病名的规范化研究至关重要，因为"名不正则言不顺"，严重阻碍了本学科的发展。中医急症病名既有别于中医内科及其他相关学科，又与各学科密不可分，更要突出中医急诊学科的特点。如"猝心痛"是中医急诊学特有疾病名称，与中医内科学"胸痹心痛"相关，又有区别，内科学的范围更大，包括了"猝心痛"的概念，而猝心痛重点突出"急诊急救的含义"，重点探讨"厥心痛""真心痛"的病机特点和辨证救治规律、护理原则等。其次，研究和发掘中医急诊急救技术，弥补中医急诊技术之不足。第三，开展常见病中医急救切入点的研究，真正树立中医药在现代急危重病研究领域的地位。第四，加强中医急诊

人才的培养，这是中医急诊学科发展的根基。

2. 扩大中医急诊学科内涵，满足社会发展需求　随着社会的进步，人民生活水平的提高，人们健康观念的变化和医学模式的转变，中医药的社会需求越来越大，对中医学的要求也越来越高，不仅仅局限在保健、慢性病调理方面，在治疗急危重病方面的需求也大大增加，这样就为中医急诊学科的发展创造了新的空间。从另一个方面来讲，发展中医急诊学也是中医学发展的需求。

近三十年的研究也充分显示了中医急诊学的重要性，但真正确立中医急诊学在现代急诊医学的地位，仍然需要吸取现代先进的科学技术，在继承中振兴，在振兴中发展，以被越来越多的人认可。

3. 明确学科发展目标，确定发展优先领域

（1）要重视中医急诊专科建设，使之成为中医急诊学科发展和临床教学的重要基地，国内外合作和交流的基地，中医急诊学科人才培养基地，培养一支结构合理、相对稳定的人才梯队，造就一批学术造诣较深、具有创新思想、在国内外有重要影响的学科带头人；要建设若干个立足于中医药前沿的中医急诊知识创新和技术创新基地，成为中医学科技发展创新源，重视中医急诊原创性的研究，加强中医急诊科研的支持力度。

（2）规范化研究是任何一个学科发展过程中的必经阶段，医学科学规范化研究尤为重要，不仅是医学学科传承的需要，更是学科发展的需要。但医学学科规范化的研究必须要建立在临床疗效的基础之上，要围绕常见病、多发病及重大疾病进行，重点加强中医急诊临床病证诊疗指南的制定、修订等，开展诊疗方案优化的研究，开展中医急诊临床疗效评价标准的制定。

（3）以急诊学科常见病为核心，如休克、脓毒症、外感高热、猝心痛、心肺复苏等，建立较完善的个体化诊疗方案和评价标准体系。

（4）重视临床基础研究。首先是文献的整理和继承；其次是中医急诊学科内涵的进一步梳理，确定中医急诊学科的地位；第三是对中医急诊常见病病名的规范化研究，提高中医急救能力和临床疗效；第四是在确立疾病名称的情况下，开展具有循证医学意义的临床研究。

（5）建立中医急诊学信息网络体系。以文献信息的数字化、网络化为重点，建立中医急诊学的相关数据库和信息网络、远程教学、远程诊疗等信息平台。

4. 急诊重大疾病和危重病的研究

（1）高热　外感热病是急诊科最常见的疾病，中医学几千年来的临床实践积累了丰富的诊治经验，但外感高热的复杂病情，导致不同历史时期都存在不能解决的问题。从中医学的发展历史中可以看出，中医学真正的飞跃是对外感高热诊治的进展，如张仲景的六经论治、叶天士的卫气营血论治等，无不体现了中医急诊学科发展的重要地位。虽然现代科学飞速发展，但疾病谱的变化，感染性疾病的复杂化，耐药菌的广泛感染，已经成为外感发热领域重要的课题，近年来也没有取得突破性的进展。因此加强外感高热的研究，加强耐药菌感染中医药治疗的研究是学科发展的需求，应该引起足够的重视。

（2）脓毒症　严重脓毒症和脓毒症休克是各种急危重病死亡的重要因素，已经引起了世界医学界的高度重视，虽然进行了大量的基础和临床研究，该病证的死亡率仍然高达30%～70%。该病证是一综合征，运用中医学"整体观""恒动观""辨证论治"及"治未病"的思想，运用中医学研究疾病变化和病机变化的方法，对于降低其病死率具有重要价值。中医学具有该病证突破性研究的潜能，中医学对该病证的研究不仅能够奠定中医急诊学在现代急诊学中的地位，更重要的是能够造福人类。

（3）急性中毒　急诊中毒诊治是急诊领域的重要课题，长期以来中医急诊对该病证的研究没有实质性的突破，近年来中医药非特异性解毒概念的提出，在急性中毒方面进行了许多有价值的探索，如中药煎剂稀释的洗胃、中药排毒、中药的脏器保护等，对于降低急性中毒的病死率显示了价值，值得我们深入研究。

（4）心肺复苏　心肺复苏术是现代急诊医学一项重要的急救技术，几乎成为急诊医学发展的标志，虽然如此，心肺复苏的成功率仍然很低。如何提高复苏成功率，提高复苏后综合征的治疗效果，成为急诊医学研究的重要问题。中医学的优势可在复苏后综合征的救治中充分体现，同时应该加强循证医学的研究，建立中医心肺复苏的指南，巩固中医急诊的地位。

（5）相关学科急诊的研究　如猝心痛中医治疗的价值和作用，早期重点干预治疗缺血性中风的循证医学意义，中医外治法对急性脾心痛治疗效果的研究，气血相关理论指导下急性出血疾病的治疗，虚实理论指导下急性病症的诊疗等，中医学逐步切入，救治范围逐步扩大。

（6）涉足急性新发、突发传染病研究　2003年SARS流行以后，急性传染病成为我国医学界研究的重要领域。面临急性传染病的威胁，中医学显示了独特优势。如2009年甲型HN流感的全世界爆发流行，中国充分发挥中医药的作用，取得了显著的效果，引起世界的注目。因此，加强中医药在急性新发、突发传染病中的应用，对于降低其病死率有重要的意义。

中医学的发展历史显示，中医学学术的发展很大程度上是基于急性传染病的发生而发展的，张仲景诊治的"伤寒"、吴又可诊治的"温疫"，无不是一种传染病，可见中医学的发展与传染病息息相关。

总之，在科技高度发达的今天，我们要集中力量，团结协作，大胆地汲取现代人类科技的新成果，多学科交叉研究，发展中医急诊学，推动中医学的不断发展。

第二章 急危重症病因病机 ▷▷▷▷

第一节 急危重症病因

病因学是研究疾病产生的原因和条件的学问。所谓原因，又称"致病因素""病原""病源""病邪"，是指作用于机体的众多因素中能够引起疾病并赋予该疾病以特征的因素。同时存在的与疾病发生有关的因素则为条件，原因在一定条件下发挥致病作用。中医学认为，疾病的常见病因包括六淫、疫疠、七情、饮食、劳倦、外伤等。陈无择在《三因极一病证方论》中把病因与发病途径结合起来，提出"三因学说"，把六淫外感归为外所因，七情内伤归为内所因，饮食劳倦虫兽金刃伤归为不内外因。急危重症的病因无外上述因素，但其病因学又有自己的特点和规律。

一、六淫疫疠

六淫是风、寒、暑、湿、燥、火六种外感病邪的统称。气候变化异常，六气发生太过或不及，或非其时而有其气，以及气候变化过于急骤，机体不能与之相适应的时候，就会导致疾病的发生。六淫之邪是急危重症发病和病情加重的重要原因。急诊患者明显带有一定的季节性，气候和环境的突然改变可造成群体性发病，症状和证候演变具有一定的相似性。及时了解气候变化情况，了解某些疾病的流行病学特征，尤其是外感疾病的流行病学资料，甚至中医学的天干地支、五运六气的相关知识，对掌握急危重症的发生发展、诊疗、预防具有现实意义。

疠气是一类具有强烈传染性的病邪，又名戾气、疫疠之气、毒气、异气、杂气、乖戾之气等。疠气通过空气和接触传染，经过口鼻等途径，由外入内，故属于外感病因。疠气致病具有明显特点：①发病急骤，病情危笃：疫疠之气，其性急速、骤烈，且热毒炽盛。故其致病具有发病急骤、来势凶猛、病情险恶、变化多端、传变快的特点，且易伤津、扰神、动血、生风。疠气为害颇似火热致病，具有热盛之象，但毒热较火热为甚，不仅热毒炽盛，而且常夹有湿毒、瘴气等秽浊之气，故其致病更为剧烈险恶，死亡率也高。②传染性强，易于流行：疫疠之气具有强烈的传染性和流行性，可通过口鼻等多种途径在人群中传播。疫疠之气致病可散在地发生，也可以大面积流行。因此，疫疠之气具有传染性强、流行广泛、死亡率高的特点。诸如大头瘟（由疫毒感染而发病，以头面红肿或咽喉肿痛为特征）、虾蟆瘟（人体感受疫毒之后，以颈项肿大为主症，连及头面，状如虾蟆，故名）、疫痢、白喉、烂喉丹痧、天花、霍乱、鼠疫等，实际包括西医学的传染病。③特适性：特适性指疫气致病的病位与病种的特异性。疠气作用何腑何脏，发为何病，具有特异性定位的特点，所谓"一气致一病"。急诊科往往是感受疫疠之邪患者首先或集中就诊的科室，随着人口流动的增加，疫疠之邪的传变更难以掌控。因此，掌握和了解疫疠之邪的致病特点，流行、传变规律，诊治办法，提高防治传染病的意识，具有重要意义。同时一旦发现感受疫疠之邪的患者一定要按照相关规定做好登记上报、隔离防护工作。

二、五志过极

喜、怒、忧、思、悲、恐、惊七种正常的情志活动，是人的精神意识对外界事物的反应。七情与人体脏腑功能活动有密切的关系，分属五脏，以喜、怒、思、悲、恐为代表，则称为五志。七情内伤是许多内伤疾病的基础，情志因素也是导致急危重症的重要原因。"百病皆生于气"，导致急危重症的情志多表现为过喜、大怒、过悲等急剧的情志变化，"五志过极"，就会损及五脏精气，或影响脏腑气机失调，脏腑真阴亏损，产生急危重症，如大怒导致的急性血证，大怒导致的厥证，正如《素问·生气通天论》所云："大怒则形气绝，而血菀于上，使人薄厥。"五志过极还可引起中风、猝心痛等。

三、饮食劳倦

饮食失宜包括饥饱无度、饮食不洁、饮食偏嗜等。饮食失宜能导致疾病的发生，为内伤病的主要致病因素之一，同时也是急危重症的重要致病因素。

暴饮暴食、过饱，超过脾胃的运化功能，可导致饮食阻滞，出现脘腹胀满、嗳腐泛酸、厌食、吐泻等食伤脾胃之病，还可以引起急性脾心痛等严重疾病。同时又需注意由于胃肠功能障碍、实施不科学的减肥措施及情志因素导致的厌食所致的心悸、神昏、脱证等疾病的发生。

饮食不洁可引起腹痛、吐泻、痢疾等多种肠道疾病，还可引起寄生虫病，如蛔虫、蛲虫、寸虫等疾病，同时腹痛、吐泻过重，伤阴、耗气、伤阳，重者可并发神昏、脱证甚至死亡。

饮食结构合理，五味调和，寒热适中，无所偏嗜，才能使人体获得各种需要的营养。若饮食偏嗜或膳食结构失宜，或饮食过寒过热，或饮食五味有所偏嗜，可导致阴阳失调，或某些营养缺乏而突发急危重症。

劳倦内伤是指比较长时间的过度劳累，体力劳动、脑力劳动及房劳过度，都是导致急危重症的重要原因。过度劳倦使正常工作规律和生活规律遭到破坏，体内疲劳蓄积并向过劳状态转移，气机逆乱，脏腑元真受损，气血津液亏耗，可致心悸、眩晕、胸痹、脱证甚至猝死等病证。

四、内伤基础

内伤基础是指患者年老体衰，或大病初愈，正气未复，或平素即有胸痹、喘证、消渴、中风等慢性疾病基础。有内伤基础的患者更容易患急危重症，同时有内伤基础的患者在感受外邪和内伤时发病也有其特点。

1. 易感性　"正气存内，邪不可干""邪之所凑，其气必虚"。急危重症的发生，内伤是重要的和普遍的因素，存有基础内伤的患者更容易外感六淫和内伤七情。

2. 非典型性与复杂性　存有基础内伤的患者在感受外邪或内伤时呈现显著的个体差异与复杂的临床证候，表现在病因、发病、演变、转归及预后诸方面。在同一季节、同一地域环境中，气候的太过与不及和疫病之气等相同外邪对人群的侵犯时，产生不同的临床表现。同为感受热邪，有内伤基础的患者可不表现热象，甚至也没有向热转化的迹象。

3. 明显带有原基础内伤的特点　如素患喘证、哮病、肺胀、痰饮等有肺系内伤基础者，即使是正常六气的环境中也可能"着凉"而表现出外感病的特征。此时恶寒发热，原有咳喘加重，痰色转黄，痰量增多。体弱者可不发热，痰黏不畅而胸闷憋气转剧。通常肺系患者在夏季不易犯病。素有心悸、怔忡、胸痹、心痹等心系内伤基础患者，在感受外邪方面更为敏感。发热常可不显著而衰弱感觉突出，心慌胸痹发作次数增加。同时存有内伤基础的患者感受外邪时可诱发内伤基础疾病发作，或内伤基础疾病加重。因此认真询问病史，了解本次外感病前的感觉和过去的检查、诊疗情况，阅读既往的诊疗记录，是确定内伤基础存在与否的重要依据。同时症状出现的先后顺序具有极大意义。内伤症状常在外感之先且持续存在。外感症状常突然发生，诸症状之间呈同时性或间隔时间较短。若患者咳嗽频而剧，是由素日少而轻转来，喘息由动则喘转为静亦喘，素日有痰不多，突然由少增多，当疑及肺系内伤存在，要依据患者现有症状，从病机上推求，即《素问·至真要大论》所谓："有者求之，无者求之。"

五、虫兽金刃等不内外因

虫兽金刃及各种中毒属于中医学的不内外因，有明确的病史，具有特定的病因、发病机制及特征性的症状和救治方法。虫兽致病如毒蛇咬伤、狂犬病等，大多属中医学的风、火、热毒之列，金刃所伤主要是烧伤、烫伤、创伤及灾难、群体事件带来的伤害。金刃所伤要诊察伤的部位、程度，要注意多发伤和复合伤的区别。虫兽金刃等不内外因是急诊病证常见的病因，所致的病证也是急诊科常见的病证，应迅速诊断病因、正确规范地处理，如抗蛇毒血清的应用、特殊解毒药的应用以及及时注射破伤风疫苗等。

第二节　急危重症发病

急危重症的发病是人体正常生理功能在某种因素作用下的破坏过程，也就是邪正斗争对机体破坏的过程。在人体的生命活动中，一方面，正气发挥着它维持人体正常生理功能的作用；另一方面，人体也无时无刻不在受着邪气的侵袭。二者不断发生斗争，也不断地取得平衡和统一，保证了人体的健康。因此，疾病的发生，决定于正气和邪气双方斗争的结果。中医发病学既强调人体正气在发病上的决定作用，又不排除邪气的重要作用，并且认为邪气在一定条件下也可以起决定性的作用。

一、邪正相争与发病

疾病的发生、发展和变化是在一定条件下邪正斗争的结果。在疾病发生、发展过程中，病邪侵害和正气虚弱都是必不可少的。既强调"邪之所凑，其气必虚"（《素问·评热病论》），"不得虚，邪不能独伤人"（《灵枢·百病始生》），同时也强调"必有因加而发"，因此，预防发病应"避其毒气"。邪气与正气的斗争贯穿于疾病过程的始终，两者互相联系又相互影响，是决定疾病发生、发展的重要因素。邪气与正气的斗争及它们之间的力量对比常影响着疾病的发展方向和转归。中医学在重视邪气对疾病发生重要作用的同时，更重视正气在疾病发生中的作用，两者都能起决定作用。

1. 正气不足是发病的主要因素　正气在邪正斗争中起主导作用。若人体脏腑功能正常，气血充盈，卫外固密，常足以抗御邪气的侵袭，病邪便难以侵入，即使邪气侵入，亦能驱邪外出。因此，一般不易发病，即使发病也较轻且易愈。当正气不足时，或邪气的致病能力超过正气抗病能力的限度时，邪正之间的力量对比表现为邪盛正衰，正气无力抗邪，感邪后又不能及时驱邪外出，更无力尽快修复病邪对机体造成的损伤，及时调节紊乱的功能活动，于是发生疾病。所谓"邪之所凑，其气必虚"（《素问·评热病论》），"凡风寒感人，由皮毛而入；温疫感人，由口鼻而入；总由正气适逢亏欠，邪气方能干犯"（《医略三十篇》）。因此，在病邪侵入之后，机体是否发病，一般是由正气盛衰所决定的。正能抗邪，正盛邪却，则不发病；正不敌邪，正虚邪侵，则发病。人体正虚的程度各不相同，因而形成疾病的严重程度不一。一般而言，人感受邪气而生病，多是摄生不当，机体的抵抗力一时性下降，给邪气以可乘之机。邪气侵入以后，人体正气也能奋起抗邪，但在邪气尚未被驱除之前，生理功能已经受到破坏，所以会有相应的临床症状，表明某一性质的疾病已经形成，但是，素体虚弱的患者，往往要待邪气侵入到一定的深度以后，正气才能被激发。因此，其病位较深，病情较重。"邪乘虚入，一分虚则感一分邪以凑之，十分虚则感十分邪"（《医原纪略》）。在一般情况下，正虚的程度与感邪为病的轻重是相一致的。

邪气侵入人体以后，究竟停留于何处而为病，这取决于人体各部分正气之强弱。一般来说，人体哪一部分正气不足，邪气即易于损伤哪一部分而发病。如脏气不足，病在脏；腑气不足，病在腑；经脉不足，病在经脉。

由上可知，人体正气的强弱，可以决定疾病的发生与否，并与发病部位、病变程度及轻重有关。所以，正气不足是发病的主要因素。从疾病的发生来看，人体脏腑功能正常，正气旺盛，气血充盈，卫外固密，病邪就难以侵入，疾病也就无从发生。从人体受邪之后看，正气不甚衰者，即使受邪，也较轻浅，病情多不深重；正气虚弱者，即使轻微受邪，亦可发生疾病或加重病情。从发病的时间来看，正气不很弱者，不一定立即发病，而只有正气不足时，才能立即发病。即只有在人体正气相对虚弱，卫外不固，抗邪无力的情况下，邪气方能乘虚侵入，使人体阴阳失调、脏腑经络功能紊乱，而发生疾病。

2. 邪气侵入是发病的必要条件 重视正气，强调正气在发病中的主导地位，并不排除邪气对疾病发生的重要作用，邪气是发病的必要条件，在一定的条件下，甚至起主导作用。如高温、各种剧毒剂、枪弹刀伤、毒蛇咬伤等，即使正气强盛，也难免不被伤害。疫疠之发生，疫毒之邪成了疾病发生的决定性因素，因而导致了疾病的大流行。所以中医学提出了"避其毒气"的主动预防措施，以防止传染病的发生和播散。

急症核心病机是"正气虚于一时，邪气暴盛而突发"。若正气强盛，抗邪有力，则病邪难于侵入，或侵入后即被正气及时消除，不产生病理反应而不发病。如自然界中经常存在着各种各样的致病因素，但并不是所有接触这些因素的人都会发病，此即正能胜邪的结果。若邪气偏胜，正气相对不足，邪胜正负，从而使脏腑阴阳气血失调，气机逆乱，便可导致疾病的发生。

"邪正相搏"的发病观强调了"正气内虚"和"因加而发"。人体受邪之后，邪留体内，当时可不出现任何症状。由于某种因素，如饮食起居失调，或情志变动等，造成人体气血运行失常，抗病能力衰退，病邪乘机而起与正气相搏而发病。故临床上常见某些疾患，随着正气的时衰时盛，而出现时发时愈或愈而复发的情况。所以，病邪虽可致病，但多是在正气虚衰的条件下才能为害成病。

由此可见，正气和邪气是相互对抗、相互矛盾的两个方面。正气与邪气不断地进行斗争，疾病的发生决定于正气和邪气双方斗争的结果。从这两个方面的辩证关系出发，中医急诊学建立了中医急症发病的基本观点，即"正气虚于一时，邪气暴盛而突发"。

二、导致发病的因素

邪正斗争受机体内外各种因素影响。机体的外环境包括自然环境和社会环境，主要与邪气的性质和数量有关。机体的内环境包括体质因素、精神状态和遗传因素等，与人体正气相关。

1. 外环境与发病 人生活的环境各不相同，不同的环境能对人体造成不同的影响，因而其发病情况也有差异。一般来说，人长期生活于某一较为稳定的环境中，便会获得对此种环境的适应性，因此不易生病；若环境突然发生了变化，人在短时间内不能适应这种变化，就会感受外邪而发病。

天人相应，人随着季节气候的演变而产生相应的生理变化。脏腑、经络之气，在不同的时令又各有旺衰，人对不同气候的适应能力也有所差异。因此，不同的季节，就有不同的易感之邪和易患之病，如春易伤风、夏易中暑、秋易伤燥、冬易病寒等，所谓"四时之气，更伤五脏"（《素问·生气通天论》）。疫疠的暴发或流行，也与自然气候的变化密切相关。反常的气候，一方面使人体正气的调节能力不及而处于易病状态，另一方面又促成了某些疫疠病邪的孳生与传播，从而易于发生"时行疫气"。

地域不同，其气候特点、水土性质、物产及人们生活习俗存在差异，这对疾病的发生有着重要影响，甚至形成地域性的常见病和多发病。一般来说，西北之域，地势高峻，居处干燥，气候寒凉而多风，水土刚强，人之腠理常闭而少开，故多风寒中伤或燥气为病；东南之方，地势低下，居处卑湿，气候温暖或炎热潮湿，水土薄弱，人之腠理常开而少闭，故多湿邪或湿热为病。

生活居处与劳作环境的不同，亦可成为影响疾病发生或诱发的因素。如生活居处潮湿阴暗或空气秽浊，易感寒湿或秽浊之邪。夏月炎热季节，在野外操作，容易中暑；冬月严寒，在野外工作，容易受风寒或冻伤。渔民水上作业，易感阴湿之气而发病。矿工在石粉迷雾中劳动，易使尘毒伤肺而成肺痨等。

此外，不良的生活习惯，生活无规律，作息无常，以及个人和环境卫生不佳等，都会影响人体的正气而使人体易患疾病。

2. 内环境与发病　内环境稳定是生命存在的基础。内环境由脏腑经络、形体官窍等组织结构和精气血津液等生命物质及其功能活动共同构成。人体通过气机升降出入调节机制，保持了内环境的相对稳定。

（1）**体质因素**　个体的体质特征，决定其对某些外邪的易感性及某些疾病的易罹倾向。感受外邪后，发病与否及发病证候演变也往往取决于体质。不同体质的人所易感受的致病因素或好发疾病各不相同，而某一特殊体质的人，往往表现为对某种致病因素的易感性或好发某种疾病。如肥人多痰湿，善病中风；瘦人多火，易得劳嗽；老年人肾气虚，多病痰饮咳喘等。不同体质的人，对相同的致病因素或疾病的耐受性也有所不同。一般来说，体质强壮者对邪气耐受性较好，不易发病；体质虚弱者对邪气耐受性较差，容易发病。也就是说，要使体质强壮者发病，邪气必须较盛，而体质虚弱者只要感受轻微之邪就可发病。强壮者发病多实，虚弱者发病易虚。"有人于此，并行而立，其年之长少等也，衣之厚薄均也，猝然遇烈风暴雨，或病，或不病，或皆病，或皆不病"（《灵枢·论勇》）。具体来说，不同体质类型的人所能耐受的邪气各不相同。例如，体质的偏阴或偏阳，可影响机体对寒热的耐受性。阳偏盛者，其耐寒性高，感受一般寒邪不发病，或稍有不适可自愈，而遇热邪却易病，甚至直犯阳明。阴虚者稍遇热邪即病，热邪甚则有热中厥阴，出现逆传心包或肢厥风动之变。阴偏盛或阳衰者，其耐热性较高，而感受寒邪却易发病，甚至直中三阴。

（2）**精神因素**　精神状态受情志因素影响，情志舒畅，精神愉快，气机畅通，气血调和，脏腑功能协调，则正气旺盛，邪气难于入侵；若情志不畅，精神异常，气机逆乱，阴阳气血失调，脏腑功能异常，则正气减弱而易于发病。精神情志因素不仅关系到疾病的发生与否，而且与疾病的发展过程有密切关系。精神情志状态不同，其发病的缓急、病变的证候也不尽一致。大怒、大喜、大悲、大惊等剧烈的情志波动，易于引起急性发病。如五志过极，心火暴盛，阳气怫郁，心神昏冒，则突然倒仆；神虚胆怯之人，有所惊骇，则心神慌乱，气血失主，而骤然昏闷等。

总之，七情为人之常性，但不良的精神情志，不仅能削弱人的正气，使之易于感受邪气而发病，而且又是内伤疾病的重要因素，通过影响脏腑的生理功能而发病。所谓"动之则先自脏郁而发，外形于肢体"（《三因极一病证方论》），最终形成"因郁致病""因病致郁"的郁—病—郁的恶性循环。

急症发病学认为，疾病的发生关系到正气和邪气两个方面，正气不足是发病的内在因素，邪气是导致发病的重要条件。内外环境通过改变正气和邪气的盛衰而影响人体的发病。如体质、精神状态及遗传等因素影响着正气的强弱。若先天禀赋不足，体质虚弱，情志不畅，则正气减弱，抗病力衰退，邪气则易于入侵而发病。

三、发病类型

（一）猝发

猝发，又称顿发，即感而即发，急暴突然之意。一般多见以下几种情况。

1. 感邪较甚　六淫之邪侵入，若邪气较盛，则感邪之后随即发病。如新感伤寒或温病，是外感热病中最常见的发病类型。外感风寒、风热、燥热、温热、温毒等病邪为病，多感而即发，随感随发。

2. 情志遽变　急剧的情志波动，如暴怒、悲伤欲绝等情志变化，导致人的气血逆乱，病变顷刻即发，出现猝然昏仆、半身不遂、胸痹心痛、脉绝不至等危急重症。

3. 疫气致病　发病暴急，来势凶猛，病情危笃，常相"染易"，以致迅速扩散，广为流行。某些疫气，其性毒烈，致病力强，善"染易"流行而暴发，危害尤大，故又称暴发。

4. 毒物所伤　误服毒物，被毒虫毒蛇咬伤，吸入毒秽之气等，均可使人中毒而发病急骤。

5. 急性外伤　如金刃伤、坠落伤、跌打伤、烧烫伤、冻伤、触电伤、枪弹伤等，均可直接而迅速致病。

（二）伏发

伏发，即伏而后发，指某些病邪进入人体后，不即时发病而潜伏于内，经一段时间后，或在一定诱因作用下才发病。如破伤风、狂犬病等，均经一段潜伏期后才发病。有些外感性疾病，也常需经过一定的潜伏期，如"伏气温病""伏暑"等均属此类。

新感与伏气是相对而言的。在温病学上，感受病邪之后，迅即发病者，为新感温病。新感温病，随感随发，初起即见肺卫表证。藏于体内而不立即发病的病邪谓之伏邪，又称之伏气。由伏邪所致之病名为伏气温病。伏气温病，初起不见表证，而即见里热证甚至血分热证。若内有伏邪，由新感触动而发病，称为新感引动伏邪。

（三）继发

继发，系指在原发疾病的基础上继续发生新的急性病证。继发病必然以原发病为前提，二者之间有着密切的联系。例如，急性病毒性肝炎所致的胁痛、黄疸等，若失治或治疗失当，日久可继发致生"癥积""鼓胀"。癥瘕、积块、痞块，即是胀病之根，日积月累，腹大如箕，腹大如瓮，是名单腹胀。间日疟反复发作，可继发出现"疟母"（脾脏肿大）。小儿久泻或虫积，营养不良，则致生"疳积"。久罹眩晕，由于忧思恼怒，饮食失宜，劳累过度，有时可发为中风，出现猝然昏仆、面瘫、半身不遂等症状。

（四）合病与并病

凡两经或三经的病证同时出现者，称之为合病；若一经病证未罢又出现一经病证者，则称为并病。合病与并病的区别，主要在于发病时间上的差异，即合病为同时并见，并病则依次出现。

合病多见于病邪较盛之时。由于邪盛，可同时侵犯两经，如伤寒之太阳与少阳合病、太阳与阳明合病等，甚则有太阳、阳明与少阳之三阳合病者。

至于并病，则多体现于病位传变之中。病位的传变，是病变过程中病变部位发生了相对转移的现象，并且原始病位的病变依然存在。在不同类别的疾病中，病位的传变也很复杂，即病有一定之传变，有无定之传变。所谓一定之传变，多表现出传变的规律，如六经、卫气营血、三焦传变规律等；所谓无定之传变，是指在上述一般规律之外的具体疾病的病后增病，即可视为并发病证。如脓毒症在其疾病发展过程中可以先后出现发热、黄疸、厥脱、关格、喘促等合病与并病。

（五）复发

所谓复发，是重新发作的疾病，又称为"复病"。复发具有如下特点：其临床表现类似初病，但又不仅是原有病理过程的再现，而是因诱发因素作用于旧疾之宿根，机体遭受再一次的病理性损害而旧病复发，复发的次数愈多，静止期的恢复就愈不完全，预后也就愈差，并常可遗留下后遗症。所谓后遗症，是主病在好转或痊愈过程中未能恢复的机体损害，是与主病有因果关系的疾病过程。

1. 复发的基本条件 疾病复发的基本条件有三：其一，邪未尽除。就病邪而论，疾病初愈，病邪已去大半，犹未尽除。因为尚有余邪未尽，便为复发提供了必要的条件。若邪已尽除，则不可能再复发。因此，邪未尽除是复发的首要条件。其二，正虚未复。因为疾病导致正气受损，疾病初愈时正气尚未完全恢复。若正气不虚，必能除邪务尽，也不会出现旧病复发。所以，正虚未复也是疾病复发中必不可少的因素。其三，诱因。如新感病邪、过于劳累均可助邪而伤正，使正气更虚，余邪复盛，引起旧病复发。其他如饮食不慎、用药不当，亦可伤正助邪，导致复发。

2. 复发的主要类型 由于病邪的性质不同，人体正气的盛衰各异，因而复发大体上可以分为疾病少愈即复发、休止与复发交替和急性发作与慢性缓解交替3种类型。

（1）疾病少愈即复发 这种复发类型多见于较重的外感热病。多因饮食不慎，用药不当，或过早操劳，使正气受损，余火复燃，引起复发。如湿温恢复期，患者脉静身凉，疲乏无力，胃纳渐开。若安静休息，进食清淡易于消化的半流质食物，自当逐渐康复。若饮食失宜，进食不易消化的偏硬的或厚味饮食，则食积与余热相搏，每易引起复发，不但身热复炽，且常出现腹痛、便血，甚至危及生命。

（2）休止与复发交替　这种复发类型在初次患病时即有宿根伏于体内，虽经治疗，症状和体征均已消除，但宿根未除，一旦正气不足，或感新邪引动宿邪，即可旧病复发。例如，哮喘病有痰饮宿根胶着于胸膈，休止时宛若平人。但当气候骤变，新感外邪引动伏邪，或过度疲劳，正气暂虚，无力制邪时，痰饮即泛起，上壅气道，使肺气不畅，呼吸不利，张口抬肩而喘，喉中痰鸣如拽锯，哮喘复发。经过适当治疗，痰鸣气喘消除，又与常人无异。胸膈中宿痰不除，终有复发之虞。欲除尽宿根，确非易事。

（3）急性发作与慢性缓解交替　这种复发类型实际上是慢性疾病症状较轻的缓解期与症状较重的急性发作期的交替。例如，胆石症，结石为有形之病理产物，会阻碍气机，而致肝气郁结。在肝疏泄正常，腑气通降适度时，患者仅感右胁下偶有不适，进食后稍觉饱胀，是谓慢性缓解期。若因情志抑郁，引起肝失疏泄，或便秘，腑气失于通降，或因进食膏粱厚味，助生肝胆湿热，使肝胆气机郁滞不通，胆绞痛发作，症见右胁下剧痛，牵引及右侧肩背，甚则因胆道阻塞而见黄疸与高热，是谓急性发作。经过适当治疗，发作渐轻，又进入缓解期。但是，胆石不除，急性发作的反复出现总是在所难免。

从上述三种情况看，其一是急性病恢复期余邪未尽，正气已虚，适逢诱因而引起复发。若治疗中注意祛邪务尽，避免诱因，复发是可以避免的。第二、三种情况皆因病有宿根而导致复发。宿根之形成，一是正气不足，脏腑功能失调，无力消除病邪；一是病邪之性胶着固涩，难以清除。故治疗时，一方面要扶助正气，令其祛邪有力；另一方面应根据宿邪的性质，逐步消除，持之以恒，以消除病根。尽量减少复发，避免诱因十分重要。因此，必须认识并掌握引起复发的主要诱发因素。

3. 复发的诱因　复发的诱因，是导致病理静止期趋于重新活跃的因素。诱发因素，归纳起来主要有如下几个方面：

（1）复感新邪　疾病进入静止期，余邪势衰，正亦薄弱，复感新邪势必助邪伤正，使病变再度活跃。这种重感致复多发生于热病新瘥之后，所谓"瘥后伏热未尽，复感新邪，其病复作"（《重订通俗伤寒论·伤寒复证》）。因此，强调病后调护，慎避风邪，防寒保暖，对防止复发有着重要的意义。

（2）食复　疾病初愈，因饮食因素而致复发者，称为食复。在疾病过程中，由于病邪的损害或药物的影响，脾胃已伤；"少愈"之际，受纳、腐熟、运化功能犹未复健，若多食强食，或不注意饮食宜忌，或不注意饮食卫生，可致脾胃再伤。余邪得宿食、酒毒、发物等之助而复作，以致复发。例如，胃脘痛、痢疾、痔疾、淋证等新瘥之后，每可因过食生冷，或食醇酒辛辣炙煿之物而诱发；进食鱼虾海鲜等可致瘾疹及哮病的复发等。

（3）劳复　凡病初愈，切忌操劳，宜安卧守静，以养其气。疾病初愈，若形神过劳，或早犯房事而致复病者，称为劳复。例如，某些外感热病的初愈阶段，可因起居劳作而复生余热；慢性水肿，以及痰饮、哮病、疝气、子宫脱垂等，均可因劳倦而复发并加重。某些病证因劳致复，如中风的复中、真心痛的反复发作等，均一次比一次的预后更为凶险。

（4）**药复** 病后滥施补剂，或药物调理运用失当而致复发者，称为药复。疾病新瘥，为使正气来复，或继清余邪，可辅之以药物调理。但应遵循扶正宜平补，勿助邪，祛邪宜缓攻，勿伤正的原则。尤其注意勿滥投补剂，若急于求成，迭进补剂，反会导致虚不受补，或壅正助邪而引起疾病的复发，或因药害而滋生新病。

第三节　急危重症病机

中医急诊学是研究急危重症的病因病机、发病与发展变化、诊断与鉴别诊断，辨证救治及预后和预防规律的一门临床学科。凡临床上发病急、危及生命的病证均属于其研究的范围。临床上之所以发生急危重症是由于内外之邪突然作用于人体，机体立即出现临床症状，同时机体功能紊乱；强烈或严重的内外之邪，造成人体脏器的严重损伤和严重功能紊乱；病因持续存在，持续地对人体造成损害，或在疾病的发展过程中及在疾病的治疗过程中不断地产生新的损害，危及生命。急危重症多是内外因素或内外之邪作用于人体，对机体产生损伤、损害，干扰机体的内环境，影响机体各脏器功能的过程，更是机体面对内外之邪的突然打击和破坏而发生生理病理变化的过程，同时在疾病的发展演变及治疗过程中产生或造成新的病邪、新的脏器损伤修复的过程。机体感受内外之邪，正邪交争，若正气祛除外邪，机体完全康复，或回到机体的原来状态，此为痊愈，若机体没有恢复到原来状态，而是达到新的稳定状态，则留有一定后遗症，若机体（或治疗）难以去除病因和病理产物，难以达到一个稳定的状态，正虚邪盛，可致阴阳离决，最终死亡。因此急危重症更多关注和研究的是机体在感受内外之邪后，正邪交争达到某一平衡状态（死亡也是一种状态）的过程。而具体疾病的慢性阶段或慢性发展过程不是急诊学关注的重点。在这个过程中突出的矛盾是正邪交争，突出的表现是正邪的消长、正邪的盛衰，也就是虚实的变化。因此急危重症病机关键是"正气虚于一时，邪气暴盛而突发"，病机变化突出"正邪交争"。正邪交争是指致病邪气与人体正气的相互作用，这种相互作用不仅关系到疾病的发生发展，而且决定着疾病的预后和转归，在一定意义上讲，急危重症的发生就是邪正交争的过程，并随疾病的变化而变化。

一、邪气暴盛而突发

"邪气盛则实"，所谓实，是指邪气盛而正气尚未虚衰，以邪气盛为主要矛盾的一种病理变化。实所表现的证候称之为实证。发病后，邪气亢盛，正气不太虚，尚足以同邪气相抗衡，临床表现为亢盛有余的实证。实证必有外感六淫或痰饮、食积、瘀血等病邪滞留不解的表现。如外感热病进入热盛期，出现大热、大汗、大渴、脉洪大等，或潮热、谵语、狂躁、腹胀满坚硬而拒按、大便秘结、手足微汗出、舌苔黄燥、脉沉数有力等症状，前者称"阳明经证"，后者称"阳明腑证"。就邪正关系来说，皆属实，就疾病性质来说，均属热，故称实热证。此时，邪气虽盛，但正气尚未大伤，还能奋起与邪气斗争，邪正激烈斗争的结局，以实热证的形式表现出来。因痰、食、水、血等滞留于体内引起的痰涎壅盛、食积不化、水湿泛滥、瘀血内阻等病变，都属于实证。急危重病的早期（尤其是早期）由于突感外邪，或外感六淫过盛，或感受疫疠之邪，或五志过极，可造成邪气亢盛，内外之邪短期内化火、化热、生痰、阻碍气机，气机逆乱，脏腑功能紊乱，甚至危及生命。

病因持续存在，不断累积，如外感六淫、疫疠之邪，周围致病环境及其他致病因素持续存在，不断侵袭人体，致使邪气亢盛；或邪气暴戾，突袭人体，致使邪盛而突发。如中暑高热的环境，热毒炽盛；过敏原没有祛除；各种中毒的不断吸收和再吸收；各种毒蛇咬伤；脓疡没有充分引流、脏器穿孔没有及时手术干预。

病理产物作为病因，积聚日久或不断产生亦可导致邪气亢盛。外感六淫、饮食劳倦、七情内伤作用于机体，疾病在演变过程中或日久不愈，产生痰浊、瘀血、风、火等病理产物，同时这些病理产物又作为病因、邪气作用于机体，引起机体严重的损伤，闭阻经络，扰乱气机，气机逆乱，发为急症，如胸痹、心痛、腹痛、头痛、中风、闭证、脱证等。同时在急症正邪交争和治疗过程中又会出现和产生新病理产物和新的病机，如脱证通过益气、养阴、温阳等，随着脱证的纠正，痰浊、瘀血、水气加重而引起高热、疼痛、水肿等病证。

二、正气虚于一时

邪气损伤正气和正气对邪气的抗御反应是正邪交争的基本形式，是任何疾病的表现形式。急危重症突出的矛盾是正邪交争，突出的表现是正邪的消长、正邪的盛衰，也就是虚实的变化。在虚实的变化、消长过程中起主导作用的是正气的盛衰。急危重症正气亏虚具有突发、进展迅速、亏耗严重、危及生命的特点。突感外感六淫、疫疠，正气奋而抗邪，耗伤正气；七情内伤，五志过极化火、成毒，耗伤正气；中毒、失血、失液、各种外伤等耗伤正气。正气迅速耗损耗散甚至耗竭，造成正气虚于一时。急危重症造成的正气虚有以下特点。

1. 气、血、精、神受损　中医急症的发生发展主要取决于病变过程中气、血、精、神的盛衰。气、血、精、神决定着患者的生与死、疾病的顺与逆，因气、血、精、神是人体生命基础，性合之用才有生命的存在。故明代张景岳强调："人身以气血为本，精神为用，合是四者以奉生，而性命周全矣。"

（1）气　病发于气者，有外因而生，多源于六淫邪毒、疫疠之气，有内生而病，每源于九气致乱。无论病生于内外，皆能造成气机阻滞，郁则气积，既伤津液，又耗正气，更犯神明。火毒炽盛，耗血动血，妄行生瘀，煎津成痰，火、瘀、痰互结，上逆下扰，变生危候。火极不平，损气伤正，以致元真受损，无力拒邪外达而邪气内陷，造成气损血衰，精伤神败，危症丛生。也有火毒逆陷于腠理之中，热盛肉腐而痈肿。气病之伤，也能造成正气消耗。"气不足，便是寒"，寒凝津血，结而为痰，滞而为瘀，故轻者为寒病，重则为厥为逆。亦有正气徒耗，危伤藏真，元真脱泄者，为危为死。故庄子说："气聚则生，气散则死。"

（2）血　病发于血，有外生者，多因疫病之气、寒热外邪所致；有内生者，每由饮食不节、意外损伤或喜怒失常而成。其病先成于营，而后累伤于血，则邪扰血络，以致血不能安行脉中，轻则血由络渗，重则络破脉伤，而生痰生瘀，或内溢外泄，甚至亡血脱气。其病先成于气，造成气血逆乱，奔走横逆，脉络郁痹不通，变生厥逆阻绝之危候，亦有邪毒入血，逆陷腠理而发内痈外疮之患。"血者，水也"，津液也在其中。血液内变，津血失常，渗而为饮，聚结成痰，滞而生瘀，痰瘀之邪随血脉运行而流窜周身，阻闭气机，故病发为重。亦有血虚生风而发抽搐，或邪血相结，内扰神明，而见症多端，故"血为百病之始"。

（3）精　精者，身之本也。精源于先天，济养于后天，津、液、血、汗、唾、涕等均为精之属。故精之用乃性命之本。伤精源于外者，有火毒、寒毒、疫疠之气等，造成本精亏虚，气不化生，正虚于内而不能托邪外出，极易导致邪毒肆虐而内陷，攻心冲脑，为病险恶。或邪毒内炽，侵伤骨髓，久而不出，轻则伤津损液，耗血动血，使正气被邪毒所束，故病发危笃，变症百出。重则精亏髓枯，精不化气，正气不支，邪陷脏腑，或损脏器，或伤藏真，为败为脱。更有阴精大伤，神气涣散，或精血暴亡，神机化灭，气立孤危而亡者。正如《灵枢·本神》所说："五脏主藏精者也，不可伤，伤则失守而阴虚，阴虚则无气，无气则死矣。"

（4）神　神源于先天之精，并以后天水谷之精气充养之，藏之于脑，分属于脏腑、百骸之中，故五脏、百节皆有神。神、魂、魄、意、志五神统领五脏活动之用，使之相辅相成，生而有序，制而有节，承而不绝，生化不息，神为其主。神之伤，有因邪毒内侵，直犯神明者，亦有脏腑、气血病变侵伤五神者，或情志失节，内动神明，或脑髓病变，神明失主，均可造成神病，心神失主，五神失用，以致脏腑功能紊乱。轻则精神恍惚，神情错乱，或妄言妄行。重则脑髓受伤，神失其宅，神机不用，升降出入不灵，窍络闭塞而见神昏谵语，循衣摸床，甚则神气散败，两目正圆。故曰："得神者昌，失神者亡。"

2. 脏器藏真受伤　藏真者，五脏皆有，承受于先天，济养于后天，即《灵枢·刺节真邪》所说："真气者，所受于天，与谷气而充身者也。"脏器者，乃同质之物相聚而成，为藏真之所附。器者，生化之宇，无物不有，是有形质的组织，分布脏体内外，是机体升降出入之窍。脏有器，才能有生化之能。而其生化之能，必得真气活动之功，方显其正常的生理作用。其受伤，是以内有所因，外有所感，从而引起脏与脏，脏与腑，脏腑与经络、气血的互用失常，水津代谢失用而生。然病邪未损及脏器，藏真未累，元真之气尚能通畅，卫气自固，营气内守，神机流贯，则正气尚能托邪外出，故病象虽重，但邪犯较浅，病情亦轻，病势为微，病证属顺。若邪强毒盛，伤及脏器，累伤藏真，则邪毒与血气相乱，正受邪束，或正气不支，均不能托邪外达，使经络血脉壅滞，元真之气郁痹不畅，神机流贯受阻，生化欲息，以致精、气、神败伤，造成"十二官相危，使道闭塞而不通，形乃大伤"，故其病发猝暴，凶险丛生。所以，《素问·玉机真脏论》说："急虚身中猝至，五脏绝闭，脉道不通，气不往来。譬如堕溺，不可为期。"《素问·阳明脉解》也说："厥逆连脏则死，连经则生。"

三、邪剧正不胜

邪盛毒剧，正不胜邪，邪气在体内得以横犯直伤，外塞经隧之路，血脉循行受阻，营卫内滞，津注精输循环障碍，凝滞格阻而为病；内而藏真失守，生化无能，神机不能统运营卫二气，正虚不能胜邪，邪毒得以上逼心肺，下损肝肾，弥漫三焦，气化失调，相火不能温煦上下内外，水津施布失衡；脾胃运化受损，升降中轴呆滞，从而导致气乱于内，血厥于中，精、气、神不能复通，故病发危急，险象丛生，合病并病多见；或"大实有羸状，至虚有盛候"，出现藏真衰败，多脏器衰竭等危候。病机上，或邪盛毒剧，表现为大实之状，邪盛易伤正气，而迅速出现邪盛正衰之危候；或正气大虚，使邪气直入脏腑经络，开始就表现出大虚之状，在发展过程中又可出现痰、瘀等病理产物；或因药用不当而出现虚实夹杂之象。

四、升降出入失常

"升降出入，无器不有。"可见，升降出入是建立在脏腑、经络、气血津液等基础上的代谢过程，其枢轴源自于中气，即胃气也。中气在身，自动自静，出入有处，升发有时，序而有制，则人身生化正常。可见，升降出入为急诊病机的关要。其病发于外者，先因于中焦脾胃亏虚，卫气不足，营气不充，营卫失调，开阖不利，腠理不密，以致外邪乘虚内侵，留滞于表，凝聚腠理，出入失常而为外感之疾。更有"温邪上受，首先犯肺，逆传心包"者。病发于内者，有邪毒炽盛，内陷于中，或情志失节，饮食所伤，意外中毒等造成脾胃受伤，中轴不运，升降失常。升多而降少者，脏腑功能多偏亢，气血阴阳逆乱，故临床多表现为上盛下虚，本虚标实，甚则气升而不降，血逆而不下，导致血脉阻绝，或气机壅闭而病见厥逆、卒中、薄厥、猝死等危象，终则真气脱泄而夭亡；降多而升少者，脏腑功能偏衰，三焦水道不通，气血阴阳亏损，故临床多表现为脏腑、气血的亏虚，甚则出现五脏之衰，危则胃气败亡，水谷不进，或气衰失摄，阴精消亡，必死无疑。《医门法律》总结为"五脏六腑，大经细络，昼夜循环不息，必赖大气斡旋其间""大气一衰，则出入废，升降息，神机化灭，气立孤危矣"，亦即"有胃气则生，无胃气则死"。

五、急危重症病机特点

中医急诊医学所研究的疾病为各科疾病的急危重状态，不同于原发病的病理变化。发生急危重状态时原有疾病的病理已发生了重大的变化，如某种疾病的病理基础是气虚，因某种原因发生了突变，形成了气虚阳脱、气虚阴脱的病理状态。因此，急危重症有其固有的病机特点。

1. 病性的急危性 是中医急症的特点。因其病来势凶猛，传变迅速，稍有不慎就可能造成严重的后果。急是指发病快，传变快；危是指病情重，已经严重威胁到患者的生命，随时可能出现死亡。

2. 证候的整合性 本特点是中医学"整体观"在中医急诊学的重要体现。所谓证候整合性是指疾病出现了急危重状态时，已经由单一的脏腑经络病变发展到了多脏多腑及经络、气血津液等的病理改变，证候就由单纯变为复杂，或由一个专科的疾病病理变化并发了多专科的疾病病理改变，已经脱离了原有疾病的病理改变，证候发生了本质的改变，形成了中医急诊学特有的病理机制变化。因此，更要求我们能从整体上对疾病进行诊断治疗。首先，只要对疾病可能的发展后果有明确的认识，突出"治未病"的学术思想，在判断预后上才能不发生错误。其次由于众多急危重症往往是多个脏腑同时或相继发生病变，因此，证候的整合性更显重要，不能以点带面，而应全面考虑，才能在抢救用药上不出现偏颇。

3. 病机的恒动性 急诊疾病在处理上另一个需要注意的方面是病机的"恒动性"。动是指疾病总是处于一个动态变化当中，这在急诊方面体现得尤其明显。很多急症发展变化非常快，证型方面的转化十分迅速，急症往往为大实大虚之证，而且初起为大实之状如肺热壅盛之证，可能很快逆传心包而出现大虚之证，因此应时刻关注疾病的变化，及时采取应对措施。疾病的本质就在于阴阳失衡，而治疗的目的就是恢复阴阳平衡，这种平衡有高水平的平衡，也有低水平的平衡。当我们面对阴阳俱虚性的疾病时，急需解决的是纠正其阴阳的平衡，先使其在低水平取得平衡，使疾病处于相对稳定阶段，再图缓效，而不追求一役毕其功。

第四节　急危重症传变

一般而言，顺传者，邪气不盛，正气尚能胜邪，故其势较缓。其传变多按照疾病的普遍规律，有序相传。如温病，"卫之后方言气，营之后方言血"；伤寒病的循经传、表里传；杂病急症的脏腑表里传及生克乘侮规律相传等。其逆传者，由于正气衰惫，或邪盛毒剧，正气不支，防御无力，邪毒长驱直入，攻腑陷脏，以致脏器受损，藏真受伤，故病势突变，凶险难复，且不按疾病的普遍规律发展变化。如热病，邪热在手太阴肺，应顺传入阳明胃与大肠，但反逆传心包、脑神，累伤于肾。亦有邪毒势盛，正气不支，毒气内陷，深伏脏腑，蚀体损用，以致生化欲绝，精气将涸，神机欲灭，神气败伤，故险危逆证丛生。更有毒剧正衰，既损脏腑，又伤经络，以致邪毒与气血相结，津结生痰，血病成瘀，造成内伤脏腑衰竭，外致经络不用，血脉凝滞，甚则正气消亡，精气外脱，阴阳离决。而急症中常见逆传者，是由于急症本身特点决定的，急症的病因或邪毒急盛，或正气大衰，则易出现"直中"等。

第三章 急危重症辨证体系 ▷▷▷▷

中医治疗学最为重要的理论就是辨证论治，历代各家进行了大量的研究和临床实践，对于中医学的发展起到了决定性作用。《黄帝内经》的出现标志着中医学理论体系的形成，为后世发展的各种辨证体系奠定了基础。如东汉张仲景基于《灵枢·热病》《素问·阴阳应象大论》等创立了著名的六经辨证体系；易水学派创始人张元素基于《黄帝内经》相关理论，在吸取孙思邈、钱乙等前人经验的基础上创立了寒热虚实为纲的脏腑辨证体系；清代温病学家叶天士在汲取前人经验的基础上创立了卫气营血辨证体系。从一定意义上讲，各种辨证体系都是在急危重症的基础上形成的，也就是说，各种辨证体系实际就是临床上诊治急危重症的基本方法，对于急危重症临床疗效的提高起到了极大的推进作用。

中医急诊学科理论体系完善的标志之一就是急诊危重病学辨证体系的构建。急危重症的核心病机是"正气虚于一时，邪气暴盛而突发"，因此，我们提出了"三态论"的辨证论治理念和三纲辨证体系。

急诊医学诊治要求准确快捷，要在极为复杂的临床情况面前能够用最简洁的方法，最能够体现临床本质的辨证体系，取得最有效的结果。中医学辨证论治体系中，最简洁的辨证论治体系就是后世程钟龄的"六要"基础上提出的"八纲辨证"，其对中医学的学习起到提纲挈领的作用。然而，各学科如何运用，存在很大的差异。在中医急诊学领域，八纲辨证的临床使用极为重要，但要有一定的方法和思路，分步进行。首先辨明中医之最高层次即阴阳两纲，继而对患者的疾病状态进行辨识，即三态论治。所谓三态论治就是基于虚态、实态、虚实互存态三种状态，进而归纳总结出以证候为核心的疾病状态，为临床救治提供准确的方法。

第一节 三态论与三纲辨证

一、三态论是急诊辨证的思维之本

所谓三态就是疾病发生发展变化存在的三种不同的状态，是基于证候基础上的疾病变化过程中的一个横截面。证候相对稳定，状态总因不同的内部、外部条件而变化，状态是在不停运动的，把握住状态就更具有针对性，是提高临床疗效的基本途径之一。

三态就是虚态、实态、虚实互存态。不同于传统的两纲辨证，虚证和实证，虚实两纲辨征是静态，而三态理论是动态，因为处于静态形成了"一分为二"的分类，而动态的变化形成"一分为三"的分类，在两态论的基础上因为变化而产生了第三种状态，这种认识疾病的基本方法是基于疾病存在不同发展变化的根本规律，是基于中国传统文化"道生一，一生二，二生三，三生万物，万物负阴而抱阳，冲气以为和"的哲学思想。虚态、实态、虚实互存态是阴、阳和哲学理念在急症诊治方面的具体应用。相互对立的各种事物或表现之间的交错和谐，阴阳平衡，维持了人体生理功能的正常，不会发生疾病。这种交错在某种因素的作用下发生了不和谐、不协调的现象，导致疾病的发生甚至导致疾病加重而死亡。

三念不是一种新的辨证体系，是基于中国哲学基础上的一种创新思维方法，这种方法改变了传统的"一分为二"思想，重视细节的处理，对于急危重症的诊断和治疗具有极大意义。

二、三纲辨证

三纲辨证是在"三态论"的指导下对八纲辨证的进一步简化，在急危重病状态，阴阳、表里、寒热不能全面地认识疾病的证候转化，而"虚实"两纲的变化可以涵盖其他六纲的内容。为了进一步简化急危重病的辨证体系，提出了虚、实、虚实互存三纲的辨证体系。

虚实是辨别邪正盛衰的两个纲领。虚指正气不足，实指邪气盛实。虚证反映人体正气虚弱而邪气也不太盛。实证反映邪气太盛，而正气尚未虚衰，邪正相争剧烈。虚实辨证可以掌握病者邪正盛衰的情况，为治疗提供依据，实证宜攻，虚证宜补。只有辨证准确，才能攻补适宜，免犯虚虚实实之误。

1. 虚证　是对人体正气虚弱各种临床表现的病理概括。虚证的形成，有先天不足、后天失养和疾病耗损等多种原因。

各种虚证的表现极不一致，很难全面概括，常见的有面色淡白或者萎黄，精神萎靡，身疲乏力，心悸气短，形寒肢冷，自汗，大便滑脱，小便失禁，舌淡胖嫩，脉虚沉迟；或消瘦颧红，口咽干燥，盗汗潮热，舌红少苔，脉虚细数。

2. 实证　是对人体感受外邪或体内病理产物堆积而产生的各种临床表现的病理概括。实证的成因有两个方面：一是外邪侵入人体，二是脏腑功能失调以致痰饮、水湿、瘀血等病理产物停积于体内所致。随着外邪性质的差异，致病之病理产物的不同，而有各自不同的证候表现。

由于病因不同，实证的表现亦极不一致，常见的表现有发热，腹胀痛拒按，胸闷，烦躁，甚至神昏谵语，呼吸气粗，痰涎壅盛，大便秘结，下利，里急后重，小便不利，淋沥涩痛，脉实有力，舌质苍老，舌苔厚腻。

3. 虚实互存证　凡虚证中夹有实证、实证中夹有虚证及虚实齐见的，都是虚实互存，如表虚里实、表实里虚、上虚下实、上实下虚等。由于虚和实错杂互见，所以在治疗上便有攻补兼施法。但在攻补兼施中还要分辨虚实的孰多孰少，因而用药就有轻重主次之分。虚实互存中根据虚实的多少有实证夹虚、虚证夹实、虚实并存三种情况。

（1）**实证夹虚** 多发生于实证过程中正气受损者，亦常见于素有体虚而新感外邪者。其特点是以实邪为主，正虚为次。

（2）**虚证夹实** 多见于实证深重，拖延日久，正气大伤，余邪未尽者，亦可见于素体大虚，复感邪气者。其特点是以正虚为主，实邪为次。

（3）**虚实并重** 多为重证。多见于实证迁延时日，正气大伤，而实邪未减者，或原有正气甚弱，又感受较重邪气者。其特点是正虚与邪实均十分明显，病情严重。

4. 虚实转化 疾病的发展过程是邪正斗争的过程，主要表现为虚实的变化。在疾病过程中，由于病邪久留，损伤正气，实可转为虚证；亦有正气虚，脏腑功能失常，而致痰、食、血、水等凝结阻滞者，因虚致实证。

5. 虚实真假 虚和实临证有真假之分，辨证时要从错杂的证候中辨别真伪，以去伪存真，才不致犯"虚虚实实"之戒。辨虚实真假与虚实互存不同，应注意审察鉴别。

（1）**真实假虚** 指疾病本质属实，但又出现虚之征象。如热结肠胃，痰食壅滞，大积大聚之实证，却见神情沉静、身寒肢冷、脉沉伏或迟涩等表现，古时称之为"大实有羸状"，治疗应专力攻邪。

（2）**真虚假实** 指疾病本质属虚证，但又出现实的征象。如素体脾虚，运化无力，因而出现腹部胀满而痛、脉弦等表现，古人所谓"至虚有盛候"，就是指此而言，治疗应用补法。

虚实真假的鉴别可概括为以下4点：脉象有力无力，有神无神，浮候如何，沉候如何，舌质胖嫩与苍老，言语发声的亢亮与低怯，体质的强弱，发病的原因，病的新久，以及治疗经过如何。

第二节　三态论与八纲辨证

一、两纲——急诊辨证的最高层次

两纲指阴阳两纲，阴阳两纲是八纲辨证的总纲。阴阳学说是中医哲学理论的基础，临床上面对疾病复杂的临床表现，总体可以划分阴阳两类，表示疾病总体发展方向，具有十分重要的临床意义。以阴阳两纲诊断的证候除阴证、阳证以外，还有阴脱、阳脱危重证候。

（一）阴证与阳证

1. 阴证 凡符合"阴"的一般属性的证候，称为阴证。如里证、寒证、虚证概属阴证范围。

不同的疾病，所表现的阴性证候不尽相同，各有侧重，一般常见面色暗淡，精神萎靡，身重蜷卧，形寒肢冷，倦怠无力，语声低怯，纳差，口淡不渴，大便稀溏，小便清长，舌淡胖嫩，脉沉迟，或弱，或细涩。

2. 阳证 凡符合"阳"的一股属性的证，称为阳证。如表证、热证、实证概属于阳证的范围。

不同疾病表现的阳性证候也不尽相同，一般常见面色红赤，恶寒发热，肌肤灼热，神烦，躁动不安，语声粗浊或骂喜无常，呼吸气粗，喘促痰鸣，口干渴饮，大便秘结，奇臭，小便涩痛，短赤，舌质红，苔黄黑生芒刺，脉象浮数，或洪大，或滑实。

（二）阴脱与阳脱

阴脱与阳脱是疾病的危险证候，辨证稍差，或救治稍迟，死亡立见。阴脱与阳脱是两个性质不同的病证，阴脱的主要病因是机体内大量脱失津液，阳脱的主要病因是阳气亡脱。因为气可随液脱，可随血脱，所以阳脱也常见于汗、吐、下太过及大出血之后，同时，许多疾病的危笃阶段也可出现阳脱。由于阴阳是依存互根的，所以阴脱可以导致阳脱，而阳脱也可以导致阴损。在临床上，应分别阴脱、阳脱之主次，及时救治。

1. 阴脱 临床表现为身热肢暖，烦躁不安，口渴咽干，唇干舌燥，肌肤皱瘪，小便极少，舌红干，脉细数无力。大汗淋漓，其汗温、味咸而黏为阴脱的特征。

2. 阳脱 临床表现为身凉恶寒，四肢厥冷，蜷卧神疲，口淡不渴，或喜热饮，舌淡白润，脉微欲绝。大汗出，汗冷、味淡为阳脱的特征。

阴阳的概念虽然抽象，但结合临床实际阴阳辨证就十分清晰，不仅简便易行，更有助与临床疗效的提高，因此在急诊临证之时，时时关注阴阳，救治方向方才不误。

二、六证——急诊临床辨证的核心

基于阴阳两纲，在三态论的指导下，归纳总结疾病的六种不同状态，为临床诊治奠定基础。通过四诊，掌握了辨证资料之后，根据病位的深浅、病邪的性质、人体正气的强弱等多方面的情况，进行分析综合，归纳为六类不同的状态，称为六证。六证是分析疾病共性的辨证方法，是各种辨证的总纲。在诊断过程中，有执简驭繁、提纲挈领的作用。六证并不意味着把各种证候截然划分为六个类别，它们是相互联系而不可分割的，疾病的变化往往不是单一的，而是经常会出现寒热、虚实交织在一起的夹杂情况，如虚实夹杂、寒热错杂。在一定的条件下，疾病还可出现不同程度的转化，如寒证化热、热证转寒、实证转虚、因虚致实等。在疾病发展到一定阶段时，有的出现一些与疾病性质相反的假象，如真寒假热、真热假寒、真虚假实、真实假虚等。因此，不仅要熟练掌握六证的特点，还要注意它们之间的相兼、转化、夹杂、真假，才能正确而全面地认识疾病，诊断疾病。

（一）寒热三证

寒热是辨别疾病性质的两个纲领。阴盛或阳虚表现为寒证，阳盛或阴虚表现为热证。寒热辨证在治疗上有重要意义。《素问·至真要大论》有"寒者热之"和"热者寒之"，两者治法正好相反，所以寒热辨证必须确切无误。

1. 寒证　是疾病的本质属于寒性的证候。可以由感受寒邪而致，也可以由机体自身阳虚阴盛而致。由于寒证的病因和病位不同，又可分出几种不同的证型。如感受寒邪，有侵犯肌表，有直中脏腑，故有表寒、里寒之别。内寒的成因有寒邪入侵者，有自身阳虚者，故又有实寒、虚寒之分。

各类寒证的临床表现不尽一致，常见的有恶寒喜暖，面色㿠白，肢冷蜷卧，口淡不渴，痰、涎、涕清稀，小便清长，大便稀溏，舌淡，苔白润滑，脉迟或紧等。

2. 热证　是疾病的本质属于热性的证候。可以由感受热邪而致，也可以由机体自身阴虚阳亢而致。根据热证的病因与病位不同，亦可分别出几种不同的证型。如外感热邪或热邪入里，便有表热、里热之别。里热中，由实热之邪入侵或自身虚弱造成，则有实热和虚热之分。

各类热证的证候表现也不尽一致，常见的有恶热喜冷，口渴喜冷饮，面红目赤，烦躁不宁，痰、涕黄稠，吐血、衄血，小便短赤，大便干结，舌红苔黄而干燥，脉数等。

3. 寒热错杂　在同一患者身上同时出现寒证和热证，呈现寒热交错的现象，称为寒热错杂。寒热错杂有上下寒热错杂和表里寒热错杂的不同。

（1）上下寒热错杂　机体上部和下部的寒热性质不同，称为上下寒热错杂，包括上寒下热和上热下寒两种。上下是一个相对的概念。如以膈为界则胸为上、腹为下；而就腹部本身而言，上腹胃脘又为上，下腹膀胱、大小肠等又属下。

①上寒下热：机体在同一时间内，上部表现为寒，下部表现为热的证候。例如，胃脘冷痛，呕吐清涎，兼见尿频、尿痛、小便短赤，此为寒在胃而热在膀胱之证候。此即中焦有寒，下焦有热，就其相对位置而言，中焦在下焦之上，所以属上寒下热的证型。

②上热下寒：机体在同一时间内，上部表现为热，下部表现为寒的证候。例如患者胸中有热，肠中寒，既见胸中烦热、咽痛口干的上热证，又见腹痛喜暖、大便稀溏的下寒证，就属上热下寒证。

（2）表里寒热错杂　机体表里同病而寒热性质不同，称为表里寒热错杂。包括表寒里热和表热里寒两种情况。

①表寒里热：为寒在表、热在里的一种证候。常见于本有内热，又外感风寒，或外邪传里化热而表寒未解的病证。例如恶寒发热，无汗头痛，身痛，气喘，烦躁，脉浮紧，即是寒在表而热在里的证候。

②里寒表热：为表有热、里有寒的一种证候。常见于素有里寒而复感风热，或表热证未解，误下以致脾胃阳气损伤的病证。如平素脾胃虚寒，又感风热，临床上既能见到发热、头痛、咳嗽、咽喉肿痛的表热证，又可见到大便溏泄、小便清长、四肢不温的里寒证。

寒热错杂的辨证，除了要辨别上下表里的部位之外，还要分清寒热的多少。寒多热少者应以治寒为主，兼顾热证；热多寒少者，应以治热为主，兼顾寒证。

4. 寒热转化

（1）**寒证转化为热证**　先有寒证，后来出现热证，热证出现后，寒证便渐渐消失，这就是寒证转化为热证。多因机体阳气偏盛，寒邪从阳化热所致，也可见于治疗不当，过服温燥药物。例如感受寒邪，开始为表寒证，见恶寒发热、身病无汗、苔白、脉紧。病情进一步发展，寒邪入里热化，恶寒症状消退，而壮热、心烦、口渴、苔黄、脉数等症状相继出现，这就表示其证候由表寒而转化为里热。

（2）**热证转化为寒证**　先有热证，后来出现寒证，寒证出现后，热证便渐渐消失，就是热证转化为寒证。多因邪盛或正虚，正不胜邪，功能衰败所致，也见于失治、误治损伤阳气的患者。这种转化可缓可急。如热痢日久，阳气日耗，转化为虚寒痢，这是缓慢转化的过程。如高热患者，由于大汗不止，阳从汗泄，或吐泻过度，阳随津脱，出现体温骤降、四肢厥冷、面色苍白、脉微欲绝的虚寒证（阳脱），这是急骤转化的过程。

寒热证的转化反映邪正盛衰的情况。由寒证转化为热证，是人体正气尚盛，寒邪郁而化热；热证转化为寒证，多属邪盛正虚，正不胜邪。

5. 寒热真假　当寒证或热证发展到极点时，有时会出现与疾病本质相反的一些假象，如"寒极似热""热极似寒"，即所谓真寒似热、真热假寒。这些假象常见于病情危笃的严重关头，如不细察，往往容易误治，后果严重。

（1）**真寒假热**　是内有真寒、外见假热的证候。其产生机制是由于阴寒内盛格阳于外，阴阳寒热格拒而成，故又称"阴盛格阳"。阴盛于内，格阳于外，形成虚阳浮越、阴极似阳的现象，其表现身热、面色浮红、口渴、脉大等似属热证，但患者身虽热却反欲盖衣被，渴欲热饮而饮不多，面红时隐时现，浮嫩如妆，不像实热之满面通红，脉大却按之无力，同时还可见到四肢厥冷、下利清谷、小便清长、舌淡苔白等症状。所以，热象是假，阳虚寒盛才是疾病的本质。

（2）**真热假寒**　是内有真热而外现假寒的证候。其产生机制，是由于阳热内盛，阳气闭郁于内，不能布达于四末而形成，或者阳盛于内，拒阴于外，故也称为"阳盛格阴"。根据其阳热闭郁而致手足厥冷的特点，习惯上又把它叫"阳厥"或"热厥"。其内热愈盛则肢冷愈严重，即所谓"热深厥亦深"。其表现手足冷、脉沉等，似属寒证，但四肢冷而身热，不恶寒反恶热，脉沉数而有力，更见烦渴喜冷饮、咽干、口臭、谵语、小便短赤、大便燥结或热痢下重、舌质红、苔黄而干等症。这种情况的手足厥冷、脉沉就是假寒的现象，而内热才是疾病的本质。

辨别寒热真假的要领，除了了解疾病的全过程外，还应注意体察以下几个方面：假象的出现，多在四肢、皮肤和面色方面，而脏腑气血津液等方面的内在表现则常常如实反映着疾病的本质。假热之面赤仅在颧颊上见浅红娇嫩之色，时隐时现，而真热的面红却是满面通红。假寒常表现为四肢厥冷，而胸腹部却是大热，按之灼手或周身寒冷反不欲近衣被，而真寒则是身体蜷卧，欲得衣被。

（二）表里三证

表里是辨别疾病病位内外和病势深浅的纲领，它是一个相对的概念。就躯壳与内脏而言，躯壳为表，内脏为里；就脏与腑而言，腑为表，脏为里；就经络与脏腑而言，经络为表，脏腑为里。从病势深浅论，外感病者，病邪入里一层，病深一层；出表一层，病轻一层。这种相对概念的认识，在六经辨证和卫气营血辨证中极为重要。以上是广义之表里概念。狭义的表里，是指身体的皮毛、肌腠、经络为外，这些部位受邪，属于表；脏腑、气血、骨髓为内，这些部位发病，统属里证。表里辨证，在外感病辨证中有重要的意义，可以察知病情的轻重，明确病变部位的深浅，预测病理变化的趋势。表证病浅而轻，里证病深而重。表邪入里为病进，里邪出表为病退。了解病的轻重进退，就能够掌握疾病的演变规律，取得治疗上的主动权，采取适当的治疗措施。

1. 表证　表证是指六淫疫疠邪气经皮毛、口鼻侵入时所产生的证候。多见于外感病的初期，一般起病急，病程短。表证有两个明显的特点：一是外感时邪，表证是由邪气入侵人体所引起；二是病情轻，表证的病位在皮毛肌腠，病轻易治。

临床表现：恶寒，发热，头身疼痛，舌苔薄白，脉浮，兼有鼻塞、流涕、咳嗽、喷嚏、咽喉痒痛等症。

2. 里证　里证是疾病深在于里（脏腑、气血、骨髓）的一类证候。它是与表证相对而言的。多见于外感病的中、后期或内伤疾病。里证的成因，大致有三种情况：一是表邪内传入里，侵犯脏腑所致；二是外邪直接侵犯脏腑而成；三是七情刺激、饮食不节、劳逸过度等因素，损伤脏腑，引起功能失调，气血逆乱而致病。

里证的范畴甚广，除了表证以外，其他疾病都可以说是里证。里证的特点也可归纳为两点：一是病位深在；二是里证的病情一般较重。

临床表现：里证病因复杂，病位广泛，症状繁多，常以或寒或热，或虚或实的形式出现，故详细内容见各辨证之中。现仅举几类常见症脉：壮热恶热，或微热潮热，烦躁神昏，口渴引饮，或畏寒肢冷，倦卧神疲，口淡多涎，大便秘结，小便短赤，或大便溏泄，小便清长，腹痛呕恶，苔厚脉沉。

3. 半表半里证　外邪由表内传，尚未入里，或里邪透表，尚未至于表，邪正相搏于表里之间，称为半表半里证。

临床表现：寒热往来，胸胁苦满，心烦喜呕，默默不欲饮食，口苦，咽干，目眩，脉弦等。这种关于半表半里的认识，基本上类同六经辨证的少阳病证。

4. 表证和里证的关系　人体的肌肤与脏腑是通过经络的联系、沟通而表里相通的。疾病发展过程中，在一定的条件下，可以出现表里证错杂和相互转化，如表里同病、表邪入里、里邪出表等。

（1）表里同病　表证和里证在同一时期出现，称表里同病。这种情况的出现，除初病即见表证又见里证外，多因表证未罢，又及于里，或本病未愈，又加标病，如本有内伤，又加外感，或先有外感，又伤饮食之类。

表里同病出现，往往与寒热、虚实互见。常见的有表寒里热、表热里寒、表虚里实、表实里虚等。

（2）表里出入

①表邪入里：凡病表证，表邪不解，内传入里，称为表邪入里。多因机体抗邪能力降低，或邪气过盛，或护理不当或误治、失治等因素所致。例如，病在表，本有恶寒发热，若恶寒自罢，不恶寒而反恶热，并见渴饮、舌红苔黄、尿赤等，便是表邪入里的证候。

②里邪出表：某些里证，病邪从里透达于外，称为里邪出表。这是由于治疗与护理得当，机体抵抗力增强的结果。例如内热烦躁，咳逆胸闷，继而发热汗出或斑疹外透，这是病邪由里达表的证候。

表邪入里表示病势加重，里邪出表反映邪有去路，病势减轻。掌握表里出入的变化，对于推断疾病的发展转归具有重要意义。

第三节　三态论与脏腑辨证

脏腑辨证，是根据脏腑的生理功能、病理表现，对疾病证候进行归纳，借以推究病机，判断病变的部位、性质、正邪盛衰情况的一种辨证办法，是临床各科的诊断基础，是辨证体系中的重要组成部分。

脏腑辨证，包括脏病辨证、腑病辨证及脏腑兼病辨证。其中脏病辨证是脏腑辨证的主要内容。由于临床上单纯的腑病较为少见，多于一定的脏病有关，故将腑病编入相关脏病中进行讨论。脏腑的病变复杂，证候多种多样，本节在三态观的理论指导下研究临床常见的一些证候。

一、肝与胆病辨证

肝位于右胁，胆附于肝，肝胆经脉相互络属，肝与胆相表里，肝主疏泄，主藏血，在体为筋，其华在爪，开窍于目，其气升发，性喜条达而恶抑郁。胆贮藏、排泄胆汁，以助消化，并与情志活动有关，因而有"胆主决断"之说。

1. 肝气郁结证　肝气郁结证是指肝失疏泄、气机郁滞而表现的证候。多因情志抑郁或突然的精神刺激及其他病邪的侵扰而发病。

临床表现：胸胁或少腹胀闷窜痛，胸闷，喜太息，悄志抑郁易怒，或咽部梅核气或颈部瘿瘤，或痞块。妇女可见乳房作胀疼痛，月经不调，甚则闭经。

2. 肝火上炎证　肝火上炎证是指肝脏之火上逆所表现的证候。多因情志不遂，气郁化火，或热邪内犯等引起。

临床表现：头晕胀痛，面红目赤，口苦口干，急躁易怒，不眠或恶梦纷纭，胁肋灼痛，便秘尿黄，耳鸣如潮，吐血衄血，舌红苔黄，脉弦数。

3. 肝血虚证　肝血虚证是指肝脏血液亏虚所表现的证候。多因脾肾亏虚，运化之源不足，或慢性病耗伤肝血，或失血过多所致。

临床表现：眩晕耳鸣，面色少华，爪甲不荣，夜寐多梦，视力减退或雀目，或见肢体麻木，关节拘急不利，手足震颤，肌肉瞤动，女子常见月经量少色淡，甚则经闭，舌淡苔白，脉弦细。

4. 肝阴虚证 肝阴虚证是指肝脏阴液亏虚所表现的证候。多由情志不遂，气郁化火，或慢性疾病、温热病等耗伤肝阴引起。

临床表现：头晕耳鸣，两目干涩，面部烘热，胁肋灼痛，五心烦热，潮热盗汗，口咽干燥，或见手足蠕动，舌红少津，脉弦细数。

5. 肝阳上亢证 肝阳上亢证是指肝肾阴虚，不能制阳，致使肝阳偏亢所表现的证候。多因情志过极或肝肾阴虚，致使阴不制阳，水不涵木而发病。

临床表现：眩晕耳鸣，头目胀痛，面红目赤，急躁易怒，心悸健忘，失眠多梦，腰膝酸软，头重脚轻，舌红少苔，脉弦有力。

肝气郁结、肝火上炎、肝阴不足、肝阳上亢四证的病机，常可相互转化，如肝气郁久，可以化火；肝火上炎，火热炽盛，可以灼烁肝阴；肝阴不足，可致肝阳上亢；而肝阳上亢又可化火伤阴。所以在辨证上既要掌握其各自特征，又要分析其内在联系，才能做出准确判断。

6. 肝风内动证 肝风内动证是指患者出现眩晕欲仆、震颤、抽搐等动摇不定症状的证候。临床上常见肝阳化风、热极生风、阴虚动风三种。

（1）肝阳化风证 肝刚化风证是指肝阳亢逆无制而表现动风的证候。多因肝肾之阴久亏，肝阳失潜而发病。

临床表现：眩晕欲仆，头摇而痛，项强肢颤，语言謇涩，手足麻木，步履不正或猝然昏倒，口眼㖞斜，半身不遂，舌强不语，喉中痰鸣，舌红，苔白或腻，脉弦有力。

（2）热极生风证 热极生风证是指热邪亢盛引动肝风所表现的证候。多由邪热亢盛，灼伤肝经，热闭心神而发病。

临床表现：高热神昏，烦躁如狂，手足抽搐，颈项强直，甚则角弓反张，两目上视，牙关紧闭，舌红或绛，脉弦数。

（3）阴虚动风证 阴虚动风证是指阴液亏虚引动肝风表现的证候。多因外感热病后期阴液耗损，或内伤久病，阴液亏虚而发病。

临床发现：手足蠕动，或肢体抽动、震颤，潮热颧红，口燥咽干，形体消瘦，舌红少苔，脉细数。

7. 寒凝肝脉证 寒凝肝脉证是指寒邪凝滞肝脉所表现的证候。多因感受寒邪而发病。

临床表现：少腹牵引睾丸坠胀冷痛，或阴囊收缩引痛，受寒则甚，得热则缓，舌苔白滑，脉沉弦或迟。

8. 肝胆湿热证 肝胆湿热证是指湿热蕴结肝胆所表现的证候。多由感受湿热之邪，或偏嗜肥甘厚腻，酿湿生热，或脾胃失健，湿邪内生，郁而化热所致。

临床表现：胁肋胀痛，或有痞块，口苦，腹胀，纳少呕恶，大便不调，小便短赤，舌红，苔黄腻，脉弦数。或寒热往来，或身目发黄，或阴囊湿疹，或睾丸肿胀热痛，或带浊阴痒等。

9. 胆郁痰扰证　胆郁痰扰证是指胆失疏泄，痰热内扰所表现的证候。多由情志不遂，疏泄失职，生痰化火而引起。

临床表现：头晕目眩，耳鸣，惊悸不宁，烦躁不寐，口苦呕恶，胸闷太息，舌苔黄腻，脉弦滑。

二、心与小肠病辨证

心居胸中，心包络围护于外，为心主的宫城。心经下络小肠，两者相为表里。心主血脉，又主神明，开窍于舌。小肠分清泌浊，具有化物的功能。

1. 心气虚、心阳虚与心阳暴脱证　心气虚证是指心脏功能减退所表现的证候。凡禀赋不足，年老体衰，久病或劳心过度均可引起此证。心阳虚证是指心脏阳气虚衰所表现的证候。凡心气虚甚，寒邪伤阳，汗下太过等均可引起此证。心阳暴脱证是指阴阳相离，心阳骤越所表现的证候。凡病情危笃，危症险症均可现此证。

临床表现：心悸怔忡，胸闷气短，活动后加重，面色淡白或㿠白，或有自汗，舌淡苔白，脉虚，为心气虚。若兼见畏寒肢冷，心痛，舌淡胖，苔白滑，脉微细，为心阳虚。若突然冷汗淋漓，四肢厥冷，呼吸微弱，面色苍白，口唇青紫，神志模糊或昏迷，则是心阳暴脱的危象。

2. 心血虚与心阴虚证　心血虚证是指心血不足，不能濡养心脏所表现的证候。心阴虚证是指心阴不足，不能濡养心脏所表现的证候。二者常由久病耗损阴血或失血过多，或阴血生成不足，或情志不遂，气火内郁，暗耗阴血等因素引起。

临床表现：心悸怔忡，失眠多梦为心血虚与心阴虚的共有症。若兼见眩晕，健忘，面色淡白无华，或萎黄，口唇色淡，舌色淡白，脉象细弱等症，为心血虚。若见五心烦热，潮热盗汗，两颧发红，舌红少津，脉细数，为心阴虚。

3. 心火亢盛证　心火亢盛证是指心火炽盛所表现的证候。凡五志、六淫化火，或因劳倦，或进食辛辣厚味，均能引起此证。

临床表现：心中烦怒，夜寐小安，面赤口渴，溲黄便干，舌尖红绛，或生舌疮，脉数有力，甚则狂躁谵语，或见吐血便血，或见肌肤疮疡，红肿热痛。

4. 心脉痹阻证　心脉痹阻证是指心脏脉络在各种致病因素作用下而痹阻不通所反映的证候。常由年高体弱或病久正虚以致瘀阻、痰凝、寒滞、气郁而发作。

临床表现：心悸怔忡，心胸憋闷疼痛，痛引肩背内臂，时发时止。若痛如针刺，并见舌紫黯，或有紫斑、紫点，脉细涩或结代，为瘀阻心脉。若为闷痛，并见体胖痰多，身重困倦，舌苔白腻，脉沉滑，为痰阻心脉。若剧痛暴作，并见畏寒肢冷，得温痛缓，舌淡苔白，脉沉迟或沉紧，为寒凝之象。若疼痛而胀，且发作时与情志有关，舌淡红，苔薄白，脉弦，为气滞之证。

5. 痰迷心窍证　痰迷心窍证是指痰浊蒙蔽心窍表现的证候。多因湿浊酿痰，或情志不遂，气郁生痰而引起。

临床表现：面色晦滞，脘闷作恶，意识模糊，语言不清，喉有痰声，甚则昏不知人，舌苔白腻，脉滑，或精神抑郁，表情淡漠，神志痴呆，喃喃自语，举止失常，或突然仆地，不省人事，口吐痰涎，喉中痰鸣，两目上视，手足抽搐，口中如作猪羊叫声。

6. 痰火扰心证　痰火扰心证是指痰火扰乱心神所出现的证候。多因五志化火，灼液成痰，痰火内盛，或外感邪热，夹痰内陷心包所致。

临床表现：发热气粗，面红目赤，痰黄稠，喉间痰鸣，躁狂谵语，舌红，苔黄腻，脉滑数，或见失眠心烦，痰多胸闷，头晕目眩，或语言错乱，哭笑无常，不避亲疏，狂躁妄动，打人毁物，力逾常人。

7. 小肠实热证　小肠实热证是指小肠里热炽盛所表现的证候。多由心热下移所致。

临床表现：心烦口渴，口舌生疮，小便赤涩，尿道灼痛，尿血，舌红苔黄，脉数。

三、脾与胃病辨证

脾胃共处中焦，经脉互为络属，具有表里的关系。脾主运化水谷，胃主受纳腐熟，脾升胃降，共同完成饮食物的消化吸收与输布，为气血生化之源、后天之本。脾又能统血，主四肢肌肉。

1. 脾气虚证　脾气虚证是指脾气不足，运化失健所表现的证候。多因饮食失调，劳累过度，以及其他急慢性疾患耗伤脾气所致。

临床表现：纳少腹胀，饭后尤甚，大便溏薄，肢体倦怠，少气懒言，面色萎黄或㿠白，形体消瘦或浮肿，舌淡苔白，脉缓弱。

2. 脾阳虚证　脾阳虚证是指脾阳虚衰，阴寒内盛所表现的证候。多由脾气虚发展而来，或过食生冷，或肾阳虚，火不生土所致。

临床表现：腹胀纳少，腹痛喜温喜按，畏寒肢冷，大便溏薄清稀，或肢体困重，或周身浮肿，小便小利，或白带量多质稀，舌淡胖，苔白滑，脉沉迟无力。

3. 中气下陷证　中气下陷证是指脾气亏虚，升举无力而反下陷所表现的证候。多由脾气虚进一步发展，或久泄久痢，或劳累过度所致。

临床表现：脘腹重坠作胀，食后尤甚，或便意频数，肛门坠重，或久痢不止，甚或脱肛，或子宫下垂，或小便浑浊如米泔，伴见气少乏力、肢体倦怠、声低懒言、头晕目眩、舌淡苔白、脉弱。

4. 脾不统血证　脾不统血证是指脾气虚，不能统摄血液所表现的证候。多见于久病脾虚，或劳倦伤脾等引起。

临床表现：便血，尿血，肌衄，齿衄，或妇女月经过多，崩漏等，常伴见食少便溏、神疲乏力、少气懒言、面色无华、舌淡苔白、脉细弱等。

5. 寒湿困脾证　寒湿困脾证是指寒湿内盛，中阳受困而表现的证候。多由饮食不节，过食生冷，淋雨涉水，居处潮湿，以及内湿素盛等因素引起。

临床表现：脘腹痞闷胀痛，食少便溏，泛恶欲吐，口淡不渴，周身困乏，面色晦黄，或肌肤面目发黄，黄色晦暗如烟熏，或肢体浮肿，小便短少，舌淡胖，苔白腻，脉濡缓。

6. 湿热蕴脾证　湿热蕴脾证是指湿热内蕴中焦所表现的证候。常因受湿热外邪，或过食肥甘酒酪酿湿生热所致。

临床表现：脘腹胀闷，纳呆呕恶，便溏尿黄，肢体困重，或面目肌肤发黄，色泽鲜明如橘，皮肤发痒，或身热起伏，汗出热不解，舌红，苔黄腻，脉濡数。

7. 胃阴虚证　胃阴虚证是指胃阴不足所表现的证候。多由胃病久延不愈，或热病后期阴液未复，或平素嗜食辛辣，或情志不遂，气郁化火，使胃阴耗伤所致。

临床表现：胃脘隐痛，饥不欲食，口燥咽干，大便秘结，或脘痞不舒，或干呕呃逆，舌红少苔，脉细数。

8. 食滞胃脘证　食滞胃脘证是指食物停滞胃脘不能腐熟所表现的证候。多由饮食不节，暴饮暴食，或脾胃素弱，运化失健等因素引起。

临床表现：胃脘胀闷疼痛，嗳气吞酸，或呕吐酸腐食物，吐后胀痛得减，或矢气便溏，泻下物酸腐臭秽，舌苔厚腻，脉滑。

9. 胃寒证　胃寒证是指阴寒凝滞胃腑所表现的证候。多由腹部受凉，过食生冷，或劳倦伤中，复感寒邪所致。

临床表现：胃脘冷痛，轻则绵绵不已，重则拘急剧痛，遇寒加剧，得温则减，口淡不渴，口泛清水，或恶心呕吐，或伴见胃中水声辘辘，舌苔白滑，脉弦或迟。

10. 胃热证　胃热证是指胃火内炽所表现的证候。多因平素嗜食辛辣肥腻，化热生火，或情志不遂，气郁化火，或热邪内犯等所致。

临床表现：胃脘灼痛，吞酸嘈杂，或食入即吐，或渴喜冷饮，消谷善饥，或牙龈肿痛，齿衄口臭，大便秘结，小便短赤，舌红苔黄，脉滑数。

四、肺与大肠病辨证

肺居胸中，经脉下络大肠，与大肠相为表里。肺主气，司呼吸，主宣发肃降，通调水道，外合皮毛，开窍于鼻。大肠主传导、排泄糟粕。

1. 肺气虚证　肺气虚证是指肺气不足和卫表不固所表现的证候。多由久病咳喘，或气的生化不足所致。

临床表现：咳喘无力，气少不足以息，动则益甚，体倦懒言，声音低怯，痰多清稀，面色㿠白，或自汗畏风，易于感冒，舌淡苔白，脉虚弱。

2. 肺阴虚证　肺阴虚证是指肺阴不足，虚热内扰所表现的证候。多因久咳伤肺，痨虫袭肺，或热病后期阴津损伤所致。

临床表现：干咳无痰，或痰少而黏，口燥咽干，形体消瘦，午后潮热，五心烦热，盗汗颧红，甚则痰中带血，声音嘶哑，舌红少津，脉细数。

3. 风寒犯肺证　风寒犯肺证是指风寒外袭，肺卫失宣所表现的证候。

临床表现：咳嗽，痰稀薄色白，鼻塞流清涕，微微恶寒，轻度发热，无汗，苔白脉浮紧。

4. 风热犯肺证　风热犯肺证是指风热侵犯肺系，肺卫受病所表现的证候。

临床表现：咳嗽，痰稠色黄，鼻塞流浊涕，身热，微恶风寒，口干咽痛，舌尖红，苔薄黄，脉浮数。

5. 燥邪犯肺证　燥邪犯肺证是指秋令燥邪犯肺，耗伤津液，侵犯肺卫所表现的证候。

临床表现：干咳无痰，或痰少而黏，不易咳出，唇、舌、咽、鼻干燥欠润，或身热恶寒，或胸痛咯血，舌红，苔白或黄，脉数。

6. 痰湿阻肺证　痰湿阻肺证是指痰湿阻滞肺系所表现的证候。多由脾气亏虚，或久咳伤肺，或感受寒湿等病邪引起。

临床表现：咳嗽，痰多质黏，色白易咳，胸闷，甚则气喘痰鸣，舌淡，苔白腻，脉滑。

7. 大肠湿热证　大肠湿热证是指湿热侵袭大肠所表现的证候。多因感受湿热外邪，或饮食不洁等因素引起。

临床表现：腹痛，下痢脓血，里急后重，或暴注下泻，色黄而臭，伴见肛门灼热，小便短赤，身热口渴，舌红，苔黄腻，脉滑数或濡数。

五、肾与膀胱病辨证

肾左右各一，位于腰部，其经脉与膀胱相互络属，故两者为表里。肾藏精，主生殖，为先天之本，主骨生髓充脑，在体为骨，开窍于耳，其华在发；又主水，并有纳气功能。膀胱具有贮尿排尿的作用。

1. 肾阳虚证　肾阳虚证是指肾脏阳气虚衰表现的证候。多由素体阳虚，或年高肾亏，或久病伤肾，以及房劳过度等因素引起。

临床表现：腰膝酸软而痛，畏寒肢冷，尤以下肢为甚，精神萎靡，面色㿠白或黧黑，舌淡胖苔白，脉沉弱。或男子阳痿，女子宫寒不孕；或大便久泻不止，完谷不化，五更泄泻；或浮肿，腰以下为甚，按之没指，甚则腹部胀满，身肿胀，心悸咳喘。

2. 肾阴虚证　肾阴虚证是指肾脏阴液不足表现的证候。多由久病伤肾，或禀赋不足，房事过度，或过服温燥劫阴之品所致。

临床表现：腰膝酸痛，眩晕耳鸣，失眠多梦，男子遗精早泄，女子经少经闭，或见崩漏，形体消瘦，潮热盗汗，五心烦热，咽干颧红，溲黄便干，舌红少津，脉细数。

3. 肾不纳气证　肾不纳气证是指肾气虚衰，气不归原所表现的证候。多由久病咳喘，肺虚及肾，或劳伤肾气所致。

临床表现：久病咳喘，呼多吸少，气不得续，动则喘息益甚，自汗神疲，声音低怯，腰膝酸软，舌淡苔白，脉沉弱；或喘息加剧，冷汗淋漓，肢冷面青，脉浮大无根；或气短息促，面赤心烦，咽干口燥，舌红，脉细数。

4. 膀胱湿热证　膀胱湿热证是湿热蕴结膀胱所表现的证候。多由感受湿热，或饮食不节，湿热内生，下注膀胱所致。

临床表现：尿频尿急，排尿艰涩，尿道灼痛，尿黄赤浑浊或尿血，或有砂石，小腹痛胀迫急，或伴见发热，腰酸胀痛，舌红，苔黄腻，脉滑数。

六、脏腑兼病辨证

人体每一个脏腑虽然有它独自特殊的功能，但它们彼此之间却是密切联系的，因而在发病时往往不是孤立的，而是相互关联的。常见有脏病及脏、脏病及腑、腑病及脏、腑病及腑等。

凡两个或两个以上脏器相继或同时发病者，即为脏腑兼病。

一般来说，脏腑兼病，在病理上有着一定的内在规律，具有表里、生克、乘侮关系的脏器，兼病较常见，反之则为较少见。因此在辨证时应注意辨析发病脏腑之间的因果关系，这样在治疗时就能分清主次，灵活运用。

脏腑兼病，证候极为复杂，但一般以脏与脏、脏与腑的兼病常见。具有表里关系的脏腑病变，已在脏腑辨证中论述，现对临床最常见的脏脏兼证进行讨论。

1. 心肾阳虚证　心肾阳虚证是指心肾两脏阳气虚衰，阴寒内盛所表现的证候。多由久病不愈，或劳倦内伤所致。

临床表现：畏寒肢冷，心悸怔忡，小便不利，肢体浮肿，或唇甲青紫，舌淡暗或青紫，苔白滑，脉沉微细。

2. 心肺气虚证　心肺气虚证是指心肺两脏气虚所表现的证候。多由久病咳喘，耗伤心肺之气，或禀赋不足，年高体弱等因素引起。

临床表现：心悸咳喘，气短乏力，动则尤甚，胸闷，痰液清稀，面色㿠白，头晕神疲，自汗声怯，舌淡苔白，脉沉弱或结代。

3. 心脾两虚证　心脾两虚证是指心血不足，脾气虚弱所表现的证候。多由病久失调，或劳倦思虑，或慢性出血而致。

临床表现：心悸怔忡，失眠多梦，眩晕健忘，面色萎黄，食欲不振，腹胀便溏，神倦乏力，或皮下出血，妇女月经量少色淡、淋沥不尽等，舌质淡嫩，脉细弱。

第四节　六经辨证蕴含了三态论的思想

六经辨证始于《伤寒论》，是东汉医学家张仲景在《素问·热论》等基础上，结合伤寒病证的传变特点所创立的一种论治外感病的辨证方法。它以六经（太阳经、阳明经、少阳经、太阴经、少阴经、厥阴经）为纲，将外感病演变过程所表现的各种证候，总结归纳为三阳病（太阳病、阳明病、少阳病）和三阴病（太阴病、少阴病、厥阴病）六类，分别从邪正盛衰、病变部化、病势进退及其相互传变等方面阐述外感病各阶段的病变特点。凡是抗病能力强、病势亢盛的，为三阳病证；抗病能力衰减、病势虚弱的，为三阴病证。

六经病证是经络、脏腑病理变化的反映。其中三阳病证以六腑的病变为基础，三阴病证以五脏的病变为基础，所以说六经辨证基本上概括脏腑和十二经的病变，六经辨证，不仅可用于外感病的诊治，对内伤杂病的沦治，也同样具有指导意义。

一、六经病证的分类

外邪侵犯人体，作用于六经，致六经所属的脏腑经络及气化功能失常，从而产生病理变化，出现一系列证候，这些分属六经的证候，即为六经证候。经络脏腑是人体不分割的有机整体，故某一经的病变，也可能影响到另一经，六经之间可以相互传变。六经病证传变的一般规律是由表入里，由经络而脏腑，由阳经入阴经。病邪的轻重、体质强弱及治疗恰当与否都是决定传变的主要因素。如患者体质衰弱，或医治不当，虽阳证亦可转入三阴；反之，如病护理较好，医治适宜，正气得复，虽阴证亦可转出三阳。因而针对临床上出现的各种证候，运用六经辨证的办法，来确定何经为病，进而明确该病证的病因病机，确立相应的治法，列出一定的方药，这正是六经病证分类的意义所在。

（一）太阳病证

太阳病证，是指邪自外入或病由内发，致使太阳经脉及其所属脏腑功能失常所出现的临床证候。太阳经是阳气旺盛之经，主一身之表，主摄营卫，为一身之藩篱。外邪侵袭人体，大多从太阳经而入，卫气奋起抗邪，正邪相争，太阳经气不利，营卫失调而发病；病由内发者，系在一定条件下，疾病由阴转阳，或由里出表。由于患者体质和病邪传变的不同，同是太阳经证，却又有中风与伤寒的区别。

1. 太阳经证 太阳经证是指太阳经受外邪侵袭，邪住肌表，经气不利而出现的临床证候。可分为太阳中风证和太阳伤寒证。

（1）太阳中风证 太阳中风证是指风邪袭于肌表，卫气不固，营阴不能内守而外泄而出现的一种临床证候。临床上亦称之为表虚证。

临床表现：发热，汗出，恶风，头痛，脉浮缓，有时可见鼻鸣干呕。

（2）太阳伤寒证 太阳伤寒证是指寒邪袭表，太阳经气不利，卫阳被束，营阴郁滞所表现出的临床证候。

临床表现：发热，恶寒，头项强痛，体痛，无汗而喘，脉浮紧。

2. 太阳腑证 太阳腑证是指太阳经邪不解，内传入腑所表现出的临床证候。可分为太阳蓄水证和太阳蓄血证。

（1）太阳蓄水证 太阳蓄水证是指外邪不解，内舍于太阳膀胱之腑，膀胱气化失司，水道不利而致蓄水所表现出的临床证候。

临床表现：小便不利，小腹胀满，发热烦渴，渴欲饮水，水入即吐，脉浮或浮数。

（2）太阳蓄血证 太阳蓄血证是指外邪入里化热，随经深入下焦，邪热与瘀血相互搏结于膀胱少腹部位所表现出的临床证候。

临床表现：少腹急结，硬满疼痛，如狂或发狂，小便自利或不利，或大便色黑，舌紫或有瘀斑，脉沉涩或沉结。

（二）阳明病证

阳明病证是指太阳病未愈，病邪逐渐亢盛入里，内传阳明或本经自病而起，邪热炽盛，伤津成实所表现出的临床证候。阳明病证为外感病的极期阶段，以身热汗出、不恶寒、反恶热为基本特征。病位主要在肠胃，病性属里、热、实。根据邪热入里是否与肠中积滞互结，而分为阳明经证和阳明腑证。

1. 阳明经证 阳明经证是指邪热弥漫全身，充斥阳明之经，肠中并无燥屎内结所表现出的临床证候，又称阳明热证。

临床表现：身大热，大汗出，大渴引饮，脉洪大，或见厥冷，喘促气粗，心烦谵语，舌质红，苔黄腻。

2. 阳明腑证 阳明腑证是指阳明经邪热不解，由经入腑，或热自内发，与肠中糟粕互结，阻塞肠道所表现出的临床证候，又称阳明腑实证。阳明腑证以"痞、满、燥、实"为特点。

临床表现：日晡潮热，手足汗出，脐腹胀满疼痛，大便秘结，或腹中转矢气，甚者谵语，狂乱，不得眠，舌苔多厚黄干燥，边尖起芒刺，甚至焦黑燥裂，脉沉迟而实，或滑数。

（三）少阳病证

少阳病证是指人体受外邪侵袭，邪正分争于半表半里之间，少阳枢机不利所表现出的临床证候。少阳病从其病位来看，是已离太阳之表，而又未入阳明之里，处半表半里之间，因而在其病变的机转上属于半表半里的热证。可由太阳病不解内传，或病邪直犯少阳，或三阴病阳气来复，转入少阳而发病。

临床表现：往来寒热，胸胁苦满，默默不欲饮食，心烦喜呕，口苦，咽干，目眩，苔薄白，脉弦。

（四）太阴病证

太阴病证是指邪犯太阴，脾胃功能衰弱所表现出的临床证候。太阴病中之"太阴"主要是指脾（胃）而言。可由三阳病治疗失当，损伤脾阳，也可因脾气素虚，寒邪直中而起病。

临床表现：腹满而吐，食不下，自利，口不渴，时腹自痛，舌苔白腻，脉沉缓而弱。

（五）少阴病证

少阴病证是指少阴心肾阳虚，虚寒内盛所表现出的全身性虚弱的一类临床证候。少阴病证为六经病变发展过程中最危险的阶段。病至少阴，心肾功能衰减，抗病能力减弱，或从阴化寒，或从阳化热，因而在临床上有寒化、热化两种不同证候。

1. 少阴寒化证 少阴寒化证是指心肾水火不济，病邪从阴化寒，阴寒内盛，而阳气衰弱所表现出的临床证候。

临床表现：无热恶寒，脉微细，似欲寐，四肢厥冷，下利清谷，呕不能食，或食入即吐，或脉微欲绝，反不恶寒，甚至面赤。

2. 少阴热化证　少阴热化证是指少阴病邪从火化热而伤阴，致阴虚阳亢所表现出的临床证候。

临床表现：心烦不寐，口燥咽干，小便短赤，舌红，脉细数。

（六）厥阴病证

厥阴病证是指病至厥阴，机体阴阳调节功能发生紊乱，所表现出的寒热错杂、厥热胜复的临床证候。厥阴病为六经病证的较后阶段。厥阴病的发生，一为直中，系平素厥阴之气不足，风寒外感，直入厥阴；二为传经，少阴病进一步发展传入厥阴；三为转属，少阴病误治、失治，阳气大伤，病转厥阴。

临床表现：消渴，气上冲心，心中疼热，饥不欲食，食则吐蛔。

二、六经病的传变

传变是疾病发展过程中固有的某些阶段性变化，也是人体脏腑经络相互关系发生紊乱而依次传递表现。一般认为，"传"是指疾病循着一定的趋向发展；"变"是指病情在某些特殊条件下发生性质的转变。六经病证是脏腑、经络病理变化的反映。人体是一个有机的整体，脏腑经络密切相关，故一经的病变常常会涉及另一经，从而表现出合病、并病及传经的证候。

1. 合病　两经或三经同时发病，出现相应的证候，而无先后次第之分。如太阳经病证和阳明经证同时出现，称"太阳阳明合病"；三阳经同病的为"三阳合病"。

2. 并病　凡一经之病治不彻底，或一经之证未罢，又见他经证候的，称为并病。有先后次第之分。如少阳病未愈，进一步发展而又涉及阳明，称"少阳阳明并病"。

3. 传经　病邪从外侵入，逐渐向里传播，由这一经的证候转变为另一经的证候，称为"传经"，取决于体质的强弱、感邪的轻重、治疗是否得当三个方面。邪盛正衰，则发生传变，正盛邪退，则病转痊愈。身体强壮者，病变多传三阳；体质虚弱者，病变多传三阴。此外，误汗、误下，也能引起传经，既可传入阳明，更可以不经少阳、阳明而径传三阴。但三阴病也不一定从阳经传来，有时外邪可以直中三阴。传经的一般规律有：

（1）循经传　就是按六经次序相传。如太阳病不愈，传入阳明，阳明不愈，传入少阳；三阳不愈，传入三阴，首传太阴，次传少阴，终传厥阴。一说有按太阳 - 少阳 - 阳明 - 太阴 - 厥阴 - 少阴相传者。

（2）越经传　是不按上述循经次序，隔一经或隔两经相传。如太阳病不愈，不传少阳，而传阳明，或不传少阳、阳明而直传太阴。越经传的原因，多由病邪旺盛，正气不足所致。

（3）表里传　即互为表里的经相传。例如太阳传入少阴，少阳传入厥阴，阳明传入太阴。表里传多因邪盛正虚，由实转虚，为病情加剧的证候，与越经传含义不同。

（4）直中　凡病邪初起不从阳经传入，而径中阴经，表现出三阴证候的为直中。

以上所述，都属由外传内，由阳传阴。此外，还有一种里邪出表，由阴转阳的阴病转阳证。所谓阴病转阳，就是本为三阴病而转变为三阳证，为正气渐复，病有向愈的征象。

第五节　卫气营血辨证是三态论的典范

卫气营血辨证是清代医学家叶天士首创的论治外感温热病的辨证方法。四时温热邪气侵袭人体，会造成卫气营血生理功能的失常，破坏人体的动态平衡，从而导致温热病的发生。此种辨证方法是在伤寒六经辨证的基础上发展起来的，又弥补了六经辨证的不足，从而丰富了外感病辨证学的内容。

一、卫气营血证候分类

卫气营血辨证将疾病过程分为卫分证、气分证、营分证、血分证四类不同证候。温热病邪侵入人体，一般先起于卫分，邪在卫分郁而不解则传变而入气分，气分病邪不解，以致正气虚弱，津液亏耗，病邪乘虚而入营血，营分有热，动血耗阴，势必累及血分。

四类证候标志着温热病邪侵袭人体后由表入里的四个层次。卫分主皮毛，是最浅表的一层。气分主肌肉，较皮毛深入一层。营血主里，营主里之浅，血主里之深。

1. 卫分证候　卫分证候是指温热病邪侵犯人体肌表，致使肺卫功能失常所表现的证候。其病变主要累及肺卫。

临床表现：发热与恶寒并见，发热较重，恶风（寒）较轻。风温之邪犯表，卫气被郁，奋而抗邪，故发热，微恶风寒。风温伤肺，故咳嗽，咽喉肿痛。风热上扰，则舌边尖红。风邪在表，故脉浮、苔薄，兼热邪则脉数。

2. 气分证候　气分证候是指温热病邪内入脏腑，正盛邪实，正邪相争，阳热亢盛的里热证候。为温热邪气由表入里，由浅入深的极盛时期。由于邪入气分及所在脏腑、部位的不同，所反映的证候有多种类型，常见的有热壅于肺、热扰胸膈、热在肺胃、热迫大肠等。

临床表现：发热，不恶寒反恶热，舌红苔黄，脉数，常伴有心烦、口渴、面赤等症。若兼咳喘、胸痛、咯吐黄稠痰者，为热壅于肺；若兼心烦懊憹、坐卧不安者，为热扰胸膈；若兼自汗、喘急、烦闷、渴甚，脉数而苔黄燥者，为热在肺胃；若兼胸痞、烦渴、下利、谵语者，为热迫大肠。

3. 营分证候　营分证候是指温热病邪内陷的深重阶段。营行脉中，内通于心，故营分证以营阴受损、心神被扰为特点。

临床表现：身热夜甚，口渴不甚，心烦不寐，甚或神昏谵语，斑疹隐现，舌质红绛，脉细数。

4. 血分证候 血分证候是指温热邪气深入阴分，损伤精血津液的危重阶段，也是卫气营血病变最后阶段。典型的病理变化为热盛动血，心神错乱，病变主要累及心、肝、肾三脏，临床以血热妄行和血热伤阴多见。

（1）血热妄行证 血热妄行证是指热入血分，损伤血络而表现的出血证候。

临床表现：在营分证的基础上，更见烦热躁扰，昏狂，谵妄，斑疹透露，色紫或黑，吐血，便血，尿血，舌质深绛或紫，脉细数。

（2）血热伤阴证 血热伤阴证是指血分热盛，阴液耗伤而见的阴虚内热的证候。

临床表现：持续低热，暮热朝凉，五心烦热，口燥咽干，神倦耳聋，心烦不寐，舌上少津，脉虚细数。

二、卫气营血证候的传变规律

在外感温热病过程中，卫气营血的证候传变，有顺传和逆传两种形式。

1. 顺传 外感温热病多起于卫分，渐次传入气分、营分、血分，即由浅入深，由表及里，按照卫→气→营→血的次序传变，标志着邪气步步深入，病情逐渐加重。

2. 逆传 即不依上述次序传变，又可分为两种：一为不循经传，如在发病初期不一定出现卫分证候，而直接出现气分、营分或血分证候；二为传变迅速而病情重笃，如热势弥漫，不但气分、营分有热，而且血分受燔灼出现气营同病，或气血两燔。

第四章 急危重症治则治法 ▷▷▷▷

第一节 治 则

一、及早去除病因和诱因

急危重症是发病急、变化迅速、危及生命的病证。其中病因和诱因的存在是引起疾病发生，更是疾病加重的重要原因，因此及早迅速地去除病因和诱因，使疾病向有利于机体康复的方向发展。如哮病迅速寻找过敏原并去除过敏原，失血迅速寻找出血原因和部位，及时有效的止血，猝心痛、急性缺血性中风迅速开通病变血管，都是治疗原则和方法，体现急危重症时间就是生命的原则。因此在急诊科要建立诸如胸痛绿色通道、急性脑病绿色通道。

二、救命留人的"整体观"

整体论治，要求在治疗过程中，把人体各部脏腑器官视为一个整体，局部病变是整体病机反应的一部分。因此，立法选方，既要注意局部，更须重视整体，通过整体调节以促进局部病变的恢复，从而使阴阳归于相对平衡，这是整体论治的主要精神。整体论治不仅把人视为一个整体，进而还把人与自然界视为一个整体，要求在治疗中必须从天时、地利、体质等方面综合考虑。因天时有春温、夏热、秋凉、冬寒之变化，地域有东西南北、寒温燥湿之不同，这些因素都必然影响到人的生理病理。而人有男女老少的不同，强弱盛衰的差别，在感受病邪后的发病与转归也必然因人而异。所有这些因素都应在立法、选方、遣药中加以考虑，即因时、因地和因人制宜的原则。

急危重症有发病急、变化迅速、病情重、危及生命的特点，同时急危重症又存在多因素致病、症状复杂、各种平衡紊乱、各种矛盾纷杂的特点。在这种情况下，诊断上要有一个降阶梯诊断的观念，即首先把危及生命的病证诊断出来，治疗上首先是抢救生命，如急性中风神昏并发呼吸衰竭，首先救治呼吸衰竭。救命留人的"生命观"虽然用急则治其标、缓则治其本原则能有所体现，但在急危重症中更要强调救命的重要性和紧急性。同时围绕"生命观"必须有整体观、平衡观、联系观，即在处理急危重症复杂情况和矛盾时，围绕生命观整体地考虑各种病证的处理先后和力度。运用脏腑经络、气血阴阳之间的联系，取得机体的平衡，最终挽救生命。其次是在治疗过程中尽量减少并发症和后遗症。

三、明辨虚实、权治缓急的"正邪论"

明辨虚实，权治缓急，是中医急诊学治疗的总则。"邪气盛则实，精气夺则虚""盛则泻之，虚则补之"，但在补虚泻实的具体应用方面，要掌握最佳的时机，所谓"权治缓急"，就是暴病当急不能缓，表里缓急急者先，虚实缓急据病情。周学海在《医学随笔》中对虚实补泻的运用颇有见地："病本实邪，当汗吐下，而医失其法，或用药过剂，以伤真气，病实未除，又见虚候，此实中见虚也。治之之法，宜泻中兼补。""其人素虚，阴衰阳盛，一旦感邪，两阳相搏，遂变为实，此虚中兼实也，治之之法……从前之虚，不得不顾，故或从缓下，或一下止服。"张景岳在《景岳全书》中指出："治病之则，当知邪正，当权衡轻重。凡治实者，用攻之法，贵乎察得其真，不可过也；凡治虚者，用补之法，贵乎轻重有度，难从简也。"这些均客观地论述了虚实补泻的用法。

"急则治其标，缓则治其本"，其具体掌握和运用有以下几点。一是就表里的缓急而言，一般宜先表后里，但如里急的，则又急当救里，正如《金匮要略》所说："病有急当救里救表者，何谓也？师曰：病，医下之，续得下利清谷不止，身体疼痛者，急当救里；后身体疼痛，清便自调者，急当救表也。"二是就病证先后缓急而言，一般宜先治新病，后治宿疾。例如，肾虚喘咳，复兼感冒重症，则当先治感冒，再治虚喘。正如《金匮要略》所说："夫病痼疾，加以卒病，当先治其卒病，后乃治其痼疾也。"三是就病情缓急而言，无论感受外邪或内伤杂病，均须根据孰缓孰急而定治标治本。如因肝病出现重度腹水，致呼吸喘促、难以平卧、二便不利，若正气可支，就应当先攻水利尿，以治其标，待水消病缓，然后再舒肝养肝，以图其本。再如，胃病并发大量吐血，治当先止其血，再治其胃之虚实；夏日中暑，出现猝然昏倒，不省人事，身热肢厥，则宜以针刺及通关开窍之法，使其神志苏醒，然后再清暑养阴以治其本。由此可见，急则治其标，多为权宜急救之法，待危象缓解，则应转为治本，以除病根。同时还需指出，在掌握急则治标、缓则治本的过程中，决不可绝对化。急时何尝不需治本，如亡阳虚脱而急用回阳救逆之法，就是治本；大出血之时，气随血脱，急用独参汤益气固脱，亦是治本。缓时又何尝不可治标，如脾虚气滞的患者，亦可先理气消导，而暂治其标，再缓图补脾以治本。此外，在临床上不少病证，还须采用标本同治法。尤其在正虚邪实的情况下，常须顾及邪正双方。例如虚人感冒，只祛其邪，则正气难支；只扶其正，则实邪难祛。唯有祛邪与扶正并举，方能两全。再如肺气虚损，表虚不固而自汗，理当补益肺气以固表。但临床上常常伍以止汗之品，疗效更佳。这说明标本同治，并非标本双方对等，而是有所侧重，或重于本，或重于标，当视具体病情而定。

四、动态观察、辨证救治的"恒动观"

疾病的过程是由不断地变化发展与相对稳定阶段组成的。疾病的不断变化发展而形成不同的传变、转归趋势。因此，必须用发展的观点、动态的观点进行观察与处理。疾病的相对稳定性形成一定的阶段性。疾病的阶段性，不仅能反映出病情的轻重、病势的进退等特点，还能揭示出病机的变化，作为易方更药的依据。因此，动态观察病情、分阶段论治是中医临证治疗的原则之一。由于内科病证有外感和内伤两类，因而在动态观察和分段论治时，亦各有其特殊之处。

1. 外感病证的分期论治　外感病证初期阶段，邪气未盛，正气未衰，病较轻浅，可急扬之使去，发散祛邪；进入中期，病邪深入，病情加重，更当着重祛邪，减其病势；转为后期，邪气渐衰，正气来复，或继续祛除余邪，或着重扶正以祛邪，使邪去正复，获得治愈。正如《素问·阴阳应象大论》所说："因其轻而扬之，因其重而减之，因其衰而彰之。"就伤寒之六经辨证而言，即含有动态观察、分段论治之义，每一阶段各有其特殊的病机证候，故治法亦各不相同。太阳表证，宜汗之；少阳半表半里证，当和之；阳明里证，则须清之或下之；太阴、少阴亦为里证，大多宜温；而厥阴为寒热错杂，则当寒热并用以治之。就温病卫气营血之4个病程阶段比较，每一阶段亦各具特殊的病机与证候，因而治疗亦各有异。在卫可辛凉宣透；到气则清气泄热；入营可一面透热转气，一面清营；入血则凉血散血。但温邪传变最速，卫气营血各阶段往往互相交错，故治疗亦须随证变通。若卫气同病，宜清气与解表合用；营卫同病，又宜解表与透营合用；气血两燔，则宜清气与凉血合用。

2. 内伤病证的分期论治　内伤病证，初病之时，一般不宜用峻猛药物；进入中期，大多正气渐虚，治当轻补；或有因气、血、痰、火郁结而成实证，需用峻剂而治者，亦只宜暂用；及至末期，久虚成损，则宜调气血，养五脏，促使病体康复。如肺痨之分段论治，病在初起，症见潮热，则宜清热润肺；进入中期，肺阴更伤，损及脾胃，消瘦烦热，治当益肺健脾；病入后期，肺脾肾均已亏损，出现一派虚损病机，则治宜调补肺脾肾三脏。再如癥瘕之分段论治，病之初起，其积未坚，治宜消散之；进入中期，所积渐坚，则治宜软化之；转入后期，正气已虚，则宜攻补兼施。正如《医学心悟》所说："积聚癥瘕之证，有初中末之三法焉。当其邪气初客，所积未坚，则先消之而后和之。及其所积日久，气郁渐深，湿热相生，块因渐大，法从中治，当祛湿热之邪，削之软之，以抵于平。但邪气久客，正气必虚，须以补泻迭相为用。"由此可见，病证演变的不同阶段，由于邪正的消长，其病机、证候特点各有不同，临证时必须进行分段论治，始能获得良好效果。

急危重症，传变无定，临证之时，要动态观察，辨证救治，切不可固守一法一方，延误治疗的最佳时机。

五、已病防变、随证救治的"未病论"

"已病防变"是中医学治则中"治未病"的重要体现，临床救治的过程中要真正做到"安其未受邪之地"，根据病机的变化，随证救治。

《内经》提出"治未病"的原则，就是强调防患于未然。如《素问·四气调神大论》所说："不治已病治未病，不治已乱治未乱……夫病已成而后药之，乱已成而后治之，譬犹渴而穿井，斗而铸锥，不亦晚乎！"对预防为主的原则，进行了精辟的阐述。后世对这一预防思想，又有进一步发展。如唐代孙思邈在《备急千金要方·养性居处法》中就明确指出："每日必须调气补泻，按摩导引为佳，勿以康健便为常然，常需安不忘危，预防诸病也。"《理虚元鉴》还针对虚劳的预防，提出情志方面的"六节"，顺四时避邪气的"七防"等。由于历代医家对预防疾病的重视，在这方面已积累和总结出一套行之有效的预防措施，散载于各家医著之中，并广泛流传于民间。

第二节 治 法

中医的常用治法较多，除了辨证立法、选用内服的方药之外，还有针灸、刮痧、贴敷、火罐、熨法、水疗、浴疗、熏蒸、泥疗、推拿、气功、捏脊、割治等许多行之有效的方法，至今仍广泛地用于临床。然而本篇着重讨论内科范围内按辨证论治经常运用的几种治法，即祛邪法、扶正法、醒神法、吐洗法、探病法、扶正祛邪法，经过历代医家的不断补充和发展，逐渐形成体系，内容丰富多彩，有效地指导着临床实践。

一、祛邪法

祛邪法与扶正法共同组成了中医学治则的总纲，也是中医急诊学急救原则的总纲。所谓祛邪就是祛除邪气，排除或减弱病邪对机体的侵袭和损害的一种治则。临床上主要用于实证，即所谓"实则泻之"之意。宣透发汗、通里攻下、清热解毒、活血化瘀等是祛邪法在临床上的具体应用。

1. 宣透发汗法 宣为通宣阴阳，顺安正气。透为通彻外泄，以导邪气由肌出表，由脏出腑，由经出络。宣透多经发汗而解，也可战汗而解。宣透发汗法是临床急救的重要治法。

（1）宣肺透解 借辛味之散，开腠理、玄府之闭，领邪外出。因于风寒者，法以辛温散寒，方用麻黄汤、桂枝汤、荆防败毒散；因于风热者，法以辛凉解热，方用桑菊饮、银翘散；因于暑湿者，法以清暑化湿，方用香薷散；因于时疫者，法以辛透双解，即清宣疫毒、透解表邪，方用双解散。

（2）宣肺利水 水在皮者，当汗而发之，即开魄门以宣达卫气，使气行水行则水湿之邪自去。辛达宣肺还能促进百脉流通，气血周流而使水浊散化。方用越婢汤。

（3）宣毒透斑 邪毒内结于孙络之中，以致瘀毒聚于肌腠之内，可以宣散清透之品，使瘀毒外发，方用宣毒发表汤。

（4）宣上透下 表里受邪，单攻其表，或仅攻其里，均不能灭邪于根本之中，故当取宣解于外，透开于内，使表里之邪双解，透邪外出，方用防风通圣散。

2. 清热解毒法 清其热，解其毒，是以寒凉泄热、解毒达邪作用的药物治疗热病的一种治法。此即《素问·至真要大论》"热者寒之"之义。

（1）清解毒热 以寒凉清泄之品，解其毒滞，折其热邪，使毒去热散而病解。但因毒结部位不同，选方用药亦异。在上者宜宣，在中者宜调，在下者宜泄。方用黄连解毒汤、普济消毒饮等。

（2）清解气热　邪滞气分，正邪交争而气分热炽者，急宜以辛寒、甘寒之剂透解阳郁，宣泄邪滞，使邪去热减，气血和调而病解身安。方用白虎汤、竹叶石膏汤等。

（3）清解血热　血分热聚，邪毒内伏，潜藏不发者，必以清凉泄热、透解血分毒邪之法，肃清血中邪毒。由于血热毒伏为深，故药用当重而精专，方用清营汤、犀角地黄汤等。

（4）清解湿热　湿与热结，缠绵难解，不可速去，故标急时当选苦燥寒凉之味以燥湿泄热，待热势稍缓，再取解秽除湿、芳香透达之味，缓消湿浊，方用甘露消毒丹、三仁汤、茵陈蒿汤等。

3. 通里攻下法　攻者，攻其邪；下者，逐其滞。攻下法即指以通便下积、泻实逐水作用的药物逐燥矢内结、实热水饮的一种治法。

（1）通腑泻浊　里实热结，毒邪内滞，痰积瘀血等有形邪毒内郁而不出，毒浊郁积而无出路者，急当以泻下攻逐之品疏通胃肠，泻下粪矢，因势利导。但病性有寒热之殊，故其治当分寒热之下，方用承气汤类、大黄附子汤等。

（2）泻下逐水　水饮内聚，泛于肌表，内滞脏腑，或停聚胸肺者，当以通便泻下的药物排出粪水，强逐水饮。但本法伤正性峻，只可用于标急者，且中病即止，方用十枣汤、舟车丸等。

4. 活血化瘀法　活血法是以透络活血、祛瘀生新的药物治疗瘀血内停证的治疗方法。

（1）解毒活血　邪毒内炽，逆陷血络之中，使毒血相结，弥漫停积，阻内则脉络气痹，外发则高热斑疹，急宜解毒之品清肃血中热毒，活血透络之味透达络脉瘀滞，方用仙方活命饮等。

（2）凉血活血　血与热结，内伏不透，迫血妄行，外出脉络，而见身热夜甚，肌肤发斑诸症。当以重剂清透之品疏解血热，活血化瘀之味透散瘀滞，方用犀角地黄汤等。

（3）通脉活血　脉络瘀阻，气血周流受阻，一则脏器失养而虚损，二则络脉细急，神机失用而生疼痛，以活血透络之品开通血脉，使瘀去脉通，补于不补之中，方用血府逐瘀汤等。

（4）化痰活血　"凡痰之源，血之本也"。痰瘀互阻，脉络不通，诸症丛生。故痰病活血，血病祛痰，痰消血易活，血活痰易祛。但临床要分清痰瘀偏重程度，是以消痰为主还是以祛瘀为要，方用导痰汤或膈下逐瘀汤等。

（5）活血止血　瘀血内阻，脉络郁闭不通，又易引发出血，当以活血透络之品祛逐瘀浊，绝其出血之源，不止血而止血，方用生化汤等。

二、扶正法

扶正法是中医学重要的治法，不仅广泛地运用于多种慢性虚弱性疾病，对于急危重症也很重要。所谓扶正就是辅助正气，提高机体的抗病能力，或迅速挽救人体亡失的气、血、津、液。临床上主要用于急虚证、正气暴脱之证，即所谓"虚者补之"之意。益气回阳固脱、益气固阴救逆等是扶正法具体的运用。

1. 益气回阳固脱　邪炽正衰，元阳耗散，五脏元真之气衰竭，可造成"气绝而亡"，急取益气回阳之味，固护元阳，使真气续而不绝，阴刚相抱，方用四逆汤、参附汤等。

2. 益气固阴救逆　亡血伤津，损液耗精，以致阴精衰耗、元阴衰脱无以敛阳，则可引发阴阳离决而猝死，急取敛阴生精之味固护元阴，方用生脉散、三甲复脉汤等。

三、醒神法

心神窍闭，神气不行，或元神散脱而引发神昏之候，急当辛透开达之品，开窍醒神，或强心固脱之味，固护元神。

1. 开窍醒神　窍闭神昏者，必以透络达邪、开窍通神之味以疏达神机，畅流神气。用药多以辛开之剂疏达窍闭，又分辛温、辛凉两类。但临床也应注意因病邪性质不同而合理选用活血、豁痰、泄热、化湿之品，使之更有针对性，方用安宫牛黄丸、至宝丹、紫雪散或苏合香丸等。

2. 益元醒神　急危病证攻伐之后，或邪炽伤正，造成精、气、神败伤，心气衰竭，神明失主而出现元神脱散、昏萎不振者，急当强心壮神，兴奋神机，使陷者提、萎者振。临床多以回阳救阴、复脉提陷之法以苏醒神志，方用回阳救急汤或生脉散、复脉汤等。

四、吐洗法

吐者，引邪上越随呕吐而除；洗者，荡涤邪秽随冲洗而排。吐洗法是清除邪浊等有形实邪的一种常用治法。

1. 吐法　痰浊、宿食、毒物等有形实邪留滞于咽喉、胸膈、胃脘等部位，当以吐法祛邪外达，临床常用探吐、药物催吐法救治，方用瓜蒂散、盐汤探吐方或参芦饮等。

2. 洗法　邪毒外滞肌表，内留食道、胃脘等人体上、外部位，应当采取简洁的洗冲之法祛邪外出，临床常用洗胃术、皮肤清洗术等。

五、探病法

虚实难明，寒热难辨，病在疑似之时，以相应之法试探或用诊断性治疗之法。具体来说，若疑为虚证而欲用补药，先轻以消导之剂，若消而不效，即知为真虚；若疑为实证而欲用攻法，则先轻用甘温纯补之剂，补而觉滞，即知不为实邪。假寒者，略投温剂必见烦躁；假热者，略寒之必现呕恶。此法于急诊临床之际往往能立判真伪，指导下一步治疗。但应注意，探病之法不要贻误治疗，试探亦当轻剂，不可误治。

六、扶正祛邪法

临床上扶正法用于急虚证，正气暴脱之时；祛邪法用于邪气壅盛，正气不衰之时。单独的扶正法和祛邪法多用于疾病的早期、突发期。然而临床上更多疾病表现为虚实夹杂之证，此时单独使用者少，多联合使用以达到救治的目的。

1. 合并使用　扶正祛邪合并使用，体现了攻补兼施的临床救治思想，临床上最为常用。如益气回阳、解毒活血法救治瘀毒内陷的脱证等。

（1）扶正兼祛邪　用于疾病的产生在于正虚为主，因虚致实的虚实夹杂证，也就是所谓的"虚气留滞"的病理状态，因此临床救治应该以扶正为主，佐以祛邪，正气来复，邪气自去。如阳气不足导致的痰饮内盛、瘀血内阻，治疗上应以扶正为主，同时佐以祛除邪气。

（2）祛邪兼扶正　用于疾病的产生在于邪实内盛为主，因实致虚的虚实夹杂证，以祛邪为主，兼以扶正，邪去正自复。如痰热内盛之候，伤及气阴，临床救治当在清化热痰的同时佐以益气育阴之法。其代表方如柴胡类方。

2. 先后使用　扶正祛邪先后使用，也是中医急诊学重要的急救原则，临床上要正确权衡正邪关系，轻重缓急，采取先攻后补或先补后攻的方法，是中医学辨证论治的重要体现。

第五章　急危重症救治方法 ▷▷▷▷

第一节　急救法源流

中医急救法包括内服和外治两大类。内服指中药的辨证论治或单验效方，外治为药物的吹法、导法、熨法、敷贴法及非药物的针灸、放血、探吐、刮痧等。

一、内服法

内服法常以急症治法及其方剂的形式来实施。秦汉时期的《五十二病方》《黄帝内经》《神农本草经》等虽然出现了多种急症方剂，运用汤、散、丸、酒、醋、药熨、油膏等剂型，但组方配伍仅属经验，不够完备。直至东汉末年，张仲景著《伤寒杂病论》时才将急症方剂纳入急症辨证论治的理论体系之中，使理、法、方、药一脉贯通，既奠定了急症方剂的基础和发展方向，又大大提高了急救内服法的疗效水平。仲景组方以证为方据，方为证用，一证一方，达到方证的统一性和系统性。急症方剂构成序列化是一个质的飞跃。仲景创立的经方用治急症，强调组方严谨，药味精当，针对性强。十分重视药证之间、主辅之间的剂量关系，量数一变，主治亦变，有高度的方证对应性。药味配伍也巧妙地利用其协同和相反相成关系，扬长制短，相互为用，全方合力，提高疗效，成为后世制方的范式。晋代葛洪所著《肘后备急方》是第一部急症方剂专著，收集了许多急救内服的单验效方如葱豉汤、黄连解毒汤等。葛洪还首次提出"成剂药"的概念，开中成药治疗急症的先河。

隋唐时期形成了急救内服法的第二个高潮。代表医著如孙思邈《千金要方》收方5300首，《千金翼方》收方2900首；王焘的《外台秘要》更多，达6900首。其中有大量创新的急症新方剂，如《千金要方》的漏芦连翘汤，是解表清里的典型方；犀角地黄汤和紫雪散等突破了《伤寒论》辛温扶阳的旧框，是温病学组方的渊薮；生地黄煎则是清热养阴的祖方；大小续命汤乃治外风名方。隋唐开始发明了芳香开窍类急救疗法，如《外台秘要》收集的吃力伽丸是苏合香丸的最早记载。隋唐医家虽然在急救内服上较多地采用汤剂，但已注意推广中成药，如《外台秘要》卷三十一专门论述制剂，主张采用丸剂、散剂、膏剂、酒类等，如万病耆婆丸等。《千金要方》还首次提出"煮散"法，如续命煮散等。

宋元时期，急救内服法有了重大发展。由于政府的提倡、组织并颁行，《太平圣惠方》《圣剂总录》《太平惠民和剂局方》（简称《局方》）盛行，其中总结并收集相当数量的急症内服方剂。重大发展有三个标志：第一，积极推广急症中成药，使其由从属地位上升到主体剂型，特别是丸散最流行，散剂大有取代汤剂的倾向。内服散剂采用调服散、煮散和锉散三种，如《太平圣惠方》好用煮散，《圣济总录》改煮散为锉散、锉切、㕮咀或粗捣筛末为汤。《局方》事实上已成为宋元制备中成药的规范，为后世传下众多有效的急症散剂，如川芎茶调散、人参败毒散、五积散、平胃散、藿香正气散、凉膈散、至宝丹等。第二，学术争鸣结果，丰富了急症方剂的门类。金元四大家在学术争鸣中创制了一大批急症内服新方剂，如刘河间的防风通圣散、地黄饮子，李东垣的生脉散。同时还提出急救内服法的新观点，如张从正的"急方"概念，主张急症急治，汤散荡涤；朱丹溪重视滋阴降火、化痰理气、泻火消食治则。第三，出现了广泛应用芳香药和矿物药的内服急症方剂，如《局方》黑锡丹等。

明清时期对急救内服法的全面整理和充实。明代由朱橚主持、集体辑成的方书大成《普济方》载方61739首。《医方类聚》集方万余首，既系统整理古方，又创制急症新方。这两部方书巨著成为明代以前急症内服方剂的最大资料库。明末吴又可《温疫论》率先突破《伤寒论》旧说，创"达原饮"，之后温病学说的迅速崛起，至清代已形成完善的理论体系，一大批急救内服新方问世，如银翘散、清营汤、清瘟败毒饮、清暑益气汤、安宫牛黄丸、神犀丹、甘露消毒丹、玉枢丹等，极大地提高了外感热病急症的疗效水平，开创了急救内服法的新局面。明清医家在积极应用中成药的同时，重振汤剂的主体性，贯彻辨证论治原则，强调急救内服法中理法方药相贯通的严密性。这种以汤剂为主，辅以急症中成药，多法综合的急救内服法的趋势一直延续至今。

二、外治法

急救外治法由于方法多样，使用简便，见效较快，是内服法所不能取代的，成为中医急救疗法的重要组成。综观中医发展史，急救外治法的起源早于内服法，石器时代早就有按摩、导引等理疗法。人类发明火之后，更产生了火熨疗法。最早的医疗工具砭石（石针），可以用来刺开脓肿，以后发展成骨针（兽骨）、青铜针、铁针、银针等，其外治急症的范围也随之扩大。殷墟卜辞记载了22种疾病使用的外治法。现存最早的临床医学文献《五十二病方》中载方283首，其外治方70余首，约占全书的1/4，有熏浴、敷、涂、酒擦等方法。

《史记》载有扁鹊治虢太子尸厥，采用针刺、药熨及内服药等综合措施。《黄帝内经》中不仅论述外治之理，而且还介绍浸渍、热浴、热熨、涂敷、烟熏、膏贴、针灸术、放血术、穿刺术等多种外治急救法。

东汉张仲景《伤寒杂病论》治疗急症多用内服药，但也十分重视药物外贴、外摩、外洗、外熏、外塞、外吹等外治法。如用气味浓烈、刺激性强，具有开鼻窍、通阳气、醒神志作用的药物舌下含化或灌鼻、吹鼻，救治危重症。《伤寒杂病论》记有"桂屑着舌下"治"尸厥，脉动而无气，气闭不通，故静而死者"。并用针灸、保暖等措施，提高抢救成功率。

张仲景还是胸外心脏按压和人工呼吸急救术的先驱。如对自缢者的抢救："徐徐抱解，不得截绳，上下安被卧之。一人以脚踏其两肩，手少挽其发，常弦弦勿纵之；一人以手按其胸上，数动之；一人摩捋臂胫，屈伸之。若已僵，但渐渐强屈之，并按其腹。如此一炊顷，气从口出，呼吸眼开，而犹引按莫置之，亦勿苦劳之。"

抢救猝死等危急重症，仲景特别重视四个环节：一是意识的恢复，应用芳香腥膻之品，开窍醒神；二是呼吸功能的恢复，应用刺激性强烈的药物，兴奋呼吸中枢，并配合使用人工呼吸复苏术；三是温通阳气，保持体温，促进血运，多采用辛温走窜通络的药物，或以灶灰等温暖肢体；四是祛除邪气，猝死等证多由邪气骤犯，闭阻于内外表里，故用三物备急丸与还魂汤等方。仲景创立的一系列内服外治法，为中医急救疗法的发展奠定了基础。

晋唐时期，急救外治法进一步得到了充实与提高。《肘后备急方》除载有催吐、取嚏、热熨、艾灸、放血、吹耳等一般外治法外，还运用了口对口人工吹气抢救猝死患者的复苏法、蜡疗和烧灼止血法、放腹水和小夹板固定术等。

口对口吹气人工复苏术，是《肘后备急方》对仲景人工呼吸法的改进。如云："自缢死，心下尚微温，久犹可活方：徐徐抱解其绳，不得断之。悬其发，令足去地五寸许，塞两鼻孔，以芦管内其口中至咽，令人嘘之，有顷，其中謦謦转，或是通也。其举手捞人，当益坚提持，更迎嘘之。若活了能语，乃可置。"

蜡疗和烧灼止血法，如以去节竹筒置于患部，灌注熔蜡和蜂蜜进行筒灸，别具一格。以烧灼法止血，至今仍为外科止血的重要手段。

放腹水及小夹板固定术，如"或唯腹大下之不去，便针脐下二寸入数分，令水出孔合，须腹减乃止"（"治卒大腹水病方二十五"）。指出了放腹水的适应证是发汗后水肿腹水不减反增，腹围更大；施术部位为脐下二寸，刺入深度为入腹数分，令有水出；放腹水量则以腹围减小为度。另外，以竹筒（小夹板）固定骨折，简便易行，实用有效，至今仍为临床常用。

《千金要方》和《外台秘要》收集了大量外治急救方法，如导尿术为"当以葱叶除尖头，内入茎孔中吹之，初渐渐以极大吹之，令气入胞中，津液入便愈也"。说明导尿术在唐代已用于尿潴留的治疗。此外，救治溺水已用了排除积水、保暖及人工呼吸等综合措施，颇具科学性。

宋代宋慈的法医学专著《洗冤集录》辟有"救死方"专章，收集了一些有价值的急救方法，其中不乏科学道理。如解救砒霜中毒："砒霜服下未久者，取鸡蛋一二十个，打入碗内搅匀，入明矾三钱灌之。吐则再灌，吐尽便愈。"现在已知，砒霜是砷的化合物，与鸡蛋清中的蛋白质相遇后，形成凝固蛋白而不易被吸收。明矾具有催吐作用，可将已凝固的含砷化合物吐出，减少砷的吸收。又如救治毒蛇咬伤："立即将伤处用绳绢扎定，勿使毒入心腹；令人口含米醋或烧酒，吮伤以拔其毒。随吮随吐，随换酒醋再吮，候红淡肿消为度。吮者不可误咽毒汁防止中毒。"

宋金时代，医学对饮食不入，汤药不进，生命危亡的患者，采用了鼻饲术。为了及时抢救急症的口噤，使汤药饮食能顺利吞食，曾用过"拗开口""取嚏""敲去已牙""针刺"等法，虽然其有可取之处，但并不理想。这些方法到宋代有了一步的发展。北宋《圣济总录》记有"治中风急，牙关紧……若牙紧不能下，即鼻中灌之"，其方法为"用青葱筒子灌于鼻内，口立开，大效"。说明宋代或宋之前鼻饲是以青葱筒子导入的。金代张子和对此术加以改进，使之更接近于现代的方法："一夫病痰厥，不知人，牙关紧急，诸药不能下，候死而已。戴人见之……乃取长蛤甲磨去刃，以纸裹其尖，灌于右鼻窍中，果然下咽有声……顿苏。"长蛤酷似现代的漏斗，接以纸管纳入鼻孔中喂饲。元代危亦林论述了骨折整复手术中剧烈疼痛造成的休克或昏迷的急救："用盐汤或盐水与服，立醒。"这与西医学补充血容量，输液用生理盐水是相似的。

明清时期，随着温病学的发展，一些医家将疫疠所致、发病急暴、变化迅速的病证归为"痧证"，出现了《痧胀玉衡》《痧症全书》《痧喉正义》等专著。治疗痧证则以刮痧、放血为主。如云："痧在肌肤者刮之则愈，痧在血肉者放之则愈，此二者皆痧之浅青。若乎痧之深重者，非药不能救醒，则刮放之外，又必用药以济之。"

清代吴师机著《理瀹骈文》，集外治法之大成，充实提高了外治法。认为外治法古已有之，由来已久。凡病多从外入，故医有外治法，《内经》用桂心渍酒以熨寒痹，用白酒加桂以涂风中血脉，此用膏药之始。《伤寒论》中有火熏令其汗，冷水噀之，赤豆纳鼻，猪胆汁蜜煎导法；《金匮要略》有盐附堪摩、矾浆浸法，皆外治也。吴氏从历代医家外治法运用中受到启迪，并作为理论依据，对内病外治的作用机理、制方遣药、敷贴部位与腧穴等做了较为系统的理论性阐发，形成了理、法、方、药较完备的外治学术体系。遣药则多用猛、生药，认为"气味俱厚者方能得力"。此外，还常用刺激性强烈之药，如白芥子、斑蝥、大蒜等，及轻粉、朱砂、硫黄、雄黄、明矾等矿物类，蟾酥、蟾皮、穿山甲等虫类药，麝香、木香、丁香、冰片、樟脑、薄荷、苏合香、安息香、乳香、没药、肉桂等芳香药。敷贴部位与腧穴则认为须"熟于《内经》经络"而选择部位，"参古针灸法"，"与针灸取穴同一理"，将药物置于"经络穴道"上。具体应用时"每门以膏为主，附以点、掞、熏、擦、熨、烙、渗、敷之药佐之"。还有洗、坐、导、刮痧、火罐、推拿、按摩等常用法。

古代的急救外治法除针灸有回阳扶正作用外，大多着眼于攻邪，主要效应在于祛除邪气，疏利三焦，通窍启闭和逐瘀解毒。根据吴师机"外治之理，即内治之理，外治之药，即内治之药，医理药理无二"的观点，急救外治法也应在辨证理论指导下择方用药，切忌盲目性。现代中医学者不仅扩大了应用范围，改进了外治器具，而且还进行了实验研究，探讨了药物吸收机制和作用机理。

第二节 常用急救方法

综合救治方法，验之临床，具有确切疗效者，兹梳理如下：

1. 针刺法 《针灸便览》指出："缓病仍以方药治之，急症即以针法奏效。"说明急救外治中针刺法是重要手段之一，特别适合中风、昏迷、痰证、痛证、痧证、热病、中暑、吐泻、癃闭诸急症。

2. 艾灸法 用艾炷或艾条直接灸或隔物灸，是十分普遍的急救外治法。灸法治急症达到通阳益气、散风活血、温通痰湿、下气降逆等目的，适用于厥证、脱证、寒证、虚证、痹证、哮喘、脘腹痛、霍乱吐泻等。

3. 拔罐法 穴位上用火罐吸拔，可温经通络，活血止痛，用于痛证、痹证、哮喘、外感等。

4. 雾化吸入法 利用超声的雾化作用，使液体在气相中分散，将药液变成雾化颗粒，通过吸入气道使药物吸收而达治疗作用的一种疗法。临床常用的有超声雾化器等，多用于肺卫急症。

5. 止血法 将中药经过加工或辅以器具施之于病变部位以制止出血的一种疗法。临床常用的方法有加压包扎法、塞鼻止血法、海绵剂止血法、敷药止血法等。

6. 注射法 将中药制成针剂，注射于肌肉、血脉之中，使药物吸收入机体内而起到治疗作用的一种疗法，这是近几十年来中药剂的重大突破。常用的方法有静脉滴注、肌肉注射、穴位注射等。

7. 灌肠法、结肠滴注法 将药液从肛门灌入或滴入大肠，以吸收药物于机体之中而达治疗作用的一种疗法。前者称灌肠法，后者称结肠滴注法。

8. 药熨法 又称热熨疗法，是将药物（或掺入某些吸热物）加热置于患者体表某些特定部位，进行热熨，以达到治疗目的的一种方法。适用于风湿痹痛、胃痛、腹痛、泄泻、痢疾、哮喘、积聚、鼓胀、两便不通等。

9. 熏吸法 利用药物加水煮沸后所产生的药蒸气熏蒸全身或患处，或用鼻口吸入，达到治疗目的的一种疗法。常用于发热、头痛、水肿、癃闭和眩晕等。

10. 敷贴法 是用药物或其他物品外敷于患处或某些穴位的一种治疗方法。适用于中暑、感冒发热、哮喘、鼻衄、风湿痹痛、脘腹疼痛、头痛、胸痹、小便不通等。

11. 搐鼻催嚏法 是将药物研成极细末，搐入鼻内，通过药末刺激鼻黏膜并吸收，使之连续不断地打喷嚏，以达到治疗目的的一种疗法。常用于感冒、神志昏糊（中风除外）、中暑、头痛、气厥、癃闭等。

12. 噙化法 即含化，又称噙含，是将药物噙在口中含化用以治病的方法。其作用特点是通过口腔黏膜和舌下静脉直接吸收，现代又称舌下给药，由于取效迅速，可用于救治心痛。

13. 刺络法 也叫刺血术，古称放血疗法，或谓泻血法。它是急救危重患者生命的主要手段之一。其作用刺络泻血，除滞祛结，以泻其邪。刺络之位，常取尺泽穴、委中穴、少商穴等，视病性病情而定。

急救疗法是中医处理急危重症的主要手段。无论内服或是外治都离不开基础理论的指导，必须治则明确，方能立法精当，然后以法立方，以方统药，或者精选外治法，强调综合措施，有的放矢，而达到真正的救治目的。

第六章　急危重症护理特点 ▷▷▷▷

中医急诊护理有着悠久的历史和丰富的经验，形成了系统的护理理论和操作体系，是急诊工作中不可缺少的一部分。现代中医急诊护理既具有现代护理学的特点，又具有中医学的特色。

一、辨证施护是中医急诊护理的核心

不同的疾病有不同的证候，正确的辨证施护是取得疗效的关键之一。如高热患者可根据虚实寒热的不同分别采取不同的药物进行物理降温，实热证可用生石膏等煎汤擦洗，风寒证当用麻黄类方煎汤擦洗。湿热证物理降温效果不佳。

在治疗方面辨证施护更为突出，如阳虚证在液体治疗时，当注意液体的滴入速度宜慢不宜快，亡阴重症在液体治疗时当加快输液速度等，均体现了中医急诊学辨证施护的特点。

二、情志护理、饮食护理是中医急诊护理的特色

情志护理是中医急诊护理的一大特点。西医学发展的今天，对情志在疾病过程中的作用越来越重视，中医学早在战国时期就十分注重情志致病的重要性，加强情志护理的研究是中医急诊护理的一项重要课题。

1. 要做到"怡情放怀，可愈此病"。帮助患者克服和消除急躁、抑郁、疑虑、悲伤、恐惧等不良情绪。防止怒伤肝、忧伤脾、悲伤肺、恐伤肾等，以免加重病情。

2. 要做到实事求是说明治疗的难易，既要帮助患者克服悲观失望的痛苦心情，也要注意切合实际地向患者宣传解释，应说明治疗上的难易，克服患者的急躁心情。

3. 应做好患者亲属的工作，使其密切配合。对探视和陪伴患者的亲属，要热情接待，让他们了解医院正在为患者进行认真负责的治疗，并通过他们给患者以开导，常能获得较好效果。

4. 医护人员要有热忱而严肃负责的工作态度。不仅态度要和蔼可亲，体贴耐心地护理患者，而且还要沉着、乐观、充满信心。切忌因治疗上的困难，在患者面前流露出焦虑、紧张情绪，以致忙乱，出现差错事故。

饮食与疾病的产生和治疗密切相关，中医学十分重视饮食的调理，急诊尤其如此。饮食可以养人，也可以治病，故早在周代我国就有专门的"食医"。《内经》进而强调："毒药攻邪，五谷为养，五果为助，五畜为益，五菜为充，气味合而服之，以补精益

气。"（《素问·脏气法时论》）这说明药物配合饮食治疗，既可减少"毒药"对人体的损害，又能"补精益气"，从而提高治疗效果。疾病有阴阳、虚实、寒热之别，食物也有寒、热、温、凉、补、泻的不同性质，在辨证施护原则指导下，根据病情辨证配餐。虚寒性患者当食用温热食物，如生姜、羊肉等，忌食生冷瓜果和寒凉食品；温热患者恰恰相反，可选用莲子、葛粉等；肝阳上亢和中风急性期的患者，忌食辛辣刺激食品，以防助火动风。正如《卫生宝鉴》所说："食物无贪于多，贵在有节。"此外，尚需考虑药物与食品的关系。服用中药一般均忌嗜茶，服参类补品则忌食萝卜。按一般习俗尚有蜂蜜忌葱、白术忌桃李、鳖甲忌苋菜、荆芥忌鲫鱼等，可供参考。

三、观察病情注重环境时辰的变化

中医学十分重视环境及时辰与疾病的关系，如《内经》中说："夫百病者，多以旦慧、昼安、夕加、夜甚。"（《灵枢·顺气一日分为四时》）一年四季，一天之内不同的时辰，病情会随之有轻重的不同。如早晨阳气升发之时，人身的阳气随之上升而邪气渐衰，症状减轻；中午阳气大盛，病情最为稳定；日落阳气降，所以病情也随之变化。许多危重患者病情常在夜间恶化。因此，在掌握时辰与疾病的关系后，要加强夜班的巡视，密切观察病情的变化，及时采取有效的措施挽救患者的生命。在适其寒温方面，病室要注意通风，但不宜让风直接吹拂患者。随着气候的变化，要及时使用降温和取暖的设备。对阳虚怕冷者，室温应稍高；高热烦渴者，室温宜稍低。同时还应保持室内一定的湿度。此外，要注意指导患者春防风、夏防暑、长夏防湿、秋防燥、冬防寒，以免病中复感，使其早日康复。

四、中医急诊护理特色

中医急诊护理具有独特的内容，是西医护理学不具备的。如刮痧疗法、灸疗法、中药熏洗疗法、中药结肠滴注疗法等，不仅是中医急诊急救的方法，也是中医急诊护理的重要内容和特色。

第七章　急诊科（室）的建设 ▷▷▷▷

中医急诊诊治是发展中医药学术、振兴中医事业的关键环节之一。中医急诊不但要求从事这项工作的医务人员能熟练地掌握西医学的急救技术，还要求在危重病急救医学领域中充分发挥中医药的优势，不断探索应用中医药或中西医结合的方法和手段，去充实和丰富急救医学的内容，更好地为患者服务。这就要求建设一支具有良好业务素质、结构合理、相对稳定的热爱中医急诊工作的专业技术队伍，改变传统管理模式，建立符合中医医院现状和实际的急诊科（室）管理体制，以适应中医急症工作的开展。

一、急诊科（室）的任务

1. 急诊任务　急诊科（室）是医院医疗工作的窗口，中医院急诊科工作的任务就是运用中医药的理论，及时、迅速、准确地诊断、抢救和治疗各科急危重症患者。急诊科（室）实行 24 小时应诊，承担内、外、骨、妇、儿各科的综合急诊任务，不受病种的限制，应坚持"以中医为主、中西医结合"的原则，不断总结和探索中医在危重病急救医学领域中的疗效优势，不断提高中医对急危重症的救治能力和水平，把中医院急诊科（室）建设成为培养现代化急诊医学人才的基地。

2. 急诊范围　凡是因起病猝暴、慢性病急性发作、病情险急、危及患者生命的病证，或因意外损伤、伤害等处在危急阶段者，均属急诊范围，应予紧急处理。

二、急诊组织

1. 医院分级管理对急诊的要求　按卫生部、国家中医药管理局的要求，二、三级医院均应设置急诊科（室），且应按医院一级科室设置。其中，二级医院设急诊室，能诊治常见急诊病种；三级医院设急诊科，具备开展院前（包括现场和途中救护）及院内急危重症患者的抢救治疗功能；参与当地急诊医疗网，承担意外灾害事故的现场急救；建立重病监护室，以提高危重症的抢救水平。

2. 急诊科（室）的管理体制　根据急诊医学的特点，并结合中医院总体科室设置不健全及急诊工作相对薄弱的实际情况，各级中医院均应把急诊科（室）列为一级科室，独立于内、外科之外，实行主管院长领导下的科主任负责制，加强医院对急症工作的领导，实行急诊门诊、观察室、急诊住院病房、重症监护室"一体化"的管理体制。二级中医院的急诊室主任由副主任医师担任，三级中医院的急诊科主任应由主任医师担任，负责急诊医疗、诊治、抢救、护理、技术培训、临床科研及行政管理等各项工作，并按技术职称的比例配足各级医护人员，建立一支梯队合理的专业技术队伍。对内科医师和护士实行定编定员，长期固定不变；其他各科医师相对固定，每半年或一年轮换一次。实行这种管理体制，有利于稳定专业技术队伍，不断提高医务人员的专业技术水平；有利于对危重患者的现场急救、途中抢救及院内抢救的连续性；有利于开展中医急症的科研工作，通过对危重患者的系统观察和治疗，不断探索和总结中医药治疗急危重症的有效方法；有利于中医急症的学科队伍建设，培养一支综合素质较高的中医急症队伍，造就一批学术造诣较深、具有创新学术思想的学术带头人，使急诊科（室）真正成为名副其实的从事中医急诊的医、教、研基地和人才培养基地。

3. 急救指挥系统　三级中医院为了增强对意外伤害、危重患者的综合抢救能力，能迅速做出应急反应，组织配套急救队伍，要建立健全医院的急救指挥系统，由业务院长、总值班、急诊科主任及护士长、医务科科长、护理部主任、门诊办公室主任及救护车车队组成。急救指挥系统要做好院内外协调工作，常备不懈，保证抢救工作的顺利进行。

4. 急诊科（室）人员配备和要求

（1）急诊科（室）医师应具有一定的中西医基础理论、跨科知识、技术水平和实践经验，基础理论、基础知识、基本技能训练有素，而且要具备应急本领，能用中西医两法对各种创伤、急性出血、厥脱、中风、急性中毒、重要脏器衰竭等急危重症进行现场抢救、途中救护和院内抢救。

急诊科（室）护理人员的建制要独立，受主管院长及护理部领导，在医疗业务方面必须听从急诊科（室）主任安排。配备专业知识扎实、基础技能熟练、有一定中西医临床实践经验、责任心强、身体健康、服务态度良好的护士从事急诊科（室）工作。在医疗工作中，发挥中医护理的特点，建立中医急症病种的护理常规，使中医诊疗与中医护理有机地配合，以提高疗效。

急诊科（室）要配备护工和保洁人员，前者受急诊科（室）的领导，后者的工作由保洁公司统一管理安排。

（2）中医院急诊门诊及观察室医护人员，根据急诊日平均人次配备。急诊病房医护人员配备，应根据《中医医院分级管理办法与标准》规定执行，床位与工作人员之比，二级医院是1:1.3~1:1.5，三级医院是1:1.5~1:1.7；二、三级医院各级医师之比，二级要求是1:2:4:8，三级要求是1:3:5:7，保持一个合理的医师结构。

三、急诊科（室）基本设施

1. 建筑选址

（1）急诊科（室）门诊的位置，以方便患者就诊为原则，争取急危重病患者的抢救时机，应设在医院门诊部的一侧，形成独立区域，并有明显的指示标志灯，夜间有标志灯。门前应有停车场，便于急救车停靠和输送患者。

（2）急诊科（室）的建筑以一层平面展开为宜，其大厅及走廊要宽敞明亮；急诊科（室）内的各室布局，以减少院内交叉感染和节省时间为原则进行设计；应有配套的建筑及房间，如诊室、治疗室、值班室、医护办公室、输液室及厕所、开水间等；应有方便的走廊与住院处、病房相连。

2. 科室设置

（1）**急诊门诊设置**　急诊门诊应设有分科诊断室、抢救室、外科处置室、观察室及急诊煎药房。同时按每日急诊量的多少设立相应数量的观察床位，观察床位应占医院总床位的 3%，二级医院不少于 5 张，三级医院不少于 15 张，其中包括隔离观察床 1 ~ 2 张。抢救室要有足够的使用面积，二级医院面积 $24m^2$ 以上，可摆放 1 ~ 2 张抢救床；三级医院 $40m^2$ 以上，可摆放抢救床 2 ~ 3 张。急诊挂号、收费、检验、放射、中西药配方要配套。

（2）**急诊科病房设置**　在住院部应按普通病房要求设立急诊科病房〔三级医院含重症监护室（ICU）〕，总床位不得少于 30 张（含监护床 4 ~ 6 张）。

监护室应有合理的布局与设计，工作环境以一面为实体墙，采用双开门为宜；走廊和门都应足够大，能使医疗仪器及患者自由通过；有足够的使用面积，大病房每床有 $15m^2$，小病房每床有 $20m^2$；有充足的照明、电源、供氧、吸引等设施，及防止干扰、交叉感染、空气净化等装置。

3. 医疗仪器设备及药品　急诊科（室）应配备相应的仪器设备：心电图机、自动洗胃机、电动吸引器、胃肠减压吸引器、吸氧装置、输液装置、超声雾化器、针灸治疗仪、手动呼吸囊（或电动呼吸机）、多功能抢救床、心脏除颤器（附示波装置）、心电监护仪、臂式无影灯、救护车（车上应配备吸氧、吸引、输液、人工呼吸装置，心电图机、除颤、起搏器等）、各种基本手术器械及敷料等。

急诊科（室）主要药品：中枢神经兴奋剂、升压及降压药、强心药、利尿及脱水药、抗心律失常药、血管扩张药、镇静剂、止痛剂、解热剂、止血剂、解毒剂、止喘药、纠正电解质酸碱平衡失调药（包括各种输液）、局部麻醉药、抗生素类药、激素类药、全国中医医院急诊科（室）必备中成药等。

4. "120" 急救网　为保证院前急救的快速有效，三级中医院急诊科应尽量开通"120"急救电话，应配有良好的通讯设备，以利信息传递。急诊医护人员要随时为院前急救做好准备，强化业务学习，强化应急能力，能正确完成创伤、急性出血、厥脱、急性中毒及重要脏器衰竭的急救和运送，能熟练应用止血、包扎、固定、搬运四大技术和徒手心肺复苏术。

四、急诊管理

1. 急诊工作制度

（1）为保证急诊工作正常有序进行，必须严格贯彻执行《全国医院工作条例》中有关急诊方面的各项规章制度，并应根据条例中有关制度的规定，结合实际情况建立适合自己医院的急诊工作制度，如首诊负责制、抢救制度，值班与交接班制度，查对制度，观察室工作制度，会诊与转诊制度，出诊制度，抢救药品、器械管理制度等。

（2）急诊科医护人员应有高度的责任感和同情心，坚守岗位，昼夜值班，严格执行急诊各项规章制度和技术操作规程。对急诊患者要处理及时、准确，严密观察病情变化，写好病历，做好各项记录，对疑难危重患者应立即请上级医师会诊，对危重不宜搬动的患者应就地组织抢救。

2. 急诊观察室管理 观察室主要收留危重症不宜搬动的患者；符合住院条件，一时不能入院的患者；不符合住院条件，但根据病情尚须观察的患者。

急诊值班医师和护士，对留观患者要严密观察，及时治疗，随时记录病情和处理经过，要按时、详细、认真地进行交班、接班工作，重要情况应做书面记录。急诊室值班医师早晚要各查房一次，重病者随时查房。按照国家中医药管理局编制的《中医病案规范》，进行三级医师查房制度，及时修订诊疗计划，提出工作重点。急诊值班护士要随时主动巡视患者，按时进行辨证施护，并及时记录和反映情况。

3. 抢救室管理 急诊抢救在急诊医疗中占有重要地位，应建立抢救室岗位责任制，规范常见危重症的抢救程序，配备基本的抢救设备和药品。

抢救工作应由科主任、护士长负责组织指挥，迅速及时地投入抢救，对重大抢救应及时提出抢救方案，并报医院领导及有关部门。

抢救时，医护人员应按岗定位，按照相应疾病的抢救程序进行工作，随时严密观察患者病情变化，及时详细做好记录。严格执行查对制度，防止差错事故，口头医嘱执行时应加复述。应根据患者病情，及时采取检测生命体征、给氧、吸痰、建立静脉通路、进行人工呼吸、胸外心脏按压、止血等应急处置，待患者病情稳定后方可移动患者。

抢救室应备齐中西医抢救药品、物品、器械和敷料等，并须放在固定位置，设专人管理，要有明显标记，不准任意挪动、挪用或外借。药品、器械用后应立即清理、消毒，然后放回原处。消耗部分及时补充，以备再用。对药品应经常检查，发现霉变、虫蛀或变质等情况应随时报告并更换。抢救室一切物品、药品、器械，每日应核对一次，做到班班交接，账物相符。

4. 监护室管理 监护室内应有完善的监护、复苏及抢救系统，由经过专门培训的医护人员负责监护室工作。监护室医护人员应遵守岗位责任制、每日查房制度、交接班制度、仪器检查使用保管制度等。

对病情尚未稳定、一时难以转入普通病房的急症患者，应留急诊监护室继续监护治疗。监护室医护人员根据患者病情，制定监护方案，动态观察病情变化，做好各项诊疗记录。

监护项目主要有体温、呼吸、血压、脉搏、心率、心律、心电示波等，必要时需做心电图、血气分析、尿量、肾功能等监测。

5. 急诊病案管理 急诊病案是医务工作者在急诊临床工作中用于记载患者疾病发生发展、演变预后、诊断治疗、防护调摄及其结果的原始档案，也是解决医疗纠纷、判定法律责任、医疗保险等事项的重要依据。

急诊、观察、临护及住院患者均应建立急诊病案，作为医院病案管理的一部分纳入管理，以保证病史资料的连续性和完整性。根据《中医病案规范》将门诊急诊病案分为"急诊初诊记录""急诊病程记录""急诊留观记录""急救记录"四种形式；急诊病房的病历应按照"住院病案格式及书写要求"进行书写，均以"中医病案质量评价标准"评定。

6. 急诊质量管理　随着中医院急诊科（室）的发展，应建立质量管理组织，确定质量控制项目（如中医治疗率，危重症中医参与率，抢救成功率，单病种质量控制，急诊、出院诊断符合率，以及医疗安全、医德医风等），提出目标、标准与措施，进行定期检查。

7. 仪器设备及药品管理　急诊科（室）要有配套完善的医疗仪器设备及中西医急救药品，由专人管理，物品完好率要达到100%；相关科室要做好保障供应工作，保养维修，监督检查。急救设备要齐全，器材、器械要好用，能正常运转，防止生锈，定期更换，随时备用；急救手术包和敷料物品，必须每周更换消毒，不要过期，以防感染；药品贮备要全，注意有无过期，毒麻药品务必由专人妥善管理，防止丢失。

8. 救护车管理　救护车应直属医务处或急诊科（室）管理，驾驶员应24小时值班；接出诊电话后5分钟内出车，不得以任何借口延误出诊时间。车辆应随时检查，保证车况良好；车上应备有氧气、输液、急救药品、血压计及基础急救器械，以便开展途中救护；车辆应定时清洁与消毒，以防交叉感染。

五、人才培养

人才是急诊科（室）建设中的关键因素。医院应首先确立急诊科（室）的学科带头人，并根据不同层次人员规范化管理，进行在职继续教育培训。对住院医师，要求紧密结合临床实践，巩固已学过的中西医基础理论知识，强化基础理论、基本知识、基本技能训练，并努力学习和掌握现代急诊医学知识，不断扩大知识面，增强动手能力和应急能力，在具有一定基础后分期分批送往西医院进修1年西医学，再担任住院总医师1年；对主治医师，要求能熟练应用中西医基础理论，对各科急危重症进行抢救治疗，通过参加急救培训班和专题学术讲座，掌握现代急救技术，进一步提高自身的理论知识水平，提高分析问题与解决问题的能力，根据各级医院的具体情况，安排他们参加部分科研和教学工作，使之成为一专多能的技术骨干；对副主任医师和主任医师，则要求他们能及时掌握本学科的国内外最新动态和发展趋势，积极参加国内外学术交流，不断更新知识，组织和指导下级医师分析解决疑难问题，能独立承担科研项目，撰写高质量、高水平的学术论文，成为名副其实的学术带头人。

六、急诊科（室）的科研和教学

三级医院急诊科应积极开展科研工作，以提高临床疗效为核心，从深层次系统探索中医药在危重病急救领域中的疗效优势，并结合现代急救技术和方法加以充实完善，对有确切疗效的病证进行辨证论治和理论方药的诊疗序列配套，形成标准规范加以推广应用。采取"继承与发展相结合，中医与中药相结合，基础研究与应用开发相结合，科研成果与新药研制相结合，临床观察与实验研究相结合"的研究思路和方法，本着取长补短、优势互补的原则，针对具有中医特色和优势的病种进行科研攻关，避免低水平重复，提高科研水平。组织多学科联合攻关，探索有利于推动中医急症学术发展的"突破口"，创建现代中医急症理论，促进中医急救技术的发展。

急诊科还应重视教学工作，除应承担临床进修、本科生实习及研究生的培养外，还应举办中医急症临床学习班，以讲授中医急症的新理论、新经验、新技术、新成果、新进展为主要内容，培养中医急诊专业骨干人员，指导、推广《全网中医医院急诊科（室）必备中成药》的临床应用。

在危重病急救医学领域中，如何继承、发掘中医药抢救急危重症的经验，深入系统地研究中医药急症理论和实践经验，充分发挥中医特色优势，是发展中医学术的重要环节；提高中医对急症的临床疗效，进而提高医疗质量，是增强中医医院综合服务功能的关键，是建设现代化综合性中医医院的重要环节。急诊科（室）应在现有综合急诊的基础上，逐步提高中医急症的整体水平，努力拓展急诊科（室）的服务功能，加强急诊科（室）的内涵建设，强化科学管理，更好地适应社会需求，不断创新和开拓中医急症工作的新局面。

第八章 证 候 ▷▷▷▷

第一节 高 热

【概述】

高热是机体在内外病因作用下，脏腑气机紊乱，阳气亢盛而引起的以体温升高为症状的常见急症。包括外感高热与内伤高热。《素问·阴阳应象大论》说："阳盛则热……阴虚则内热，阳盛则外热。"《素问·热论》曰："今夫热病者，皆伤寒之类也。"《难经·五十八难》云："伤寒有五：有中风，有伤寒，有湿温，有热病，有温病。"

西医学的急性感染，如上呼吸道感染、肺部感染、胆道感染、泌尿道感染等，以高热为主要表现者，均可参考本节辨证救治。

【病因病机】

1. 邪实化热 以外感居多，亦有因情志、外伤、内在伏邪、饮食、药毒等引致者，且多为内外合邪而病，尤以外邪与内在伏邪为最常见，且常见邪郁化毒，"毒寓于邪，毒随邪入，热由毒生"。内外二邪合而伤人，必然激惹通汇于肌腠的三焦元真之气，正气奋力抗邪，与邪交争，郁结化火，发为高热。情志、外伤、饮食、药毒与内在伏邪一是化毒伤人，二是阻滞气机，"气有余便是火"。

2. 虚邪留滞 久病伤正，或实证因医药之误伤正，或劳倦内伤，导致气血阴阳亏虚，脏腑气机功能失调，阳气郁闭而引发高热，或阴津不足，阳气浮越而导致发热。

3. 虚实夹杂 素体虚弱之人复感于内外之邪，即引发虚中夹实，或实中带虚之高热。

【诊断与鉴别诊断】

一、诊断要点

1. 发病特点 高热病情变化比较迅速，可产生神昏、动风、出血、脱证等变证。

2. 临床表现 高热急症多见实热或本虚标实之热，表现形式多样，但以身体灼热、烦渴、脉数为主要临床表现。热型有壮热、恶寒发热、潮热、寒热往来等。发热时间，短者数小时，长者数日。

病在表：病在卫分，症见微恶寒而发热，伴口渴，汗出，脉浮且数。邪犯太阳，恶寒重于发热，伴头身痛，脉浮。

病入里：病在气分，邪犯阳明，则壮热不寒，口大渴，脉洪大而数；若热结于腑，痞满燥实，苔黄燥；若夹湿则高热，但口多不渴，苔多白腻或黄腻，脉濡数。入营则高热，入夜为甚，兼见谵昏，斑疹隐隐；入血则高热，兼见齿衄，鼻衄，吐血、便血，甚至昏迷，抽搐，斑疹显露，脉细数，舌绛少津等。

二、辅助检查

头颅 CT 检查，胸部 X 线检查，腹部超声检查，血、尿、便常规检查，生化检查，血凝等检查。

三、鉴别诊断

本篇高热主要指由外感所致高热，具有起病急、病程短、热势重而体多实的特点。而内伤发热多由脏腑阴阳气血失调，郁而化热所致，高热之前多有低热，发病缓，病程长，临床多伴有内伤久病虚性证候，如形体消瘦、面色少华、短气乏力、舌质淡、脉数无力等。

【治疗】

"热者寒之"，外感发热以清热为治疗原则，根据病邪性质、病变脏腑、影响气血津液的不同，又有清热解毒、清热利湿、通腑泻下、清泻脏腑、养阴益气等治法，以达清除邪热、调和脏腑之目标。

一、急救处理

1. 监测体温，做必要的血、尿、便常规，C 反应蛋白及生化检查，根据病情可进一步选择胸部 X 线、腹部 B 超等检查。

2. 病情重者，留观，卧床休息，鼓励饮水，必要时开通静脉通路给予补液治疗。危重者应给予吸氧、心电监护及液体复苏。

3. 中药降温：

（1）中药擦浴 用麻黄汤、升降散水煎液擦浴。前者用于风寒证，后者用于风热证。

（2）中成药 辨证使用中成药退热，如外感邪毒用瓜霜退热灵、清开灵口服液等，热盛惊厥可用紫雪丹，热盛内扰神明用安宫牛黄丸。

（3）中药注射液 辨证使用中药注射液，如热毒宁注射液、醒脑静注射液、痰热清注射液、清开灵注射液、血必净注射液等。

二、分证论治

1. 外邪袭表

症状：发热，恶寒或恶风，咽干咽痛，或头痛身痛，鼻塞流涕，喷嚏，周身酸楚不适。轻者舌质淡红，苔薄白，脉浮。重症舌质红或绛，苔黄或腻或燥，脉洪大或滑数。

治法：解表透邪。

方药：风寒重者以麻黄汤加减，药用麻黄、桂枝、杏仁、甘草。风热者以银翘散加减，药用金银花、连翘、豆豉、桔梗、薄荷、牛蒡子、竹叶、荆芥穗、生甘草、鲜芦根。夹湿者，加藿香、佩兰；便秘者，加用防风通圣丸。

中成药：风寒者用正柴胡饮、感冒清热颗粒。风热者用疏风解毒胶囊。夹湿用藿香正气软胶囊。

2. 邪壅肺卫

症状：壮热汗出，口渴欲饮，咳嗽或喘促，咳痰黄稠，或痰中带血，胸痛，呼吸急促，或口苦口干，伴见腹胀便秘，口中气臭，尿黄赤，舌红苔厚，脉实而数。

治法：清热解毒，通腑泄热。

方药：大柴胡汤加减，药用柴胡、大黄、黄芩、赤芍、半夏、生姜、枳实、大枣等。热在气分者，大热、大汗、大渴、脉洪大，合用白虎汤；腑实内结者，加用大承气汤；小便赤痛者，加车前草、滑石、瞿麦。

3. 营血炽热

症状：身热气促，神昏，谵语，心烦不寐，口干不欲饮，甚至皮肤花斑，舌质红绛，少苔或剥苔，脉细数。

治法：清热透营，凉血解毒。

方药：清营汤加减送服安宫牛黄丸，药用水牛角片（先煎）、竹叶心、连翘、黄连、生地黄、麦冬、玄参、丹参等。

4. 里虚邪郁

症状：发热，神疲倦怠，食少纳呆，气短懒言，舌淡暗，脉虚数无力。

治法：甘温除热。

方药：补中益气汤加减，药用生黄芪、党参、白术、炙甘草、当归、陈皮、柴胡、升麻、青蒿、仙鹤草等。

三、其他疗法

1. 针灸法 取大椎、曲池、风池、合谷、太冲、委中穴，用毫针刺法，以泻为主。风寒表证配风门、肺俞；风热表证配鱼际、外关；热入气分配十宣（点刺放血）或十二井穴（点刺放血）；热入营血配内关、中冲；神昏配水沟、十宣（点刺放血）；烦躁配印堂、神门。

2. 刺血法　取大椎穴、少商、十宣穴，点刺放血 0.5～1mL。

3. 刮痧法　选脊柱两侧、背俞穴，重点选在夹脊中相应病变脏腑的俞穴。患者取直立位或坐位，在项至腰部夹脊两侧，用刮痧板蘸油或清水，刮脊椎两侧和背俞穴至皮肤呈红紫色为度。

4. 按摩法　选上星、印堂、鱼腰、太阳、风池、大椎、风门穴，用一指禅、推、揉法按摩。

5. 外敷法　①紫雪丹填脐，用于外感发热。②吴茱萸末醋调敷足心，用于胃热内蕴，引热下行。

6. 灌肠法　蚤休、金银花、连翘、牛蒡子、柴胡、生大黄、荆芥、生甘草水煎取汁灌肠。

【调护】

1. 密切观察病情变化，记录各项生命体征（体温、呼吸、血压、脉搏、神志）。

2. 保持病室空气新鲜，室温可保持在 20℃～22℃，并且要保持一定的湿度。高热患者口咽容易干燥，冬天可在暖气上放一盆清水，使其蒸发以湿润空气，有条件时可使用加湿器。

3. 高热患者的饮食宜清淡、细软、易消化，以流食、半流食为宜。患者口渴时应鼓励多饮水或果汁，如西瓜汁、梨汁、橘汁等。汗出较多时应注意补充水分，可用鲜芦根煎汤代茶饮或给淡盐水。不能饮水者，应用鼻饲法或静脉输液等方法补充津液的消耗，以免脱水。高热患者应忌食油腻、辛辣、厚味食品。热病初愈，饮食仍宜清淡稀软，逐渐恢复正常饮食，但要注意补充营养，要少食多餐。可选择瘦肉、蛋类、新鲜蔬菜、水果等。

第二节　疼　痛

急性头痛

【概述】

头痛是疼痛病证常见的症状之一，本节所论述的头痛是指外感六淫或内伤杂病引起的、突然发作的以头部疼痛为主要症状的病证。头痛一证，首载于《内经》。如《素问·奇病论》有"人有病头痛以数岁不已"的记载。《灵枢·厥病》云："真头痛，头痛甚，脑尽痛，手足寒至节，死，不治。"《素问·五脏生成》曰："头痛巅疾，下虚上实，过在足少阴、巨阳，甚则入肾。"

西医学急性上呼吸道感染、颅内感染、高血压、血管神经性疾病及颈椎病等，凡是以头痛为主要临床表现者，均可参考本节辨证论治。

【病因病机】

头痛的病因，早在《内经》中就有论述，与感受外邪、上实下虚、气机逆乱等有关。《伤寒论》中三阳经及厥阴经均有头痛。后世多以外感、内伤头痛辨证。头为诸阳之会，脑为髓海，人体五脏精华之血，六腑清阳之气，皆上注于头。凡是外感六淫或疫疠之气，上犯颠顶，阻遏清阳，或人体内伤诸因，使气血逆乱，清窍失养，均可导致头痛。

1. 外感邪毒　外感六淫邪气，风为阳邪，易伤阳位。风邪兼夹寒邪或热邪外袭，阻滞三阳经络气血而发病；或感受疫毒邪气，化热入里，循经上扰而致气血逆乱，热毒伤津竭液，炼液成痰，热、瘀、痰浊闭阻窍络而致头痛。

2. 正虚邪滞　素体亏虚，或烦劳伤气，暗耗精血，脾虚失运，使痰浊内生，循经上扰，痰阻清窍，经络壅滞而致头痛。或肝阴不足，肝阳暴亢，气血运行失常，甚则阳亢络破，窍络瘀浊内阻，不通则痛。

3. 虚不荣窍　中气亏虚，脾失健运，化湿生痰，郁遏清阳，清阳不升，浊阴不降，窍络失养而发头痛。

【诊断与鉴别诊断】

一、诊断要点

1. 发病特点

（1）外感头痛多急性发作，且伴外感表证；内伤头痛多反复发作，且病史多在 1 年以上。

（2）遇七情变化、劳累、月经期等诱发或加重。

2. 临床表现

（1）主诉　常以头部疼痛的自觉症状为主诉。或双侧或全头部疼痛，呈跳痛、灼痛、胀痛、重痛、针刺痛等。痛甚者伴恶心呕吐，难以忍受。

（2）病性　外感头痛，多属实证，一般起病较急，病势较剧，呈掣痛、跳痛、灼痛、重痛或痛无休止等，每因外感六淫之邪所致。内伤头痛一般起病较缓，反复发作，呈隐痛、空痛、昏痛、悠悠而痛等。

二、辅助检查

经颅多普勒超声（TCD），头颅 CT 或 MRI 检查，腰椎穿刺脑脊液检查，脑电图检查，血、尿、便常规检查，生化检查，血凝等检查。

三、鉴别诊断

1. 类中风　类中风病多见于 45 岁以上患者，常表现为眩晕反复发作，头痛突然加重，多为风痰壅盛引起，常兼半身肢体活动不灵，或舌謇语涩。

2. 真头痛 真头痛多呈突然剧烈头痛，常表现为持续痛而阵发加重，甚至呕吐如喷不已，以致肢厥、抽搐。

【治疗】

外感头痛以邪实为主，治疗应以祛邪为主，因风者疏之，因寒者散之，因湿者化之，因热者清之。头痛因风邪为患，故须用风药祛风散邪；若系寒、湿、热邪为患，亦可参用风药以为引经。内伤头痛多属虚证，治疗以扶正为主，风阳上越则息风潜阳，气虚则益气升清，血虚则养阴补血，肾虚则益肾填精。至于痰浊、瘀血所致头痛，属本虚标实，或先祛其实，或扶正祛邪兼顾，当因证制宜。

一、急救处理

1. 测体温，量血压，检查神经系统反射，初步判断病情的危重度。

2. 根据临床表现，做相关辅助检查，确定导致头痛的疾病。

3. 止痛：

（1）针刺太阳、风池、百会、合谷穴，留针 15～20 分钟，用泻法。亦可取太阳、印堂穴，用小罐拔罐。

（2）以川芎、白芷、细辛、全蝎、地龙煎汤内服，或加外敷熏洗。脑出血者慎用。

4. 辨病综合救治：

（1）上呼吸道感染头痛，辨证应用中药或中成药，或针灸、拔罐等外治法止痛，西药给予解热镇痛剂。

（2）颅内感染性头痛，需针对病原微生物给予抗菌或抗病毒药控制感染，伴有颅内高压者，用甘露醇脱水降颅压。中成药用清开灵或醒脑静注射液，重症送服安宫牛黄丸。

（3）高血压头痛，应积极控制血压；高血压脑病或脑出血，加甘露醇以脱水降颅压。中成药可用牛黄清心丸，重症送服安宫牛黄丸。

（4）蛛网膜下腔出血头痛，口服尼莫地平片，或持续静脉泵入尼莫地平注射液以解除血管痉挛，并以甘露醇脱水降颅压。有手术适应证者，尽快手术治疗。中成药可用清开灵注射液或醒脑静注射液。

（5）颅内肿瘤、脓肿、硬膜下血肿占位性头痛应脱水降颅压，必要时手术治疗。

（6）神经性头痛、偏头痛可予镇静、扩血管治疗改善循环，并用针灸、按摩、热敷等治疗。

二、分证论治

1. 外感邪毒

症状：头痛如裂或头重如裹，颠顶或头额痛甚，痛连项背，恶风身痛，或伴发热，流涕，口渴欲饮或口不渴，严重者头痛如劈，烦躁不安，恶心呕吐，壮热，口渴，神志恍惚，甚则抽搐，角弓反张。轻者舌质淡红，苔薄白，脉浮。重症舌质红或绛，苔黄或腻或燥，脉洪大或滑数。

治法：散风解毒，通络止痛。

方药：六淫邪气以川芎茶调散加减，药用川芎、荆芥、白芷、羌活、甘草、细辛、防风、薄荷、清茶等。风热加石膏、菊花、连翘、炒栀子、蔓荆子；夹湿者，重用羌活、独活。

疫毒内陷以清营汤加减，药用金银花、连翘、水牛角、丹参、玄参、生地黄、麦冬、竹叶卷心、黄连、羚羊角粉。高热神昏加安宫牛黄丸。

中成药：外感风邪头痛用芎菊上清丸；重症高热，神昏，头痛剧烈，可用安宫牛黄丸。

2. 正虚邪滞

症状：头痛猝发，颠顶胀痛，或反复发作，心烦易怒，失眠口苦，面红目赤，便结，或头痛如裹，恶心，呕吐痰涎，或头痛如劈，持续不得缓解，伴有呕恶，项强，烦躁，甚至昏迷。舌质红或有瘀斑，苔腻，脉弦数或弦涩或滑。

治法：扶正祛邪，通络止痛。

方药：镇肝息风汤加减。药用羚羊角粉、代赭石、石决明、白芍、天冬、玄参、生龙骨、生牡蛎、麦芽、牛膝、川楝子、生甘草等。瘀重者可加川芎、三七、地龙等活血通络，或以通窍活血汤救治；痰多者，合用导痰汤；伴有痰热腑实者，合用承气类以通腑泻下。

中成药：脑立清胶囊、黄连上清丸。

中药注射剂：清开灵注射液、醒脑静注射液。

3. 虚不荣窍

症状：头痛隐隐，以后枕部为甚，或伴头晕，恶心，失眠，心悸不宁，面色少华，神疲乏力，遇劳加重。舌胖质淡，苔白腻，脉沉细弱。

治法：益气升阳，荣窍止痛。

方药：益气聪明汤加减，药用黄芪、甘草、党参、升麻、葛根、蔓荆子、芍药、黄柏等。血虚者，倍用黄芪，加当归；气虚痰浊内阻者，可用李东垣的半夏白术天麻汤。

中成药：愈风宁心片等。

中药注射液：灯盏花素或天麻素注射液。

三、其他疗法

1. 针灸法　循经取穴。前头痛：太阳、印堂、列缺、合谷；颠顶痛：百会、四神聪、太冲、涌泉；头项痛：百会、后溪、风池、昆仑；偏头痛：头维、风池、外关、列缺。实证用泻法，强刺激。

头风痛，灸囟会、百会、前顶穴；痛连目者，灸上星、四神聪、后顶穴。艾炷宜小。风热者忌用。

2. 刺血法 偏头痛日久不愈者，可用绷带在太阳穴水平做圆圈扎头部，使患侧太阳穴颞颥部络脉怒张，以三棱针或圆利针砭刺，出暗红色血数滴，并针耳门、率角等穴，其痛可止。

3. 拔罐法 取太阳、印堂、风池等穴，每次以小罐拔罐数分钟。风热者禁用。

4. 按摩法 按摩太阳、印堂、头维、百会、上星、风池、合谷、列缺、外关、太冲、太溪等穴，用一指禅法。

5. 外敷法 ①肉桂末酒调外敷颠顶、太阳穴，用于寒凝头痛。②吴茱萸末醋调敷足心，用于阳热上亢头痛。

【调护】

头痛者应尽早明确诊断，积极治疗，调整情绪。外感头痛由于外邪侵袭所致，故平时生活应有规律，起居有定时，参加体育锻炼，以增强体质，抵御外邪侵袭。肝阳所致者，宜情绪舒畅，避免头痛的诱发因素，如精神紧张、睡眠不足及噪音和强光等刺激，避免食用可能引起头痛的食物，如酒类、奶酪、巧克力、大量咖啡因等。治疗期间，严禁饮酒及吸烟。尤其肝阳头痛者，禁酒更为重要。注意气候变化，防止外感邪气，避免过冷或暴晒。

此证的护理，凡头痛剧烈者，宜卧床休息，环境宜清静，光线不要过强。倾听患者的主诉，告知患者该病为功能性、可逆性，给予精神支持，使患者增加战胜疾病的信心。指导并建议患者记录头痛的日记，让其知晓头痛的特征及经过。由焦虑和抑郁等心理因素所致的紧张性头痛，应给予心理治疗，耐心给患者做适当的解释与诱导。因肝火头痛者，可用冷毛巾敷头部。风寒头痛剧烈者，可用盐炒附子包在纱布内，频擦痛处，外出时戴帽，避免风寒外袭。饮食调理应根据头痛的性质、证候情况进行搭配。加强身体锻炼，可选择太极拳、八段锦、游泳、慢长跑中的一项或两项进行锻炼，以增强体质。

急性腰痛

【概述】

急性腰痛是指以腰部或腰脊部位突然发作疼痛为主要表现的一种病证。腰痛最早见于《内经》，并有《素问·刺腰痛论》专篇论述，在《素问·脉解》中又称为"腰脊痛"。《内经》中对腰痛的症状论述极为详细，如"腰痛不可俯仰""腰痛不可以转摇""腰痛，腰中如张弓弩弦""腰痛，引项脊尻背""腰痛，痛引肩"等。

西医学的部分泌尿生殖系统疾病、风湿病、腰肌劳损、脊椎及脊髓疾病等凡是以腰痛为主要临床表现者，均可参照本节辨证论治。

【病因病机】

历代医家认为，肾虚与邪实是腰痛的根本病机。其病因归纳起来主要有肾虚、寒湿、湿热、闪挫瘀血等。《金匮要略·血痹虚劳病脉证并治》中有"虚劳痛嫡"。《杂病源流犀烛·腰脐病源流》指出:"腰痛,精气虚而邪客病也……肾虚其本也,风寒湿热痰饮、气滞血瘀闪挫其标也,或从标,或从本,贵无失其宜而已。"王肯堂《证治准绳·腰痛》说:"有风,有湿,有寒,有热,有闪挫,有瘀血,有滞气,有痰积,皆标也。肾虚其本也。"

1. 湿痹络阻 由于坐卧湿冷之地,或冒雨涉水,身劳汗出,感受寒湿之邪,寒湿痹着腰府,或素体脾虚湿盛,湿热交蒸之季,复感外邪,湿痹络阻,气血运行不畅而发腰痛。

2. 瘀血阻络 因跌扑闪挫,或劳累损伤,筋肉受损,经脉气血凝滞不畅,不通则痛。

3. 肾虚失养 先天禀赋不足,或年老精血亏损,肾府失养,且肾虚外邪更易内侵而致邪阻腰部经脉,气血运行失畅。

【诊断与鉴别诊断】

一、诊断要点

1. 疼痛部位或在脊中,或在一侧,或两侧俱痛为主症。

2. 自觉一侧或两侧腰痛为主症,或痛势绵绵,时作时止,遇劳则剧,得逸则缓,按之则减;或痛处固定,胀痛不适;或如锥刺,按之痛甚。

3. 有腰部外伤史、慢性劳损或受寒湿史。大部分患者在发病前有慢性腰痛史。

二、辅助检查

X线摄片检查:可有脊柱侧弯,腰生理前凸消失,病变椎间隙可能变窄,相邻边缘有骨赘增生。CT或MRI检查提示椎间盘突出的部位及程度。

三、鉴别诊断

1. 肾着虽有腰部沉重冷痛,与腰痛相似,但多有身体沉重、腰以下冷、腹重下坠等,为一个独立性疾病,需进行鉴别。

2. 腰软虚证腰痛可伴有腰软,但腰软是以腰部软弱无力为特征,少有腰痛,多伴见发育迟缓,而表现为头项软弱、手软、足软、鸡胸等,多发生在青少年。

3. 淋证中的热淋、石淋常伴有腰痛,但必伴有小便频急、短涩量少或小便中带血等症状,可与本病鉴别。

【治疗】

腰痛分虚实论治,虚者以补肾壮腰为主,兼调养气血;实者祛邪活络为要,针对病因,施之以活血化瘀,散寒除湿,清泻湿热等法。虚实兼夹者,分清主次,标本兼顾治疗。

一、急救处理

1. 仔细询问发病原因、伴随症状及腰痛的具体部位及性质，初步判断病位所在。

2. 根据病情，做相关辅助检查，进一步确定导致腰痛的疾病。

3. 止痛：

（1）对于寒湿腰痛，取阿是穴（压痛点）、命门、肾俞、气海、关元，痛甚者加夹脊穴。患者取俯卧位，所选穴位常规消毒，针柄施约 1cm 长的艾条温灸，留针 20 分钟。起针后在患处拔火罐，翻罐 5 分钟。

（2）先往腰部疼痛处及其周围应用（擦）法或推法，配合按肾俞、大肠俞、巨髎及压痛点，根据辨证加用有关穴位或适当配合相应的动作运动，然后再用按、揉、擦等法。

4. 辨病综合救治：

（1）泌尿系梗阻性疾病导致肾绞痛，可在明确诊断后应用镇痛剂对症止痛，并可用碎石或外科手术去除病因。

（2）急性腰扭伤者要制动，根据病情应用按摩推拿、封闭止痛法。

（3）化脓性脊柱感染，应用抗感染治疗。

二、分证论治

1. 湿痹络阻

症状：腰部痛而重着，转侧不利，逐渐加重，或腰部弛痛，痛处伴有热感，梅雨季节疼痛加重，活动后可减轻，或见肢节红肿，烦热口渴，小便赤，大便黏滞不爽。舌质红或淡，舌苔白腻或黄腻，脉沉迟缓或滑数。

治法：祛邪除湿，通络止痛。

方药：外感寒湿者用甘姜苓术汤加减，药用干姜、炙甘草、白术、茯苓、薏苡仁、苍术、独活、桂枝、细辛、鸡血藤等。感受湿热者用四妙散加减，药用苍术、黄柏、薏苡仁、牛膝、忍冬藤、金银花、连翘、草薢、木瓜、防己、甘草等。肾虚者合用独活寄生汤；肾阳虚内寒者加牛膝、狗脊、制附子等以温肾祛寒。

2. 瘀血阻络

症状：因跌仆坠堕而损伤，腰痛如刺，痛有定处，日轻夜重，轻者俯仰不便，重者不能转侧，动则痛剧，痛处拒按。舌质黯紫，或有瘀斑，脉涩或弦。

治法：化瘀通络，行痹止痛。

方药：身痛逐瘀汤加减，药用当归、川芎、桃仁、红花、秦艽、羌活、香附、没药、五灵脂、地龙、牛膝等。有热者加栀子；大便秘结、腹胀者加大黄。

3. 肾虚失养

症状：腰痛隐隐，以酸软为主，喜揉喜按，腰膝酸软无力，遇劳更甚，卧则减轻，常反复发作。或伴有少腹拘急，夜尿频多，面色㿠白，四肢不温，少气乏力。或见五心烦热，失眠易怒，面色潮红，口干咽燥。舌质淡红，舌少苔，脉沉细或细数。

治法：补肾益精。

方药：肾阴虚者左归丸加减，肾阳虚者右归丸加减，药用熟附子、桂枝、熟地黄、山药、枸杞子、山茱萸、茯苓、牡丹皮、泽泻、菟丝子、桑寄生、龟板、牛膝、车前子等。

三、其他疗法

1. 针灸法 取肾俞、委中、腰俞、夹脊、局部腧穴或阿是穴。寒湿者加风府、腰阳关；劳损者加膈俞、次髎；肾虚者加命门、太溪。根据证候的虚实，酌用补泻或平补平泻或与灸法并用。剧烈腰痛者，可于委中穴放血，或于腰部穴拔火罐。

2. 敷贴法

（1）制草乌15g，生姜50g，食盐少许。先将草乌、食盐捣研成细末，再加入捣成泥的生姜中，加酒少许炒热，外敷腰痛处。适用于寒湿腰痛。

（2）当归、川芎、乳香、没药各30g，醋300mL，先将诸药在醋中浸泡4小时，再移入锅内加热。然后以纱布放入醋内浸透，趁热敷贴腰痛处，冷则更换，每次连续敷4~6小时，每日1次。适用于瘀血腰痛。

3. 熨法 肉桂30g，吴茱萸90g，生姜120g，葱白30g，花椒60g，共炒热，以纱布包裹，熨痛处，冷则炒热再换。适用于虚寒腰痛。

4. 中成药 ①小活络丸，用于跌仆闪挫，瘀血阻络腰痛。②壮腰健肾丸，用于肾虚寒湿阻络腰痛。③腰痹通胶囊，用于腰椎间盘轻度突出腰痛。④麝香壮骨膏、狗皮膏等局部外贴，用于软组织损伤腰痛。

【调护】

1. 避免寒湿、湿热侵袭，改善阴冷潮湿的生活、工作环境，勿坐卧湿地，勿冒雨涉水，劳作汗出后及时擦拭身体，更换衣服，或饮姜汤水驱散风寒。

2. 注重劳动卫生，腰部用力应适当，不可强力举重，不可负重久行，坐、卧、行走保持正确姿势，若需做腰部用力或弯曲的工作时，应定时做松弛腰部肌肉的体操。

3. 注意避免跌、仆、闪、挫。

4. 劳逸适度，节制房事，勿使肾精亏损，肾阳虚败。

5. 体虚者，可适当食用、服用具有补肾作用的食品和药物。

已患腰痛的患者，除继续注意上述事项外，腰部用力更应小心，必要时休息或戴腰托，以减轻腰部的受力负荷。根据腰痛的寒热情况，可局部进行热熨、冷敷等，慢性腰痛宜配合按摩、理疗促进其康复。湿热腰痛慎食辛辣醇酒，寒湿腰痛慎食生冷寒凉食品。

急性腹痛

【概述】

急性腹痛是指以突然发作的胃脘至耻骨毛际以上部位疼痛为主要临床表现的病证。急性腹痛在《肘后备急方》中称为"猝腹痛"。有关腹痛的论述，首载于《内经》。《素问·举痛论》曰："寒气客于肠胃之间，膜原之下，血不得散，小络急引故痛。"又说："热气留于小肠，肠中痛，瘅热焦渴，则坚干不得出，故痛而闭不通矣。"秦景明《症因脉治·腹痛论》云："痛在胃之下，脐之少旁，毛际之上，名曰腹痛。痛在脘上，则曰胃痛而非腹痛。"

西医学腹部与肝、胆、胃、大肠、小肠等相关的多种疾病，凡是以腹痛为主要临床表现者，均可参考本节辨证论治。与相邻脏器、组织相关疾病的鉴别是诊断本病的重点。

【病因病机】

腹痛的病因早在《内经》中即有寒邪客于肠胃和饮食不节伤及肠胃有关的论述。食滞、寒滞、气滞，或因虫、因水、因痰等邪实阻滞，腑实内结，气血壅滞，升降失常，均可导致急性腹痛。其次久病劳伤，或禀赋不足，阳虚内寒，调养不慎，致中焦运化失常，也易于诱发急性腹痛。

1. 寒凝肠腑，络脉绌急　外感寒湿之邪直中肠腑，或嗜食寒凉饮食，损伤肠胃，寒客于腑，络脉绌急，气血凝滞，发为腹痛。

2. 腑实内结，腑气不通　暴饮暴食或过食肥腻厚味，或食入不洁之物，食积胃肠，化热生湿，腑实不通，气血壅滞，发为腹痛。

3. 气虚血瘀，升降失常　平素情志不畅，或思虑太过，郁结不通，脾气内伤，由气及血，脾气虚滞，血行不畅，郁久化火，痰火内扰，气机升降失常，不通则痛。

4. 中虚脏寒，脏腑失养　久病劳伤，或素禀赋不足，阴虚内寒，调养不慎，感邪内伤，中虚脏寒，脏腑失养，发为腹痛。

【诊断与鉴别诊断】

一、诊断要点

1. 发病特点　本病发作多以外感、劳作、饮食不节或情志郁怒等为诱因。

2. 临床表现　腹痛以脘以下、耻骨毛际以上部位疼痛为主要表现。急性发作时常伴有呕吐、腹泻、便秘、发热等症状。腹痛由癫病引起者，发作过程或中止后可出现意识障碍、嗜睡、腹部或肢体肌肉跳动或抽动、流涎、偏头痛和吞咽咀嚼动作表现。

二、辅助检查

腹部超声检查，血、尿、便常规检查，生化检查，血凝及血、尿淀粉酶等检查。

三、鉴别诊断

1. 胃脘痛 胃居上脘，其疼痛部位在胃脘近心窝处。而腹痛在胃脘以下，耻骨毛际以上的部位。胃脘痛多伴嗳气、吐酸、嘈杂或得食痛减，或食后痛增等特征。而腹痛常少有这些症状，但胃痛与腹痛因部位相近，关系密切，故临证时需谨慎鉴别。

2. 胁痛 胁痛的疼痛部位在一侧或双侧季肋下，很少有痛及脐腹及小腹者，故不难与腹痛鉴别。

3. 淋证 淋证之腹痛，多属于小腹，并伴有排尿窘迫、茎中涩痛等。

4. 痢疾、霍乱、癥积 痢疾之腹痛与里急后重、下痢赤白黏冻同见；霍乱之腹痛往往猝然发病，上吐下泻互见；癥积之腹痛与腹内包块并见，但有时也可以腹痛为首发症状，须注意观察鉴别。

5. 内科、外科、妇科腹痛 内科腹痛常先发热，后腹痛，一般疼痛不剧，痛无定处，难以定位，压痛不明显，腹部柔软。而外科腹痛，一般先腹痛，后发热，疼痛较剧，痛有定处，部位局限，压痛明显，常伴有肌紧张或反跳痛。妇科腹痛多在小腹，常与经、带、胎、产有关。

【治疗】

治疗腹痛，多以"通"字为法。但"通"者，绝非单指攻下通利。正如《医学真传》说："夫通则不痛，理也。但通之之法，各有不同，调气以和血，调血以和气，通也；下逆者使之上行，中结者使之旁达，亦通也；虚者助之使之通，寒者温之使之通，无非通之之法也。若必以下泄为通则妄矣。"明代龚廷贤提出"寒者温之，热者清之，虚者补之，实者泻之"的治疗原则。由此可见，具体施治时，应视其证候的虚实寒热，在气在血，予以不同的治法。

一、急救处理

1. 根据疼痛的性质及生命体征，初步判断病情的危重程度，尤其注意救治危及生命的疾病。

2. 根据腹痛的部位、体征、伴随症状，做相关辅助检查，进一步确定导致急性腹痛的原因。

3. 止痛：

（1）取内关、足三里、中脘、合谷穴，直刺，留针 15～20 分钟，用泻法。用于腹痛实证。

（2）取中脘穴和（或）神阙穴，用隔姜灸或温火灸。适于腹痛虚证。

4. 辨病综合救治：

（1）急性胃肠炎　常规抗生素抗炎，解痉止痛，并根据脱水情况，给予补液，调节电解质紊乱。

（2）急性胃扩张或不完全性肠梗阻　禁饮食，胃肠减压，灌肠通腑，静脉补充能量及调节水电解质平衡。合并感染者，加抗生素。

（3）慢性胃炎或溃疡病急性加重　控制性饮食，进食易消化、少油腻、少刺激食物。常规于 H_2 受体拮抗剂或质子泵抑制剂制酸止痛及保护黏膜。

（4）输尿管梗阻绞痛　以盐酸吗啡或哌替啶注射液肌注止痛，控制局部感染。必要时用外科排石、手术等治疗。

（5）糖尿病酮症酸中毒　补液、降糖、排酮，纠正电解质紊乱，控制感染。

二、分证论治

1. 寒凝肠腑

症状：脘腹猝痛，时作时止，腹胀雷鸣，冷汗出，恶寒，口淡无味，或呕吐清涎，小便清长，大便结或溏泻。舌质青紫，苔白腻，脉沉紧或弦。

治法：温中散寒，祛湿止痛。

方药：良附丸加减，药用高良姜、香附、延胡索、白芷、桂枝、白芍、甘草等。外感寒湿，以藿香正气散加减。少腹拘急冷痛者用暖肝煎加减。

2. 腑实内结

症状：脘腹阵痛，痛势急迫，胸脘痞满，拒按，口苦口黏，心烦嘈杂，呕吐嗳腐，吐后减轻，厌食，矢气臭秽，肛门灼热，大便不爽或急迫下利，小便短赤。舌质红，苔黄腻，脉滑数或濡数。

治法：通腑泄热，消导和中。

方药：大承气汤加减，药用厚朴、枳实、生大黄、芒硝等。湿热内阻者，用连朴饮加减。

3. 气虚血瘀

症状：脘腹胀痛如针刺或刀割，连及两胁，或痛有定处，拒按，入夜痛甚，或呃逆、嗳气频作，善叹息，嘈杂吞酸，饮食不化，痛引少腹，得嗳气、矢气后减轻。舌体胖，边有齿痕，舌质暗或有瘀斑，苔白或腻，脉沉细或弦滑。

治法：疏肝和胃健脾，通络止痛。

方药：枳术丸合失笑散加减，药用炒白术、炒枳实、荷叶、蒲黄、五灵脂、党参、黄芪、陈皮、当归、丹参、檀香、砂仁等。呃逆吞酸者加党参、干姜、吴茱萸、旋覆花、代赭石等。

4. 中虚脏寒

症状：腹痛绵绵，时作时止，喜热恶寒，痛时喜按，饥饿及劳累后加重，神疲气短，怯寒肢冷，大便溏薄。舌质淡，苔白，脉沉细。

治法：温运脾阳，散寒止痛。

方药：黄芪建中汤加减，药用黄芪、白芍、桂枝、炙甘草、生姜、大枣、饴糖等。泛吐痰涎者，加陈皮、姜半夏、白术等；嘈杂反酸者，加煅瓦楞子、吴茱萸；内寒盛者，加附子理中汤。

三、其他疗法

1. 针灸法　取内关、中脘、足三里穴，嗳气胁痛加丘虚、太冲，胀闷加建里、章门，呕吐酸水加丘墟、胆俞。根据虚实施以手法，留针 20 分钟。寒证加艾炷灸中脘、足三里。

2. 推拿法　在第 2~4 胸椎棘突处用手指按压，有时可立即止痛。或用轻快的一指禅推法和摩法于上脘、中脘、下脘、气海、大枢等进行操作，然后揉按足三里、脾俞、胃俞和内关穴各 10 分钟。

3. 结肠滴注　大黄、枳实、厚朴各 20g，桃仁、牡丹皮、败酱草各 15g，煎汤 200mL，装入灌肠瓶，经结肠点滴。用于腑实内结，腹部胀痛，腑气不通的患者。

4. 中成药　①胃苏冲剂，适用于食积气滞腹痛。②元胡止痛软胶囊，适用于气滞腹痛。③气滞胃痛冲剂，适用于气滞腹痛。④附子理中丸，适用于寒性腹痛。

【调护】

腹痛的发病，与感受寒邪、暴饮暴食、肝郁气滞关系最为密切。尤其是阳虚阴盛之体，在寒冷季节，更要加强腹部保暖，并避免生冷饮食，养成良好卫生习惯，不食不洁瓜果蔬菜，以防虫卵入侵。饮食须有节制，切忌暴饮暴食、过食辛辣厚味、酗酒过度。饭后不要剧烈运动。加强精神调摄，平时要保持心情舒畅，避免忧思过度、暴怒惊恐。

急性腹痛剧烈者，应卧床休息，视病情或禁食，或少量进半流质、流质饮食，一般以少油腻、高能量饮食为主；慢性腹痛者，应根据疾病性质，采用综合治疗，适当运动，避免过于劳作。对剧烈腹痛，或疼痛不止者，应卧床休息，并加强护理与临床观察。对伴见面色苍白、冷汗淋漓、肢冷、脉微者，尤应注意，谨防变端。

第三节　喘　促

【概述】

喘促是以呼吸急促、张口抬肩、鼻翼扇动、倚息不能平卧、汗出、面唇青紫，甚者神昏为特征的一种急性病证。《灵枢·五阅五使》云："肺病者，喘息鼻张。"《说文解字·心部》云："喘，疾息也。"李中梓《医宗必读》曰："喘者，促促气急，喝喝痰声，张口抬肩，摇身撷肚。"《医学心悟·喘》曰："外感之喘，多出于肺，内伤之喘，未有不由于肾者。"《诸病源候论·伤寒喘候》也云："水停心下，肾气乘心故喘也。"

西医学的肺炎、支气管哮喘、慢性阻塞性肺疾病急性发作、急性呼吸窘迫综合征、急性特发性间质性肺炎、急性左心衰、肺水肿等以喘促为主要临床表现的疾病，均可参照本节辨证救治。

【病因病机】

喘促的发生由多种病因引起，主要的病因病机为外感邪毒、跌扑创伤、亡血亡津厥、脱重症导致肺脏受损，肺失宣降，肺气壅痹，气逆于上，或脏腑失养，肺气衰败，宗气外泄而发生喘促。

1. 邪毒内侵 外邪经口鼻内侵肺脏，与内伏痰瘀互结，使肺气痹阻而上逆。或感受时邪疫毒，热毒内陷，直犯营血，攻心犯肺，使肺气郁痹，心脉痹阻，发为喘促。或与中焦实热互结，腑气不通，气逆血阻，使肺气痹郁发病。

2. 脏气失养 跌仆损伤、烧伤、手术及伤津失液，致使营血受损，卫气无所依，营卫不和，脏气失养，肺失宣肃，肺宣布津液失司，津聚成痰，痹阻肺气而致喘。

【诊断与鉴别诊断】

一、诊断要点

1. 发病特点 喘证可见于所有人群，在呼吸、心血管等多个系统的常见疾病中均可出现。呼吸系统疾病发生喘证常因感染诱发，大多表现为实喘，而虚喘则主要见于阻塞性肺气肿；循环系统疾病表现喘证则多发生于慢性心衰患者，急性加重（肺水肿）时可表现为喘脱，出现亡阳、亡阴的危候。

2. 临床表现 发病主要表现为呼吸困难的临床症状。实喘病势急骤，声粗息高，甚则张口抬肩；虚喘病势徐缓，慌张急促，呼多吸少，动则加剧。喘脱则不仅喘逆剧甚，端坐不能平卧，还见烦躁不安、面青唇紫、汗出如珠、肢冷、脉浮大无根，或模糊不清，为肺气欲绝、心肾阳衰危象。

二、辅助检查

胸部 X 线、CT 检查，血、尿、便常规检查，生化检查，血凝及血气分析检查。

三、鉴别诊断

1. 哮病喘证与哮病 喘证是一个临床症状，可见于多种急、慢性疾病过程中；哮病是一个独立的疾病，哮必兼喘，故称哮喘，以反复发作、喉间哮鸣有声的特点而区别于喘证。

2. 短气喘证与短气 短气即呼吸微弱而浅促，状若不能接续，似喘而无声，亦不抬肩，但卧为快。但喘证有时为短气之渐，故既有区别又有联系。

【治疗】

平喘实喘治肺为主，以祛邪为急：在表解之，在里清之；寒痰则温化宣肺，热痰则清化肃肺，湿痰则燥湿理气。虚喘治在肺肾，以扶正培本为主：或补肺，或健脾，或补肾；阳虚则温补之，阴虚则滋养之。至于虚实夹杂、上实下虚、寒热兼见者，又当分清虚实，权衡标本，根据具体情况辨证选方用药。

积极防治原发病：由于喘证常继发于多种急、慢性疾病过程中，所以还应当积极治疗原发病，不能不问原因，见喘平喘。如因产后大失血引起的喘息，久病、重病突然出现呼吸急促等，皆属正虚气脱的危候，亟应明辨。

一、急救处理

1. 急予氧疗，鉴别喘促病因，评估病情的危重程度。严重者，根据病情用无创或有创呼吸机机械通气。

2.24 小时观察神智情况，监测呼吸、血脏、心率及尿量，建立静脉通道，予以控制性液体治疗。

3. 针刺平喘：取大椎、定喘穴，用泻法，深刺浅出，留针 15～20 分钟。

4. 辨病综合救治：

（1）慢性阻塞性肺疾病急性发作，以控制性氧疗、解痉平喘、化痰、抗感染及支持治疗为主。呼吸衰竭者，需呼吸机辅助通气。

（2）急性左心衰，尽快纠正导致心衰的诱因，同时予以减轻心脏前后负荷的治疗。

（3）急性支气管哮喘者，尽快给予静脉与吸入激素治疗以解痉平喘。

（4）对代谢性酸中毒，要查找病因，补液改善循环，补碱以纠正酸碱失衡。

（5）急性呼吸窘迫综合征，应予呼吸机机械通气，采用高呼气末正压通气模式，并转重症监护病房综合救治。

（6）全身炎症反应综合征，首先要液体复苏，保证脏器的血液灌注量，改善循环，积极控制感染并对症支持治疗。

二、分证论治

1. 邪热壅肺

症状：喘促气急，鼻翼扇动，高热汗出，口渴烦躁，或伴有咳嗽，咳黄稠痰。舌红苔黄，脉滑数。

治法：清热泻肺，化痰平喘。

方药：定喘汤加减，药用炙麻黄、杏仁、甘草、桑白皮、款冬花、半夏、苏子、黄芩等。伴高热痰盛，腹胀便秘者，合宣白承气汤；伴神昏谵语者，加安宫牛黄丸。

2. 痰饮闭肺

症状：喘促气急，痰涎壅盛，咳痰清稀，或咳痰不爽，胸闷气短，胁肋胀满，烦躁汗出。舌淡胖，水滑苔，脉弦滑。

治法：祛痰逐饮，宣肺平喘。

方药：葶苈大枣泻肺汤合五苓散加减，药用葶苈子、大枣、茯苓、桂枝、白术、猪苓、泽泻等。痰阻胸络，加瓜蒌薤白半夏汤。

3. 气虚下陷

症状：喘促，气短不足以息，神疲懒言，动则尤甚，重症者喘促气急，呼多吸少，气短难续，肢冷汗出，甚者神昏。舌淡少苔，脉细弱无力。

治法：补中益肺，升陷定喘。

方药：升陷汤加减，药用生黄芪、知母、党参、白术、柴胡、升麻、桔梗、炙甘草等。阳脱者，参附汤合都气丸加减，药用人参、制附子、熟地黄、山茱萸、山药、五味子、茯苓、泽泻、牡丹皮、鹅管石等。

三、其他治法

1. 中药注射液 ①痰饮闭肺：痰热清注射液，静脉滴注。②阴竭阳脱：生脉注射液，微量泵泵入，或静脉滴注。参附注射液静脉滴注。

2. 针灸

（1）针刺法 肺气壅闭者取大椎、风门、肺俞穴，痰涎壅盛者加天突穴。

（2）艾灸法 气陷、气脱者，艾灸百会、涌泉、足三里、肺俞穴。

【调护】

本病发作每有外感引发，故重在预防。未病要慎风寒，适寒温，节饮食，薄滋味，并积极参加体育活动增强体质；青年、中年人，可试行冷水浴，以增强机体对寒冷的适应能力。已病则应注意早期治疗，力求及早根治，避免受凉，冬季要特别注意背部和颈部的保暖；有吸烟嗜好者应坚决戒烟；房事应有节制。在护理方面，饮食宜清淡而富有营养，忌油腻、荤腥，保持大便通畅；室内空气要新鲜，避免烟尘刺激；痰多者要注意排痰，使呼吸通畅。

第四节 眩 晕

【概述】

眩晕是以头晕、眼花为主要临床表现的一类病证。眩即眼花（目眩），晕即头晕，两者常同时并见，故统称为"眩晕"。其轻者闭目可止，重者如坐舟车，旋转不定，不能站立，或伴有恶心、呕吐、汗出、面色苍白等症状。眩晕一证，首载于《内经》。

《素问·至真要大论》云："诸风掉眩，皆属于肝。"《灵枢·口问》曰："上气不足，脑为之不满，耳为之苦鸣，头为之苦倾，目为之眩。"《灵枢·海论》曰："髓海不足，则脑转耳鸣。"

西医学的高血压、低血压、低血糖、贫血、梅尼埃病、脑动脉硬化、椎-基底动脉供血不足、神经衰弱等病，凡是以眩晕为主要临床表现者，均可参考本节辨证论治。

【病因病机】

眩晕之病因虽有情志不畅、饮食不节、素体虚弱、跌仆损伤等多方面，但其基本病理变化，不外虚实两端。虚者或髓海不足，或气血亏虚，清窍失养，发为本病；实者为风、火、痰、瘀上扰清窍而发病。本病病位在脑窍，其病变脏腑与肝、脾、肾三脏相关。

1. 肝肾不足，肝阳暴亢　肝脏体阴而用阳，忧郁恼怒太过，肝失条达，肝气郁结，气郁化火，火盛伤阴，肝肾阴虚，阴不敛阳，风阳内动，上扰清窍，发为眩晕。

2. 中气亏虚，痰瘀阻络　久病或年老或素体虚，中气不足，或因饮食失节，嗜酒肥甘，损伤脾胃，以致脾胃水液代谢失司，水湿内停，积聚生痰，痰阻中焦，而致气血不能上荣于头目，清阳不升，头窍失养，故发为眩晕。

【诊断与鉴别诊断】

一、诊断要点

1. 发病特点　眩晕可见于任何年龄，但多见于 40 岁以上的中老年人。起病较急，常反复发作，或渐进加重。可以是某些病证的主要临床表现或起始症状。

2. 临床表现　本证以目眩、头晕为主要临床表现，患者眼花或眼前发黑，视外界景物旋转动摇不定，或自觉头身动摇，如坐舟车，同时或兼见恶心、呕吐、汗出、耳鸣、耳聋、怠懈、肢体震颤等症状。

二、辅助检查

经颅多普勒超声（TCD），头颅 CT 或 MRI 检查，脑电图检查，血、尿、便常规检查，生化检查，血凝及血气分析等检查。

三、鉴别诊断

1. 厥证　厥证以突然昏倒，不省人事，或伴有四肢逆冷，一般常在短时内苏醒，醒后无偏瘫、失语、口舌㖞斜等后遗症。眩晕发作严重者，有欲仆或晕旋仆倒的现象，与厥证相似，但神志清醒。

2. 中风　中风以猝然昏仆，不省人事，伴有口舌㖞斜，半身不遂，言语謇涩为主症，或不经昏仆而仅以㖞僻不遂为特征。而眩晕仅以头晕、目眩为主要症状，不伴有神昏和半身不遂等症。但有部分中风患者以眩晕为起始症状或主要症状，需密切观察病情变化，结合病史及其他症状与单纯的眩晕进行鉴别。

3. 痫病 痫病以突然仆倒，昏不知人，口吐涎沫，两目上视，四肢抽搐，或口中如猪羊叫声，移时苏醒，醒后一如常人为特点。而眩晕无昏不知人、四肢抽搐等症状。痫病昏仆与眩晕之甚者似，且其发作前常有眩晕、乏力、胸闷等先兆，痫病发作日久之人，常有神疲乏力、眩晕时作等症状出现，故亦应与眩晕进行鉴别。

【治疗】

标本兼顾：眩晕多属本虚标实之证，一般在眩晕发作时以治标为主，眩晕减轻或缓解后，常须标本兼顾，如日久不愈，则当针对本虚辨治。

治病求本：眩晕的治疗应注意治疗原发病，如因跌仆外伤，鼻衄，妇女血崩、漏下等失血而致的眩晕，应重点治疗失血；脾胃不健，中气虚弱者，应重在治疗脾胃。一般原发病得愈，眩晕亦随之而愈。辨证论治中应注意审证求因，治病求本。

一、急救处理

1. 休息，必要时卧床，吸氧，减少头部活动，避免眩晕症状加重。

2. 测体温、血压、血糖，查心电图，结合神经系统查体，鉴别心脑血管疾病，初步判断病因及病情的危重程度。

3. 根据临床表现，做相关化验检查及头颅 CT 或 MRI，确定导致眩晕的疾病。

4. 辨病综合救治：

（1）耳源性眩晕予以镇静，改善微循环治疗。

（2）针对眩晕伴血红蛋白降低的患者，查明失血原因，纠正贫血。

（3）眩晕目前最常见的病因为颈椎病，椎动脉供血不足导致眩晕，可以中药活血通络类注射剂静脉输注改善脑供血，同时应用针灸、按摩、牵引等综合治疗。

（4）高血压病及高血压脑病，含服或静脉输注降压药。伴颅压升高、心肾功能正常者，予甘露醇脱水降颅压。

二、分证论治

1. 肝肾不足，肝阳上亢

症状：眩晕，耳鸣，头目胀痛，口苦，失眠多梦，遇烦劳郁怒后加重，甚则仆倒，颜面潮红，急躁易怒，肢麻震颤。舌红苔黄，脉弦或滑数。

治法：滋补肝肾，平肝潜阳。

方药：天麻钩藤饮加减，药用天麻、石决明、钩藤、牛膝、杜仲、桑寄生、黄芩、山栀、菊花、白芍等。肝火上炎，口苦目赤，烦躁易怒者，酌加龙胆草、牡丹皮、夏枯草；肝肾阴虚较甚，目涩耳鸣，腰膝酸软者，酌加枸杞子、首乌、生地黄、牡丹皮；眩晕剧烈，兼见手足麻木或震颤者，酌加羚羊角、石决明、生龙骨、生牡蛎等镇肝息风，清热止痉。

2. 中气亏虚，痰瘀阻络

症状：眩晕动则加剧，劳则即发，头重昏蒙，或伴视物旋转，胸闷脘痞，神疲懒言，倦怠乏力，唇甲不华，发色不泽，心悸少寐。舌淡暗，苔白腻，脉沉细弱。

治法：补气升阳，化痰通络。

方药：益气聪明汤加减，药用党参、黄芪、白术、芍药、炙甘草、蔓荆子、黄柏、葛根、升麻、川芎、当归、鸡血藤等。中气不足，痰湿中阻者，半夏白术天麻汤合温胆汤加减，药用法半夏、陈皮、白术、茯苓、天麻、竹茹、枳壳。若眩晕较甚，呕吐频作，视物旋转，酌加代赭石、生姜、旋覆花降逆止呕。

三、其他疗法

1. 针灸法 取风池、内关、合谷、丰隆穴，用泻法，留针 15～20 分钟。

2. 按摩法 按摩印堂、神庭、太阳、百会、四神聪、睛明、角孙、率谷、风池、风府等穴，用一指禅法。

【调护】

增强人体正气，避免和消除能导致眩晕发病的各种内、外致病因素。例如，坚持适当的体育锻炼，其中太极拳、八段锦及其他医疗气功等对预防和治疗眩晕均有良好的作用；保持心情舒畅、乐观，防止七情内伤；注意劳逸结合，避免体力和脑力的过度劳累；节制房事，切忌纵欲过度；饮食尽可能定时定量，忌暴饮暴食及过食肥甘厚味，或过咸伤肾之品；尽可能戒除烟酒。这些都是预防眩晕发病及发作的重要措施。注意产后的护理与卫生，对防止产后血晕的发生有重要意义。避免突然、剧烈的主动或被动的头部运动，可减少某些眩晕证的发生。

眩晕发病后要及时治疗，注意适当休息，症状严重者一定要卧床休息及有人陪伴或住院治疗，以免发生意外，并应特别注意生活及饮食上的调理。这些措施对患者早日康复是极为必要的。

第五节 神 昏

【概述】

神昏是指多种原因引起的，以心脑受邪，窍络不通，神明被蒙为病理变化，以意识不清、不省人事为特征的危急重症。外感时疫，热毒内攻，或内伤疾病致阴阳气血逆乱，痰浊上扰，皆可致清窍闭塞，神明失守，发为神昏。神昏首载于《许叔微医案》："神昏，如睡，多困，谵语，不得眠。"中医文献中论述的"昏愦""昏蒙""昏冒""昏迷"等，均属神昏范畴。神昏是多种急慢性疾病的危重阶段，神昏的深度常与疾病的严重程度有关。

西医学的中枢神经系统疾病及全身性疾病，包括各种传染性和急性感染性疾病导致的代谢紊乱及肺性脑病、心脑血管疾病、肝性脑病、尿毒症、酸中毒、药物和食物中毒等以神志障碍为主要表现者，均可参照本节进行辨证救治。

【病因病机】

脑为髓海，元神之府，清窍之所在，脏腑清阳之气均会集于此，内寓神机，总统诸神；心藏神，主血脉，出神明，君火内安，行气血上奉于脑，神机得血则畅，得气则神机乃发，因此神志活动由心脑相辅而成，五脏、百节之神、魂、神、意、魄、志以助之。外感六淫之邪，或热毒内攻，或痰火毒浊上扰，或内伤疾病致阴阳失调，气血逆乱，皆可致心脑受邪，清窍闭塞，神明失守，发为神昏。

1. 感受外邪 外感温热疫毒，热毒炽盛，燔灼营血，内陷心包；或邪气内陷走黄，扰营败血，闭阻心络；或热邪入里，与积滞相结而成阳明腑实，燥热之气夹浊气上冲心脑；或热邪太甚，燔灼肝经，风阳内动，扰动神明，均可导致神昏。

2. 湿浊蒙蔽 饮食失节，损伤脾胃，或素体脾虚湿盛，或情志过极，肝失条达，木郁乘土，以致脾胃水液代谢失司，水失常道，痰浊内生，或郁而化热，湿热交蒸，蒙蔽清窍，发为神昏。

3. 阴竭阳脱 高热大汗，津气内竭，或泻下频频，脾气衰败竭绝，或热邪久困，耗气伤津，或失血过多，气随血脱，终致阴竭阳亡，心神失养，脑髓失荣，神无所倚而成神昏。

总之，神昏的病机特点为心脑受邪，窍络不通，神明被蒙。病位在心脑，与五脏相关。病性有虚实之分，但以实证居多。

【诊断与鉴别诊断】

一、诊断要点

神昏之症，结合诱因，诊断不难，然重在明晰病因之别，类型之异，及证候特点。凡温热之邪为病，高热在先，神昏在后，发于冬春多见于风温或春温；发于夏秋多见于暑温、湿温、疫毒痢等；在高温或炎热烈日之下发病者多为中暑；先黄疸渐神昏，当为急黄重症；伴有半身不遂者多为中风等。

二、辅助检查

经颅多普勒超声（TCD），头颅 CT 或 MRI 检查，腰椎穿刺脑脊液检查，脑电图检查，心电图检查，血、尿、便常规检查，生化检查，血凝及血气分析等检查。

三、鉴别诊断

1. 痫病 痫病是一种发作性神识异常之病，常突然发病，神识不清，双目凝视，或肢体抽搐；重者猝然昏倒，口吐涎沫，两目上视，牙关紧闭，或口中作猪羊叫声，移时苏醒，醒后无异常，可反复发作，每次相似。不同神昏，一经发作，不会于自然恢复，更不会反复发作。

2. 厥证　厥证是以突然昏倒，不省人事，或伴有四肢逆冷为主要表现的一种病证，可短时间内恢复，醒后无后遗症。亦有发展为神昏者。

3. 脏躁　脏躁多发于青壮女性，在精神刺激下突然发病，临证特点多样，或昏睡，或突然失语、僵直等，常反复发作，患者主动抵抗（如察看瞳神之时，患者拒之）等，与神昏可资鉴别。

【治疗】

分主次：即分辨神昏不同证候中，何者为导致神昏的主症，何者为非主症，这对指导选方用药十分重要。感受温热邪毒所致的神昏，高热乃是主症，高热一退，神昏即解；喘促痰蒙之神昏，痰涎壅盛为其主症，痰浊一去，则神昏必去。

审标本：神昏之为病，神昏为标，导致神昏之病因为本。治神昏之要，祛除导致神昏之主要病因，就可达到治其本而缓其标急之危。如腑实燥结之神昏，其主要病机为邪热与胃肠糟粕相结，导致实热上扰于心，以攻下通腑为先，使腑气得通，则神昏必解。

一、急救处理

1. 监护生命体征，建立静脉通道，开放气道，取侧卧位，以利于口腔分泌物的引流，防止误吸或窒息，必要时将患者收住重症监护室，以便于严密观察生命体征变化，随时抢救。

2. 追问病史，根据临床表现，完善相关辅助检查，如头颅 CT、磁共振成像、心电图检查，生化、血气分析、血凝等检查，确定导致神昏的原发疾病。

3. 根据不同的原发病予以不同流量吸氧，必要时行机械辅助通气。

4. 控制体温，予冰袋、冰帽或冰毯进行物理降温并保护脑细胞。

5. 早期 24 小时内宜禁食，观察有无消化道应激性溃疡出血，必要时进行胃肠减压，给予静脉补液，其后视病情不同，给予肠内或肠内加静脉营养支持治疗。

6. 醒脑开窍：

（1）用清开灵注射液或醒脑静注射液静脉滴注。

（2）针刺手十二井穴、百会、水沟、涌泉、神阙、承浆、关元、四神聪等穴，予强刺激，实证者可点刺十宣、十二井穴放血，虚证者可灸神阙、关元。

7. 辨病综合救治：

（1）感染性疾病所致神昏，及时给予液体复苏，根据感染部位，首先根据经验选用有效抗生素控制感染。

（2）脑出血、颅内占位化所致神昏，有颅内高压者，用甘露醇、甘油果糖脱水降颅压，必要时行手术治疗。缺血性脑血管病，予以溶栓、抗血小板聚集、改善脑循环及脑细胞代谢等治疗。

（3）肺性脑病神昏，应控制感染，改善通气功能，必要时行机械辅助通气治疗，并及时纠正水、电解质紊乱及酸碱代谢失衡，控制心力衰竭。

（4）肝性脑病冲昏，应及早识别并纠正或去除诱因，减少和去除肠道氨源性毒物的生成与吸收，并促进体内氨的消除，拮抗神经毒素对神经递质的抑制作用，暂时性肝脏支持治疗。

（5）血糖异常所致神昏，应迅速调整血糖，及时查明病因。

（6）由中毒所致神昏，应采取措施减少毒物吸收、促进毒物排泄，并应用特效解毒药，必要时给予血液滤过、血液灌流等治疗。

二、分证论治

1. 实邪闭窍

症状：神昏谵语，甚则昏愦不语，高热烦躁，面红目赤，身热夜甚，或见四肢厥冷，尿赤便干，甚则躁扰不宁，大便秘结，腹中胀满，口干口臭；或神昏呆滞，时昏时醒或意识蒙眬，身热不扬，面色晦暗，胸闷呕恶，痰涎壅盛，或喉间痰鸣。舌质红或绛，苔白腻或黄燥或起芒刺，脉弦实有力。

治法：清热解毒，开窍醒神。

方药：疫毒炽盛者，用清瘟败毒饮加减，药用生地黄、连翘、黄芩、黄连、牡丹皮、水牛角、金银花、玄参等。腑实者加生大黄、芒硝、厚朴、枳实等；神昏痰鸣重者加天竺黄、竹沥、胆南星，或合用涤痰汤；舌暗有瘀斑，脉涩者，可加桃仁、红花、丹参等。痰浊蒙蔽者，可用菖蒲郁金汤加减，药用石菖蒲、郁金、栀子、竹叶、牡丹皮、连翘、灯心草、木通等。

中成药：①邪入心包，高热惊厥，神昏谵语，可用安宫牛黄丸口服或鼻饲，以清热解毒，开窍醒神。热邪内陷心包，热盛动风，可用紫雪丹口服或鼻饲，以清热开窍，息风止痉。②中风阴闭、癫痫等病证，可予苏合香丸口服或鼻饲，以温通开窍，醒神辟秽。痰浊内闭而致神昏者，可予至宝丹口服或鼻饲，以化痰解毒，醒神开窍。

2. 内闭外脱

症状：神情淡漠，发热，烦渴躁动，胸腹灼热，溺赤便秘，便下腐臭，喉中痰鸣，气息急促，汗出如油，周身皮肤花斑，四肢厥冷。舌质绛，苔黄燥，脉数或促。

治法：泄热解毒开窍，益气养阴固脱。

方药：人参白虎汤或黄连解毒汤合生脉散加减，药用生石膏、知母、人参、甘草、粳米、黄芩、黄连、栀子、黄柏、麦冬、五味子等。若见唇面指端紫绀者，加丹参、赤芍、红花、川芎等活血通络之品；若痰壅气滞者，宜豁痰行气，可加二陈汤或导痰汤，或加入竹沥、姜汁、菖蒲、郁金；四肢厥冷者，可加附子、桂枝、细辛等；有高热者可口服或鼻饲安宫牛黄丸。

3. 阴竭阳脱

症状：神识昏迷，汗出如油，喘息气促，目合口开，面红身热，眼窝深陷，尿少色黄，肢厥不温；或神清淡漠，目呆口张，瞳仁散大，面色晦暗无华，舌卷囊缩，手足厥冷，冷汗淋漓，甚则身冷如冰，尿少或遗溺，自利清谷。舌淡或绛，舌面少津，苔厚或少苔，脉细数微欲绝。

治法：益气固脱，回阳救逆。

方药：四逆汤合生脉散加减，药用人参、麦冬、五味子、干姜、制附片、山茱萸等。病轻浅者早期用大剂量独参汤浓煎顿服，气固阳自回；阳随阴脱者加大山茱萸剂量，回阳固脱；高热烦渴，皮肤花斑者，加石膏、知母、当归、红花、赤芍、牡丹皮等以活血凉血通络。

三、其他疗法

1. 针灸法　针刺手十二井穴、百会、水沟、涌泉、神阙、承浆、关元、四神聪穴，用泻法。

疫毒炽盛者宜针刺百会、曲池、大椎，用泻法，或手十二井穴、十宣穴用三棱针点刺放血。亡阴者宜针刺关元、涌泉、绝骨，用补法；水沟用平补平泻法；灸神阙。亡阳者宜针刺水沟，用补法；重灸关元、神阙；针刺涌泉、足三里穴，用烧山火手法。内闭外脱者宜在涌泉、三阴交、百会、水沟穴行温针灸；重灸内关、中脘、关元、神阙穴。

2. 搐鼻取嚏法　用通关散少许，以纸筒吹鼻取嚏。适用于实证神昏者。

【调护】

1. 加强口腔清洁护理，用淡盐水或金银花甘草煎水清洗口腔。不能闭眼者注意保护眼球；抽搐者用纱布包裹压舌板放置于上下牙之间。

2. 保持气道通畅，给氧，随时吸痰。

3. 注意保暖，防止受凉。

4. 定时翻身，躁动者，加床护栏，保持皮肤干燥。

5. 密切观察病情变化，包括体温、呼吸、脉搏、血压、神色、瞳仁之变化。

第六节　暴　吐

【概述】

暴吐指邪毒犯胃，扰动胃气，胃气暴逆上冲而引起的急性呕吐。《金匮要略》中将其描述为"食已即吐"，病名始见于清代沈朗仲《病机汇论》："其症食已暴吐，渴欲饮水……气上冲胸而发痛，其治当降气和中。"《医学入门》云："上焦吐者，气冲胸痛，食已暴吐而竭。"

西医学的误食毒物、肠道梗阻、急性胃炎、急性胰腺炎等疾病导致的以急性呕吐为主要临床表现者，可参考本节内容辨证治疗。

【病因病机】

暴吐为势急之呕吐，多由邪毒犯胃，聚结阳明，致中焦气机逆乱，脾气不升，胃气暴逆，上冲而成。《三因极一病证方论·呕吐叙论》云："呕吐虽本于胃，然所因亦多端，故有寒、热、饮食、血、气之不同。"

1. 外邪侵袭 外感六淫邪毒或秽浊之气，侵袭中焦，致使气机逆乱，脾之清气不升，胃之浊气不降，清浊相干，浊气逆乱上冲而发病。

2. 饮食所伤 暴饮暴食，或食物不洁，或误食毒物，致食滞胃脘，或毒结于胃，胃失和降，气逆上冲，发为暴吐。

3. 肝郁乘脾 平素忧思郁怒，木郁不畅，木旺伐土，脾失健运，水湿痰饮结聚中焦，再遇忧伤恼怒之事，肝郁气滞，木旺克土，胃气上逆，呕吐频作。

【诊断与鉴别诊断】

一、诊断要点

1. 发病特点 本病以呕吐宿食痰涎，或苦味、酸味水液诸物，或干呕等主症作为主要诊断依据。

2. 临床表现 若是风寒外邪犯胃所致呕吐，则苔白，脉浮紧；风热外邪所致呕吐，则舌质红，舌苔薄黄，脉浮数；属饮食停滞所致呕吐，则舌苔厚腻，脉滑；属肝气犯胃所致呕吐，则舌边红，苔薄腻，脉弦；脾胃虚寒所致呕吐，则舌质淡，苔白润，脉细弱；胃阴不足所致呕吐者，则舌红津少，脉细数。应结合主症和病史做综合分析。

二、辅助检查

头颅 CT 或 MRI 检查，腹部超声检查，血、尿、便常规检查，生化检查，血凝等检查。

三、鉴别诊断

1. 反胃 反胃又称胃反，是以食后脘腹胀满、朝食暮吐、暮食朝吐、宿食不化为特征，可见于幽门梗阻等疾病。由于反胃多属缓慢起病，缠绵难愈，使脾胃长期受损，人体缺乏水谷精微营养，故病者可见形体消瘦，面色少华，神倦乏力等。而呕吐有虚实之不同，实证呕吐，多数起病急剧，食入即吐，或不食亦吐；虚证呕吐，多数时吐时止，无一定规律，或干呕恶心，但多吐出当日之食物。

2. 噎膈 噎膈的症状主要是饮食咽下困难。轻者食物间或可入，但量不多；重者水饮可入，食物难入；更严重的汤水难下，虽或勉强吞下，其人日益消瘦，面色苍黄，津液枯槁，大便秘结如羊屎状。呕吐病变部位主要在胃，而噎膈病变部位主要在食管、贲门。一般呕吐，多数能治愈，预后较好；而噎膈多数预后不良，治疗困难。

3. 霍乱　霍乱的临床特征为起病急骤，来势凶险，上吐下泻，腹痛，泻下如米泔，患者迅即消瘦，肢冷脉沉微。而呕吐一症多不伴有腹泻，亦少有危在顷刻之变，除非是剧烈呕吐不止，常不会像霍乱那样在短时间内造成阴津枯竭，阳气欲绝的危候。

【治疗】

由于暴吐病机主要是胃失和降，气逆于上，所以治疗上对于邪实所致呕吐者，大抵重在祛邪，冀其邪去正安。如外邪犯胃者，宜疏邪解表和胃；饮食停积者宜消食导滞；痰饮内阻者宜温化痰饮；肝气犯胃者宜调肝解郁，兼以和胃降逆。偏于虚者重在扶正，对脾胃虚寒者宜温运脾胃，对胃阴不足者宜养阴润燥，并兼降逆止呕。

治疗暴吐要注意药物的配伍宜忌，一般含油质多及有腥臭气味之药物，多不宜用作止呕之剂，如瓜蒌仁、桃仁、阿魏等。而陈皮、生姜、半夏、代赭石等，多为治呕要药，可辨证选用。

一、急救处理

1. 卧床休息，头偏向一侧，保持气道通畅，避免呕吐物堵塞气道致窒息或误吸入肺。

2. 详细询问病史及发病情况，仔细查体，监测生命体征，初步分辨是消化系统疾病还是其他系统病变所致。

3. 密切观察病情变化，若出现喷射状呕吐，或呕吐物带血，血量增多，并伴有腹痛拒按、面色苍白、烦躁不安、血压下降等表现，应立即做好抢救准备。

4. 肌肉注射或静脉输注止吐药。

5. 辨病综合救治：

（1）若为颅内高压导致的剧烈呕吐，应立即予脱水降颅压治疗，以20%甘露醇快速静滴，并治疗引起颅压增高的原发疾病。

（2）若为胃肠神经官能症，可予盐酸甲氧氯普胺或氯丙嗪肌肉注射。

（3）急性胃潴留或肠梗阻的患者予以留置胃管胃肠减压治疗。肠梗阻患者可配合大承气汤通腑泻浊，必要时手术治疗。

（4）药物、酒精等中毒患者，应立即终止与毒物的接触，给予洗胃、导泻、利尿等治疗，应用相应的解毒药清除体内毒物，必要时可予血液透析。

二、分证论治

1. 外邪犯胃

症状：突然剧烈呕吐，腹中雷鸣，呕吐物多为食物，甚或夹有胆汁，气味酸腐臭秽，兼有恶寒发热，或脘腹胀满疼痛等症状。舌淡红，苔白腻，脉浮紧。

治法：解表化浊，和胃降逆。

方药：藿香正气散加减，药用藿香、厚朴、茯苓、陈皮、紫苏、半夏、白芷、生姜等。兼有湿热者，加黄连、黄芩等清利湿热；兼有疫疠秽浊之邪者，加草蔻仁、石菖蒲等辟秽止呕；兼有阳明腑实证者，可合用大承气汤。

中成药：藿香正气水口服、十滴水。

2. 饮食伤胃

症状：呕吐酸腐，脘腹胀满，嗳气厌食，吐后觉舒，大便或溏或结。舌苔厚腻，脉滑数。

治法：消食导滞，降逆止呕。

方药：保和丸加减，药用神曲、山楂、茯苓、连翘、法半夏、莱菔子、陈皮等。兼有大便不通者，可用枳实导滞丸。

中成药：保和丸、六君子丸。

3. 肝郁乘脾

症状：呕吐频作不止，水入或多食即吐，反胃吞酸，胸胁胀满，大便不调，小便正常。舌淡暗，苔白腻，脉沉细弦。

治法：疏肝和胃，降逆止呕。

方药：半夏厚朴汤加左金丸加减，药用苏叶、半夏、厚朴、茯苓、吴茱萸、黄连等。兼有隐痛者，加桂枝、白芍、甘草等；脾气虚者，加枳术丸。

中成药：香砂养胃丸，舒肝颗粒。

三、其他疗法

1. 针灸法 外邪侵袭者针刺内关、中脘穴，用泻法；寒湿困脾者针刺中脘、足三里穴，用补法，还可艾灸神阙、足三里穴。

2. 外敷法 寒湿困脾者，可用大蒜、吴茱萸共捣为泥，敷于涌泉穴。

【调护】

预防本病，要注意"虚邪贼风，避之有时"，要注意饮食卫生，不食生冷、不洁食物，不过食肥甘厚味之品，不饥饱无度，以免损伤脾胃。要注意精神上调摄，心情舒畅，避免肝气横逆，犯胃作呕。保护脾胃正气，使脾胃功能正常，便能达到"四季脾旺不受邪"的目的。

发生暴吐时，要注意适当休息，注意病者寒温适宜，食物要易于消化，宜清淡，少量多餐。服食止呕中药，宜少量渐进，过多过快服药常可导致将所服药液吐出；如果少量服食仍呕吐时，可于药液中放入姜汁少许。若呕吐剧烈，粥汤入胃即吐出之危重病者，系胃气衰败，可用《景岳全书·呕吐》中人参煮粥食之之法，此取人参粥以救胃气。对于病情较重，神志不清的患者，呕吐时需将其头部转向一侧，以免呕吐物吸入呼吸道而致窒息。

此外，中医食疗对于呕吐的防治亦有良好疗效。如外邪犯胃者，可用鲜生姜煎汤加适量红糖热服。食滞内停者，可予焦山楂、鸡内金等开水调服。肝气郁结者，可用佛手片、陈皮等煎汤代茶服用。脾气虚弱者，可用山药、大枣、黄芪等煮食。胃阴不足者，可用五汁饮或鲜茅根、石斛等煎汤代茶饮用。

第七节　暴　泻

【概述】

暴泻是由多种病因而致的脾胃肠道受损，升降失调，传导失职，清浊不分，混杂而下的病证。临床以发病突然，排便次数剧增，泻下急迫，粪便量多而稀薄，排便时常伴肠鸣，肠绞痛或里急后重为特征。暴泻，又名暴注、暴泄。病名始见于《世医得效方·大方脉杂医科》："治暴泻不止，小便不通。车前子，上为末，每服二钱，米饮调。根叶亦可，立效。"书中还提到了神曲丸、粟壳丸均可以治疗暴泻。《医学入门》也对暴泻有所描述："暑泻如水，烦渴尿赤，暴泻。"

西医学的急性肠炎、急性食物中毒、某些肠道过敏、与抗生素相关的伪膜性肠炎等，以急性腹泻为主要临床表现者，均可参考本书内容辨证论治。

【病因病机】

暴泻发病，概而论之，多由外邪侵袭，困阻脾阳，或饮食不节（洁），损伤脾胃，终致脾胃运化失职，清浊不分，发生暴泻。

1. 外邪侵袭　外感寒湿、暑湿之邪，或误食腐败不洁之物，损伤脾胃，致传导失职，升降失调，清浊不分，混杂而下。

2. 饮食不节　暴饮暴食，困阻脾阳，脾失健运，清浊不分，水谷相随而下。

3. 重病伤脾　患者重病久病，伤正体虚，中阳不健，运化无权，清气下陷，甚则脾虚及肾，肾阳不足，水湿失于温煦气化，水谷不化，发为暴泻。

总之，本病的发生，与邪实正虚有关，但以邪实为主。

【诊断与鉴别诊断】

一、诊断要点

1. 发病特点　本病多发于夏秋季节，但一年四季均可发病。

2. 临床表现　泄泻是以排便次数增多，每日三五次至十数次或更多，粪质稀溏，或如水注，或完谷不化，腹痛肠鸣为主症作为主要诊断依据。属寒湿者，则苔白腻，脉濡缓；属湿热者，则苔黄腻，脉濡数或滑数；属伤食者，则舌苔垢浊或厚腻，脉滑；属脾虚者，则舌质淡，苔白润，脉细弱；属肾虚者，则舌质淡，苔薄白，脉沉细。有暴饮暴食或误食不洁之物的病史。

二、辅助检查

腹部超声检查，血、尿、便常规检查，生化检查，血凝及血气分析检查。

三、鉴别诊断

1. 痢疾 以腹痛、里急后重、利下赤白脓血为主症，可与泄泻作为鉴别。张景岳《景岳全书·泄泻》对于泄泻和痢疾的区别认为：但泻浅而痢深，泻轻而痢重；泻由水谷不分，出于中焦；痢以脂血伤败，病在下焦。在中焦者，湿由脾胃而分于小肠，故可澄其源，所以治宜分利；在下焦者，病在肝肾大肠，分利已无所及，故宜调理真阴，并助小肠之主，以益气化之源。此泻痢之证治有不同，而证类亦当有辨，然病实相关，不可不兼察以为治也。

2. 霍乱 霍乱是一种上吐下泻同时并作的病证，其发病特点是来势急骤，变化迅速，病情凶险，起病时先突然腹痛，继则吐泻交作，所吐之物多为未消化食物，气味酸腐热臭；所泻之物多为黄色粪水，或如米泔，常伴恶寒发热，部分患者在吐泻之后，津液耗伤，迅即消瘦，或发生转筋，腹中挛痛；若吐泻剧烈，则见面色苍白，目眶凹陷，汗出肢冷等津竭阳亡危候，可与泄泻作为鉴别。

【治疗】

治疗应以运脾化湿为原则。暴泻以湿胜为主者，宜重用化湿，佐以分利。再根据寒温和湿热的不同，分别采用温化寒湿与清化湿热之法。夹有表邪者，佐以疏解；夹有暑邪者，佐以清暑；兼有伤食者，佐以消导。久泻以脾虚为主者，当予健脾。因肝气乘脾者，宜抑肝扶脾；因肾阳虚衰者，宜温肾健脾；中气下陷者，宜升提；久泄不止，宜固涩。暴泻不可骤用补涩，以免固闭其邪；久泻不可漫投分利，以免劫其阴液。

一、急救处理

1. 迅速开通两条以上静脉通路，尽快补足血容量，维持水、电解质平衡是抢救治疗的关键。

2. 严重者吸氧，准确记录出入量，监测生命体征。

3. 饮食调理，进流质不含脂肪饮食或暂禁食，静脉补充能量，加强护理，防治并发症。控制感染，针对病原体而选择抗菌药物。

4. 虚证宜益气养阴回阳，以生脉注射液或参附注射液静脉滴注。

5. 辨病综合救治：

（1）急性肠炎，控制感染，补液，调节水、电解质平衡，防止脱水。

（2）食物中毒，催吐、导泻排除毒物，补充容量，调节水、电解质平衡，合并感染者，对症应用抗生素治疗。监测肝肾功能。

（3）伪膜性肠炎而致的急性腹泻，腹泻严重，粪便细菌特殊条件下培养，多数病例可发现有难辨梭状芽孢杆菌生长。应立即停用抗生素，补充肠道益生菌。

（4）危重病肠功能衰竭者，宜液体复苏，脏器支持，早期少量开始肠内营养支持，补充肠道益生菌，治疗原发病。

二、分证论治

1. 邪实困脾

症状：病起急骤，恶心频发，呕吐吞酸，腹痛阵作，泻下急迫，肛门灼热，便行不爽，粪色黄褐而臭，口渴欲饮，心烦，尿短赤少；或呕吐清水，腹泻如水，腹痛肠鸣，脘闷食少，并伴有恶寒发热，颈项或关节酸痛。舌苔白腻或黄腻，脉滑数。

治法：利湿行气，祛邪止泻。

方药：湿热重者葛根芩连汤加减，药用葛根、黄芩、黄连、木香、生甘草等。湿浊重者用胃苓汤加减，药用苍术、陈皮、厚朴、甘草、茯苓、猪苓、泽泻、桂枝、白术等。兼风寒表证用藿香正气散加减，药用藿香、大腹皮、紫苏、白芷、茯苓、半夏、陈皮、厚朴、桔梗、生姜、大枣、白术、甘草、木通、车前子等。

2. 食滞胃肠

症状：恶心厌食，得食愈甚，吐后反快，腹痛肠鸣，泻下粪便臭如败卵，泻后痛减，伴有不消化之物，胸脘痞满，嗳腐酸臭。苔厚腻，脉滑实。

治法：消积化滞，和胃降逆。

方药：枳实导滞丸加减，药用神曲、茯苓、枳实、大黄、黄芩、黄连、白术、泽泻等。

3. 阳虚失摄

症状：泄泻如倾，次频量多，皮肤干燥，目眶凹陷，小便短少，神疲倦怠，舌淡胖水滑，无苔或少量剥苔，脉沉细无力。

治法：温肾健脾，升清止泻。

方药：四神丸合补中益气汤加减，药用人参、生姜、白术、甘草、生黄芪、陈皮、升麻、柴胡、当归、吴茱萸、肉豆蔻、补骨脂、五味子等。

中成药：生脉注射液静脉滴注。

三、其他疗法

1. 针刺法 外感暴泻者针刺天枢、上巨虚，暑湿加曲池、隐白，寒湿加神阙、阴陵泉。天枢、上巨虚，平补平泻，宜中强刺激；曲池、隐白用泻法，隐白出针后宜挤去恶血；神阙隔盐灸，阴陵泉先泻后补，以泻为主。伤食暴泻者针刺脾俞、中脘、大肠俞、足三里，脾俞用补法，余穴均用泻法。

2. 灸法 陈艾叶 500g，川乌 30g，草乌 30g，冰片 5g，雄黄 30g，薄荷 10g，麝香

1g，甘草10g，细辛10g，干姜30g，牙皂10g。上药共研为细绒，捏成蚕豆大小的艾炷。用食盐将脐填平后再铺成一直径约6cm的圆形薄层，约一分硬币厚，上置艾炷灸之，待其烧尽，再换一壮，连灸数壮至十余壮。

3. 敷脐法 取艾绒少许，加少量十滴水，搅拌均匀，放置于肚脐中（神阙穴），然后用胶布固定，再用热水袋外敷，24小时后取下。

【调护】

要加强锻炼，增强体质，使脾旺不易受邪。开展爱国卫生运动，消灭苍蝇，加强饮食卫生和水源管理，不吃腐败变质的食物，不喝生水，生吃瓜果要烫洗，要养成饭前便后洗手的良好习惯。泄泻患者要给予流质或半流质饮食，忌食辛热炙煿肥甘厚味。若暴泻耗伤胃气，可给予淡盐汤、饭汤、米粥以养胃气。若属虚寒泄泻，亦可予以淡姜汤饮之，温以振脾阳，调和胃气。

第八节 水 肿

【概述】

水肿是指因感受外邪，饮食失调，或劳倦过度等，使肺失宣降通调，脾失健运，肾失开阖，膀胱气化失常，导致体内水液潴留，泛滥肌肤，以头面、眼睑、四肢、腹背甚至全身浮肿为临床特征的一类病证。《内经》中已有"水""风水""水胀""石水"等名称。《灵枢·水胀》对水肿的临床表现进行了细致的描述："水始起也，目窠上微肿，如新卧起之状，其颈脉动，时咳，阴股间寒，足胫肿，腹乃大，其水已成矣，以手按其腹，随手而起，如囊水之状，此其候也。"《素问·汤液醪醴论》提出了"去菀陈莝……开鬼门，洁净府"的水肿治疗原则。

西医学急性肾小球肾炎、肾病综合征、急慢性肾衰竭、充血性心力衰竭等，凡是以水肿为主要临床表现者，均可参考本节内容辨证论治。

【病因病机】

人体水液的运行，有赖于气的推动，即有赖于脾气的运化转输，肺气的宣降通调，心气的推动，肾气的蒸化开阖。这些脏腑功能正常，则三焦发挥决渎作用，膀胱气化畅行，小便通利，可维持正常的水液代谢。反之，若因外感风寒湿热之邪，水湿浸渍，疮毒浸淫，饮食劳倦，久病体虚等，导致上述脏腑功能失调，三焦决渎失司，膀胱气化不利，体内水液潴留，泛滥肌肤，即可发为水肿。

1. 外邪浸淫，水湿泛溢 风邪、湿热疫毒内侵，或痈疡疮毒生于肌肤，未能清解而内归肺脾，脾伤不能升津，肺伤失于宣降，以致水湿潴留体内，泛滥肌肤，发为水肿。

2. 脏气受损，气化无权 劳倦过度，或久病伤正，精微损耗，气血瘀滞，脏气受损，肺失宣降通调，脾失转输，肾失开阖，膀胱气化失常，气血运行不畅，水液代谢失司，三焦水道不利，引起水湿潴留，泛滥肌肤，射凌心肺，而成水肿。《金匮要略·水气病脉证并治》有"心水"病证，其云："心水者，其身重而少气，不得卧，烦而躁，其人阴肿。"

【诊断与鉴别诊断】

一、诊断要点

1. 发病特点 水肿一般先从眼睑开始，继则延及头面、四肢及全身。亦有先从下肢开始，然后及于全身者。

2. 临床表现 凡具有头面、四肢、腹背，甚至全身水肿临床表现者，即可诊断为水肿。若水肿病情严重者，可见胸闷腹胀、气喘不能平卧等症状。

二、辅助检查

心电图、心脏超声检查，肾脏超声检查，血、尿、便常规检查，生化检查，血凝及血气分析等检查。

三、鉴别诊断

鼓胀 鼓胀是因腹部膨胀如鼓而命名。以腹胀大、皮色苍黄、脉络暴露为特征。其肿肢体无恙，胀唯在腹；水肿则不同，其肿主要表现为面、足，甚者肿及全身。

【治疗】

水肿的治疗，《内经》提出的"开鬼门""洁净府""去菀陈莝"三条基本原则，对后世影响深远，一直沿用至今。其具体治法，历代医家都有补充发展，现将常用的治法分述如下：①利尿法：是治疗水肿病最基本、最常用的方法。常与发汗、益气、温化等法合并运用。②发汗法：适用于面部水肿初起而又有肺气不宣表现的患者，或水肿而兼有表证的患者。本法的使用要适可而止，同时要注意与其他治法配合应用。③健脾益气法：并非专用于脾脏水肿，实则五脏水肿均可使用。临床上常与利尿法同用。④温化法：适用于阳虚水肿，常与利尿法同用。⑤育阴利水法：适用于口燥咽干，舌红少苔，小便黄少，脉细数，或阴虚阳亢，头目眩晕的阴虚水肿患者。⑥燥湿理气法：适用于脾虚不运，腹胀苔腻的患者，也常与利尿法同用。气行则水行，气降则水降，畅通三焦，有助于利尿。⑦清热解毒法：适用于发热，口渴，咽喉肿痛，或身上生疮的水肿患者，常与利尿法同用。⑧活血化瘀法：适用于有瘀血的水肿患者。⑨泻下逐水法：适用于全身严重水肿，体实病急，诸法无效，二便不通，可用本法，治标缓急。⑩扶正固本法：适用于水肿消退，机体正气未复的患者。本法的应用要注意处理好扶正与祛邪的关系。

一般说来，水肿的消退，不等于余邪已尽，病根已除，因此不宜立即放弃祛邪这一治疗环节，而转入纯补之法。如过早补阳则助长热邪，过早补气补阴则助长湿邪，均可引起水肿复发。在水肿消退后的余邪未尽阶段，宜用祛邪而不伤正、扶正而不碍邪的和法治疗，待余邪已尽，再根据气、血、阴、阳的偏损情况，合理进行调补善后。

一、急救处理

1. 吸氧，监护生命体征、血氧饱和度、尿量，判断疾病危重度。

2. 尽快完善相关理化检查，明确水肿病因。

3. 辨病综合救治：

（1）肺系疾病导致右心功能不全引起的水肿，需氧疗，改善通气，保证充分氧合，并在控制感染的基础上，应用利尿剂利水消肿。

（2）心血管疾病导致心功能不全引起的水肿，应首先判断冠脉供血及瓣膜情况，纠正心律失常，控制心室率；其次改善心肌供血，寻找并纠正导致心衰的诱发因素。可采用扩血管、强心、利尿等减轻心脏的前后负荷等方法。

（3）急性肾炎者，控制血压，控制感染，结合中医药治疗。肾功能不全引起的水肿，利尿无效可考虑持续床旁血液滤过或透析治疗。肾病综合征者，在利尿同时，结合具体病情，或应用糖皮质激素，或应用人血白蛋白等，综合治疗。

（4）低蛋白血症引起水肿，要治疗原发病，补充营养及白蛋白。

二、分证论治

1. 邪毒浸淫

症状：感受外邪或肌肤疮痍，小便小利，肿起于眼睑，迅及全身，有恶风发热之象。舌红，苔薄黄，脉浮数或滑数。

治法：宣肺解毒，利尿消肿。

方药：麻黄连翘赤小豆合五味消毒汤加减，药用麻黄、杏仁、桑白皮、赤小豆、连翘、金银花、蒲公英、紫花地丁、紫背天葵。大便不通者，加大黄、芒硝。

2. 湿热内结

症状：遍身浮肿而皮肤绷急光亮，或伴有身黄、目黄，胸脘痞闷，不欲进饮食，口干口苦，小便短赤，大便干结。舌质红，苔白腻或黄腻，脉沉细或濡数。

治法：分利湿热。

方药：疏凿饮子加减，药用羌活、秦艽、大腹皮、茯苓皮、生姜皮、泽泻、赤小豆、商陆、槟榔、葶苈子、大蓟、小蓟、白茅根、大枣、杏仁、黑白丑、猪苓、桑白皮、冬瓜皮、抽葫芦等。若腹满不减，大便不通，可合用己椒苈黄丸，使水从大便而泻。

3. 心肾阳虚，水凌心肺

症状：身肿，腰以下尤甚，按之凹陷不起，脘闷纳减，胸闷喘憋，咳吐痰涎，神疲肢冷，小便短少。舌淡，苔白腻或白滑，脉沉缓或沉弱。

治法：温阳健脾，化气利水。

方药：葶苈大枣泻肺汤合五苓散加减，药用葶苈子、大枣、白术、桂枝、茯苓、猪苓、泽泻等。

4. 脾肾阳虚，水湿泛溢

症状：腰以下肿甚，按之凹陷不起，心悸气促，腰痛酸重，尿量减少，四肢厥冷，怯寒神疲，面色灰滞或㿠白；舌淡胖，苔白，脉沉细或沉迟无力。

治法：温肾助阳，化气行水。

方药：济生肾气汤合真武汤加减，药用熟地黄、山茱萸、牡丹皮、山药、茯苓皮、泽泻、肉桂、附子、牛膝、车前子、白芍、白术、生姜等。

中成药：济生肾气丸。

三、其他疗法

对于肾衰竭引起的水肿，中药保留灌肠疗效确切，可用生大黄、蒲公英、生牡蛎、炮附子等煎汤，保留灌肠。

【调护】

1. 注意忌盐　中医强调水肿忌盐，由来已久，唐代孙思邈在《千金要方·水肿》中用赤小豆、桑白皮、鲤鱼、白术治水肿，明确指出"鱼勿用盐""始终一切断盐""慎盐酱五辛"。元代危亦林《世医得效方》也指出："凡水肿惟忌盐，虽毫米许不得入口，若无以为味，即水病去后，宜以酢少许，调和饮食……果欲去病，切须忌盐。"此后，历代诸家都相当重视忌盐。

2. 加强护理　避免褥疮；严重水肿，如喉间有痰，要注意吸痰，避免痰涎阻塞气道，引起窒息死亡；此外尤须注意寒温变化，防止再感外邪；对患者无论做治疗或擦身时，要避免损伤皮肤，否则容易引起感染，发生变证。

3. 注意精神调养　医护人员要注意帮助患者树立战胜疾病的信心，以利于治疗。

4. 加强营养，防止伤食　水肿患者，一般都有胃肠功能障碍，脾胃运化功能衰弱，一旦饮食不慎，损伤脾胃，则可使病情反复。可根据病情不同，宜选用既有营养又不碍脾胃运化，既有利治疗又容易消化吸收的食物调养，尤在病有好转之后，切忌暴饮暴食、过食肥甘之品。

第九节　斑　疹

【概述】

斑疹多是因邪热波及营血而致。斑多点大成片，色红或紫，抚之不碍于手，压之不退色；疹形如粟米，高出于皮肤之上，抚之碍手，疹消退后常有皮屑脱落。早在《金匮要略》就载有"阳毒之为病，面赤斑斑如锦纹"，即指斑疹。《诸病源候论·温病发斑候》说："夫人冬月触冒寒毒者，至春始发病，病初在表，或已发汗吐下，而表证未罢，毒气不散，故发斑疮。"清代叶天士著《温热论》，对斑疹的论述较为详尽，尤其是病因、证候、传变及治则的论述有独特见解，如"斑疹皆是邪气外露之象""点大而在皮肤之上者为斑，或云尖隐隐，或琐碎小粒者为疹"。章虚谷说："热闭营中，故多成斑疹。斑从肌肉而出属胃，疹从血络而出属经。"

西医学传染病或感染过程中出现的多种形态的皮疹，凡是以斑疹为主要临床表现者，均可参考本节内容辨证论治。

【病因病机】

中医学认为，斑疹之因多与邪热波及营血有关。疹的发生多是由于气分邪热内窜营分，损伤血络，发于皮肤所致。其邪热仍在气分，仅为波及营分而已。其中肺经郁热不解而致发疹较为多见。斑多为热郁阳明，胃热炽盛，内逼营血，损伤血脉，迫血妄行，血从肌肉外溃所致。当邪热进一步炽盛，疹亦可转斑，病机重点则从气分而转为营血分。有时疹与斑不能截然区分，疹能转斑，也可在疹中夹斑，即"夹斑带疹"。

1. 毒壅肺胃　外感温热之邪，首先犯肺，肺经郁热不解，波及阳明，肺胃热盛，内逼营血，损伤血脉，迫血妄行，血从肌肉外溃而发为斑疹。

2. 热灼营阴　气分邪热失于清肃，或为气分湿热化燥化火，传入营分，或为肺卫之邪乘心营之虚，径陷心营，或某些温邪直犯心营，营分受热，热窜血络，则见斑疹隐隐。

3. 热盛动血　营分邪热未能透转气分而羁留，进而深传血分；卫分或气分邪热未解，直接传入血分，或伏邪始自血分发出，血热炽盛，灼伤血络，迫血妄行，表现为斑疹密布，兼见神昏谵妄、吐血、尿血等。

【诊断与鉴别诊断】

一、诊断要点

1. 发病特点　小儿及成人均可罹患本病，但以女性较为多见。

2. 临床表现　本病以皮肤有大小不等的青紫斑块，或呈点状或片状，形状不一，按压紫斑其色不褪等临床表现为特征。紫斑好发于四肢，尤以下肢为多见。出血较重者，常伴齿衄、鼻衄。部分患者血常规检查可发现血小板减少。根据上述要点，并除外外感温热病所引起的紫斑，一般即可对本病做出诊断。

二、辅助检查

骨髓穿刺检查，血、尿、便常规检查，生化检查，血凝及血气分析等检查。

三、鉴别诊断

1. 出疹 有出疹表现的一类疾病，其出疹的疹点需与紫斑病之紫斑呈点状者相区别，此早已为先辈所重视。如明代张浩《仁术便览·斑疹》说："有色点而无头粒者，谓之斑；有头粒而随出即没，没而又出者，谓之疹。"清代叶天士《临证指南医案·斑痧疹瘰》说："斑者，有触目之色而无碍手之质。""瘰者疹之通称，有头粒而如粟象。"清代罗国纲《罗氏会约医镜·论伤寒发斑发疹》亦说："斑隐于皮肤之间，视之则得；疹累于肌肉之上，手摹亦知。"归纳起来，两者区别的要点是：紫斑隐于皮肤之内，摸之不碍手，压之不褪色；疹子则高出于皮肤之上，摸之如粟粒碍手，压之褪色，随即复现。

2. 温病发斑 温病发斑与本病在皮肤表现的斑块方面相似，但通过对病情的全面观察、分析及对病史的详细了解，可以对两者做出鉴别。温病发斑是病情重笃，热入营血，耗血动血时出现的证候。发斑之前，一般均有邪犯卫分及气分热炽的临床过程。发斑时常呈一派气血两燔或热盛动血的证候，症见高热、烦扰不宁、神识不清，甚至昏狂谵妄；与此同时，常伴衄血、吐血、便血等广泛出血的征象，舌质红绛。而本病可不伴随明显的全身症状，或伴有内伤发热、身体虚弱等症，或因接触某物而作，可伴发热、头痛等。一般神识清楚，也不似温病发斑之急骤。部分紫斑患者还有持续出现或反复发作紫斑的病史。由于证候的不同，舌质红或舌质淡，舌质一般不现绛色。

【治疗】

本病由火热熏灼、血溢脉外所致者，以清热解毒、凉血养阴为治疗的主要原则。属实火者，当着重清热解毒；属虚火者，当侧重养阴清热。而凉血止血、化瘀消斑的药物，则对实火、虚火都可配伍使用。对于反复发作，久病不愈，以气血亏虚、气不摄血为主要表现者，又当以益气摄血为治疗原则，适当配伍止血、消斑的药物。对于兼见两种证候的患者，如既有热盛又有阴虚；或既有阴虚又有气虚，应根据其侧重的不同，两相兼顾。

一、急救处理

1. 监护生命体征，记出入量，以冰袋或冰毯、酒精擦浴物理降温，迅速建立有效的静脉通道。

2. 根据临床表现，完善相关检查，明确导致斑疹的原发疾病。

3. 清热解毒凉血：

（1）针刺太阳、风池、百会、风府穴，用泻法，并留针 15 ~ 20 分钟。

（2）血必净注射液或热毒宁注射液稀释后静脉滴注。

4. 辨病综合救治：

（1）病毒性斑疹辨证应用中药或中成药，两药给予对症支持及抗病毒治疗。

（2）自身免疫性斑疹应针对不同疾病，如红斑狼疮、幼年性类风湿性关节炎等给予相应抑制免疫及免疫调理药物治疗；中成药血必净注射液加入等渗液中静脉点滴，重症者送服安宫牛黄丸。

（3）慢性内科病所致斑疹如血小板减少性紫癜、过敏性紫癜、血液病等，应以积极治疗原发病为主。

（4）物理因素所致斑疹，寻找诱因，避免红外线及强烈日光照射及服光敏性药物，如磺胺类、四环素等。

二、分证论治

1. 邪毒郁表

症状：发热，微恶风寒，咳嗽，目赤，斑疹发出量较少，形态松浮，稀疏均匀散于肌表。舌尖红，苔薄白或微黄，脉浮数。

治法：辛凉透疹，疏风解毒。

方药：清解透表汤加减，药用葛根、紫草、桑叶、菊花、甘草、牛蒡子、金银花、连翘、蝉衣等。如高热无汗，加浮萍；如恶寒咳喘者，加麻黄、紫苏、细辛；咽痛，加马勃、射干。

中成药：痰热清注射液静滴。

2. 毒壅肺胃

症状：身热如焚，气粗而促，烦躁口渴，斑疹色黑隐隐，四旁色赤，大便秘结，小便短赤而少；舌赤苔黄，脉数。

治法：清透热毒，攻下泄热。

方药：通圣消毒散加减，药用川芎、金银花、牛蒡子、滑石、芒硝、生大黄、水牛角、芦根、大青叶、防风、白芷、栀子等。若热结肠腑较重，可后下大黄，芒硝冲服，加厚朴、枳实。如热邪明显，加用石膏、知母。

中成药：热毒宁注射液加入等渗液中静脉滴注。

3. 热盛迫血

症状：心烦躁扰，时有谵语，甚至昏狂谵妄，斑疹显露或斑色紫黑，或吐血尿血。舌质红绛而干，苔薄或无苔，脉细数。

治法：清热解毒，凉血散瘀。

方药：清营汤加减，药用水牛角、生地黄、玄参、淡竹叶、麦冬、丹参、黄连、金银花、连翘等。若营热动风，症见心烦、谵语、惊厥，加用钩藤、牡丹皮、羚羊角；如吐血，加侧柏叶、白茅根、三七；若热毒较甚，加水蛭、大黄、神犀丹；若气血两燔，症见壮热、大渴、头痛如劈、骨节烦痛、烦躁不安，可予清瘟败毒饮。

中成药：血必净注射液稀释后静脉滴注。

4. 气阴两伤

症状：斑疹色紫暗较淡，多呈散在性出现，心悸气短，头晕，神情倦怠。舌淡苔少，脉细弱。

治法：益气养阴，宁络解毒。

方药：沙参麦冬汤加减，药用沙参、麦门冬、玉竹、甘草、桑叶、白扁豆、天花粉。若大便秘结，加全瓜蒌、火麻仁；余热未尽，加地骨皮、银柴胡、连翘；胃阴耗伤口渴者，加石斛；咳血者加知母、牡丹皮、白茅根。

中成药：脉络宁注射液或生脉注射液稀释后静脉滴注。

三、其他疗法

1. 针灸法　针刺太阳、大椎、合谷、太冲、风池等穴，用泻法。

2. 刺血法　大椎、十宣点刺放血。

3. 药物擦浴法　生石膏、知母、牡丹皮水煎擦洗患处。

【调护】

由于外感及内伤均会导致紫斑的发生，所以增强身体素质，避免感受外邪，避免接触诱发紫斑的各种"不正之气"，是预防紫斑发生的最重要措施。

在护理方面，发病较急及出血较多的患者应卧床休息。一般的紫斑患者，亦应适当休息，避免劳累。注意冷暖变化，预防感冒。本病常伴齿衄，故需特别注意口腔卫生。饮食应富于营养而易于消化，避免香燥、辛辣动火之物，以及鱼、虾、蟹、牛乳等腥味之品。对于紫斑的发生与进食某些食品有密切关系的患者，更应注意饮食的宜忌，切忌食用有关易于诱发紫斑的食品。

第十节　急性出血

【概述】

急性出血是指出血量较大，出血势较急，以及有广泛出血倾向的一类病证。本病发病急，病情重，病情变化迅速，不及时处理可危及生命。早在《内经》中就有"血溢""血泄""衄血""咯血""呕血""溺血""溲血""便血"等记载。本节主要讨论急性咯血、呕血、便血。

【病因病机】

急性出血属于中医学"血证"范畴，乃血液不循常道，上溢于口鼻诸窍，下泄于前后二阴或渗出于肌肤所形成的疾患。

1. 外邪侵袭　外邪侵袭，或饮食所不节，饮酒过度，或嗜食辛辣炙煿之品，或恣食肥甘，而致燥热蕴结于肺胃，邪壅肺胃，肺失宣降，上逆为咳，损伤肺络，或风热、疫毒之邪，热壅于肺，灼伤肿络，血溢气道则致咯血；邪热内蕴，胃络受损，迫血妄行，胃气上逆则呕血。正如明代皇甫中《明医执掌·诸血证》谓："咯血者，火乘金位，肺络受伤也。"

2. 肝火内犯 情志不遂，气郁化火，或暴怒气逆，肝气横逆，上逆犯肺，血随火动，灼伤肺络导致咯血；肝气横逆犯胃，胃络损伤则呕血。此即《医家四要·咳血呕血肺肝气热》所说："呕血者，因于气怒伤肝，肝热内炽，逼血上逆所致。"

3. 气虚不摄 劳倦过度，损伤正气，或饮食不节，损伤脾胃，或大病久病之后失于调养，正气耗伤，以致气虚则血无所主，血不循经而错行，溢出肺胃之络而致咯血、呕血。《医学入门·总论》说："劳伤气虚夹寒，阴阳不相为守，血亦错行。"

总之，急性出血的病因病机有虚实之别，实证责之于各种原因导致的火热熏蒸，迫血妄行，虚证责之于气虚不摄，血溢脉外，以及阴虚火旺，迫血妄行。实证和虚证虽各有不同的病因病机，但在疾病发展变化的过程中，又常常发生实证向虚证的转化。往往疾病的早期多表现为火盛气逆、迫血妄行之实证，但反复出血则会导致阴血亏损，虚火内生，或因出血过多，气无所附，以致气虚阳衰，不能摄血。另外，出血之后，离经之血不能及时排出体外，留积体内而为瘀血，瘀血又妨碍新血的产生和气血的正常运行，形成瘀血致血虚、血虚加重瘀血的恶性循环。

【诊断与鉴别诊断】

一、诊断要点

1. 发病特点 多起病急，若出血量大，则病情传变迅速，可致惊厥、气脱等。既往可有肺痨、咳嗽、胃痛、胁痛、黄疸、癥积等宿疾。

2. 临床表现 咯血指肺、气道出血，由咳嗽而出，多血色鲜红，轻者可痰中带血，或每次咳出少量鲜血；重者可短时间咳吐大量鲜血，而出现厥脱之象。患者多有咳嗽、痰喘、肺痨等肺系病证。

吐血指血由呕吐而出，常夹有胃内容物，血色多为咖啡色或紫黯色，也可为鲜红色，吐血之后解柏油样黑便，或暗红色大便。患者多有胃痛、胁痛、黄疸、积聚病证。

便血指大便色鲜红、黯红、紫黯，或解柏油样黑便。患者多有胃痛、痔疮等病证。

二、辅助检查

腹部超声检查，胃镜、肠镜检查，胸部 X 线检查，血、尿、便常规检查，生化检查，血凝及血气分析等检查。

三、鉴别诊断

从口中吐出的血液，有吐血与咯血之分，吐血多为胃出血，多为暗红色或咖啡色，常混有食物残渣或胆汁，多伴恶心，上腹部不适。咯血多为肺之出血，多为鲜红色，泡沫样，混有痰液，多伴咽痒、咳嗽；便血则要排除痔疮出血；女性尿血要排除生殖系统等出血。

【治疗】

急则治标，缓则治本：治标以止血为急务，治本以审因施治为主。治火、治气、治血是治疗血证的总则。

实者泻之，虚者补之：血从上溢，实证则宜清降，忌用升散，以免气火升腾，加重出血。虚证出血，宜滋补，忌用寒凉攻伐，以免伤脾胃之阳，有碍气血化生。血从下溢，实证宜清化，忌用固涩，以防留邪停瘀；虚证宜固摄，忌用通利，以防耗气伤阴。

一、急救处理

急性出血是常见急危重病，易造成窒息、脱证，一旦发现必须立即诊治，减少搬动，保持适当体位，避免情绪紧张。出血量多者，病情急骤，可致气随血脱，故应以止血为先。

1. 先鉴别咯血和呕血。大量咯血者应取头低脚高位，头偏向一侧，保持呼吸道畅通，防止血凝阻塞气管而窒息。如出血部位不明可取半卧位。呕血者可取侧卧位。便血出血量多者忌下床排便，以免增加腹压损伤血络。呕血、便血者，宜暂禁饮食。

2. 严密观察患者的出血量、神色，监测生命体征及尿量，初步判断疾病危重度，尽快完善相关理化检查，明确出血原因。

3. 立即开通静脉通路，补充晶体液及胶体液，在保证重要脏器灌注压的基础上，血压维持在低水平，以免增加出血量，同时为输血做准备。

4. 止血：

（1）口服云南白药胶囊，严重者服保险子。

（2）呕血区、便血患者，用三七粉、白及粉、大黄粉温水调成糊状，稍凉后吞服。

（3）气虚欲脱，气息短促，汗出肢冷，脉微细，急用人参、生甘草煎液 100 ～ 200mL，频服或灌服，因为"有形之血不能速生，无形之气所当急固"。同时用生脉注射液或参麦注射液稀释后静脉滴注。

5. 辨病综合救治：

（1）支气管扩张或肺肿瘤引起的咯血，以凝血酶、垂体后叶素止血，控制感染，必要时用血管栓塞法等介入治疗。

（2）消化道溃疡出血，用 H_2 受体拮抗剂或质子泵抑制剂制酸止血，必要时胃镜下止血。

（3）肝硬化食道胃底静脉血管破裂出血，应采用制酸止血、垂体后叶素、生长抑素等药物治疗，若不能控制出血，需要置入三腔双囊管压迫治疗，或进行内镜下治疗，严重者需急诊手术。

（4）凝血功能障碍引起的出血，根据病情急需补充血小板及凝血因子治疗；重症患者因消耗性凝血障碍引起出血，需抗凝治疗。

二、分证论治

1. 咯血

（1）肺热伤络

症状：咳嗽，痰中带血或咳吐纯血，咯血量多，血色鲜红，甚或从口涌出，咳而气逆，胸胁隐痛，头痛眩晕，口苦而干，目赤，或胸满胸痛，气急，口渴心烦，便秘溲赤，或伴发热。舌质红，苔薄黄，脉弦数。

治法：清肺泄热，凉血止血。

方药：黛蛤散合泻白散加减，药用桑白皮、地骨皮、海蛤壳、青黛、甘草等。痰热较重，发热痰多，咳痰黄稠，苔黄腻，脉滑数者，可加黄芩、鲜竹沥、鱼腥草，或合《千金要方》苇茎汤以清热化痰；咯血较重者，可另加白及粉、三七粉吞服以止血；肝火犯肺，火盛迫血，血来盈口，咯血量较多，纯血鲜红者，可用犀角地黄汤加三七粉冲服；大便干结者，可加大黄以泄热通便，凉血止血。

（2）阴虚肺热

症状：咳嗽阵作，反复咳血，血色鲜红或淡红，或痰中带血，咳嗽痰少，或干咳无痰，常伴有口干咽燥，潮热盗汗，五心烦热，颧红，或兼耳鸣、腰膝酸软。舌红乏津，少苔或无苔，脉细数。

治法：滋阴清热，润肺止血。

方药：百合固金汤加减，药用生地黄、熟地黄、玄参、当归、白芍、百合、麦冬、贝母、生甘草、桔梗等。咳血重者，去桔梗，加白及、茜草、仙鹤草、侧柏叶或十灰散凉血止血；反复咯血者，加阿胶、三七养血止血；潮热，颧红者，加青蒿、鳖甲、地骨皮、白薇以退虚热；阴虚火旺之由肺痨所致者，以月华丸加减治疗。

（3）气不摄血

症状：痰中带血或咳吐纯血，或兼见衄血、便血，或咳或不咳，面色无华，神疲乏力，头晕目眩，耳鸣心悸，或肢冷畏寒。舌质淡，脉虚细或芤。

治法：益气摄血，健脾养血。

方药：人参甘草汤加减，药用人参、甘草煎汤顿服，以补气摄血。

2. 呕血、便血

（1）胃热伤络

症状：胃脘胀满不舒，甚则作痛，恶心呕吐，呕血鲜红或紫黯，常夹有食物残渣。口苦或口臭，大便次数常增加，便血紫黑。舌质红，苔黄腻，脉滑数。

治法：清胃泻火，凉血止血。

方药：黄连解毒汤合止血散加减，药用黄芩、黄连、大黄、栀子、白及粉、三七粉等。阴虚者加生地黄、石斛。

（2）气虚血亏

症状：吐血绵绵不止，时轻时重，或下血紫黯，或色黑如漆，胃脘疼痛隐隐，神疲乏力，心悸气短，面色苍白无华。舌质淡，苔薄，脉细弱。

治法：健脾益气，补气摄血。

方药：归脾汤加减，药用人参、茯苓、白术、甘草、黄芪、当归、龙眼肉、酸枣仁、远志、木香等。

偏于脾阳虚者，加炮姜、灶心土，或用黄土汤加减。

三、其他疗法

可经纤维胃镜检查，找到出血灶，选用云南白药、三七粉、大黄粉、白及粉等止血药，通过胃镜活检孔由塑料管注入。

【调护】

注意避免情志过极，起居有常，劳逸适度，饮食有节。精神上消除紧张、恐惧、忧虑等不良情绪。注意休息，重者应卧床休息。严密观察病情的发展和变化，若出现头昏、心慌、汗出、面色苍白、四肢湿冷、脉芤或细数等，应及时救治，以防产生厥脱之证。宜进食清淡、易于消化、富有营养的食物，如新鲜蔬菜、水果、瘦肉、蛋等，忌食辛辣香燥、油腻炙煿之品，戒除烟酒。吐血量大或频频吐血者，应暂予禁食。并应积极治疗引起血证的原发疾病。

第十一节　厥　证

【概述】

厥证是多种病因导致的气机突然逆乱，升降乖戾，气血阴阳不相顺接的危急病证，临床以突然昏倒、不省人事、四肢逆冷为主要表现。病情轻者一般在短时间内苏醒，醒后如常人；病情重者，则昏厥时间较长，严重者甚至一厥不复而致死亡。厥之病名首见于《内经》："脉全如喘，名曰暴厥，暴厥者不知与人言。"（《素问·大奇论》）《内经》论厥证，有"暴厥""寒厥""热厥""煎厥""薄厥""尸厥"等。后世又有"痰厥""食厥""气厥""血厥""蛔厥""暑厥"等。厥和脱是两个不同的病证，既有联系又有区别。

西医学的癔症、高血压病、脑血管病、低血糖、排尿性晕厥等，凡是以突然昏倒、不省人事、四肢逆冷为主要临床表现者，均可参考本节内容辨证论治。

【病因病机】

本病病因病机极为复杂，外感疫疠、内伤杂病均可出现，但主要是因心和脑受扰而发病。温热病邪热内陷心营、湿热痰蒙、腑实燥结、痰热交阻，均可上扰清阳，闭阻清窍，或因神失所养，导致厥证。

1. 痰浊蒙蔽　饮食不节等致脾胃损伤，运化失常，聚湿生痰，痰浊阻滞，气机不畅，痰浊上壅，清阳被阻，则发为厥证。

2. 情志失常　肝气郁滞，气机乖戾，升降出入失常，神机为之化火，亦可发生厥证。

3. 气血逆乱　形盛气弱，脾运失健之人，易痰阻气机；肝阳素旺之人，常肝气郁结，肝刚暴亢，五志过极，均致气血逆乱，气血上壅，清窍不利，发为厥证。

4. 正气虚脱　阴阳互根，相抱不脱。大汗、大下、大吐，津液不足，阳气无以依附而外泄，阳气欲脱则神气乱，皆可致神明失守，而发为厥证。

【诊断与鉴别诊断】

一、诊断要点

1. 发病特点　急性起病，常有明确之因，可发于各年龄段。

2. 临床表现　厥脱多系各科（包括内科、外科、创伤、妇科、儿科等）疾病的变证，临床表现较为复杂，或急骤发作，或隐匿而突发。典型表现为汗出、四肢厥冷、烦躁不安、尿少等。

早期多见面色苍白，四肢发冷，心悸多汗，短气乏力，尿少，烦躁不安，脉搏细弱，血压下降，神情淡漠；重者可见昏不知人，唇指发绀，四肢厥冷，呼吸短促，脉微欲绝，或不应指，无尿，血压不升。

二、辅助检查

经颅多普勒超声（TCD），头颅 CT 或 MRI 检查，腰椎穿刺脑脊液检查，脑电图检查，心电图、心脏超声检查，血、尿、便常规检查，生化检查，血凝及血气分析等检查。

三、鉴别诊断

1. 中风　中风为病，猝然昏倒，可伴有四肢厥冷，当与本病鉴别。中风多有肝阳上亢等病史，发作与情志激动有关，且伴有口舌㖞斜、言语不利、半身不遂等，故与本病不难鉴别。

2. 痫病　痫病是一种发作性神识异常之病，常突然发病，神识不清，双目凝视，或肢体抽搐；重者猝然昏倒，口吐涎沫，两目上视，牙关紧闭；或口中作猪羊叫声，移时苏醒，醒后无异常，可反复发作，每次相似。厥证无此特点，可资鉴别。

3. 暑厥　暑厥因夏季暑热而发病，暑热之邪闭窍，突然昏倒，身热烦躁，手足厥冷，气喘不语，或四肢抽搐，或有汗，或汗闭，与厥脱相似，但发病季节明显，且无脉细数、脉微欲绝和血压下降，可资鉴别。

【治疗】

厥脱病情复杂且多变，临证应高度警惕，严密观察，分秒必争。其处理原则可概括为：①细察病因：厥脱乃多种病因所致之内科急症，审明病因，对厥脱之治疗至关重要。若系热毒内陷所致，清热解毒固脱并重；若出血亡阳所致，当益气摄血，回阳救逆同治；若肝阳暴张或中毒致脱，当平肝、祛秽与救逆兼用。②辨明虚实：一般而论，热厥多属实证；寒厥则多属虚证。具体而言，若厥而气壅息粗，喉间痰鸣，或烦热不宁，抽搐反张，脉多实或滑数者，属实；若厥而气息微弱，自汗淋漓，肤冷肢凉，嗜睡蜷卧，脉沉细而欲绝者，即为脱象，属虚。辨明虚实，方能避免治疗上"虚其虚""实其实"之误。③综合救治：厥脱之证，虽有轻重之别，寒热之分，阴阳之异，厥与脱之差，但均属危重证候，且可迅速逆变，乃至死亡。因此必须采用多种投药办法，积极进行综合救治，将标本、先后、缓急统一起来，力求辨证确切，用药有力，措施及时。

一、急救处理

1. 患者应取去枕平卧位，略抬高下肢，同时松解衣领，尽量不要搬动，保持安静；畅通气道，监护生命体征及神志、瞳孔等；吸氧，开通静脉通路。

2. 注意保温，避免受凉，保持适宜环境温度。

3. 醒神开窍：

（1）针灸法：针刺水沟、合谷、百会、涌泉、承浆、神阙、关元、四神聪等穴。一般热厥发作者宜针，低体温或有向脱证演变者宜灸，可灸百会、神阙、关元、气海等。

（2）醒脑静注射液加等渗溶液稀释后静脉滴注。

4. 辨病综合救治：

（1）心源性晕厥　如为急性心排血受阻性，应及时进行外科手术解除梗阻，对某些疾病如肥厚梗阻性心肌病不能或暂时不能手术者，应采取相应内科治疗；严重心肌病变如心肌炎、心肌梗死伴泵衰竭所致，应予以针对性治疗；如为高度房室传导阻滞，心率极慢，在去除诱因后晕厥仍频繁发作，予以安置人工心脏起搏器。颈动脉窦晕厥发作时心动过缓可予以参附注射液静脉注射，山莨菪碱或阿托品预防发作。

（2）高血压脑病　应含服或静脉应用降压药，尽快平稳降压，伴恶心呕吐者，以甘露醇快速静脉输注以降颅压。

（3）低血容量性晕厥　去枕平卧，扩容止血，迅速查明出血部位，需手术治疗者尽快手术治疗。

（4）脑源性晕厥　进行头颅 CT 或 MRI/MRA 等检查，尽快明确诊断，积极治疗原发病。

（5）代谢性晕厥　针对病因，及时纠正血液成分的异常，如水、电解质紊乱及酸碱失衡，低血糖晕厥者及时补充葡萄糖等。

（6）急性精神抑制诱发　针刺水沟穴，伴有强直者，给予安定注射液肌肉注射或静脉注射。

二、分证论治

1. 痰浊蒙蔽

症状：神志呆滞，时昏时醒，语言错乱或意识模糊，甚则昏不识人，呼之不应，面色晦暗，胸腹闷胀，恶心呕吐，痰涎壅盛，喉中痰鸣。舌体胖大而有齿痕，舌质淡，苔白腻或灰腻，脉沉滑或沉濡。

治法：涤痰开窍。

方药：涤痰汤合菖蒲郁金汤加减，药用茯苓、人参、甘草、橘红、胆南星、半夏、竹茹、枳实、菖蒲、牡丹皮、郁金、灯心草、淡竹叶、鲜竹沥等。病情深重者可加用苏合香丸或至宝丹灌服或鼻饲；恶心呕吐者可加用生姜、竹茹。

中成药：苏合香丸。

2. 肝气郁闭

症状：情志刺激后突然昏倒，不省人事，口噤握拳，呼吸气粗，四肢厥冷。舌苔薄白，脉弦或浮。

治法：顺气开郁。

方药：五磨饮子加减，药用沉香、乌药、木香、枳实、槟榔等。肝阳偏亢者，可加入钩藤、石决明。

3. 暑邪闭窍

症状：暑季外出劳作，突发神志不清，面红发热，眩晕头痛，昏厥，谵语频频，气息极微。舌干红少津，脉洪大而数。

治法：清暑益气，开窍醒神。

方药：清暑益气汤加减，药用西洋参、石斛、麦冬、黄连、竹叶、荷梗、知母、甘草、粳米、西瓜翠衣等。

中成药：如暑厥重症可先予安宫牛黄丸或紫雪丹口服。亦可用清开灵注射液稀释后静脉滴注。

4. 血郁气逆

症状：大怒或大惊后突然昏倒，不省人事，牙关紧闭，面赤唇紫。舌质暗，苔白，脉沉弦。

治法：理气开郁，活血化瘀。

方药：丹参饮加减，药用丹参、檀香、砂仁等。

中成药：丹红注射液加等渗液稀释后静脉滴注。

5. 气血亏虚

症状：突然昏厥，面色苍白，口唇无华，四肢震颤，目陷口张，自汗肢冷，呼吸微弱。舌质淡，脉沉细数。

治法：补养气血。

方药：人参养荣汤加减，药用人参、黄芪、当归、熟地黄、白芍、白术、甘草、陈皮、茯苓、五味子、远志、桂心等。

中成药：参麦注射液或生脉注射液稀释后静脉缓慢推注。

三、其他疗法

1. 针灸法 针刺水沟、内关、百会、素髎、十宣、十井等，实证者，可十宣少量放血。虚证可灸百会、神阙、关元、气海、足三里等。

2. 外治法 气机郁闭者可用皂荚末，取少许吹入鼻中，使之喷嚏不已；或以石菖蒲末吹鼻中，桂末纳舌下以通窍醒神。

3. 涌吐法 对于痰湿壅盛所致厥证，可用烧盐一两，煎水一碗灌之，促痰食涌出。

【调护】

本病多因脏腑气血功能紊乱，阴阳气不顺接，气血阴阳耗损所致。故其转归和预后取决于病因及气机逆乱之强弱，气血耗损之轻重。亦与病程长短、救治及时与否相关。

1. 厥和脱可以互相转化，因此两者之界限较难截然划分。一般而论，厥者多属脱之先兆，脱者多为厥之进一步发展。临证时，虽只见厥而未见脱者，也应在治疗用药上，酌加固脱之品，以防病情的突变。

2. 因厥脱有寒热和阴阳之别，其属性不同于急救用药的性味悬殊极大，因此必须详加辨识，这是避免误治的重要一环。

3. 临床研究表明，治热厥宜早用通腑解毒和活血化瘀之剂，有明显的清除炎性介质、改善微循环及增加血容量的功能，对纠正休克状态有良好的作用。因此，治疗此类厥脱患者，可根据中医辨证，在详细观察和综合处理的基础上，逐步推广这些新的经验，并在实践中不断总结和提高。

对厥脱重症患者要加强护理。应建立特别医护记录，详细观察其病情变化，逐日做好脉象、体温、出入量、呼吸、血压等记录，为正确和合理的治疗提供可靠的客观依据。

下篇　各　论

第九章　急危重症 ▷▷▷▷

第一节　脱　证

【概述】

脱证是由多病因导致的气血阴阳受损，脏气受伤，阴阳互不维系，欲脱欲离，络脉俱竭的危急病证。临床以面色苍白或潮红，四肢厥逆，汗出淋漓，目合口开，二便自遗，脉微欲绝或乱，神情淡漠或烦躁，甚至不省人事为特征。"脱"之名首见于《内经》。《灵枢·血络论》云："阴阳之气，其新相得而自未合和，因而泻之，则阴阳俱脱，表里相离，故脱色而苍苍然。""脱"在《灵枢·决气》中分为精脱、气脱、津脱、液脱、血脱等不同类型，谓："精脱者，耳聋；气脱者，目不明；津脱者，腠理开，汗泄；液脱者，骨属屈伸不利，色夭，脑髓消，胫酸，耳数鸣；血脱者，色白，夭然不泽；脉脱者，其脉空虚，此其候也。"清代徐灵胎在《临证指南医案·脱》按语中说："脱之名，唯阳气骤越，阴阳相离，汗出如珠，六脉垂绝，一时急迫之证，方名为脱。"

西医学的血流分布失常性休克、心源性休克、失血及低血容量性休克等均可参阅本节内容辨证论治。

【病因病机】

脱证的病因复杂，概而论之，邪毒内侵，内陷营血，邪闭正衰，气血逆乱，或久病不愈，耗气伤精，损及五脏，气血衰败，或大汗、暴吐、暴泻、大失血之后，气随津脱，元气耗竭，终致阴损及阳，阳损及阴，以至阴阳不相维系，导致阴阳离决。

1. 邪毒过盛，正气衰亡　外感六淫或疫疠毒邪，由表及里，蕴结化火成毒，毒热过盛，气血逆乱，正气衰亡，终致阴阳之气不相维系，发为脱证。

2. 失血失液，气随津脱 呕血、便血，或创伤伤及脉络，大量失血，以致气随血脱，阳随阴亡；或饮食不洁之物，或攻下过猛，损伤脾胃，升降失常，清浊不分，暴吐暴泻，阴液大伤，气随津脱，阳随阴亡。

3. 气血阴阳俱虚 久病羸弱或暴发重疾，耗气伤阴，气血亏虚，阴阳之气不相维系，而发脱证。

【诊断与鉴别诊断】

一、诊断要点

1. 辨脱之阴阳 脱分阴脱、阳脱和阴阳俱脱。

阴脱：亡阴，多见于热病之中，以面唇苍白，发热烦躁，心悸多汗，口渴喜饮，尿少色黄，肢厥不温，脉细数或沉微欲绝为特征。

阳脱：亡阳，多为亡阴之后演变而成，其脉证与寒厥相似而更严重。

阴阳俱脱：乃厥脱之重者，多见神志昏迷，目呆口张，瞳仁散大，喉中痰鸣，气少息促，汗出如油，舌卷囊缩，周身俱冷，二便失禁，脉微欲绝。

2. 辨脱之轻重 脱之轻重，当视其脉象、厥逆程度、气息变化、神志有无异常、尿之有无等而定。一般而论，脉来迟缓而乱者重，滑数有力而不乱者轻；身肢冰凉愈甚、时间愈久者重，反之较轻；气息愈急促并见痰鸣者重，气息平和无痰阻气乱者轻；神志昏迷愈深、愈久者重，无神志异常者轻；无尿者重，少尿、有尿者轻。

二、辅助检查

1. 血常规 红细胞计数及血红蛋白测定有助于对失血性休克的诊断，以及对休克过程中血液浓缩和治疗效果的判断；白细胞计数及分类则是感染性休克诊断的重要依据。

2. 尿便常规 有助于了解休克对肾功能的影响及病因判定；便常规检查及潜血试验对感染性或失血性休克的判定有一定的诊断价值。

3. 血生化 丙酮酸、乳酸、血 pH 及二氧化碳结合力有助于了解休克时酸中毒的程度；尿素氮、肌酐有助于了解休克对肾功能影响，判断是否有上消化道出血；肝功能检查有助于了解休克对肝功的影响；心肌标志物检测有助于判断休克对心肌代谢的影响及心源性休克的诊断；电解质检测有助于了解休克时电解质平衡紊乱。

4. 出凝血功能检测 血小板计数、出凝血时间、凝血酶原时间、纤维蛋白原及纤维蛋白降解产物（FDP）的测定有助于判断休克的进展及弥散性血管内凝血（DIC）的发生。

5. 辅助检查 X 线检查，心电图检查，血流动力学监测，微循环检查。

三、鉴别诊断

1. 中风 中风为病，有猝然昏倒者，可伴有四肢厥冷，当与本病鉴别。中风多素有肝阳上亢等病史，急性发病，同时表现有口舌喝斜、言语不利、偏身不遂等症状，而脱证无此类表现，故与本病不难鉴别。

2. 痫病　痫病是一种发作性神识异常病证，常突然发病，神识不清，双目凝视，牙关紧闭，肢体抽搐，重者猝然昏倒，口吐涎沫，两目上视，或口中作猪羊叫声，移时苏醒，醒后无异常，可反复发作，每次发作，症状相似。脱证无此类特征。

3. 厥证　厥证在发病之前，常有头晕、视物模糊、面色苍白、出汗等，而后突然发生昏仆，不省人事，常伴有恶心、汗出，或伴有四肢逆冷，醒后感头晕、疲乏、口干，但无失语、瘫痪等后遗症。发病前有明显的情志变动、精神刺激的因素，或有暴饮暴食，或素体痰胜宿疾。

【治疗】

治则与治法：脱证是由多种病因所致急症，故当遵循救命第一，固脱为先；详查脱因，截断病因；综合救治，积极防变的原则。若系热毒内陷所致，清热解毒固脱并重；若伤津失血亡阳所致，当益气摄血，回阳救逆同治；若久病不愈，气血阴阳俱虚，当大补元气，益气养血，固阳固脱。

一、急救处理

1. 快速开通液体通路，吸氧，镇静，禁食，畅通气道，减少搬动，仰卧头低位，下肢抬高 20°～30°，有心衰或肺水肿者半卧位或端坐位。

2. 行心电、血压、脉氧饱和度和呼吸监护，血常规、血气分析及生化检查，12 导联心电图、胸片等检查，留置导尿管，监测尿量，注意保暖。

3. 非心源性疾病导致的脱证，尽快建立大静脉通道或双静脉补液，快速补充等渗晶体液（如林格液或生理盐水）及胶体液（低分子右旋糖酐、血浆、白蛋白或代血浆）扩容，必要时进行成分输血，尽快液体复苏，治疗相关疾病。

4. 纠正酸中毒，当机械通气和液体复苏后仍无效时，可给予碳酸氢钠 100～250mL，静脉滴注，并根据血气分析调整。

5. 改善低氧血症。保持呼吸道通畅，必要时行气管插管；宜选用可携氧面罩或无创正压通气给氧，使血氧饱和度保持大于95%，必要时行气管插管和机械通气；选择广谱抗生素控制感染。

6. 益气养阴固脱，可选用生脉注射液或参麦注射液，或独参汤、生脉散煎汤鼻饲。益气回阳固脱，可选用参附注射液，或参附汤、四逆汤煎汤鼻饲。

7. 扩血管活性药物如多巴胺、多巴酚丁胺、异丙肾上腺素、去甲肾上腺素、肾上腺素等可以结合临床病情应用。

8. 预防和处理各种并发症和重要器官功能障碍。例如急性肾衰竭、急性呼吸衰竭、脑水肿治疗，DIC 治疗。

二、分证论治

1. 邪盛正衰

症状：神情淡漠，发热，烦渴躁妄，胸腹灼热，溺赤便秘，便下腐臭，喉中痰鸣，气粗息促，汗出如油，周身皮肤花斑，四肢厥冷。舌质绛，苔黄燥，脉数、促。

治法：泄热解毒肝窍，益气养阴固脱。

方药：人参白虎汤或黄连解毒汤合生脉散加减，药用生石膏、知母、人参、甘草、粳米、黄芩、黄连、栀子、黄柏、麦冬、五味子等。若见唇面指端紫绀者，可加丹参、赤芍、红花、川芎等活血通络之品。若痰壅气滞者，宜豁痰行气，加用二陈汤，或用导痰汤加竹沥、姜汁、菖蒲、郁金等治之。

2. 气虚阳脱

症状：手足逆冷，无热畏寒，或身冷如冰，神清淡漠，尿少或遗溺，下利清谷，面色晦暗无华。舌淡苔白，脉微欲绝。

治法：益气回阳固脱。

方药：参附汤或四逆汤等加减，药用人参、制附片、干姜等。病轻浅者当早用大剂独参汤浓煎频服，气固阳自回；冷汗者，加重制附片、山茱萸剂量，回阳救阴固脱。

3. 气虚阴脱

症状：面唇苍白，低热烦躁，心悸多汗，汗出如油，口渴喜饮，尿少色黄，肢厥不温，皮肤花斑。舌体偏小，质绛，舌面少津，脉细数或沉微欲绝。

治法：益气养阴固脱。

方药：生脉散或定阴煎加减，药用人参、熟地黄、黄精、山茱萸、黄芪、山药、麦冬、五味子、甘草等。可用大剂独参汤浓煎频服，使元气急固，防止气随阴脱；汗多者加山茱萸大剂量，以救阴固脱。

4. 阴竭阳脱

症状：神情淡漠，目呆口张，瞳仁散大，面色晦暗无华，舌卷囊缩，手足逆冷，或身冷如冰，尿少或遗溺，自利清谷，或低热烦躁，心悸多汗，口渴喜饮，尿少色黄，肢厥不温。舌淡或绛，舌面少津，苔厚或少苔，脉细数微欲绝。

治法：敛阴益气，回阳救逆。

方药：生脉散合四逆汤加减，药用人参、麦冬、五味子、制附片、干姜、山茱萸、生龙骨、生牡蛎等。病轻浅者当早用大剂独参汤浓煎频服，气固阳自回；阳随阴脱者加大剂山茱萸，回阳固脱。

三、其他疗法

针灸法 ①主穴取素髎，配穴取少冲、少泽、中冲、涌泉。针后30分钟至1小时血压稳定者，则加1~2个穴位。手法：中度刺激，留针，持续，间断捻针，血压稳定后方可出针。②主穴取足三里、合谷，患者昏迷加涌泉。针刺或电针，电压 10.5 ~ 14V，频率每分钟 105 ~ 120 次，轻者 1 个电针 1 个穴位，重者 2 个电针 2 个穴位。③主穴取水沟，配穴取内关、足三里、十宣。强刺激（重病实证休克）。

【调护】

1. 对脱证患者要加强护理，记录出入量、生命体征，监测血氧饱和度等，详细观察病情变化。

2. 保持适当体位，保持呼吸道通畅，防止患者误吸。

3. 定时翻身、拍背，辅助排痰，防止压疮。

第二节　脓毒症

【概述】

脓毒症是感染因素引起的全身炎症反应综合征，严重时可导致器官功能障碍和循环衰竭，是急诊科常见的急危重病，进一步发展可导致严重脓毒症、脓毒症休克、多器官功能障碍综合征，具有发病率高、病死率高的特点。感染是脓毒症发病的主要原因，但有相当一部分脓毒症患者却始终未能获得确切的感染灶和病原学证据。脓毒症并不依赖病菌和毒素的存在而发展变化，病情加重时，要考虑到机体反应性和免疫状态的变化，而不仅是感染加重，其严重程度取决于机体各自的反应性。

脓毒症是严重创伤、休克、感染、外科大手术等常见的并发症，发病率约为 0.3%，男性高于女性。以每年 0.8% ~ 1.5% 的速度在增加，所导致脓毒性休克和多器官功能障碍综合征是临床急危重患者的主要死因，病死率可达 30% ~ 70%。

脓毒症在中医文献中无对应的病名，所以本书直接采用西医学命名。但是在中医的"伤寒""温病""喘证""关格""急黄""血证""脱证""脏竭证"等病证的发生发展过程中，呈现脓毒症的临床特征，可参照本节内容辨证论治。

【病因病机】

脓毒症的病因复杂，概括起来可分外感六淫、疫毒，外伤、烫火伤、中毒，内生热毒、瘀血、痰浊等。正虚毒损、瘀滞络脉是脓毒症基本病机，由于正气不足，毒邪内蕴，内陷营血，络脉气血运行不畅，导致毒热、瘀血、痰浊内阻，瘀滞络脉，进而使各脏器受邪而损伤，引发本病。

1. 初期　以邪实为主，表现为"邪盛正不虚"的病理变化。外感热毒或邪气入里化热，聚而成毒，热毒壅塞，煎津为痰，邪气阻滞脉络，可导致血滞成瘀。邪气主要包括热、痰、瘀、湿等。随着病情的不断深入发展，病变表现为"虚实夹杂"的复杂状态。虚有气、血、阴、阳亏虚之分，实有热、毒、瘀血、痰浊之别。

2. 极期 突出表现为"正衰邪盛"及"正亡邪陷"的状态，最终发生脏器衰竭的局面。

3. 恢复期 多表现为"正虚邪恋"的状态。

脓毒症的发生发展符合外感热病的传变规律。由于脓毒症邪毒炽盛，往往迅速突破卫分屏障，直侵气分，继而陷营入血，损阴耗阳，伤精扰神，致脏腑气机逆乱，阴阳乖戾，甚至阴阳离决而生脱证、脏竭证。在脓毒症的发展传变过程中，要把握三个病机转折点，即肺损而治节无能，殃及全身气机升降出入；毒聚阳明，正邪对峙；邪入少阳或邪伏募原。把握病情变化和转归，提前干预，防止病情传变出现危症，从而达到"治未病"的目的。

【诊断与鉴别诊断】

一、诊断要点

明确感染或可疑感染加上全身炎症反应综合征的指标即可诊断。

1. 一般指标 ①发热（中心体温 >38.3℃）或低体温（<36℃）。②心率超过 90 次/分或不同年龄正常心率的 2 个标准差。③气促，呼吸频率超过 30 次/分。④明显水肿或液体正平衡 >20mL/kg 超过 24 小时。⑤高血糖症，血糖 >7.1mmol/L（130mg/dL）而无糖尿病史。

2. 炎症反应指标 ①白细胞增多（白细胞计数 >12×10^9/L）或白细胞减少（白细胞计数 <4×10^9/L），白细胞计数正常，但不成熟细胞 >10%。②C 反应蛋白（CRP）超过正常值 2 个标准差。③前降钙素原（PCT）超过正常值 2 个标准差。④血浆内毒素超过正常值 2 个标准差。⑤血清生物蝶呤超过正常值 2 个标准差。

3. 血流动力学指标 低血压状态（收缩压 <90mmHg，平均动脉压 <65mmHg 或成人收缩压下降 >40mmHg）；心排指数 <3.5L/（min·m^2）；混合静脉血氧饱和度 >70%。

4. 器官功能障碍参数 ①低氧血症［氧合指数（PaO$_2$/FiO$_2$）<300］，或血清乳酸 >3mmol/L。②急性少尿［尿量 <0.5mL/（kg·h）］持续 2 小时以上，或每日肌酐增加≥44.2μmol/dL（0.5mg/dL）。③高胆红素血症（总胆红素 >4mg/L 或 70mmol/L）。④血小板减少（血小板计数 <100×10^9/L）；凝血异常［国际标准化比值（INR）>1.5，或活化部分凝血活酶时间（APTT）>60 秒］。⑤腹胀（肠鸣音消失）持续时间超过 24 小时。⑥意识状态为格拉斯哥评分小于 14 分（表 9 – 1）。

表 9 – 1　格拉斯哥（Glasgow）昏迷量表

反应功能状态		得分
睁眼反应	有目的的、自发性的	4
	口头命令	3
	疼痛刺激	2

	反应功能状态	得分
	无反应	1
语言反应	定向正确、可对答	5
	定向不准	4
	不恰当的词汇	3
	含混的发音	2
	无反应	1
运动反应	服从医嘱	6
	对疼痛局部刺激感到疼痛	5
	逃避疼痛刺激	4
	刺激时呈屈曲反应	3
	刺激时呈伸展反应	2
	无反应	1

5. 组织灌流参数 ①高乳酸血症（乳酸 > 3mmol/L）。②毛细血管再充盈时间延长 > 2 秒或皮肤出现花斑。

以上各项诊断标准中，符合感染指标中的 2 项和炎症指标中的 1 项以上即可诊断为脓毒症。脓毒症器官功能障碍可诊断严重脓毒症。严重脓毒症患者在给予足量补液后仍无法纠正持续的低血压及收缩压 < 90mmHg 或血压下降超过基础值 40mmHg，可诊断脓毒症休克。

二、相关检查

1. 血常规：白细胞计数和分类的改变。
2. 血清 C 反应蛋白和降钙素原增高。
3. 血流动力学：心排血量增多、全身血管阻力降低、氧提取率降低。
4. 器官功能障碍：尿素氮或肌酐增高、血小板减少、高胆红素血症等。
5. 血糖升高。

三、鉴别诊断

脓毒症临床早期易与原发病加重期混淆，临床必须认真观察，无法用原发病解释的临床症状，尤其出现全身炎症反应综合征的两项指标者必须高度警惕，以防脏器功能衰竭，延误有效抢救时机。

【治疗】

治法与治则：在"未病先防，已病防变"思想指导下，"预防为主，防胜于治而始于治"是防治脓毒症的原则。扶正祛邪是防治脓毒症的重要治法。由于脓毒症的基本病机是一个动态的过程，早期紧紧抓住气虚、阴虚、阳伤的根本，同时注意解毒祛邪，使病情阻断在早期；随着病情的进展，阴阳渐脱但邪气日盛，中期在于温阳活血、回阳固脱、养阴解毒、活络化痰，使正气得复，邪气渐祛，防止脏器功能的障碍；后期在于益气养阴、解毒活血通络，使正气得复，邪气日衰，不仅能够治疗本病，还能扭转截断病情的发展。

脓毒症在防治中应注意：①预扶正气：先安未受邪之地，强主逐寇，扶正治疗当贯穿病程始终。②维护络脉：防治邪毒内陷，络脉瘀痹，正确运用活血化瘀法、凉血行瘀法、益气活血法、温阳摄血法，始终将维护络脉作为"防变"的基本治疗。③根据脓毒症发展转归过程中的三个转折点，扼守要冲，先发制毒，顺势扭转病机，予清肃肺气（谨防逆传）、逐毒攻下（防止阳明热结）、和解少阳（疏泄膜原）。

一、急救处理

1. 液体复苏为早期目标性治疗：

（1）早期目标治疗　早期治疗的重要措施是液体复苏，目的是恢复有效循环血量，增加排血量和组织氧供。目标是在最初 6 小时内达到：①CVP 达到 8 ~ 12mmHg。②平均动脉压≥65mmHg。③尿量≥0.5mL（kg·h）。④中心静脉压或混合静脉氧饱和度≥70%。

（2）血管活性药物　①多巴胺。②去甲肾上腺素。③多巴酚丁胺。

2. 早期足量静脉应用广谱抗生素，经验序贯治疗：治疗前给予静脉应用抗生素，治疗前留取血液或体液标本做微生物培养和药敏试验。经验性抗感染治疗采用覆盖可能致病微生物的广谱、有良好组织穿透力的抗生素；为预防细菌耐药，经验性抗生素治疗48 ~ 72 小时后，应根据微生物培养结果和临床反应评估疗效，选择针对性抗生素治疗，抗感染疗程一般为 7 ~ 10 日。

3. 对症治疗：一般治疗（高热患者给予物理和药物降温治疗）。镇静药、止痛药和神经肌肉阻断剂。控制血糖。肾脏替代治疗。碳酸氢钠治疗。预防深静脉血栓。预防应激性溃疡。

4. 糖皮质激素：大剂量糖皮质激素并不能提高脓毒症患者的生存率，可增加二重感染的机会使病情恶化。

5. 脏器支持治疗，如呼吸功能支持、循环支持、肾功能支持、胃肠功能保护等。

6. 必要时抗凝治疗。

7. 低潮气量通气。

8. 营养支持。

二、分证论治

（一）高热期

1. 气分证

症状：高热持续不退，大汗，烦渴，不恶寒，气促，胸闷脘痞，小便短赤，大便闭结。舌质红苔黄，脉洪大。

治法：清热生津。

方药：麻杏石甘汤加减，药用生石膏、生麻黄、杏仁、甘草等。

中成药：清开灵注射液、醒脑静注射液、痰热清注射液、双黄连口服液、安宫牛黄丸、连花清瘟胶囊、热毒宁注射液等。

2. 气营两燔证

症状：高热，口渴，头痛，心烦躁扰，肌肤发斑，甚或吐血、衄血，神昏，谵语，抽搐。舌质红绛，苔黄燥，脉数。

治法：气营两清。

方药：清瘟败毒饮加减，药用生石膏、生地黄、水牛角、黄连、栀子、桔梗、黄芩、知母、赤芍、玄参、连翘、竹叶、牡丹皮、甘草等。

中成药：血必净注射液、醒脑静注射液、热毒宁注射液等。

（二）血证期

1. 热盛迫血证

症状：高热，或神昏，或疼痛状如针刺刀割，痛处固定不移，常在夜间加重，肿块，出血。舌质紫黯或有瘀斑，脉沉迟或沉弦。

治法：清营凉凉血。

方药：犀角地黄汤加减，药用水牛角、生地黄、赤芍、牡丹皮等。

中成药：血必净注射液、醒脑静注射液、安宫牛黄丸等。

2. 气虚血脱证

症状：四肢厥逆，便血紫黯，甚则黑色，少寐。舌质淡，脉细。

治法：温阳摄血。

方药：独参汤加减，药用人参、三七、甘草等。

中成药：生脉注射液、参附注射液等。

（三）脱证期

1. 邪盛正衰

症状：神情淡漠，发热，烦渴躁妄，胸腹灼热，溺赤便秘，便下腐臭，喉中痰鸣，气粗息促，汗出如油，周身皮肤花斑，四肢厥冷。舌质绛，苔黄燥，脉数、促。

治法：泄热解毒开窍，益气养阴固脱。

方药：人参白虎汤或黄连解毒汤合生脉散，药用生石膏、知母、人参、甘草、粳米、黄芩、黄连、栀子、黄柏、麦冬、五味子等。若见唇面指端紫绀者，可加丹参、赤芍、红花、川芎等活血通络之品。若痰壅气滞者，宜豁痰行气，加用二陈汤，或用导痰汤加竹沥、姜汁、菖蒲、郁金等治之。

2. 阴脱证

症状：身热汗出如油，口渴饮冷，烦躁，面红。舌干无津，脉细疾数。

治法：养阴益气固脱。

方药：生脉散加减，药用人参、麦冬、五味子、山茱萸等。

中成药：生脉注射液等。

3. 阳脱证

症状：冷汗淋漓，身凉肢厥，神倦息微，面色苍白。舌淡苔润，脉微欲绝。

治法：回阳固脱。

方药：参附汤加减，药用人参、附子、龙骨、牡蛎等。

中成药：参附注射液等。

（四）脏竭期

1. 急性呼吸窘迫综合征

症状：喘促气急，咳吐痰血，面唇发绀。舌淡暗，脉沉细。

治法：益气养阴，宣肺平喘。

方药：生脉散合宣白承气汤加减。药用红参、麦冬、五味子、瓜蒌、麻黄、杏仁、生大黄、桑白皮、生甘草。

中成药：黄芪注射液，细辛脑注射液，参麦注射液。

2. 关格证

症状：尿量急骤减少，甚至闭塞不通，或尿多清长，神昏嗜睡，恶心呕吐，全身疲乏。舌淡胖或暗，脉沉细数。

治法：泻浊解毒，温阳化气。

方药：关格灌肠方。药用生大黄、附子、地榆炭、桂枝、煅龙骨、活性炭。

中成药：黄芪注射液，细辛脑注射液，参附注射液。

3. 心衰证

症状：心悸气急，咳嗽喘促，咳吐泡沫痰，面浮肢肿，尿少烦躁，汗出肢冷，口唇青紫。舌质淡苔白，脉细促或结代。

治法：补心安神，回阳固脱。

方药：参附汤加减。药用红参、麦冬、五味子、附子、山茱萸、红花、当归。

中成药：参附注射液，参麦注射液，生脉注射液，黄芪注射液。

4. 神昏证

症状：神志不清，可伴见抽搐，喉中痰鸣，瞳仁或大或小，口唇发绀。舌质红或紫黯，苔黄燥起刺，或白腻，或少苔，脉沉实、弦滑、数为主，或大而无力、细弱。

治法：开窍醒神，扶正固脱。

方药：菖蒲郁金汤合回阳救逆汤。

中成药：安宫牛黄丸，紫雪丹，醒脑静注射液，清开灵注射液。

5. 急性胃肠功能障碍

症状：高热神昏，腹胀便秘，汗出口渴。舌苔黄厚腻，脉洪大滑数。

治法：清热解毒，通腑泻下。

方药：大承气汤加减，药用生黄芪、生大黄、枳实、厚朴、当归、芒硝等。

【调护】

1. 发热者可以酒精或温水擦浴，或冰袋外敷，物理降温。

2. 长期卧床者，注意翻身、拍背，促进痰液排出，防止压疮。并注意下肢按摩、活动，防止下肢深静脉血栓形成。

第三节　急性呼吸窘迫综合征

【概述】

急性肺损伤（ALI）/急性呼吸窘迫综合征（ARDS）是在严重感染、休克、创伤及烧伤等非心源性疾病过程中，肺毛细血管内皮细胞和肺泡上皮细胞损伤造成弥漫性肺间质及肺泡水肿，导致的急性低氧性呼吸功能不全或衰竭。ALI 是 ARDS 的临床早期阶段，低氧血症程度较轻，重度的 ALI 被定义为 ARDS。严重感染时 ALI/ARDS 患病率可高达25%～50%，大量输血可达40%，多发性创伤达到11%～25%，严重误吸时达9%～26%，同时存在两个或三个危险因素时，ALI/ARDS 患病率进一步升高。其病死率高达50%～70%。本病可属于中医学"喘证""暴喘"等疾病的范畴。华佗《中藏经》云："不病而暴喘促者死。"本病在中医学文献中没有对应的病名，故直接采用西医学的疾病病名。

【病因病机】

急性呼吸窘迫综合征病因复杂，正如严用和《济生方·喘》所说："诸气皆属于肺，喘者亦属于肺……将理失宜，六淫所伤，七情所感，或因坠堕惊恐，渡水跌仆，饱食过伤，动作用力，遂使脏气不和，荣卫失其常度，则不能随阴阳出入以成息，促迫于肺，不得宣通而为喘也……更有产后喘急，为病尤亟，因产所下过多，营血暴竭，卫气无所主，独聚于肺，故令喘急，谓之孤阳绝阳，为难治。"其主要的病因病机则为感受邪毒、外伤产褥、厥脱重症等导致肺气壅痹，肺失肃降，气机紊乱，肺举叶张，气逆于上，或肺气衰败，宗气外泄。

1. 温热毒邪 温热毒邪入侵，邪热犯肺，肺失肃降，热邪灼液为痰，痰热阻肺，气分热盛，肺气痹阻上逆而致本病。肺与大肠相表里，肺热与肠道糟粕纠结，燥屎内停，腑气不通，浊气不得下泄而上熏于肺，气机升而不降，气逆冲上，亦成本病。华佗《中藏经》曰："中焦热实，则上下不通，腹胀而喘咳。"

若感受疫毒时邪，或疔疽痈疡诸病，热毒内陷，邪毒炽盛，直犯营血，攻心犯肺。一则肺体受伤，肺气郁痹，不容呼吸；二则心气受伤，血脉痹阻，不能注肺而循呼吸，发为本病。

2. 外伤产褥 跌仆外伤，尤其是严重的挤压伤，损伤骨肉血脉，败血形成，或产褥之中，气血受伤，败血逆行，败血循经入肺贯心，窒塞于肺，肺失肃降，水津失布，津阻为痰为饮，痰瘀相搏，壅痹于肺；或外伤直接损伤脏腑，真气受损，气伤则气机升降逆乱，肺失肃降，津液不得敷布，痰湿内停，聚而成痰，痰随气逆，发生急性呼吸窘迫综合征。《类证治裁·喘证论》说："若血入肺，而赤，喘欲死……如败血冲心，胸满上气。"《妇人大全良方》云："产后喉中气急，喘促者何……因产所下过多，营血暴竭，卫气无主，独聚肺卫，故令喘也。此名孤阳绝阴，为难治。若恶露不快，败血停凝，上熏于肺，亦令喘急。"

3. 厥脱重症 阴阳不相顺接之厥证，或阴不维于阳，阳不系于阴的脱证，脏腑真气受伤，致使肾失纳气之职，脾失升清之能，心失气血统运之功，肺气衰败，肺不主气，失于肃降，气机痞塞不通，逆乱胸中，宗气外泄而发本病。

4. 其他 吸入秽毒之气或溺水直接伤肺，肺体肺络受损，气血失和，瘀浊内阻，瘀阻津渗为痰，气道窒塞，发为急性呼吸窘迫综合征。

病性以邪实壅肺为主，如温热邪毒、水饮、痰浊、瘀血等壅阻于肺，引起肺气壅痹，发为本病；亦有因厥脱重症，阴阳离决，肺气衰败而发者。《医家四要》曰："暴病而喘者为实，久病而喘者为虚。"本病病情急暴危重，正如《景岳全书》所说："气喘之病，最为危候。"

【诊断与鉴别诊断】

一、诊断要点

1. 急性起病，在直接或间接损伤后 24～48 小时内发病。主要表现为突发性进行性呼吸窘迫，气促，发绀，常伴有烦躁、焦虑、汗出甚则咯血痰等。其呼吸困难的特点是呼吸深快、费力，有紧束感，严重憋气，即呼吸窘迫，不能用通常的吸氧疗法改善，亦不能用其他原发心肺疾病解释。

2. 常规吸氧后，低氧血症难以纠正。

3. 早期体征可无异常，或仅在双肺闻及少量细湿啰音；后期多可闻及水泡音、管状呼吸音。

4. 早期病变以间质为主，胸部 X 线片常无异常表现，病情进展后可有实变，表现为双肺影普遍密度增高，透亮度减低，肺纹理增多、增粗，可见散在片状密度增高影，即弥漫性肺浸润影。

5. 氧合指数（PaO_2/FiO_2）≤300mmHg。

6. 无左心功能不全的证据。

二、相关检查

1. 实验室检查：①血象：在发病初期，由于中粒细胞在肺内的渗出、浸润，外周血中的中粒细胞可以一过性下降，但随病情的发展，外周血白细胞很快回升、大于正常，对于合并感染或应激时，白细胞可显著大于正常值。②血气：PaO_2 呈进行性下降，但由于患者多接受氧疗，PaO_2 的值受 FiO_2 的影响，所以用氧合指数来评价 ALI/ARDS 更为确切。

2. 胸部影像学：胸部 CT 常能发现斑片状的浸润阴影，CT 还能显示肺部气压伤或局部的感染。

3. 肺活检和支气管肺泡灌洗。

三、鉴别诊断

1. 心源性肺水肿　急性呼吸窘迫综合征与心源性肺水肿鉴别如表 9 – 2。

表 9 – 2　急性呼吸窘迫综合征与心源性肺水肿的鉴别

	心源性肺水肿	急性呼吸窘迫综合征
病史	多有心脏病史	严重感染、创伤、休克等
发病	急剧	较急
临床表现	呼吸较快	呼吸极度窘迫
	两肺有大量湿啰音	湿啰音较少
	不能平卧，焦虑不安	能平卧
	粉红色泡沫痰	血样泡沫痰，早期无痰
	多有心脏病体征	多无心脏病体征
X 线胸片	心脏扩大，肺上叶血管扩张，蝶形阴影自肺门向周围扩散，支气管充气征少见	心脏、肺门不大，双肺浸润影，支气管充气征多见
血气分析	轻度低氧，吸氧后明显改善	顽固低氧血症，吸氧后改善不明显
治疗反应	对强心、利尿及扩血管反应好	对治疗反应差
毛细血管楔压	大于 $18cmH_2O$	正常或降低

临床上常有急性呼吸窘迫综合征伴心衰者，对此类患者要密切动态观察，全面考虑，方能做出诊断。

2. 急性肺栓塞 突然起病，剧烈胸痛，呼吸困难，发绀，咯血，晕厥，有急性肺动脉高压、右心功能不全和左心搏血量急剧下降体征。血浆 D－二聚体对急性肺栓塞诊断敏感度高达 92% ~ 100%，其含量 <500μg/L 时，可基本排除急性肺栓塞。

【治疗】

一、急救处理

（一）一般支持治疗

1. 积极治疗原发病 原发病是急性呼吸窘迫综合征发生和发展的重要因素，必须及时治疗。

2. 纠正缺氧 高浓度吸氧，使 $SaO_2 \geqslant 90\%$，PaO_2 达到 60mmHg。轻症者可使用面罩给氧，不能改善者则需尽早使用机械通气。

3. 机械通气 早期轻症患者可试用无创正压通气，无效或病情加重时尽快行气管插管及机械通气。机械通气治疗急性呼吸窘迫综合征的关键是使萎缩肺泡复张并维持开放状态，以增加肺容积，改善氧合，并避免剪切力，防止呼吸机相关性肺损伤。主要措施如下：

（1）体位 机械通气模式选择应尽量保留自主呼吸，若无禁忌证，应采用30°~45°半卧位，病情严重者可选择俯卧位。

（2）小潮气量 治疗可选用小潮气量，即 6 ~ 8mL/kg，旨在将平台压控制在 30 ~ 35cmH_2O 以下，防止肺泡过度充气。

（3）呼气末正压通气（PEEP） 应用适当水平 PEEP 防止呼气末肺泡及小气道塌陷，肺泡内正压亦可减轻肺泡水肿，改善低氧血症。应用 PEEP 从低水平开始，先用 $5cmH_2O$，逐渐增加至合适的水平，争取维持 $PaO_2 > 60mmHg$、$FiO_2 < 0.6$。一般 PEEP 水平为 10 ~ 18cmH_2O。对于血容量不足的患者，应补充足够的血容量以代偿回心血量的不足。

（二）药物治疗

1. 糖皮质激素：在急性呼吸窘迫综合征纤维化期（起病后 5 ~ 10 日）或患者血液或肺泡灌洗液中嗜酸性粒细胞增高时可使用糖皮质激素治疗。应早期、足量、短疗程使用，但使用大剂量激素不能改善生存率。

2. 控制性液体治疗：在保证血容量、血压稳定及器官灌注的前提下，限制性液体管理策略有助于改善急性呼吸窘迫综合征患者的氧合和肺损伤。由于毛细血管通透性增加，胶体物质可以渗至肺间质，所以早期宜用晶体液，不宜输注胶体液。对于创伤出血多者，最好输新鲜血液。

3. 一氧化氮及其他血管扩张剂。

4. 利多卡因：利多卡因可以明显地抑制中粒细胞参与多个炎症反应环节，减轻全身炎症反应，减轻胰酶引起的肺损伤及抑制和减轻机体对内毒素的反应等，但确切疗效有待进一步研究证实。

5. 营养支持和肺外器官功能支持。

6. 本病病情危重，西医学除机械通气治疗外，尚无明确有效的治疗方法，临床上要中西医结合治疗，全力抢救。

二、分证论治

（一）早期

1. 热毒袭肺，肺失宣降

症状：喘促气急或张口抬肩，不能平卧，发热恶寒，甚则高热烦渴，躁扰不宁，面唇发绀。舌质绛，苔薄白或黄，脉洪数。

治法：清热解毒，宣肺降逆。

方药：清瘟败毒饮合麻杏石甘汤加减，药用生石膏、犀角、黄连、栀子、桔梗、黄芩、知母、赤芍、玄参、连翘、鲜竹叶、甘草、牡丹皮、麻黄、杏仁等。

2. 毒瘀内阻，腑实内结

症状：呼吸急促，壮热躁动，咯血痰，大便秘结，或腹胀，神昏谵语。舌红或红绛或紫黯，舌苔厚腻或焦燥，脉沉实。

治法：通腑解毒，清营凉血。

方药：犀角地黄汤合宣白承气汤加减，药用水牛角、生地黄、赤芍、牡丹皮、生大黄、枳实、芒硝、炙麻黄、瓜蒌等。阳明腑实者，重用大黄；痰热瘀互结者，加半夏、胆南星、丹参；痰黄难以咳出者，加海蛤粉、川贝母；瘀血明显者，加三七、水蛭；神昏者合用安宫牛黄丸、局方至宝丹等。

中成药：清开灵注射液、血必净注射液等静脉滴注。

（二）中期

1. 痰瘀阻肺，肺络壅阻

症状：喘促气急，呼吸窘迫，张口抬肩，喝喝喘急，胸胁作痛，面色赤紫，唇绀，胸胁膨满，心胸憋闷，咯唾痰涎，或咯血痰。舌质暗或有瘀斑，脉涩。

治法：活血祛瘀，豁痰平喘。

方药：三子养亲汤合血府逐瘀汤加减，药用苏子、莱菔子、白芥子、当归、生地黄、桃仁、红花、枳壳、赤芍、柴胡、甘草、桔梗、川芎、牛膝等。咯血、便血者加三七粉、花蕊石；瘀血夹水湿犯肺者，加用葶苈大枣泻肺汤。

中成药：丹参注射液、川芎嗪注射液等。

2. 瘀毒伤正，邪退正衰

症状：高热渐退，汗出渐多，呼吸急促，神疲倦怠，甚者神昏日重，四末不温。舌质淡，苔腻或水滑，或苔燥少津，脉虚。

治法：祛瘀活络，扶正固脱。

方药：生脉散合犀角地黄汤加减，药用人参、麦冬、五味子、水牛角、生地黄、赤芍、牡丹皮、金银花等。气虚阳虚明显者，加炮附子、肉桂等；有阳脱之象者，重用人参，加炮附子、山茱萸；出现阴伤者，加鲜石斛、生山药、白茅根等；出现阴脱者，重用五味子或山茱萸。

中成药：生脉注射液、参麦注射液、参附注射液、清开灵注射液、血必净注射液等。

（三）极期

正气耗散，阴阳欲竭

症状：呼吸微弱、急促，神志淡漠，声低息微，汗漏不止，四肢微冷，或突然大汗不止，或汗出如油，神情恍惚，四肢逆冷，二便失禁。舌淡，苔白润，脉微弱，或舌卷而颤，脉微欲绝。

治法：扶正固脱。

方药：生脉散合参附汤加减，药用人参、麦冬、五味子、制附子、山茱萸等。气阳欲脱明显者，重用人参、制附子，加肉桂粉冲服；阴脱明显者，重用山茱萸、麦冬，减制附子的用量。

中成药：生脉注射液、参麦注射液、参附注射液等静脉滴注。

（四）恢复期

气阴两伤

症状：喘促气短，动则尤其，痰少或稀薄，声低懒言，自汗畏风，身倦乏力，心烦口干面红。舌质淡红，苔薄白或少苔，脉沉细数或弱。

治法：益气养阴。

方药：生脉散合补肺汤加减，药用麦冬、人参、五味子、黄芪、甘草、钟乳、桂心、干地黄、茯苓、白石英、厚朴、桑白皮、干姜、紫菀、橘皮、当归、远志、大枣等。有血瘀者，加大黄、牡丹皮、桃仁、红花、赤芍、三棱、莪术等；喘汗不敛者，加龙骨、牡蛎、糯稻根等。

中成药：生脉注射液等。

【调护】

1. 密切观察呼吸的变化，观察血氧饱和度及尿量。

2. 机械通气的患者加强气道管理，加强排痰。

3. 危重患者不能进食者，早期给予鼻饲胃肠营养。

4. 加强口腔、会阴及皮肤护理。

第四节 猝 死

【概述】

猝死是由于各种外因素导致邪毒内盛，真元耗散，引起心、肺、脑等气血耗竭，气机厥逆，五脏猝然气散而气息不用，神机化灭的危急病证，是指急性病变发生后即刻或者6小时内发生意外的死亡。目前大多数学者倾向于将猝死的时间限定在发病1小时内。猝死之名始见于《灵枢·五色》："人不病而猝死，何以知之？黄帝曰：大气入于脏，不病而猝死矣。"葛洪《肘后备急方·猝死论》云："猝死……皆天地及人身自然，阴阳之气，忽有承离否隔，上下不通，偏竭所致。"临床特点为急骤的自然死亡或非暴力死亡。心电图表现为心室搏动停止或快速颤动。

西医学的心跳呼吸骤停及复苏后综合征可参考本节救治。心脏性猝死是指急性症状发作后1小时内发生的以骤然丧失为特征的、由心脏原因引起的自然死亡。

【病因病机】

猝死的病因复杂，概而论之，由各种内外因素引发邪毒内盛，真元耗散，脏腑气血耗竭，气机厥逆，阴阳隔离，五脏猝然气绝，心脑气散而气息不用，神机化灭。

1. 邪实内闭 邪毒壅盛，闭塞气机，或瘀阻内闭心脉脑络，致使气机阻隔，气血逆乱，心神耗损或伏遏不行，开合之枢机骤停，而使心气耗散，肺气离散，脏腑气血耗竭，气息不用，神机化灭，发生猝死。

2. 真气耗散 久病重病之体，正虚于内，精气虚竭，突遇外邪，两虚相搏，阴竭于内，阳格于外，阴阳离决，五脏猝然气绝，心脑气散而发猝死。

【诊断与鉴别诊断】

一、诊断要点

1. 起病急骤，常在内伤疾病的基础上骤发。
2. 突然神志丧失，或短暂抽搐后神志丧失，呼之不应，不闻气息，或气息微弱将停，虚里及六脉搏动消失，面色苍白或紫暗，四肢厥逆，二便自遗。
3. 心电图表现为心室颤动、心电机械分离、心室停搏。
4. 猝死的指征：①突发意识丧失；②颈动脉或股动脉搏动消失；③心音消失；④呼吸断续，呈叹息样，随即停止。

二、鉴别诊断

厥证 厥证有突然意识丧失，呼之不应，四肢厥冷，但可触及虚里和人迎脉搏动，心音存在，心电图可明确鉴别。

【治疗】

一、急救处理

一旦诊断为心脏骤停，即应立即进行心肺复苏（cardiopulmonary resuscitation，CPR）。心肺复苏是心肺复苏技术的简称，是针对心跳、呼吸停止所采取的抢救措施，即用心脏按压或其他方法形成暂时的人工循环并恢复心脏自主搏动和血液循环，用人工呼吸代替自主呼吸并恢复自主呼吸，达到恢复苏醒和挽救生命的目的。整个复苏抢救过程大致可以分为基本的生命支持、进一步的支持生命活动以争取恢复自动心跳，以及复苏后处理三个阶段。

1. 基本的生命支持　无论何种原因引起的心脏骤停，首要任务是进行标准的心肺复苏，持续心外按压，尽快建立有效循环，提高心输出量，给予有效的生命支持。保持呼吸道通畅，一旦有关人员到达现场，应立即气管插管加压给氧，必要时施行气管切开术。

2. 进一步的支持生命活动以争取恢复自动心跳　在基本生命支持基础上，还必须进行决定性诊治，进一步明确诊断、除颤和药物治疗。

（1）明确诊断　尽可能迅速地进行心电图检查、心电监护和必要的血流动力学监测，明确引起心脏骤停的病因和心律失常的类型，以便采取相应的治疗措施。

（2）除颤　成人室颤或无脉性心脏停搏使用单相波除颤，能量选择360J，双相波选择120～200J，或可以考虑使用最大剂量进行除颤。

（3）药物治疗　尽快建立给药途径，包括中心静脉或周围静脉及骨髓内途径。根据病情应用肾上腺素、血管加压素、盐酸胺碘酮、碳酸氢钠。根据辨证应用生脉注射液或参麦注射液、参附注射液静脉推注，提高复苏效果。

3. 复苏后处理　集约化治疗尤为重要。此期可以根据临床症状，辨证应用中医药手段救治。多脏器功能衰竭可参照脓毒症救治。

二、分证论治

1. 气阴两脱

症状：神萎倦怠，面㿠气短，四肢厥冷，心烦胸闷，尿少。舌质深红或淡，少苔，脉虚数，或微，或伏。

治法：益气救阴。

方药：鼻饲生脉散加减，药用人参、麦冬、五味子、山茱萸、黄精等。气滞者，加枳实、当归；瘀血者，加丹参、当归。

中成药：参麦注射液或生脉注射液。

2. 元阳暴脱

症状：神志恍惚，或昏愦不语，面色苍白，四肢厥冷。舌质淡润，脉微细欲绝或伏而难寻。

治法：回阳固脱。

方药：通脉四逆汤加减鼻饲，药用制附片、干姜、炙甘草、人参、当归、山茱萸等。寒凝血阻者，加桂枝、当归。

中成药：参附注射液。

3. 痰瘀毒蒙窍

症状：神志恍惚，气粗息涌，喉间痰鸣，或息微不调，面晦或赤，口唇、爪甲暗红，舌质隐青，苔厚浊，或白或黄，脉沉实或伏。

治法：豁痰化瘀解毒，开窍醒神。

方药：鼻饲菖蒲郁金汤加减，药用石菖蒲、郁金、栀子、连翘、菊花、滑石、竹叶、牡丹皮、牛蒡子、竹沥、姜汁、玉枢丹等。

中成药：醒脑静注射液静脉。

【调护】

1. 对猝死患者要加强急救护理。应建立特别医护记录，仔细观察生命体征、尿量及血氧饱和度等变化。

2. 机械通气，保持呼吸道通畅，必要时排痰吸痰。

3. 复苏早期给予低体温治疗。

第五节 心 衰

【概述】

心衰是指心体受损，脏真受伤，心脉"气力衰竭"，无力运血行气所导致的常见急危重症，以乏力、心悸、气喘、水肿为临床特征。本病多发生在心痛、心悸等疾病后期，是各种心脏疾病的最终归属，亦见于其他脏腑疾病的危重阶段。古有心衰、心水之名。《金匮要略方论·水气病脉证并治》云："心水者，其身重少气，不得卧，烦而躁，其人阴肿。"《医参》云："心主脉，爪甲不华，则心衰矣。"病位在心，病性以虚中夹实为主。

西医学因各种原因引起的急慢性心力衰竭，均可参照本节辨证救治。急性心力衰竭（acute heart failure，AHF）是指各种原因使心肌收缩力明显降低和（或）心脏负荷明显增加，使心功能正常或处于代偿期的心脏在短时间内心排血量急剧下降，体循环或肺循环压力急剧上升的临床综合征。按照胸痛中心协会（society of chest pain centers，CPC）的推荐，急性心力衰竭也称急性失代偿性心力衰竭（acute decompensated heart failure，

ADHF）或急性心力衰竭综合征（acute heart failure syndrome，AHFS），是指新发的心力衰竭失代偿或已有心力衰竭的患者出现慢性失代偿的症状而需要到急诊或医院进行治疗。目前认为，急性心力衰竭并不是一个单独的疾病，而实际上是一组累及多系统的疾病总和，为临床上从急性肺水肿到以前诊断为慢性心力衰竭的患者逐渐出现症状恶化的一组疾病。这些症状和体征主要是因左室充盈压升高引起的急性肺淤血所致，也可以发生于射血分数保存（正常）或射血分数降低的患者。急性肺水肿是指血浆渗入到肺间质和（或）肺泡内影响气体交换，导致呼吸功能不全的临床综合征。心源性肺水肿是急性左心衰竭最严重的临床表现——呼吸困难、发绀、咯粉红色泡沫痰，病情危急，可迅速发生心源性休克、昏迷而导致死亡。

【病因病机】

心衰的发生主要在于内外二因交互作用于心体，造成心体受损，心之"气力衰竭"，心用衰耗，血脉失用而成。

1. 邪实犯心　外在风湿热毒，乘虚内侵，塞滞于心脉之中，直犯心体，或内在五邪，壅遏血脉，心阴负重不堪，或药毒入血，真伤心体，或水饮内盛，上凌于心，均可导致心体受损，心之"气力衰竭"而成心衰。

2. 心阳耗脱　年老体衰，或久病心阳失养，或素体心阳亏损，复因劳累、误用攻伐等损伤正气，造成心之阳气日渐耗损，心之运血行脉之功受累，发生心衰。

【诊断与鉴别诊断】

一、诊断要点

1. 呼吸困难，心悸烦躁，尿少，下肢水肿，乏力，干咳或咯血，多汗，胁胀痛。既往多有心痹、猝心痛、痰饮、肺胀、头痛、眩晕、消渴等病史。

2. 倚息不得卧，面唇青灰或紫绀，四末不温，皮肤湿冷，爪甲紫暗，颈静脉怒张，心音低弱或闻及舒张早期奔马律，双肺底可闻及细小湿啰音或哮鸣音，舌质暗淡或青紫，舌下脉络迂曲，粗大色紫，脉疾数或促，强弱不等。

二、相关检查

1. B 型尿钠肽　床旁快速尿钠肽检查对急性心力衰竭的诊断既简单又客观方便，而成了急性失代偿心力衰竭的诊断标志物。BNP < 100pg/mL 的患者，其心力衰竭可能性很小，呼吸困难应考虑一些非心源性的病因所致；BNP > 400pg/mL 的患者，呼吸困难由心力衰竭引起的可能性会非常大。

2. 胸部 X 线　对急性左心衰竭的诊断颇有价值。间质性肺水肿的 X 线特征为肺尖血管影增重，整个肺血管影增重、模糊，肺间隙或小叶间隙存在 Kerley B 或 A 线。肺泡性肺水肿时，两肺门可有大片云雾状蝶翼状阴影，或肺野有粗大结节型或粟粒结节型改变，也可以伴有少量胸腔积液。

3. 心电图 有原基础心脏病表现，以及有助于了解有无心律失常、急性心肌缺血等表现。

4. 超声心动图 左心室舒张末径增大，心室壁运动幅度极度减弱，左室射血分数明显降低及基础心脏病表现等。

5. 血流动力学监测 肺毛细血管楔压（PCWP）增高，心脏指数（CI）下降。当 PCWP > 18mmHg，CI 正常，提示肺淤血；PCWP 为 25～35mmHg，CI 为 2.2～2.5L/（min·m²），提示肺水肿；PCWP > 18mmHg，CI < 2.0L/（min·m²），提示心源性休克，预后不良。

三、鉴别诊断

1. 气胸 气胸以突发剧烈胸痛，呼吸困难，干咳，汗出，口唇爪甲青紫，患胸饱满，叩之如鼓，患侧呼吸音消失，多无尿少水肿。胸透等检查可鉴别。

2. 哮病 哮病多有反复发作史，喉中哮鸣如吼，两肺满布哮鸣音，青年人心脏多正常。

【治疗】

一、急救处理

1. 体位：允许患者采取最舒适的体位，通常为端坐位，两腿下垂，保持此种体位 10～20 分钟后，可使肺血容量降低约25%，但是单纯坐位而下肢不下垂则收益不大。

2. 氧疗：急性左心衰竭肺水肿均存在严重缺氧，缺氧又促使肺水肿恶化，故积极纠正缺氧、阻断恶性循环是治疗的首要环节。给氧方法：①鼻导管吸氧：是常用的给氧方法，适用于轻中度缺氧者，氧流量为 4～6L/min，常加用除泡剂。②面罩吸氧：可以提高吸入氧气的浓度，神志清醒者多不能耐受，适用于昏睡的患者。经上述方法给氧后 PaO_2 仍小于 60mmHg 时，应考虑使用机械通气治疗。

3. 监测生命体征、血氧饱和度及尿量。

4. 心悸不止、喘促、烦躁不安、大汗出、四肢厥冷、尿少浮肿、脉沉微疾者，为气脱阳微，急予大剂量参附注射液静脉滴注，灌服参附龙牡汤加山茱萸，必要时予强心、利尿、血管活性药物减轻心脏负荷治疗。喘促突出，张口抬肩，可用氨茶碱。神昏不语，予醒脑静注射液静脉滴注。

5. 减少静脉回流：除接受静脉输液的肢体外，用软质橡皮管止血带或充气式袖带结扎其余三支的近端，加压的压力比舒张压高 10mmHg 左右为宜。每 15～20 分钟轮流放松一肢，可使近 700mL 的血液留在肢端。目前此法已少用，但在病情危急而其他治疗措施不能马上实施时可一试。有严重周围动脉闭塞性疾病的患者禁用。

6. 静脉穿刺放血法已经很少使用。经积极治疗，20～30 分钟后症状仍无缓解且加重者，可考虑放血 300~500mL，尤其是大量输液和输血所致的肺水肿。低血压和贫血时禁用。

7. 机械通气：机械通气可以迅速改善低氧血症，同时机械通气的压力可以改善气体交换，增加通气量，又可以降低左心室的后负荷，改善冠脉循环和心肌缺血。包括经面（鼻）罩机械通气和有创机械通气治疗。

（1）经面（鼻）罩机械通气适用于患者神志清楚，自主呼吸能力强，通气时间短，容易配合面（鼻）罩机械通气。主要适用于轻、中度患者，同时心电活动稳定。首选鼻罩，其次为面罩。多数患者选用 BiPAP 呼吸机，尽量选择流量触发，首选 PSV + PEEP 模式，气道峰压尽量不超过 $30cmH_2O$。

（2）有创机械通气治疗的指征包括：①心电活动不稳定，如急性心肌梗死和严重心律失常。②严重低氧血症，面罩吸氧时 PaO_2 仍小于 60mmHg。③出现高碳酸血症。④有严重的基础肺疾病，或同时或先后发生心肺功能不全。⑤严重并发症或应用镇静肌松剂抑制呼吸道分泌物的排出。治疗中应选用经口气管插管或气管切开插管。初始宜用间歇正压呼吸给氧，它能使更多的肺泡开放，加大肺泡平均容量，以利气体交换，一般将吸气相正压控制在 $30cmH_2O$ 以下。若仍无效，可改用呼气末正压呼吸（PEEP）给氧，PEEP 改善换气功能的作用和左心功能的作用随其大小的增加而增强。适当增加的 PEEP 可减少回心血量，减轻心脏前负荷，可增加心输出量。PEEP 设置的原则一般从零开始，短期内增加到 $5cmH_2O$ 左右，在使用 PEEP 期间要严格监测血压，若血压和心率稳定，间隔 20~30 分钟增加一次，每次增加 $2cmH_2O$，一般达到 $10cmH_2O$，多数无须超过 $15cmH_2O$。

二、分证论治

1. 痰瘀内阻

症状：心悸气短，动则尤其，肢体浮肿，按之没指，双下肢为甚，面色晦暗，口唇、爪甲青紫，胁下痞块，咳嗽痰多，甚则咯血，颈脉怒张，舌质紫暗。舌体大，有齿痕，苔腻，脉沉涩或结代。

治法：化瘀利水。

方药：血府逐瘀汤合苓桂术甘汤加减，药用当归、生地黄、桃仁、红花、炙甘草、枳壳、川芎、赤芍、柴胡、牛膝、桂枝、泽泻、茯苓、桔梗、白术等。气滞明显者，加青皮、乌药；水湿壅盛者，加泽泻、通草。

中成药：复力丹参滴丸、速效救心丸、麝香保心丸口服。丹参注射液、丹红注射液注射。

针灸疗法：取列缺、内关穴，用毫针刺，用泻法。

2. 痰水凌心

症状：心悸气短，咳吐痰涎，胸脘痞满，口干渴，不欲饮，尿少浮肿，颜面虚浮。舌质暗淡，舌体大、有齿痕，苔白滑或厚，脉滑数。

治法：豁痰利水。

方药：葶苈大枣泻肺汤合皂荚丸加减，药用葶苈子、大枣、皂角等。心烦痰黄，加黄连、瓜蒌；心悸气短，浮肿尿少，加五加皮、六神丸；阳虚明显，可合用真武汤；伴瘀血证候，加丹参、川芎等。

3. 心气阳虚

症状：心悸喘促，不能平卧，全身浮肿，尿少，脘腹胀满，股冷畏寒，腰膝酸软，食少恶心。舌质淡，舌体大，有齿痕，苔白润，脉沉无力，或数、结、促。

治法：温阳利水。

方药：真武汤加减，药用制附子、炒枳实、白术、白芍、生姜、大枣、葶苈子、黄芪等。阴虚者，加人参、麦冬、五味子等；兼瘀血证候，加苍术、川芎、丹参等。

中成药：参附注射液、参麦注射液。

针灸疗法：大艾炷灸神阙、关元等穴。

【调护】

1. 积极治疗原发病，注意饮食、情志调节，避免劳累及感受外邪，尤其要注意低盐饮食，适当控制饮水入量。

2. 密切观察病情变化，监测生命体征。

3. 加强皮肤护理，防止褥疮发生。

4. 病室保持安静，空气流通。

5. 保持给药通路和气道通畅。

第六节 关 格

【概述】

关格是指由于脾肾阴阳衰惫，气化不利，湿浊毒邪犯胃而致的以小便不通与呕吐并见为临床特征的一种危重病证。本病多由水肿、癃闭、淋证等发展而来。关格之名始见于《内经》，但其论述的关格，一是指脉象，二是指病理，均非指病证。后张仲景在《伤寒论》中正式作为病名提出。《平脉法》曰："关则不得小便，格则吐逆。"认为关格是以小便不通和呕吐为证状的疾病，属于危重证候。

西医学中各系统疾病引起的急性肾功能不全，可参考本节内容辨证论治。

【病因病机】

水肿、癃闭、淋证等病证，在反复感邪、饮食劳倦等因素作用下，或失治误治，反复发作，迁延不愈，以致脾肾阴阳衰惫，气化不行，湿浊毒邪内蕴，气不化水，肾关不开，则小便不通，湿浊毒邪上逆犯胃，则呕吐，遂发为关格。脾肾阴阳衰惫是根本，湿浊毒邪内蕴是关键。随人体禀赋素质的差异，湿浊毒邪在体内又有寒化和热化的不同，寒化则表现为寒浊上犯的证候，热化则表现为湿热内蕴的证候。随着病情的发展，正虚不复，可由虚致损。由于阴阳互根，阳损可以及阴。又因五脏相关，肾病可以累及他脏。肾病及肝，肝肾阴虚，虚风内动，可致手足搐搦，甚至抽搐；肾病及心，邪陷心包，可致胸闷心悸，或心前区痛，甚则神志昏迷；肾病及肺，可致咳喘，胸闷，气短难续，不能平卧。

综上所述，关格的病机往往表现为虚实互存，寒热错杂。病位以肾为主，肾、脾、胃、心、肝、肺同病。基本病机为脾肾阴阳衰惫，气化不利，湿浊毒邪上逆犯胃。由于互相影响，病情不断恶化，因而最终可因正不胜邪，发生内闭外脱，阴竭阳亡的极危之候。

【诊断与鉴别诊断】

一、诊断要点

1. 有外感发热、肾风、水肿、淋证、癃闭等病史。
2. 小便不通或呕吐，原有疾病加重等。
3. 结合肾功能、B 超、CT 等检查，有助于明确诊断。

二、鉴别诊断

1. 走哺　走哺主要指呕吐伴有大小便不通利为主症的一类疾病。往往有大便不通，而后出现呕吐，呕吐物可以是胃内的饮食痰涎，也可带有胆汁和粪便，常伴有腹痛，最后出现小便不通，类似于关格。但走哺属实热证，其病化在肠。关格是先有小便不通，而后出现呕吐，病机是脾肾阴阳衰惫为本，湿浊毒邪内蕴为标，属本虚标实之病证，其病位主要在肾。走哺与关格有本质的区别。《医阶辨证·关格》说："走哺，由于大便不通，浊气上冲，而饮食不得入；关格，由于阴阳之气倒置，上不得人，下不得出。"

2. 癃闭　癃闭主要是指以排尿困难，全日总尿量明显减少，甚则小便闭塞不通，点滴全无为主症的病证。关格是小便不通和呕吐并见的病证。二者皆有小便不通，故需鉴别。癃闭一般无呕吐症状，而关格必有呕吐。不过癃闭可发展为关格，而关格并非都由癃闭发展而来，亦可由水肿、淋证发展而成。

【治疗】

关格的治疗应遵循《证治准绳·关格》提出的"治主当缓，治客当急"的原则。①治主当缓：所谓主，是指关格之本，即脾肾阴阳衰惫。治主当缓，也就是治疗关格之脾肾阴阳衰惫，应坚持长期调理，缓缓调补脾肾之阴阳。②治客当急：所谓客，是指关格之标，即湿浊毒邪。治客当急，也就是对于关格的湿浊毒邪，要尽快祛除。祛浊分化浊和降浊，湿热浊邪，当清热化浊；寒湿浊邪，当温阳散寒化浊。湿浊毒邪上犯中上二焦者，则宜降浊，使其从大便降泄而去。

一、急救处理

1. 卧床休息，开通静脉通路，吸氧。

2. 监护生命体征、血氧饱和度、尿量、肾功能、电解质平衡情况，判断疾病危重度。

3. 利尿无效，可考虑持续床旁血液滤过或透析治疗。注重治疗相关病因。对伴有心衰的患者，判断冠脉供血情况，时时注意心功能。

4. 益气温阳利水，可用参附注射液 50～100mL 静脉滴注。

5. 中药灌肠通腑降浊，可用大黄粉 30g，玄明粉 30g，温开水冲化，高位灌肠或直肠点滴。

二、分证论治

1. 脾肾亏虚，湿热内蕴

症状：小便短少、黄热，腰酸膝软，面色晦暗，倦怠乏力，头痛，不思纳食。舌质红，苔黄腻，脉细数或濡数。

治法：健脾益肾，清热化浊。

方药：济生肾气丸合黄连温胆汤加减，药用山药、茯苓、泽泻、熟地黄、山茱萸、牛膝、半夏、陈皮、枳实、竹茹、黄连等。

2. 脾肾阳虚，寒浊上犯

症状：小便短少或不通，色清，畏寒怕冷，下肢欠温，面色晦滞，便溏，腹泻，呕吐清水。舌质淡胖，苔白滑，脉沉细或濡细。

治法：温补脾肾，化湿降浊。

方药：温脾汤加减，药用附子、干姜、人参、甘草、大枣、大黄、白术、党参、生黄芪等。

中成药：参附注射液。

3. 肝肾阴虚，肝风内动

症状：小便量极少，手足搐搦，或抽筋，头晕目眩，耳鸣，咽干，颧红，胁痛，腰膝酸软，五心烦热，盗汗。舌红无苔，脉细数。

治法：滋补肝肾，平肝息风。

方药：六味地黄汤合羚角钩藤汤加减，药用熟地黄、山茱萸、山药、茯苓、泽泻、牡丹皮、水牛角、钩藤、桑叶、菊花、白芍、生地黄、浙贝母、竹茹等。

4. 肾病及心，邪陷心包

症状：小便短少或无尿，恶心呕吐，心悸胸闷，心前区疼痛，神识昏蒙，谵语，循衣摸床，面白唇暗，四肢欠温。舌质淡紫，苔白腻，脉沉缓。

治法：豁痰降浊，辛温开窍。

方药：涤痰汤加减，药用半夏、陈皮、茯苓、竹茹、生姜、菖蒲、制南星、枳实、人参等。

中成药：苏合香丸芳香开窍，可用温开水化开灌服，昏迷者，也可用鼻饲管灌入。

三、其他疗法

1. 外治法 ①大蒜 125g 捣烂，敷于两腰部，每日 1 次。贴敷处先用凡士林涂过，以免敷后出现水疱。②用苦酒和芒硝（量多少不论）涂腹上，以薄薄一层为度，外用油纸覆盖，每日 4~6 次。

2. 针灸法 关格吐逆小便小利，急宜先灸肾俞、气海、天枢等穴，针刺涌泉、水分等穴。

3. 中药保留灌肠法

（1）降浊灌肠方 生大黄、生牡蛎、六月雪各 30g，浓煎 120mL，高位保留灌肠，每日 1 次，连续 10 日为 1 个疗程；休息 5 日后，可继续下 1 个疗程。

（2）降痰汤 大黄 30g，桂枝 30g，煎成 200mL，保留灌肠。

【调护】

1. 积极治疗水肿、淋证、癃闭等病，预防感冒、温病的发生，是预防关格发生的关键。

2. 在调摄方面，应严格控制蛋白质的摄入量，尽可能选取能为人体充分吸收利用的优质蛋白质，如牛奶、蛋清。适当给予高热量、富含维生素并且易消化的饮食。注意口腔和皮肤清洁。有水肿者应忌盐。

第十章　**急性中毒**　▷▷▷▷

第一节　中毒总论

【概述】

中毒是指毒物经人体食道、气道、皮肤、血脉侵入体内，致使气血失调，津液、水精施布机能受阻，甚则损伤脏器的急性病证。有关中毒的记载最早见于《金匮要略·禽兽鱼虫禁忌并治第二十四》："所食之味，有与病相宜，有与身为害，若得宜则益体，害则成疾，以此致危，例皆难疗。凡煮药饮汁以解毒者，虽云急救，不可热饮，诸毒病得热更甚，宜冷饮之。"并有"治自死六畜肉中毒方""治食生肉中毒方"的记载。《金匮要略·果实菜谷禁忌并治第二十五》也载有"治食诸菌中毒闷乱欲死方"。之后《诸病源候论》《圣济总论》等医著皆详细阐述了中毒的发病机理、证候分类并记载了急救措施及有效方药。

西医学认为，进入人体的化学物质达到中毒量而产生组织和器官损伤引起的全身性疾病称为中毒（poisoning）。引起中毒的物质称毒物，可分为化学性毒物、植物性毒物和动物性毒物。中毒也可分为食物中毒、药物中毒及酒精中毒等。根据接触毒物的毒性、剂量和时间，通常将中毒分为急性中毒和慢性中毒两类。急性中毒是大量毒物在较短时间内进入人体引起的疾病，发病急，症状严重，变化迅速，如不积极治疗，可危及生命；慢性中毒是由长时间小量毒物进入人体蓄积引起，起病缓慢，病程较长，缺乏特异性中毒诊断指标，容易误诊和漏诊。本章主要阐述急性中毒。急性中毒是威胁生命的疾病，急性中毒的早发现与诊断、早处理对预后事关重大。掌握好急性中毒的诊断与救治原则是有效救治急性中毒的基础。应熟悉急性中毒处理程序，使急性中毒救治快捷有序有效。

【病因病机】

本病病因主要为不洁或有毒之物进入体内。人体禀赋不足，或脏腑功能失调。卫外不及，或毒邪壅盛，毒物经人体食道、气道、皮肤、血脉侵入体内，损伤人体正气，致使气血失调，津液、水精施布机能受阻，甚则损伤脏器，造成阴阳离决。概括之则为正气受损，脏腑气血功能紊乱。毒物由口鼻、肌腠脂膜侵入人体，渗入血脉，由经络传至脏腑，导致毒入营血，弥漫机体内外而中毒。毒物滞塞脾胃，损及脾运，脾失健运而见脘腹胀痛；滋生湿热，湿热下迫，可见腹泻如注；毒物伤及肠络，血溢脉外可见便血；腑气不通，浊阴不降反上逆，而见呕吐；毒邪内侵，燔于气血，扰乱气机，动风动血，可见抽搐、角弓反张等；毒邪传里，耗伤肺肾，肺失主气，肾失纳气，可见咳喘不能平卧；毒入于肾，伤及真元，肾失开阖，膀胱气化不利，可见尿少、尿闭；毒入于心，心失所养，神明逆乱；毒入于脑，上扰神明，闭塞窍络，可见神昏谵语；毒损五脏，终致脏真耗竭，阴阳离决。

【诊断与鉴别诊断】

一、诊断要点

1. 病史　有毒物接触史，短时间发病，起病急。

2. 相应的中毒症状　早期多见肺胃症状，极易累及心脑、肝肾和血脉。多见脏器受损，脏腑气血功能紊乱所致暴喘、心悸、抽搐、昏迷、脱证、尿少、尿闭等危急证候，甚至阴阳离决的危候。

3. 相应的毒物或血液检验

（1）测定生物材料中有害物质，如测血、尿、头发、指甲、呕吐物或首次洗胃的内容物中的毒物及其代谢产物的定性定量分析。

（2）检测某些生化指标或细胞形态的改变，如测定血中高铁血红蛋白、胆碱酯酶活力，测定尿中红细胞锌原卟啉或游离原卟啉等。

（3）实验室检查：①毒物检验：采集剩余毒物、容器、可疑食物和水样，以及含毒物标本如呕吐物、第一次洗胃液、血、尿、便及其他可疑物品送检。②特异检验：如疑有机磷中毒查胆碱酯酶；一氧化碳中毒查碳氧化血红蛋白；亚硝酸盐中毒查高铁血红蛋白等。③动态监测病情变化：宜查血常规、血糖、血电解质、肝肾功能、心电图、血压、血气分析、X线检查等。

4. 四诊要点　腹痛，头晕目眩，头痛，耳鸣失聪；汗出心悸，甚则心痛，尿少，尿闭。因中毒物质不同而各异，如谵语、呼吸急促或微弱，甚则呼吸麻痹；或可闻及特殊气味，如大蒜气味等；面色潮红，口唇青紫或樱桃红色，瘀斑、瘀点；瞳仁散大或缩小，或大小不等；神情淡漠或烦躁不安，虚里应衣或不应衣，脉象可见虚脉或实脉，或数或迟，或雀啄，或屋漏脉，或虾游，或釜沸脉等。

二、判断病情危重程度

1. 中毒性脑病可见昏迷、抽搐、呼吸抑制。
2. 中毒性肺水肿、呼吸衰竭、吸入性肺炎。
3. 严重的心律失常、急性心力衰竭、休克、心脏骤停。
4. 急性溶血、急性肾衰竭、尿毒症。
5. 中毒性肝病。

三、鉴别诊断

急性中毒的鉴别诊断除了毒物中毒间的鉴别外，还需与下列疾病相鉴别：①脑血管意外昏迷时多有偏瘫或脑膜刺激征和局灶定位体征。②心源性肺水肿，有心脏病史和相应的体征。③肺性脑病、发绀有慢性肺病病史。④周期性瘫痪，血钾降低，补钾后症状改善快。⑤细菌性食物中毒。

【治疗】

救治原则：①切断毒源：使中毒患者迅速脱离染毒环境。②迅速阻滞毒物的继续吸收：及早洗胃、导泻、清洗皮肤和吸氧。③迅速有效消除威胁生命的毒效应：凡心搏和呼吸停止的应迅速施行心肺复苏术（CPR）；对休克、严重心律失常、中毒性肺水肿、呼吸衰竭、中毒性脑病、脑水肿、脑疝应及时对症救治。④尽快明确毒物接触史：接触史包括毒物名称、理化性质与状态、接触时间和吸收量及方式，若不能立即明确，须及时留取洗胃液或呕吐物、排泄物及可疑染毒物送毒物检测。⑤尽早足量使用特效解毒剂。⑥当中毒的毒物不明者，以对症处理为先和早期器官支持为主。

一、急救处理

（一）减少毒物的吸收

1. 催吐 适用于口服毒物 2～3 小时之内，机体正气充实而清醒者。

（1）吐根糖浆 15～20mL 加水 200mL，口服，15～30 分钟即出现呕吐。

（2）三圣散 藜芦 6g，防风 10g，瓜蒂 6g 或明矾 6g，水煎顿服。

（3）催吐解毒汤 甘草 60g，瓜蒂 7 个，玄参 60g，地榆 15g 或苦参 30g，水煎顿服。

（4）蛋矾催吐方 生鸡蛋 10～20 个，取其蛋清，加明矾 6～30g。搅匀，口服或灌胃，吐后再灌。

（5）二矾催吐方 白矾 6g，胆矾 1g，温水冲服，再以手指或压舌板探吐。

2. 洗胃 神志不清者，常规插入胃管，开动洗胃机，用甘草水、淡盐水、绿豆汤、高锰酸钾溶液等洗胃液，反复冲洗，至洗出的液体与进入的大体相同。抽搐、食道静脉曲张、主动脉瘤、溃疡病出血及因腐蚀性毒物引起食道及胃肠道损伤等患者，均禁用本法，孕妇慎用。

（二）排出毒物

1. 泻下 毒物已进入肠道，似尚未被完全吸收，可用泻法使毒物从大便排出。

（1）保赤散 1 袋，顿服。

（2）番泻叶 15g，水煎服。

（3）大黄、防风、甘草各30g，水煎服。

（4）若口服药物导泻仍不能使毒物完全排出者，可用灌肠方法。如大黄30g，水煎200~300mL，灌肠；大承气汤（大黄12g，厚朴24g，枳实12g，芒硝6g），水煎300~500mL，灌肠。因腐蚀性毒物引起食道及胃肠道损伤等患者，禁用本法。

（5）血液净化疗法是促进某些已吸收毒物的清除的主要措施。适应证有该毒物或其代谢产物能被透析清除出体外者；估计中毒剂量大，预后严重者；发生急性肾功能衰竭者。应争取在中毒后8~16小时内采用，疗效较佳。相对禁忌证有严重心功能不全者；有严重贫血或出血者；高血压患者收缩压>220mmHg。目前常用的血液净化方法有血液透析、血液灌流、血浆置换等。

2. 利尿解毒 大多数毒物可由肾脏排泄，因此救治急性中毒注意保肾，有利于充分发挥迅速利尿来加速毒物排泄。①积极补液是促使毒物随尿排出的最简单措施，补液速度可达每小时200~400mL。②碳酸氢钠与利尿剂合用，可碱化尿液（pH=8），使有些化合物（如巴比妥酸盐、水杨酸盐及异烟肼等）离子化而不易在肾小管内重吸收。③应用维生素C 8g/d，使尿液pH<5，促使有些毒物（苯丙胺等）加速排出。④经补液与利尿剂后，水溶性的与蛋白结合很弱的化合物（如苯巴比妥、甲丙氨酯、苯丙胺及锂盐）较易从体内排出。

（1）常用解毒方剂 ①生黄豆120g，生绿豆60g，煎汁服。用于各种食物及药物中毒。②兴国解毒药：鸡血藤、田七、青木香、茜草各15g，香附10g，冰片3g，小叶凤尾草150~250g，水煎服。用于乌头、苍耳子、马钱子、野毒蕈、氰化物、亚硝酸盐及有机农药中毒。③绿豆甘草解毒汤：绿豆120g，生甘草30g，丹参、连翘、石斛各30g，大黄15~30g，水煎服，1日2剂。

（2）特效解毒中药 ①半夏、天南星中毒：生姜5g，水煎服；或白矾6~10g，开水冲服。②砒霜中毒：防风10~15g，水煎服。③巴豆中毒：绿豆250g，水煎服。④酒精中毒：葛根50g，紫苏50g，桂枝10g，水煎服，每日2~3次。⑤腐败肉类中毒：大蒜1枚，雄黄2g，混合捣烂，温水冲服。⑥发芽马铃薯中毒：食醋适量饮用。⑦毒蕈中毒：白矾6g，香油适量，开水冲服。⑧有机农药中毒：甘草240g。水煎取汁，倒入滑石粉60g，加入黄豆适量，澄清后顿服。

（三）对症治疗

1. 根据氧饱和度给予鼻导管或面罩吸氧，必要时气管内插管机械通气。

2. 腹痛、腹泻、心动过缓可用阿托品0.5~1mg肌内注射。烦躁不安，异丙嗪25mg肌肉注射；惊厥者，苯巴比妥钠0.1g肌肉注射，或安定10~20mg肌肉注射或缓慢静脉注射。出现心气衰、肺气衰、肾气衰、脱证、神昏等参见相关章节处理。

二、分证论治

1. 毒蕴脾胃

症状：恶心呕吐，脘腹胀痛，肠鸣音亢进，便秘或腹泻，甚则午后潮热，呕血，便血。舌质绛红，苔黄腻，或花剥苔，脉弦数。

治法：和中解毒，健脾和胃。

方药：甘草泻心汤加减，药用生甘草、黄芩、黄连、干姜、半夏、大枣、人参等。毒盛者，加绿豆、鸡蛋清；纳呆不适者，加麦冬、砂仁；便秘者，加酒大黄、郁李仁、当归；腹泻者，加莲子肉、扁豆、生山药、桔梗；胃阴不足者，改用叶氏养胃汤。

2. 毒聚肝胆

症状：两胁胀痛，恶心，呕吐苦水，咽干口燥，头目眩晕，甚而黄疸，抽搐。舌质红，苔黄微黑，脉弦数。

治法：清解邪毒，利胆和胃。

方药：四逆散加减，药用生甘草、柴胡、芍药、枳实等。毒聚不散者，加土茯苓、黑豆、绿豆以解毒排毒；黄疸者，加茵陈、姜黄、栀子；抽搐者，加麦冬、生牡蛎、生龟板、玄参、天竺黄。

3. 毒犯肺肾

症状：咳嗽，气急，不能平卧，小便短赤，或有浮肿，甚则尿闭，尿血。舌质红，苔薄白，脉沉缓。

治法：清宣降浊。

方药：陈氏四虎饮加减，药用水牛角、大黄、生石膏、黄连、鲜生地、知母、青黛、玄参、马勃、红花、生萝卜汁。肾阴不足者，加附子、肉桂、干姜、淫羊藿；小便不通者，加威灵仙、地肤子、木通，或加滋肾通关丸。

4. 毒陷心脑

症状：心悸，气短，心烦，夜不能寐，或时清时寐，表情淡漠，嗜睡，甚则昏迷，谵语或郑声，项背强直，角弓反张，瞳仁乍大乍小，或大小不等。舌质红绛，无苔，脉数疾，或雀啄，或屋漏。

治法：清毒醒脑。

方药：玳瑁郁金汤送服玉枢丹，药用水牛角、木通、栀子、竹沥、郁金、连翘、牡丹皮、生姜汁、鲜菖蒲汁、紫金片、野菰根、鲜竹叶卷心、灯心草等。若高热、神昏较重者，加服安宫牛黄丸、紫雪丹、至宝丹，亦可加用醒脑静注射液或清开灵注射液。

中成药：安宫牛黄丸，每次1丸，每日2次。适用于中毒窍闭神昏者。

中药针剂：①生脉注射液，适用于中毒重症，气阴两虚者。②醒脑静注射液，适用于中毒重症，窍闭神昏者。

其他疗法：针灸及按摩治疗。

【调护】

1. 避免毒物接触

（1）勿食腐败变质之物、病死的动物肉及毒蕈。

（2）饮酒有节，避免过量。

（3）严格管理好农药，避免误服中毒。

（4）加强煤气管理，煤炉烤火不要紧闭门窗。

（5）用药遵医嘱，不滥用药物。

2. 综合护理救治

（1）卧床休息，严格观察病情变化，详细记录生命体征，冬季宜保暖，夏季宜通风。

（2）进食流质或清淡易消化之品，不能吞咽者予鼻饲。

（3）注意口腔护理，勤翻身，防止褥疮和肺炎发生。保持呼吸道通畅，防止窒息。保持二便通畅，尿潴留者，安置导尿管。

（4）有意服毒者，应专人守护。

第二节　急性有机磷农药中毒

【概述】

急性有机磷农药中毒（acute organophosphorus pesticidespoisoning，AOPP）主要是有机磷农药通过抑制体内胆碱酯酶（cholinesterase，ChE）活性，使后者失去分解乙酰胆碱（acetylcholine，ACh）能力，引起体内生理效应部位 ACh 大量蓄积，使胆碱能神经持续过度兴奋，导致先兴奋后衰竭的一系列毒蕈碱样、烟碱样和中枢神经系统等中毒症状和体征。严重者，常死于呼吸衰竭。有机磷农药具有杀虫效力高、对植物危害小等优点，是目前我国应用范围最广的一类农药。根据其毒力大小可分为：①剧毒类，如对硫磷（1605）、内吸磷（1059）、甲胺磷。②高毒类，如敌敌畏、乙硫磷。③低毒类，如敌百虫、马拉硫磷。在生产和使用过程中若操作不当或防护不周，能经皮肤、呼吸道和消化道侵入人体，而引起中毒。生活中毒见于误服或自杀。

有机磷农药是一种神经毒物，吸收后在体内广泛抑制神经系统胆碱酯酶的活力，使乙酰胆碱不能被分解而大量积累，引起神经生理紊乱，出现一系列中毒症状和体征。根据其作用部位，可出现 M 样作用——毒蕈碱样症状：恶心、呕吐、腹痛、腹泻、流涎、多汗、支气管分泌物增多、肺水肿、瞳孔缩小等；N 样作用——烟碱样症状：肌束震颤、肌肉痉挛、肌力减退；中枢神经系统症状：疲乏、烦躁不安、头晕、头痛、发热、言语障碍、精神恍惚，病情较重者出现意识障碍、阵发性惊厥甚至昏迷。

【病因病机】

有机磷农药属于有机磷酸酯或硫化磷酸酯类化合物，大多为油状液体，呈淡黄色至棕色。有大蒜臭味，难溶于水。在酸性环境中稳定，在碱性环境中易分解失效。有机磷农药中毒的常见原因：①生产中毒：在生产过程中引起中毒的主要原因是在农药精制、出料和包装过程，手套破损或衣服和口罩污染；也可因生产设备密闭不严，化学物跑、冒、滴、漏，或在事故抢修过程中，农药污染手、皮肤或吸入呼吸道引起。②使用中毒：在使用过程中，施药人员喷洒时，药液污染皮肤或湿透衣服由皮肤吸收，以及吸入空气中农药所致；配药浓度过高或手直接接触农药原液也可引起中毒。③生活性中毒：主要由于误服、故意吞服，或饮用被农药污染水源或食入污染食品；也有因滥用有机磷农药治疗皮肤病或驱虫中毒。有机磷农药主要经过胃肠道、呼吸道、皮肤或黏膜吸收。吸收后迅速分布全身各器官，以肝内浓度最高，主要在肝内进行生物转化和代谢。有的有机磷农药氧化后毒性反而增强，如对硫磷氧化为对氧磷，其对 ChE 抑制作用要比前者强 300 倍；内吸磷氧化后首先形成亚砜，其抑制 ChE 能力增加 5 倍，然后经水解后毒性降低。敌百虫在肝内转化为敌敌畏，毒性增强，而后经过代谢失去毒性。有机磷农药吸收后 6～12 小时血中浓度达高峰，24 小时内通过肾由尿排泄，48 小时后完全排出体外。

【诊断与鉴别诊断】

一、诊断要点

有机磷农药中毒后可出现一系列中毒症状和体征。经皮肤吸收中毒，一般在接触 2～6 小时后发病，口服中毒在 10 分钟至 2 小时内出现症状。一旦中毒症状（急性胆碱能危象）出现后，病情迅速发展。其典型症状和体征主要有流涎、大汗、瞳孔缩小和肌颤（肉跳）。一般当出现上述症状或体征和有农药接触史，可诊断为 AOPP；如 4 个症状或体征中仅出现 3 个，也应考虑为 AOPP。

1. 急性胆碱能危象（acute cholinergic crisis）

（1）毒蕈碱样症状（muscarinic signs）　又称 M 样症状，主要是副交感神经末梢过度兴奋，产生类似毒蕈碱样作用，表现为平滑肌痉挛和腺体分泌增加。先有恶心、呕吐、腹痛、多汗，尚有流泪、流涕、流涎、腹泻、尿频、大小便失禁、气促，严重者出现肺水肿。

（2）烟碱样症状（nicotinic signs）　又称 N 样症状，ACh 在横纹肌神经肌肉接头处过多蓄积和刺激，使面、眼睑、舌、四肢和全身横纹肌发生肌纤维颤动，甚至全身肌肉强直性痉挛、全身紧缩和压迫感，而后发生肌力减退和瘫痪。呼吸肌麻痹引起周围性呼吸衰竭。交感神经节受 ACh 刺激，其节后交感神经纤维末梢释放儿茶酚胺，表现血压升高和心律失常。

（3）中枢神经系统症状　过多 ACh 刺激所致。表现头晕、头痛、疲乏、共济失调、烦躁不安、谵妄、抽搐和昏迷。有的发生呼吸、循环衰竭死亡。

（4）局部损害　有些有机磷农药接触皮肤后发生过敏性皮炎、皮肤水疱或剥脱性皮炎；污染眼部时，出现结膜充血和瞳孔缩小。

2. 中间型综合征（intermediate syndrome）　多发生于重度 AOPP（甲胺磷、乐果、敌敌畏、久效磷等）中毒后 24～96 小时，在胆碱能危象和迟发性多发性神经病之间，故称中间型综合征，但并非每个中毒者均发生。发病时胆碱能危象多已控制，表现以肌无力最为突出。涉及颈肌、肢体近端肌、脑神经Ⅲ～Ⅶ和Ⅹ所支配的肌肉，重者累及呼吸肌。表现为抬头困难、肩外展及屈髋困难；眼外展及眼球活动受限，眼睑下垂，睁眼困难，复视；颜面肌、咀嚼肌无力，声音嘶哑和吞咽困难；呼吸肌麻痹则有呼吸困难、频率减慢，胸廓运动幅度逐渐变浅，进行性缺氧致意识障碍、昏迷以至死亡。ChE活性明显低于正常。一般维持2～20天，个别可长达1个月。其发病机制与ChE长期受抑制，影响神经肌肉接头处突触后功能有关。

3. 迟发性多发性神经病（delayed polyneuropathy）　AOPP患者症状消失后2～3周出现迟发性神经损害，表现感觉、运动型多发性神经病变，主要累及肢体末端，发生下肢瘫痪、四肢肌肉萎缩等。全血ChE活性正常，神经—肌电图检查提示神经源性损害。目前认为此种病变不是ChE受抑制引起，可能是由于有机磷农药抑制神经靶酯酶（neuropathytarget esterase，NTE）使其老化所致。多发生于甲胺磷、敌敌畏、乐果和敌百虫等有机磷农药重、中度中毒的患者。

二、辅助检查

1. 血胆碱酯酶活性测定　红细胞的ChE为真性ChE（AChE）；血浆ChE为假性ChE（BChE），不能水解ACh，主要来自肝脏，受肝功能的影响较大；故全血ChE（总活性中红细胞占60%～80%，血浆占20%～40%）和红细胞的AChE活性能较好地反映神经肌肉等组织中的AChE活性水平。所以一般测定全血胆碱酯酶活性（ChE），也可测定红细胞AChE活性。ChE活性测定不仅是诊断有机磷农药中毒的一项可靠检查，而且是判断中毒程度、指导用药、观察疗效和判断预后的重要参考指标。急性有机磷农药中毒程度和临床表现与ChE活性有相对平行关系。一般全血ChE活性下降到70%以下时，可出现中毒症状；下降到30%～40%时，可出现明显中毒症状。但如经反复多次吸入有机磷农药蒸汽或较长时间接触有机磷农药者，其ChE活性与中毒程度和临床表现无平行关系。有的中毒者ChE活性下降至50%或更低，可不出现明显中毒症状，这种情况多见于生产有机磷农药厂的工人和较长时间喷洒或接触有机磷农药的农民。

2. 有机磷农药的鉴定　当中毒者使用或服用的农药或毒物种类不清时，可对其剩余物进行鉴定。

3. 尿中有机磷农药　分解产物测定如对硫磷中毒者尿中测到对硝基酚，敌百虫中毒者尿中三氯乙醇增加。

三、鉴别诊断

1. 食物中毒　发病前有不洁饮食史，以急性胃肠炎表现为主，无肌震颤、瞳孔缩小、肺水肿等症状。

2. 阿片类药物中毒　阿片类药物中毒患者可见瞳孔缩小、呼吸抑制、肺水肿等临床表现，应与有机磷农药中毒仔细鉴别。鉴别诊断主要通过病史、患者呼出气味、血液胆碱酯酶活性测定。

【治疗】

AOPP 救治原则：切断毒源，治本为主；标本兼治，以标保本。在急救中必须视当时具体情况或患者的病情，采取先后顺序不同的相应急救措施。

一、急救处理

1. 脱离污染源　立即将患者移离中毒现场，更换衣服，除敌百虫中毒外，受污皮肤均可用冷肥皂水或 2% ~5% 碳酸氢钠溶液彻底冲洗。敌百虫中毒可用温水冲洗。

2. 催吐　一般可用手指、羽毛在咽部探吐。在误食后即刻或 1~2 小时内催吐，较洗胃效果好。

3. 洗胃　常用 2% ~4% 碳酸氢钠溶液或生理盐水（如敌百虫中毒忌用碳酸氢钠）。每次洗胃液不超过 500mL，以防胃内容物进入肠道。洗胃必须彻底，直至洗出液无农药气味为止。

4. 应用解毒剂

（1）阿托品的应用　轻度中毒首剂可用 0.5~1mg 皮下注射，中度中毒首剂 2~4mg，重度中毒首剂 5~10mg 静脉注射，可反复应用，每 15~30 分钟重复一次，直至出现"阿托品化"，然后减量为 0.5~1mg 皮下或肌肉注射。阿托品化即临床出现瞳孔较前扩大、口干、皮肤干燥、颜面潮红、肺湿啰音消失及心率加快。如出现神志模糊、烦躁不安、抽搐、昏迷和尿潴留等，提示阿托品中毒，应停用阿托品。中、重度中毒一般与胆碱酯酶复活剂合用。

（2）胆碱酯酶复活剂的应用　常用解磷定、氯解磷定，主要用于解除烟碱样症状。复能剂的使用原则是早期、足量、酌情重复用药及合理使用阿托品。解磷定：轻度中毒首剂 0.4g，稀释后缓慢静脉注射；中度中毒 0.8~1.2g，稀释后缓慢静脉注射，必要时 2 小时后重复使用；重毒中毒 1~1.6g，稀释后缓慢静脉注射，半小时后可视情况重复 0.6~0.8g。次氯解磷定：轻度中毒前刺 0.25~0.5g，稀释后缓慢静脉注射，必要时 2 小时后重复一次；中度中毒 0.5~0.75g，稀释后缓慢静脉注射，必要时 2 小时后重复使用 0.5g，共 3 次；重毒中毒 0.75~1g，稀释后缓慢静脉注射，半小时后可重复 1 次，必要时 0.5g，每小时静脉滴注，共 6 小时。

（3）中间综合征　患者在度过胆碱能危象的急性期后，迟发性周围神经病发生之前，可出现部分颅神经（以第 9、10 对神经为主）支配的肌肉、屈颈肌肉、肢体近端肌肉及呼吸肌的肌力减弱或麻痹等表现，称中间综合征。临床表现为睑下垂、眼外展障碍、面瘫甚至呼吸肌麻痹，发病机制尚不清楚，较为公认的是神经肌肉接头障碍学说。主要是对症治疗，在解毒的基础上给予气管插管、呼吸机辅助通气，直至自主呼吸恢复，同时注意防治并发症，维持水、电解质及酸碱平衡。

二、分证救治

1. 毒物内侵，邪闭脏腑

症状：恶心，呕吐，呕吐物或呼出气有大蒜样气味，腹痛，腹泻，头晕，头痛，烦躁不安，甚则谵语、神昏。舌红苔腻，脉滑数。

治法：解毒祛邪。

方药：①棠下解毒汤：金花草（鲜品）40～50g，崩大碗（鲜品）100g，金银花（干品）100g，甘草100g。先将金花草、崩大碗捣烂，加清水250～400mL，滤渣取汁，加红糖100g。煮沸，将金银花、甘草研成粉末，与煎液混合即成，每日1～2剂，口服或鼻饲。②金银花三豆饮：金银花、绿豆、黑豆、赤小豆各30g，甘草30g，水煎400mL，分2次服，每日1剂。③绿豆甘草汤：绿豆120g，白茅根、金银花、生甘草、石斛各30g，丹参45g，大黄、竹茹各15g，水煎1000mL，分4次服或鼻饲给药。

中成药：高热神昏者用安宫牛黄丸1丸，化水灌服或鼻饲。

中药针剂：神昏谵语可用清开灵注射液或醒脑静注射液静脉滴注。

其他疗法：①曼陀罗或天仙子0.5～1.5g，研末冲服。②生绿豆粉适量，凉水调服；或绿豆适量煎汤顿服。③甘草240g，滑石粉60g，黄豆面适量。先以甘草煎液，再将滑石粉冲入药液内，最后加入黄豆面，待澄清后，取上清液一次服下。④金鸡尾（别名凤尾草、鸡脚草、井口边草）、金银花各120g，甘草60g，水煎，一次服两大碗。可用于对硫磷及内吸磷中毒。⑤崩大碗30g，滑石30g，水煎服。⑥大黄30g，芒硝20g，绿豆30g，甘草15g，水煎250mL，口服或由胃管注入。⑦绿豆30g，甘草30g，水煎200～300mL，口服，每日3次。

2. 毒侵五脏，气衰阳脱

症状：呕恶清涎，腹痛腹泻，惊悸怔忡，筋惕肉𥅑，神昏不识人，甚则汗出肢凉，呼吸气微，二便自遗。舌淡紫，苔水滑，脉微细，欲绝。

治法：益气回阳固脱。

方药：参附汤加减，药用人参、制附子、大枣、干姜等。

中药针剂：参脉注射液、黄芪注射液。

【调护】

1. 患者应卧床休息，严密观察病情变化，详细记录体温、脉搏、呼吸、血压。

2. 应进食流质和营养丰富而易于消化食品，饮食宜清淡，少吃多餐，不能进食者，给予鼻饲。

3. 注意口腔护理，勤翻身，防止褥疮和肺炎的发生。呼吸道分泌物或痰涎不能排出者，应随时吸痰，以防发生窒息和感染。

4. 有意服毒和有自杀企图者，则应有专人守护。

第三节　急性酒精中毒

【概述】

急性乙醇（酒精）中毒（acute ethanol poisoning），俗称酒醉，系由一次饮入过量乙醇（酒精）或酒类饮料引起的中枢神经系统由兴奋转为抑制的状态，严重者出现昏迷、呼吸抑制及休克。中医学对酒精中毒有较详细的描述，有"酒害""酒毒""酒臌""酒胀""酒厥"等病名，如《圣济总录·饮酒中毒及大醉不解》云："酒毒腐伤脾胃。"病机为"饮酒过度，停积不散，蕴滞于胃，散流诸脉，熏蒸腑脏，令人志乱，乃至不醒，有连日而无所觉知者，甚则中毒而为酒疸诸热之病也"。

【病因病机】

各种酒类饮料中含有不同浓度的乙醇：一般黄酒为 10% ~ 15%、白酒为 50% ~ 60%、果酒为 16% ~ 48%、啤酒为 2% ~ 5%。成人饮用乙醇的中毒剂量有个体差异，一般为 70 ~ 80g，而致死剂量为 250 ~ 500g。小儿的耐受性较低，致死量婴儿 6 ~ 10g，儿童约 25g。许多毒物如汞、砷、硝基苯等使人体对乙醇的耐受性下降，反之酒后对上述毒物的感受性也增加。在 32℃高温条件下，乙醇的毒性可提高 1 ~ 2 倍。饮入的乙醇80% 由小肠上段吸收，其余由胃吸收。空腹饮酒时，在 1 小时内有 60% 被吸收，2 小时吸收量已达 95%。胃内有食物存在，可延缓乙醇的吸收。乙醇被吸收后，通过血流遍及全身，约 90% 在肝脏由乙醇脱氢酶和过氧化氢酶氧化为乙醛，由醛脱氢酶进一步氧化为乙酸，最后经三羧酸循环氧化为 CO_2 和水。约 2% 乙醇不经氧化而缓慢经肺、肾排出。

乙醇的急性毒害作用有：①中枢神经系统抑制作用：乙醇对中枢神经系统的抑制作用随着剂量的增加，由大脑皮质向下，通过边缘系统、小脑、网状结构到延髓。小剂量出现兴奋作用，这是由于乙醇作用于大脑细胞突触后膜苯二氮䓬 – GABA 受体，从而抑制 GABA 对脑的抑制作用。随着血中乙醇浓度增高，作用于边缘系统、小脑，患者表现为步态蹒跚、共济失调等运动障碍，继而功能抑制出现精神失常；作用于脑干网状结构，引起昏睡或昏迷；最后由于抑制延髓血管运动中枢和呼吸中枢出现休克、呼吸衰竭，呼吸中枢麻痹是致死的主要原因。此外，由于血管扩张及缺氧可导致脑水肿。②代谢异常：乙醇在肝细胞内代谢生成大量还原型烟酰胺腺嘌呤二核苷酸（NADH），使之与氧化型的比值（NADH/NAD）增高，可高达正常的 2 ~ 3 倍，相继发生乳酸增高、酮体蓄积导致的代谢性酸中毒及糖异生受阻所致低血糖。饮酒发生的低血糖多见于嗜酒者，在无肝脏病者或营养良好的人也可能发生，此时血糖浓度降低是由于肝脏葡萄糖异生减弱、释放葡萄糖减少所致，糖异生受抑制是由于肝脏 NADH/NAD 的比例增加所致。NADH/NAD 比值上升，使肝脏中乳酸的利用降低，另一方面丙酮酸被 NADH 还原成乳酸，易发生乳酸性酸中毒。

此外，过量饮酒可诱发消化道出血、胰腺炎、发作性心律失常、脑梗死、脑出血及蛛网膜下腔出血，个别可引起急性乙醇中毒性肌病（肌痛、肌无力、肌肉肿胀、横纹肌溶解而导致急性肾功能衰竭）。

【诊断与鉴别诊断】

一、诊断要点

1. 饮酒史 有过量饮酒史，应询问饮酒的种类和饮用量、平素酒量、饮酒的具体时间，有无服用其他药物。

2. 临床表现特点 一次大量饮酒中毒可引起中枢神经系统抑制，症状轻重与饮酒量、血中乙醇浓度、个体的耐受性有关。临床上大致分三期，各期界限不很明显。

（1）兴奋期 当饮酒后，血中乙醇浓度达到 11mmol/L（50mg/dL）时，即感头痛、欣快、兴奋。血中乙醇浓度超过 16mmol/L（75mg/dL）时，健谈、饶舌、情绪不稳定、自负、易激怒，可有粗鲁行为或攻击行动，也可能沉默、孤僻。血中乙醇浓度达到 22mmol/L（100mg/dL）时，驾车易发生车祸。

（2）共济失调期 血中乙醇浓度达到 33mmol/L（150mg/dL）时，即可出现共济失调，表现为动作笨拙，步态蹒跚，语无伦次，且言语含糊不清。血中乙醇浓度达到 43mmol/L（200mg/dL）时，出现恶心、呕吐、困倦。

（3）意识障碍期 血中乙醇浓度达到 54mmol/L（250mg/dL）时，即转入昏睡状态，面色苍白或潮红，皮肤湿冷、口唇轻度发绀、心跳加快，呈休克状态。瞳孔散大，呼吸缓慢带鼾声，严重者大小便失禁、抽搐、昏迷，最后发生呼吸麻痹，直至死亡。

患者呼出气及呕吐物均有酒味。小儿饮中毒量乙醇后，很快进入沉睡，不省人事，一般无兴奋过程。由于严重低血糖，可发生惊厥，亦可发生高热、休克、吸入性肺炎和颅内压升高等。老年人肝脏功能相对较差，如饮用等剂量的酒，血中乙醇浓度较青壮年人高，故症状较重，死亡率亦高。

3. 戒断综合征 长期酗酒者在突然停止饮酒或减少酒量后，可发生下列 4 种类型戒断综合征的反应：①单纯性戒断反应：在减少饮酒后 6～24 小时发病。出现震颤焦虑不安、兴奋、失眠、心动过速、血压升高、大量出汗、恶心、呕吐。多在 2～5 天内缓解自愈。②酒精性幻觉：幻觉以幻听为主，也可见幻视、错觉及视物变形。多为被害妄想，一般可持续 3～4 周后缓解。③戒断性惊厥反应：常与单纯性戒断反应同时发生，也可在其后发生癫痫大发作。多数只发作 1～2 次，每次数分钟，也可数日内多次发作。④震颤谵妄反应：在停止饮酒 24～72 小时后，也可在 7～10 小时后发生。患者精神错乱，全身肌肉出现粗大震颤。谵妄是在意识模糊的情况下出现生动、恐惧的幻视，可有大量出汗、心动过速、血压升高等交感神经兴奋的表现。

二、辅助检查

根据病情查血电解质、血糖、淀粉酶、肌酸磷酸激酶及血气分析等。

三、鉴别诊断

1. 中风　可出现昏迷、二便失禁、语言障碍等症状，但多有高血压、糖尿病等病史，半身不遂、口眼㖞斜等症状可鉴别。

2. 急性食物中毒　多表现为胃肠道症状，如呕吐、腹泻、便血，严重者可出现昏迷、休克等严重并发症。常有集体进餐集体中毒的特点。

3. 糖尿病酮症酸中毒　可出现意识障碍、昏迷、呼出气有烂苹果味，多有糖尿病病史。酒精中毒以饮酒量多为特点，严重者可出现低血糖。

【治疗】

一、急救处理

1. 急性中毒的治疗　急性中毒的轻型患者，一般无需特殊治疗。可使其卧床休息、保暖、饮浓茶或咖啡，即可逐渐恢复。患者昏睡或昏迷时应注意保暖、侧卧位，保持呼吸道通畅，及时清理呕吐物，以防误吸及窒息。对重症患者应迅速采取下述救治措施：

（1）清除毒物　由于乙醇吸收快，一般洗胃意义不大。如在 2 小时内的重度中毒患者，可考虑应用 1% 碳酸氢钠或生理盐水洗胃。对昏迷时间长、呼吸抑制、休克的严重病例，或血中乙醇浓度超过 108mmol/L（500mg/dL），伴酸中毒或同时服用甲醇或其他可疑药物时，应尽早行血液透析治疗，可成功挽救患者生命。

（2）纳洛酮的应用　纳洛酮对乙醇中毒所致的意识障碍、呼吸抑制、休克有较好的疗效。用法：0.4～0.8mg 加入 25% 葡萄糖液 20mL 中静注，必要时 15～30 分钟重复 1 次；或用 1.2～2mg 加入 5%～10% 葡萄糖液中持续静滴，直至达到满意效果。亦可选用醒脑静注射液和胞磷胆碱治疗重度乙醇中毒。成人为醒脑静注射液 20mL 加入 5%～10% 葡萄糖溶液 250mL 中静滴；胞磷胆碱 0.5～1g 加入 5%～10% 葡萄糖溶液 500mL 中静滴。

（3）促进乙醇氧化代谢　可给 50% 葡萄糖液 100mL 静注，同时肌注维生素 B_1、维生素 B_6 和烟酸各 100mg，以加速乙醇在体内氧化代谢。

（4）对症支持疗法　①维持呼吸功能：吸氧，畅通呼吸道，防治呼吸衰竭。②防治酸中毒：补充血容量，早期纠正乳酸性酸中毒，初剂量先给予 5% 碳酸氢钠液 150mL 静滴，其后可根据血气分析结果补碱。必要时给予血管活性药物如多巴胺等。③防治脑水肿：可选用 20% 甘露醇液 125～250mL，50% 葡萄糖液 60mL，地塞米松 5～10mg 静注。可按病情需要和血压情况，4～6 小时后重复应用。④迅速纠治低血糖：部分病例可出现低血糖昏迷，应注意与乙醇直接作用所致的昏迷鉴别。故急性中毒的重症患者应检测血糖，如有低血糖，应立即静注高渗葡萄糖液。⑤镇静剂的应用：应慎用。对躁动不安、过度兴奋的患者，可用地西泮（安定）5～10mg 肌注或静注，或氯丙嗪 25～50mg 肌注，或水合氯醛 0.5～1.0g 口服或保留灌肠。给药后注意病情变化。禁用吗啡及巴比妥类药物。⑥预防感染：昏迷患者可预防性应用抗生素。

2. 戒断综合征的治疗　患者应安静休息，保证睡眠。加强营养，给予 B 族维生素。有低血糖时静注高渗葡萄糖液。重症患者宜选用短效镇静药控制症状，常选用地西泮，依病情每 1～2 小时口服 5～10mg，症状稳定后可给予维持镇静的剂量，8～12 小时 1 次。有癫痫病史者可用苯妥英钠。

3. 其他　如胃火炽盛，胃络受损，而出现呕血、便血，可口服或经胃管灌入紫地宁血散、云南白药止血，若出现大出血，则应进行中西医结合治疗。

二、分证救治

1. 毒蕴胃肠，犯及血脉

症状：恶心呕吐，呼气、呕吐物有酒精味，腹痛腹泻，甚则呕血，便血，昏睡，神昏谵语，狂躁。舌质深红，苔黄腻，脉弦数。

治法：和中解毒。

方药：甘草泻心汤加减，药用生甘草、黄芩、黄连、干姜、半夏、大枣、党参等。毒盛者，加绿豆、鸡蛋清；纳呆不适者，加麦冬、砂仁；便秘者，加酒大黄、郁李仁、当归；腹泻者，加莲子肉、扁豆、生山药、桔梗。

中成药：玉枢丹 1 锭顿服。

中药针剂：醒脑静注射液或清开灵注射液静脉滴注。

其他疗法：①葛根 15g，水煎服。②葛根 15g，栀子、枳实、淡豆豉各 30g，炙甘草 5g，水煎服。③茯苓、猪苓、陈皮各 5g，木香 3g，神曲、白术、青皮各 6g，葛花、砂仁、白豆蔻各 15g，共研细末，每次 10g，冲服。

2. 毒损气血，脏腑虚衰

症状：面色苍白，口流清涎，四肢厥冷，语声低微或口中喃喃自语，甚则昏迷、遗溺。舌青紫，脉微细弱。

治法：回阳救逆。

方药：四逆汤合四君子汤加减，药用制附子、干姜、甘草、人参、茯苓、白术等。

中成药：昏迷者可用安宫牛黄丸 1 丸化水顿服。

中药针剂：参附注射液、黄芪注射液静脉滴注。

【调护】

1. 保持病室安静、通风。

2. 清醒者进流质饮食或易消化的饮食，以清淡而富有营养为原则，少食多餐，忌辛辣燥热及滋腻之品。急性上消化道出血者当禁食。

3. 昏迷者保留胃管，停留尿管，勤翻身，以防褥疮的发生。

4. 戒酒。若成瘾，应逐渐减量，以防出现戒断症状。

第四节 食物中毒

【概述】

食物中毒是指由于进食不洁或有毒之物引起的急性中毒性疾病，临床常见的有细菌性食物中毒、毒蕈中毒、河豚中毒、鱼胆中毒等。细菌性食物中毒是指由于进食被细菌或其毒素污染的食物后所引起的急性感染中毒性疾病，是食物中毒中最常见的一类，常见的致病菌有沙门菌、大肠杆菌、金黄色葡萄球菌等。多发生于夏秋两季，多呈爆发性流行。毒蕈俗称毒蘑菇，常致中毒的毒蕈有补蝇蕈、白帽蕈、马鞍蕈等。其毒性成分极为复杂。中毒对象之广泛、毒性之严重均居植物中毒的首位，中毒原因主要是采集后误食。河豚中毒常见于沿江海地区。河豚毒素为神经毒，主要存在于卵巢、卵子、皮、肝脏和血液之中，肌肉中无毒素。河豚毒素对胃肠道黏膜有强烈刺激作用，能引起急性胃肠炎症状。毒素吸收后迅速作用神经末梢和神经中枢，首先是周围感觉神经麻痹，继而运动神经麻痹，严重者导致脑干麻痹而呼吸循环衰竭。鱼胆中毒多由食用淡水鱼的鱼胆治疗疾病所致。主要是青鱼胆，其次为草鱼胆和鲤鱼胆。鱼胆的胆汁毒素主要损害肝及肾脏，亦可损害心、肺及神经系统，多因肾衰竭而死亡。

【诊断与鉴别诊断】

一、诊断标准

1. 食物中毒诊断标准　《食物中毒诊断标准及技术处理总则》中规定：食物中毒诊断标准主要以流行病学调查资料及患者的潜伏期和中毒的特有表现为依据，实验室诊断是为了确定中毒的病因而进行的。

（1）中毒患者在相近的时间内均食用过某种共同的中毒食品，未食用者不中毒，停止食用中毒食品后，发病很快停止。

（2）潜伏期较短，发病急剧，病程亦较短。

（3）所有中毒患者的临床表现基本相似。

（4）一般无人与人之间的直接传染。

（5）食物中毒的确定应尽可能有实验室诊断资料，由于采样不及时或已用药或其他技术、学术上的原因而未能取得实验室诊断资料时，可判定为原因不明食物中毒，必要时可由3名副主任医师以上的食品卫生专家进行评定。

2. 食物中毒患者的诊断　由食品卫生医师以上（含食品卫生医师）诊断确定。

3. 食物中毒事件的确定　由卫生监督机构根据食物中毒诊断标准及技术处理总则

确定。

二、辅助检查

1. 毒物分析　可从剩余食物或胃内容物中检出相应毒物。

2. 细菌培养　细菌性食物中毒残留食物和排泄物细菌培养阳性。

3. 血清凝集试验　对于沙门菌食物中毒，近期内无免疫接种史者菌体抗原的凝集效价大于 1:160，或双份血清效价增高在 4 倍以上者有诊断意义。

三、鉴别诊断

1. 霍乱　有流行病学线索可查。常先泻后吐，吐泻较为严重，腹泻常为无痛性，呕吐常为喷射性与连续性，吐泻物为米汤样。大便培养及细菌动力学检查可鉴别。

2. 疫毒痢　发病急骤，壮热口渴，头痛烦躁，甚至昏迷痉厥，或剧烈腹痛，痢下鲜紫脓血。大便常规检查可鉴别。

3. 暴泻　暴注下迫，泄泻多饮，甚至泻下如水，伴有腹痛肠鸣，可出现抽搐、厥脱等临床表现，也可以是食物中毒的一种表现。

【治疗】

一、急救处理

食物中毒临床上初起多为实证，吐泻之后耗气伤津，邪毒内陷，出现虚实夹杂证候，继续发展则易出现阳脱阴竭或突然阴阳离决等危候。本病临床起病急骤，发展较快，并发症多。若治疗不及时或病情过重时，常继发肝、肾、脑等重要器官的损害。因此，在运用中医辨证急救治疗的基础上，针对中毒出现的临床表现及时对症治疗，不仅能解除患者暂时痛苦，且对挽救患者生命也有极为重要的作用。

1. 询问病史，迅速确定诊断。

2. 阻止毒物吸收，立即进行催吐、洗胃、导泻，清除胃肠道尚未被吸收的毒物，愈早、愈彻底愈好。

3. 使用利尿剂，促进已吸收的毒物排出。

4. 迅速开通静脉通道，给予积极的支持疗法。静脉滴注 5% 葡萄糖氯化钠注射液或 0.9% 生理盐水或复方氯化钠注射液，可加入维生素 C、维生素 B_6 等。补液速度每小时 200～400mL。

5. 注意纠正水、电解质紊乱及酸碱失衡。

6. 合理应用抗生素，预防和控制感染。

7. 呼吸困难者予以吸氧，呼吸衰竭者给予呼吸兴奋剂，必要时机械通气。

8. 应用特效解毒剂：

（1）细菌性食物中毒　使用相应抗生素。

（2）毒蕈中毒 对于绿帽蕈、白帽蕈等毒性很强的毒蕈中毒，可酌用毒蕈血清肌肉注射（先做皮内过敏试验，阳性者需先脱敏）。对死帽蕈、粟帽蕈、白毒伞蕈中毒及以中毒性肝炎为主者，可试用巯基丙磺酸钠或二巯丁二钠。

（3）河豚中毒 半胱氨酸可改变河豚毒素的分子结构，破坏其毒性，可用盐酸半胱氨酸以磷酸氢二钠缓冲液溶解后肌肉注射。

（4）鱼胆中毒 无特效解毒剂，应早期、足量应用肾上腺皮质激素。

二、分证救治

1. 毒蕴胃肠，犯及血脉

症状：恶心呕吐，脘腹胀痛，腹泻，甚则呕血、便血。舌质深红，苔黄腻，或花剥苔，脉弦数。

治法：和中解毒，健脾和胃。

方药：甘草泻心汤加减，药用炙甘草、黄芩、人参、干姜、黄连、半夏、大枣等。若见便秘腹胀者，为邪毒内蕴，腑气不通，加酒大黄、郁李仁、当归泻下通便以排毒；腹泻者，为毒伤脾胃，加莲子肉、扁豆、山药、桔梗健脾益胃，升提止泻；腹痛腹泻、肛门灼热者，为湿热蕴结所致，加用葛根芩连汤。

中成药：①藿香正气丸（或水）：解表祛暑，化湿和中。主要用于寒湿偏盛之食物中毒，每次服1~2丸（或5~10mL），每日3次。②香连化滞丸：清化湿热，化滞止泻。主要用于食滞偏重之食物中毒，每次9g，每日2~3次。

针灸：取合谷、中脘、足三里、内关。腹痛者，加气海，用泻法。

其他疗法：大黄30g，崩大碗30g，槐花15g，黄芪30g。水煎200~300mL，保留灌肠，每日1~2次。

2. 毒侵气血，脏腑受损

症状：心悸气短，心烦，夜不能寐，表情淡漠，嗜睡，甚则昏迷，谵语或郑声，项背强直，角弓反张，瞳仁乍大乍小或大小不等。舌质红绛，无苔，脉数疾，或如雀啄，或如屋漏。

治法：解毒醒脑，扶正祛邪。

方药：清营汤合生脉散加减，药用水牛角、生地黄、竹叶心、金银花、麦冬、丹参、黄连、玄参、连翘、人参、五味子、石菖蒲、郁金、牛黄、麝香、冰片等。

中成药：①紫金锭：化痰开窍，辟秽解毒。每次1.5~3g，研碎冲服，每日3次。②安宫牛黄丸：开窍醒神。每次1丸，每日1次。③安脑丸：清热开窍。每次1丸，每日2~3次。

中药针剂：醒脑静注射液静脉滴注。

针灸：取内关、水沟、关元、神阙、十二井穴。内关捻转提插，用泻法；水沟重用雀啄手法，至眼球充满泪水为止；关元、神阙直接灸；十二井穴常规消毒后放血。

3. 毒损气血，脏腑虚衰

症状：伤阴者，吐泻频繁，口渴引饮，目眶凹陷，声嘶，尿少或闭，舌质干红，脉细数；亡阳者，吐泻频剧，神志模糊，汗出身凉，四肢厥冷，气短声怯。舌质淡，脉微欲绝，至数不清。

治法：养阴益气，回阳固脱。

方药：生脉散合四逆汤加减，药用人参、麦冬、五味子、附子、干姜、炙甘草等。伤阴重者，酌加生地黄、阿胶、知母、当归、北沙参、白芍等；亡阳甚者，酌加黄芪、桂枝、山茱萸、白术、肉桂等。

中成药：生脉饮口服液。

中药针剂：参麦注射液、生脉注射液、参附注射液辨证选用，静脉滴注。

针灸：艾灸神阙穴。

【调护】

无论属于哪一个阶段的食物中毒患者，都应给予细致的护理，详细记录体温、脉搏、呼吸、血压、神志、瞳孔变化及出入量等，及时察觉病情走向。

1. 宜静养 患者经吐泻及排毒治疗后，元气大亏，宜静卧，动则耗气。

2. 调饮食 包括洁饮食和节饮食两个方面。洁饮食：即要注意饮食卫生，不洁饮食切勿入口。节饮食：呕吐、腹泻严重者予禁食。可少量多饮茶水和淡盐水。待病情好转后，先给予流质饮食、半流质饮食，逐渐过渡到正常饮食，以清淡而富有营养为原则，忌油腻、难于消化及刺激性食物，少食多餐。不能吞咽者，给予鼻饲。

3. 慎起居 病室应安静通风，注意保暖。出现惊厥的患者，宜安置于安静的室内。

第五节 药物中毒

【概述】

凡是药物，特别是有毒药物，经气道、食道、血道或皮毛进入体内，当积蓄到一定数量而使机体受损致病，甚至阴阳离决危及生命，称为药物中毒。有毒中药常见的有乌头类药物、钩吻、斑蝥、曼陀罗、雷公藤、马钱子等。

【病因病机】

1. 用药过量 医生处方超过常量。

2. 煎法不当，煮时过短 乌头类药物如久煎 1 小时以上，大约 87% 有毒成分可被水解为毒性小或几乎无毒的原乌头碱。若煮时过短，常易致中毒。

3. 个体差异 对乌头类药物敏感者，即使小剂量应用亦可中毒。如有的只服附片 1~2 片（3~6g）即能中毒。

4. 其他 患者误服误用或求愈心切，不遵医嘱，或妄信偏方等，都有可能导致药物中毒的发生。

【诊断与鉴别诊断】

一、诊断要点

（一）乌头类药物中毒

1. 发病特点 轻者，恶心呕吐，流涎，腹痛腹泻，全身发麻或有紧束感，头痛，头昏，视物模糊。重者，心悸气急，面色苍白，唇紫，四肢厥冷，汗出，脉结代，甚则昏厥、抽搐等。

2. 病史特征 有服用乌头类药物的病史。

3. 心电图检查 可见各种心律失常，如结性心律、阵发性房性心动过速、房颤、频繁的室性早搏和二联律、房室传导阻滞、阵发性心动过速、心室纤颤等。

（二）钩吻（断肠草）中毒

1. 发病特点 轻者，口及咽喉灼痛，恶心呕吐，腹痛腹泻等。重者眩晕，肢麻，言语不清，乏力，时有震颤，吞咽困难，复视，视力下降，上睑下垂，甚至昏迷、抽搐。严重者，气促或气息微弱，肢厥汗出，瞳仁散大，脉搏先缓后促等。

2. 病史特征 有误服钩吻根、茎、叶的病史。

3. 实验室检查 周围白细胞计数、血红蛋白增高；尿常规可见尿蛋白及红、白细胞。

（三）斑蝥中毒

1. 发病特点 轻者，恶心呕吐，腹中绞痛，腹泻，尿频，尿痛，尿道灼热，小便短赤，口糜灼痛，皮肤干燥，发红发疱，甚或瘀斑，溃烂。重者，头痛，头晕，肢麻，便血，尿血等。严重者，寒战，高热，谵妄，神昏，抽搐等。

2. 病史特征 有明确接触斑蝥的病史，如皮肤接触、内服或鼻黏膜吸入。

3. 实验室检查 周围白细胞计数、血红蛋白增高；尿常规可见球蛋白及红、白细胞。

（四）曼陀罗叶中毒

1. 发病特点 轻者口干咽燥。声嘶，皮肤、颜面潮红，双眼发红，气促，头晕重者，躁动不安，意识不清，谵妄，瞳仁散大，抽搐，甚至昏迷。

2. 病史特征 有明确过量用药或误食曼陀罗果实、花等病史。

3. 特殊检查 主要用 Vitel 试验（尿液阿托品定性试验）。取患者尿液加热蒸发，残留黄色残渣，滴入氢氧化钾后呈紫色，则为曼陀罗中毒。

（五）雷公藤中毒

1. 发病特点　早期：服药6小时后腹部隐痛不适，或腹痛剧烈，腹胀腹泻，恶心呕吐，纳呆，口干，头晕，头痛，身痛，痛不能触，肢麻，乏力，甚者便血、黄疸、抽搐。中期：2～3天内，尿少，浮肿，腰痛，心悸，胸闷，气短，唇紫，脉细弱。后期：5～7天后，尿量增多，少数出现血尿或尿潴留。

2. 病史特征　有明确服用雷公藤制剂病史。

3. 实验室检查　粒细胞减少，骨髓抑制，转氨酶升高，肝肾功能损害。

（六）马钱子中毒

1. 发病特点　早期：头晕，烦躁，气促，面僵，吞咽困难。中期：神清，瞳仁缩小，惊厥，角弓反张，牙关紧闭，双拳紧握，四肢挺直，每次惊厥持续1～2分钟。后期：严重惊厥反复发作，患者常死于肺气衰或心气衰。

2. 病史特征　有误服或过量服用马钱子及以马钱子配制的中成药病史。

3. 实验室检查　周围血白细胞计数、血红蛋白增高；尿常规可见尿蛋白及红、白细胞。

二、鉴别诊断

1. 胃痛　胃痛以痛为主，病势或缓或急，常有反复发作史，常伴有泛恶、脘闷、嗳气、大便不调等。中毒则有明显的毒物接触史，病势急，突然发生，剧痛难忍，不伴有脘闷、嗳气。

2. 腹痛　许多疾病都有腹痛症状，但以其本病特征为主。常伴有便秘、泄泻等，中毒常伴或不伴有引起腹痛的其他疾病，有明显的毒物接触史。

【治疗】

一、急救处理

（一）乌头类药物中毒

1. 清除毒物　食入毒物在4～6小时以内立即用1:5000高锰酸钾溶液洗胃，洗后从胃管灌入硫酸镁20g导泻，或以2%盐水高位灌肠。

2. 静脉补液　静脉滴注10%葡萄糖注射液或5%葡萄糖生理盐水，补充维生素B、维生素C等。

3. 解毒中药　洗胃后服用。①蜂蜜50～100g，开水冲服，呕吐频繁者频频少服，呕吐止后顿服。②绿豆煎汤代茶饮，频服。③姜草绿豆汤（生姜、甘草各15～30g，绿豆30～60g），水煎服。④黄连9g，黑豆30g，水煎服。⑤生姜15g，生甘草15g，金银花15g，水煎服。⑥金银花甘草三豆汤（金银花、甘草、黑豆、绿豆、赤小豆各30g），水煎后加蜂蜜 30g,每日 1 剂。⑦黄芪 30g,远志 10g,甘草 10g,水煎服。⑧苦参 30g,水煎服。⑨甘草 15g,水牛角 15g,川连 3g,煎汤服。

4. 纠正心律失常 用苦参 30g 煎水口服。心率慢者,阿托品静脉注射,每次 0.5 ~ 2mg,每 10 分钟至 2 小时 1 次。出现频发室早、阵发性室性心动过速等,用利多卡因,每次用量 50 ~ 100mg,静脉注射,每 5 ~ 10 分钟 1 次,用量在 20 分钟内不超过 250mL,1 小时内不超过 500mg,见效后予 1 ~ 4mg/min 静脉滴注维持。

(二) 钩吻中毒

1. 清除毒物 及时洗胃、导泻,促进毒物排泄,可用 1:5000 高锰酸钾溶液、茶水或 3% 鞣酸溶液洗胃,洗胃后灌入硫酸镁溶液导泻。

2. 吸氧 呼吸衰竭者,立即静脉注射或静脉滴注呼吸中枢兴奋剂,必要时气管内插管行人工机械通气。

3. 建立静脉通道 补充大量 B 族维生素、维生素 C,静脉滴注高渗葡萄糖注射液利尿解毒,亦可酌情应用肾上腺皮质激素。

4. 出血、血尿、尿闭 以五苓散、小蓟饮子加三七粉和生大黄,防止肾气衰。

5. 中药 洗胃后服用。①三黄汤(黄芩 10g,黄连 10g,黄柏 10g,甘草 10g),水煎后灌服。②金银花连叶捣烂榨汁,加红糖灌服。③鸡蛋 3 个,取蛋清调花生油灌服。

(三) 斑蝥中毒

1. 口腔皮肤处理 保持口腔清洁,可用 2% 硼酸水含漱。口腔溃疡用冰硼散涂敷。皮肤起水疱者敷以喉风散。必要时应用抗菌药物,预防感染。

2. 保护胃肠黏膜 内服中毒者,立即取鸡蛋 3 ~ 4 个,打碎后取蛋清口服;或口服鲜牛奶 50 ~ 100mL,保护胃肠黏膜。慎用洗胃。因斑蝥中毒易发疱,有可能损害胃黏膜,加重出血,甚至导致胃穿孔。

3. 静脉补液,维持水、电解质平衡 可静脉滴速尿及甘露醇等加强毒素排泄。如有肾脏损害及休克发生,应及时处理。

4. 中药 即时服用。①兴国解毒药方:见"食物中毒"。②豆浆连草汤:黑豆 1000g,川黄连 60g,甘草 30g,先将黑豆磨为豆浆,然后将黄连、甘草水煎去渣,再将药液混入豆浆内搅匀,频饮。③甘草汤:甘草 10g,绿豆 30g,黄连 5g,茶叶 10g,滑石 30g,琥珀末 3g(冲),水煎服,可清热解毒,凉血利尿。

(四) 曼陀罗中毒

1. 清除毒物 立即用 2% ~ 4% 碳酸氢钠洗胃,也可用 2% ~ 4% 活性炭混悬液洗胃,不宜使用 1:5000 的高锰酸钾溶液或 2% ~ 4% 鞣酸溶液洗胃,因其不能破坏阿托品。导泻剂宜用硫酸镁 15 ~ 30g。必要时输液,促进毒物从肾脏排出。

2. 应用阿托品的拮抗剂 如毛果芸香碱可兴奋副交感神经。先从小剂量开始皮下注射，一般每6小时1次，每次5～10mg，中毒严重者缩短至每15～30分钟1次。直到口干、精神症状消失。也可用扁豆碱或新斯的明。

3. 建立静脉通道　补充大量B族维生素、维生素C，静脉滴注高渗葡萄糖注射液利尿解毒，亦可酌情应用肾上腺皮质激素。

4. 对症处理　躁动不安、抽搐者可用17%水合氯醛保留灌肠，或肌注氯丙嗪、安定等，呼吸衰竭时应用呼吸兴奋剂。

（五）雷公藤中毒

1. 排出毒物　及时洗胃、导泻，尽量减少毒物的吸收。因雷公藤在胃内吸收较慢，即使中毒数小时乃至数天，也应彻底洗胃，清除消化道残存毒物。

2. 肾上腺皮质激素的应用　地塞米松5～10mg加入50%葡萄糖注射液40mL静脉注射，以后可服地塞米松1.5mg，每日3次，可用药2～3周。

3. 建立静脉通道　输液，利尿。低分子右旋糖酐500mL静脉滴注，亦可用20%甘露醇、速尿静脉注射，以加速毒物的排泄。注意电解质平衡，及时纠正酸中毒，加强支持疗法。

4. 对症处理　注意生命体征的变化，出现症状及时对症处理。

5. 中药　洗胃后服用。①甘草汁或绿豆甘草汤（绿豆12g，甘草50g），煎水分次服。②鲜萝卜汁120mL口服，或莱菔子250g煎水顿服。③三黄甘草汤（黄连、黄芩、黄柏各10g，甘草50g）水煎，分次服。④南瓜子7粒，田螺10个，捣汁内服。⑤杨梅树皮200g，煎水200～300mL，顿服。⑥白矾末4.5g，加入鸡蛋清3～5个，加凉开水100mL，搅匀内服后刺激咽后壁使其吐出。呕吐止后，再服鸡蛋清10～15个。⑦绿豆120g，水煎200mL，口服。

（六）马钱子中毒

1. 一般处理　立刻将患者置于暗室，保持安静，避免光照、声音及其他外界刺激。

2. 防止惊厥发作　尽快使用中枢抑制剂，如戊比妥钠、阿米妥钠肌注，或安定静脉注射，如惊厥仍不能控制，可用乙醚作轻度麻醉。引起呼吸抑制者，气管插管，以呼吸机辅助通气救治。

3. 洗胃　惊厥控制后，如认为胃内尚有毒物，可用0.1%高锰酸钾洗胃，饮用牛奶、蛋清沉淀毒物，减少吸收。但切忌用酸性饮料及阿片类药物。

4. 对症治疗　输液、吸氧、抗感染等。

5. 建立静脉通道　点滴大剂量维生素C及肝泰乐，以加快解毒，保护肝脏。

6. 中药洗胃后服用　①食盐15g，温开溶化，服下后催吐。②玄明粉加甘草水煎导泻。③蜂蜜60g，绿豆30g，甘草30g，煎汤频服。④蜈蚣3条，全蝎6g，研末，1次顿服。⑤若仅见头晕、脊背发麻或腰背肌群紧张等中毒症状轻微者，可大量饮甘草水。

二、分证救治

1. 毒侵中焦，损及脏腑

症状：腹部剧痛，恶心呕吐，呕吐胃内容物，或呕血，便血，尿血，瞳仁或大或小，面红气粗，或口唇青紫，或狂躁，气促，或神昏，抽搐。舌绛红，苔黄腻，脉弦数，或结，或代，或促。

治法：调中解毒。

方药：甘草泻心汤合三圣汤加减，药用甘草、黄芩、人参、干姜、黄连、大枣、半夏、防风、瓜蒂、藜芦等。腹泻者，加莲子肉、扁豆、炒山药；毒盛者，加绿豆、蛋清；便秘者，加郁李仁、大黄。

中成药：玉枢丹 1 锭，顿服。

中药针剂：清开灵注射液、醒脑静注射液静脉滴注。

针灸：针刺内关、足三里、中脘、天枢、公孙、梁门穴，留针 20 分钟。

2. 毒邪耗伤气阴

症状：腹部剧痛，恶心难呕，咽干，头昏乏力，瞳仁或大或小，面色苍白或苍灰，大汗淋漓，形寒肢冷，心悸气短，气息微弱，四肢瞤动，或四肢麻木，或尿少，尿闭。舌淡红，苔白腻，脉沉细无力，或脉涩。

治法：养阴益气，清邪解毒。

方药：生脉汤合六君子汤加减，药用人参、麦冬、五味子、白术、茯苓、甘草、陈皮、半夏等。抽搐者，加生牡蛎、生龟板、玄参。

中药针剂：参麦注射液、生脉注射液、参附注射液等静脉滴注。

针灸：针刺百会、至阳、肾俞、秩边、三阴交穴，留针 20 分钟。

【调护】

1. 卧床休息，密切观察病情，及早发现病情变化，及时抢救。
2. 清淡饮食，少食多餐。吞咽困难者予插胃管鼻饲。
3. 保持情绪稳定，精神舒畅，避免过喜或暴怒。

第十一章 内科急症 ▷▷▷▷

第一节 风温肺热

【概述】

风温肺热病是感受风热病邪所引起的四时皆有而以冬春两季多发的急性外感热病，临床主要表现为发热、咳嗽、咳痰，属于中医外感热病范畴。其源于《素问·刺热论》中"肺热病者，先淅然厥，起毫毛，恶风寒，舌上黄，身热，热争则喘咳，痛走胸膺背，不得太息，头痛不堪，汗出而寒"。清代陈平伯《外感温病篇》说："风温为病，春月与冬季居多，或恶风，心身热，咳嗽，烦渴，此风温证之提纲也。"

西医学的急性肺炎、急性支气管炎等急性肺部感染性疾病可参阅本节进行论治。

【病因病机】

本病多由肺卫受邪，宣降失常而致，可由肺卫顺传气分、营分甚至血分，也可由肺卫逆传心包，病位在肺，与心、肝关系密切，病性多属实、属热，具有起病急、病情重、传变快的特点。

1. 卫外不固，风热犯表 《灵枢·百病始生》曰："猝然逢疾风暴雨而不病者，盖无虚，故邪不能独伤人。此必因虚邪之风，与其身形，两虚相得，乃客其形。"春季风气当令，阳气升发，风热合邪而发本病。风热之邪乘体虚侵袭，多从口鼻而入，先犯上焦肺卫，外则卫气与邪抗争，卫气郁阻，皮毛开合不利，内则肺气清肃宣降失职。

2. 邪传气分，进而营血 肺卫邪热不解，入里灼液为痰，痰热内阻，壅盛于肺，肺热下移大肠，与肠中燥屎搏结而成阳明腑实，如邪热进一步深入，则内陷营血，深入下焦，热厥神闭，热盛动风，耗气动血。

3. 邪热逆传心营 邪热由肺卫直入心包或营血。热灼营阴，扰乱心神，甚则热陷心包，蒙蔽清窍，生风动血。

【诊断与鉴别诊断】

一、诊断要点

1. 疾病特点 男女老幼均可发罹患，多在冬春季节发病，具有起病急、传变快、病程短的特点。

2. 证候特点 以热、咳、痰、喘为主，表现为身热，咳嗽，烦渴，或伴气急胸痛，兼见咽干、胃纳差、便秘、头身疼痛，病重者可见高热烦躁、神志昏蒙或四肢厥冷等。

二、辅助检查

血常规检查，病原学检查（痰、血液培养＋药敏等），风湿四项、降钙素原、PPD、X线检查，以及胸部CT检查（平扫＋增强）。

三、鉴别诊断

1. 风热感冒 风热感冒也是由风热病邪引起，临床也出现发热、咳嗽、咳痰等症状。但其病情轻，发热多不高，或不发热，病位一般局限在卫分，极少传变。风温肺热病则起病急骤，寒战高热，热势甚壮，汗出后亦不易迅速退清，咳嗽胸痛，头痛较剧，甚至出现神志昏迷、惊厥、谵妄等症。如治疗不当，可产生严重后果。

2. 悬饮 悬饮主要由水饮之邪引起，临床表现为胸痛、咳嗽、胸闷、气促，如郁而化热多见发热，但本病初期胸闷多重，饮停胸胁时喘息胸闷重，发热多为中低度热，胸部X线可鉴别。

3. 肺痨 二者均有发热及肺系症状，但一般肺痨患者以午后发热多见，且多为低热，伴盗汗、全身乏力等中毒症状，实验室检查可有血沉升高，PPD呈强阳性，痰找抗酸杆菌、胸部X线及胸部CT（平扫＋增强）等检查有助于二者鉴别。

【治疗】

本病治疗当审病因，辨虚实，分病位。若热在肺卫，治以辛凉疏散；若痰热壅肺，热陷心包，当清热豁痰开窍；若病邪迁延，余邪未尽，气阴两伤，当养阴清热；如邪热逆传心营，阴竭阳脱，当以益气养阴，回阳固脱。

一、急救处理

1. 一般措施 卧床休息，多饮水，进食易消化食物。

2. 抗菌药物的使用 对明确或考虑细菌性感染者，可以考虑使用抗菌药物。初期可经验性使用，注意区分社区获得性肺炎和医院获得性肺炎病原菌的不同。在使用抗菌药物前注意留取痰液进行痰培养及病原学检查。当有阳性结果后可根据药敏结果调整抗菌药物的种类。

3. 中药 清热解毒化痰，可用热毒宁注射液、痰热清注射液。解毒凉血化瘀，可用血必净注射液、醒脑静注射液。

4. 刮痧 常用背部沿督脉和膀胱经部位、腋窝及肘窝等处，自上而下，先轻后重，刮至局部皮肤出现红紫色痧点即可。

5. 对症治疗 高热者，给予物理降温，或柴胡注射液肌注双侧足三里；呼吸困难者，给予鼻导管或面罩吸氧；咳嗽明显者，可用镇咳药及祛痰药；胸痛明显者，可用可待因等。

二、分证沦治

（一）初期

热在肺卫

症状：发热，咳嗽，头痛，恶风寒，口渴，痰多，无汗。舌尖红，苔白或微黄，脉浮数或弦滑。

治法：辛凉疏散。

方药：银翘散加减，药用金银花、连翘、杏仁、薄荷、芦根、桔梗、甘草、桑叶、牛蒡子等。无汗者，加荆芥；心烦者，加山栀子；喘促者，加炙麻黄、生石膏；痰多者，加贝母；头痛者，加菊花、蔓荆子；咽痛明显者，加山豆根、板蓝根。

（二）极期

1. 痰热壅肺

症状：发热，痰多痰鸣，痰黏或黄或白，咳嗽，胸闷气粗。舌红，苔黄或白腻，脉弦滑而数。

治法：清热化痰。

方药：麻杏石甘汤合《千金要方》苇茎汤加减，药用炙麻黄、杏仁、生石膏、黄芩、冬瓜仁、贝母、桔梗、甘草、芦根等。腑实便秘者，加大黄、全瓜蒌；痰黄稠者，加胆南星、天竺黄；痰红者，加桑白皮、栀子；痰鸣者，加射干；胸闷甚者，加郁金、金沸草；热甚者，加栀子、金银花。

中成药：痰热清注射液或热毒宁注射液稀释后静脉滴注。

2. 热陷心包

症状：神昏，谵语，发热夜甚，咳喘气促，痰鸣肢厥。舌红绛，苔干黄，脉数滑。

治法：清热豁痰开窍。

方药：清营汤合菖蒲郁金汤加减，药用羚羊角粉、生地黄、连翘、石菖蒲、郁金、牛蒡子、天竺黄等。舌绛者，加牡丹皮；舌干者，加石斛；苔黄者，加黄连；尿赤者，加白茅根、芦根。

中成药：安宫牛黄丸口服或鼻饲。清开灵注射液或醒脑静注射液稀释后静滴。

3. 阴竭阳脱

症状：高热骤降，大汗肢冷，颜面苍白，呼吸急促，痰涎壅盛，唇甲青紫，神志恍惚。舌红少津，脉微欲绝。

治法：益气养阴，回阳固脱。

方药：四逆汤合生脉散，药用人参、制附片、麦冬、五味子、干姜、山茱萸等。病轻浅者当早用大剂独参汤浓煎频服，气固阳自回；阳随阴脱者加大剂山茱萸，回阳固脱。

中成药：参附注射液合参麦注射液或生脉注射液稀释后静脉滴注。

（三）恢复期

气阴两伤，余邪未净

症状：发热或不发热，或自觉发热，咳嗽，痰少而黏，口渴。舌红裂，苔黑或焦，脉细数。

治法：养阴清热。

方药：沙参麦冬汤加减，药川北沙参、麦冬、生地黄、甘草、石斛、天花粉、玄参、白芍、杏仁、阿胶、太子参等。纳呆者，加谷芽、麦芽；腹胀者，加佛手、香橼。

三、其他疗法

针灸

热在肺卫，针刺大椎、曲池、合谷，也可取十宣穴点刺放血；痰热壅肺，针刺曲池、肺俞、丰隆，痰黏难咯者，加天突；热陷心包，针刺水沟、内关、涌泉；气阴两伤针刺关元、气海，或灸关元、百会等穴。

【调护】

1. 安静休息，避风寒，饮食宜清淡，忌油腻及鱼虾腥荤等生痰助热之品，禁烟酒。
2. 测定体温、脉搏，查看舌苔、脉象，记出入量。
3. 适度饮水，维持体液平衡。

第二节 喘 证

【概念】

喘证表现为突然喘促，呼吸困难，张口抬肩，伴有咳嗽、咳痰，甚者出现喘脱、神昏，是临床常见的急诊病证。早在《内经》时代，对本病的症状便有所认识。《灵枢·胀论》载："肺胀者，虚满而喘咳。"《素问·逆调论》曰："不得卧，卧则喘者，是水气之客也。"《金匮要略·肺痿肺痈咳嗽上气病脉证治》云："上气喘而躁者，属肺胀，欲作风水，发汗则愈。"

急性重症哮喘是指支气管哮喘急性发作、喘息、气促、咳嗽、胸闷等症状突然发生，或原有症状急剧加重，常有呼吸困难，以呼气流量降低为其特征，常因接触变应原、刺激物或呼吸道感染诱发。其程度轻重不一，病情加重可在数小时或数天内出现，偶尔可在数分钟内即危及生命，故应对病情做出正确评估，以便给予及时有效的紧急治疗。重症哮喘的住院死亡率高达3.35%~5.82%，因此重症哮喘诊断一旦成立，应立即采取强有力的治疗措施，以降低哮喘的病死率。

西医学慢性阻塞性肺疾病急性发作期、急性支气管炎等以喘促、呼吸困难、咳嗽、咳痰等为主要表现者，可参考本节论治。

【病因病机】

1. 病因 本病的发作与外感六淫疫毒、劳倦内伤、脾肺不足、气虚下陷、肾不纳气、内有夙饮等有关。

2. 病机 肺失宣降是喘证的基本病机。外邪侵袭，气机郁闭，肺失宣降；痰饮化热，血瘀肺络，壅闭肺窍；正虚邪陷，肾不纳气，为其病机类型。本病多属虚实夹杂，病位以肺、脾、肾为主，涉及心、肝。病理因素主要为痰、瘀，可随阴阳盛衰寒化为饮、热化为浊，甚则灼伤血络。感受外邪以寒邪为多。本虚涉及气、血、阴、阳各个方面，各随其证转化，最严重者属元阳欲绝证。

【诊断与鉴别诊断】

一、诊断要点

1. 以喘促气逆，呼吸困难，甚至张口抬肩，鼻翼扇动，不能平卧，口唇发绀为特征。

2. 多有慢性咳嗽、哮病、肺痨、心悸等病史，每遇外感及劳累而诱发。

3. 两肺可闻及干湿性啰音或哮鸣音。

二、辅助检查

1. 床旁肺功能测定 峰值呼气流速（PEFR），其准确性取决于用力呼气前吸气的深度和用力呼气的速度，一般连续测量3次，以最佳1次为准。在初步使用解痉剂后如测定值低于预计值的50%，成人<100L/min 或反应持续时间<2小时，昼夜变异率>30%，应视为严重哮喘发作。

2. 动脉血气分析 所有收住院的哮喘患者都应及时检查动脉血气，$PaCO_2$ 正常或轻度升高，$PaO_2 < 60mmHg$，具有诊断意义。

3. 血清生化检查 大约有1/10患者因使用激素、P2受体激动剂或呼吸性碱中毒及进食减少等因素而有不同程度的低钾血症。低钾增加了心律失常的危险性，应尽早发现并纠正。

4. X线检查 急性重症哮喘本身胸部X线检查，除双肺过度充气外，一般无特殊发现；但如果患者情况许可，有必要常规进行，以除外气胸、纵隔气肿、肺不张或肺炎的存在。

5. 心电图 急性重症哮喘有时很难与急性左心衰竭相鉴别，并发心律失常是导致哮喘症状不易缓解的原因之一。心电图、超声心动图有助于鉴别诊断，尤其是 50 岁以上的患者。

三、鉴别诊断

1. 气短　喘证与气短同为呼吸异常，但喘证以呼吸困难，张口抬肩，甚至不能平卧为特征。气短亦即少气，呼吸微弱而浅促，或短气不足以息，似喘而无声，亦不抬肩撷肚，不像喘证呼吸困难之甚。如《证治汇补·喘病》说："若夫少气不足以息，呼吸不相接续，出多入少，名曰气短，气短者，气微力弱，非若喘证之气粗迫也。"但气短进一步加重，可呈虚喘表现。

2. 哮病　哮指声响言，为喉中有哮鸣音，是一种反复发作的疾病；喘指气息言，为呼吸气促困难，是多种急慢性疾病的一个症状。一般说来，哮必兼喘，喘未必兼哮。

【治疗】

一、急救处理

1. 氧疗：在不给氧的情况下，使用 P2 受体激动剂和茶碱类药物可进一步降低 PaO_2。如果患者年龄在 50 岁以下，给予高浓度面罩吸氧（35% ~40%）一般来说是安全的，单纯重症哮喘不同于慢性支气管炎、肺气肿急性发作，很少由于缺氧得到纠正而使通气不足，即使已有高碳酸血症，其主要危险仍然来自低氧血症而不是二氧化碳潴留。给氧的目的是要将动脉血氧分压至少提高到 60mmHg，如果可能应维持在 75 ~105mmHg。入院后首次血气分析至关重要，并应严密随访以了解低氧血症是否得到纠正、高碳酸血症是否发生，从而相应调整吸氧浓度和治疗方案。

2. 保持呼吸道通畅。

3. 机械通气：根据病情需要，可选用无创或有创方式给予机械通气。

二、分证论治

"谨守病机，各随其宜"。或清热化痰，或宣肺平喘，或温阳利水，或益气回阳等，论治各有侧重。初期病情轻者应辨证救治，极期病情重者，正虚邪实，当中西医结合综合救治。

1. 初期轻症

（1）外寒内饮证

症状：受凉后出现头痛，身痛，发热，畏寒，咳嗽，气急，喉中痰声辘辘，痰色白清稀，胸闷气憋。舌质淡，苔薄白，脉浮紧或弦紧。

治法：解表散寒，温肺化饮。

方药：小青龙汤加减，药用麻黄、桂枝、细辛、干姜、半夏、白芍、五味子、甘草等。

中成药：小青龙颗粒、散寒解表方。

（2）风热犯肺证

症状：发热，恶风或恶热，头痛，肢体酸痛，咳嗽咽痛，气急，痰黄。舌质红，苔薄白或黄，脉滑或浮数。

治法：疏风散热，宣肺平喘。

方药：银翘散合麻杏石甘汤加减，药用金银花、连翘、竹叶、荆芥、牛蒡子、淡豆豉、桔梗、麻黄、杏仁、生石膏、甘草等。

中成药：双黄连口服液、橘红丸、热毒宁注射液。

2. 初期重症

（1）痰浊塞肺证

症状：咳嗽喘息，咳唾痰涎，量多色灰白，胸胁膨满，气短，不得平卧，心胸憋闷。苔白腻，脉弦滑。

治法：通阳泄浊，豁痰开结。

方药：瓜蒌薤白半夏汤合三子养亲汤加减，药用瓜蒌、半夏、薤白、苏子、白芥子、莱菔子、地龙等。

（2）痰热闭肺证

症状：喘促气急，胸膈满闷，张口抬肩，不能平卧，咳黄黏痰，或发热，或痰中带血，大便秘结，口干欲饮。舌质红，舌苔黄，脉滑数。

治法：清热化痰，宣肺平喘。

方药：定喘汤合清气化痰丸加减，药用白果、麻黄、桑白皮、半夏、款冬花、杏仁、黄芩、茯苓、枳实、胆南星、陈皮、生姜等。

中成药：清开灵注射剂、痰热清注射液。

3. 危重期

（1）水气凌心

症状：喘促气急，痰涎上涌，不得平卧，动则喘咳更甚，心悸气短，烦躁不安，尿少肢肿，形寒肢冷，颜面灰白，口唇青紫。舌体胖，边有齿痕，舌苔白，脉沉滑数。

治法：温阳利水。

方药：瓜蒌薤白半夏汤合苓桂术甘汤加减，药用瓜蒌、薤白、半夏、茯苓、桂枝、白术、泽泻、甘草等。

中药注射剂：参附注射液。

（2）痰热蒙窍

症状：咳逆喘促，神志恍惚，烦躁不安，狂言躁动，撮空理线，表情淡漠，嗜睡，昏迷。舌质暗红，苔白腻或黄腻，脉细滑数。

治法：清热涤痰开窍。

方药：涤痰汤加减，药用法半夏、胆南星、橘红、枳实、茯苓、人参、石菖蒲、竹茹、甘草、生姜、大枣等。

中成药：安宫牛黄丸、清开灵颗粒、醒脑静注射液、血必净注射液。

（3）喘脱证

症状：咳逆喘促，喘剧欲绝，心悸烦躁，紫绀明显，汗出如油，四肢厥冷。舌淡苔薄，脉微欲绝。

治法：益气固脱。

方药：参附龙牡救逆汤加减，药用人参、附子、甘草、龙骨、牡蛎等。

中成药：参附注射液、参麦注射液、黄芪注射液。

【调护】

1. 卧床休息，或取半卧位休息，充分给氧。
2. 密切观察病情变化，保持室内空气新鲜，避免理化因素刺激。
3. 防寒保暖，饮食应清淡而富营养，消除紧张情绪。

第三节　气　胸

【概述】

气胸（pneumothorax）系肺组织及脏层胸膜破裂，或胸壁及壁层胸膜被穿透，空气进入胸膜腔，形成胸膜腔积气和肺脏萎缩。可分成自发性、创伤性和医源性三类。医源性气胸由诊断和治疗操作所致。导致医源性气胸的原因有经胸腔细针吸引（占24%~36%）、锁骨下静脉穿刺（占22%~23%）和胸腔穿刺（占20%~31%）。机械通气也是医源性气胸的致病原因，约占所有医源性气胸的7%。创伤性气胸是胸壁的直接或间接损伤所致。胸部的穿透性损伤常引起创伤性气胸，而闭合性胸部创伤，由于胸部受压、支气管断裂、食管破裂或肋骨骨折损伤胸膜等也可导致气胸。而在没有创伤或人为因素的情况下，肺组织及脏层胸膜自发性破裂，空气进入胸膜腔，称为自发性气胸（spontaneous pneumothorax，SP）。SP又可分为原发性气胸（primary SP）和继发性气胸（secondary SP）两型，前者又称特发性气胸，指肺部X线检查无明显病变的健康者所发生的气胸，多见于20~40岁的青壮年，男性较多；后者继发于肺脏各种疾病，常见于40岁以上者。本章着重论述自发性气胸。

本病归属于中医学胸痛、大气下陷证、喘证等的范畴。核心病机是宗气不足、大气下陷，证候特点是虚实夹杂。

【病因病机】

正常情况下胸膜腔内没有气体，这是由于毛细血管血中各种气体分压的总和仅为706mmHg，比大气压低54mmHg。呼吸周期胸膜腔内压均为负压，系胸廓向外扩张，肺向内弹性回缩对抗产生的。胸膜腔内出现气体常见于两种情况：①肺泡与胸腔之间产生破口，气体将从肺泡进入胸膜腔直至压力差消失或破口闭合。②胸壁创伤产生与胸膜腔的交通，也出现同样的结果。少见的是胸膜腔内有产气的微生物存在。

原发性气胸多见于瘦高体型的男性青壮年，常规 X 线检查肺部无显著病变。其发病机制一般多认为是位于肺尖部位的胸膜下肺大疱（subpleural bleb，SB）破裂所致。对于 SB 的形成，可能与吸烟、身高和小气道炎症有关，也可能系先天性弹力纤维发育不良，肺泡壁弹性减退、扩张后形成大疱；或系非特异性炎症瘢痕引起肺表面微小气肿疱。Vanderscheren 根据胸腔镜下肺泡病变与胸膜粘连的情况，将 SP 在临床上分为 4 级：Ⅰ级为特发性气胸，内镜下观察肺组织无明显异常；Ⅱ级为气胸伴有脏层、壁层胸膜增厚；Ⅲ级为脏层胸膜大疱和直径 <2cm 的肺大疱；Ⅳ级有多个直径 >2cm 的肺大疱。本分级方法对指导选择合理的治疗方法有临床实用价值。有学者强调胸膜间皮细胞在 SP 发生中起重要作用：认为 SP 的形成并不一定要以肺大疱破裂为前提，而可能是由于胸膜间皮细胞稀少或完全缺乏，在肺内压增高的情况下，空气通过大疱壁的裂孔进入胸膜腔引起气胸。此外，在本病的病因中，尚有"新膜理论"（neomembrane theory）、侧支通气障碍机制和大气污染学说等。此型气胸患者的肺组织破裂瘘孔或细支气管胸膜瘘孔大多数形成闭合性 SP，较少形成开放性 SP，更少形成张力性 SP。

继发性气胸的发生机制是在其他肺部疾病基础上形成肺大疱或直接损伤胸膜所致。常见为慢性阻塞性肺气肿或肺弥漫性纤维化疾病（矽肺、慢性肺结核、弥漫性肺间质纤维化、囊性肺纤维化等），并发代偿性肺大疱时，由于其引流的小气道炎性狭窄，肺泡内压力急骤升高，导致肺大疱破裂，引起气胸。金黄色葡萄球菌、厌氧菌、革兰阴性杆菌引起的肺化脓性、坏死性炎症亦可溃破入胸腔，形成脓气胸。

肺癌合并气胸的机制：①癌肿结节形成活瓣，造成支气管腔不完全阻塞，远端肺泡过度膨胀，破入胸膜腔。②癌肿完全堵塞支气管，引起肺不张，邻近肺组织代偿性肺气肿，气肿疱破裂而致气胸。③肺癌远端阻塞性肺炎，脓肿形成，坏死后破入胸膜腔。④空洞型肺癌坏死，破入胸膜腔。⑤周围型肺癌直接侵犯脏层胸膜，形成支气管胸膜瘘。⑥放射治疗后肿瘤坏死，或放射性肺炎致肺纤维化、瘢痕牵拉可致肺大疱形成或破裂。肺囊肿、肺结核空洞亦可侵犯胸膜，引起气胸。其他疾病还有结节病、组织细胞增生症、硬皮病、嗜酸性粒细胞肉芽肿、胆汁性肝硬化、类风湿关节炎等。

与月经周期有关的反复发作性气胸——月经性气胸，约占女性 SP 患者的 5.6%，以 30 岁以上女性多见，常在月经 24～72 小时内发生，气胸多发生在右侧。其发生的机制可能是肺、胸膜或横膈的子宫内膜移位，导致：①SB 自发性破裂。②前列腺素使细支气管收缩，管腔部分阻塞使远端肺泡过度充气后破裂。③子宫和输卵管的空气，经过右横膈小孔进入胸腔。继发性气胸常由于：①部分患者因肺原有疾病已和壁层胸膜粘连，当 SP 形成后，患部脏、壁层胸膜因粘连于胸壁，而牵拉瘘孔部位的肺组织不向肺门部压缩，瘘孔亦被牵拉而开放，或形成活瓣。②部分患者因患病的肺组织破裂形成 SP，故难愈合。③少数患者肺内病变的支气管管腔狭窄、半阻塞而形成类似活瓣的作用。故继发性 SP，多数患者形成开放性或张力性 SP，仅少数为闭合性。脏层胸膜破裂或胸膜粘连带撕裂，如其中的血管破裂可形成自发性血气胸。航空、潜水作业而无适当防护措施时，从高压环境突然进入低压环境，以及机械通气压力过高时，均可发生气胸。抬举重物等用力动作、咳嗽、喷嚏、屏气或高喊大笑等常为气胸的诱因；但不少患者在正常活动或安静休息时发病。

气胸时失去了负压对肺的牵引作用，甚至因正压对肺产生压迫，使肺失去膨胀能力，表现为肺容积缩小、肺活量减低、最大通气量降低的限制性通气功能障碍。由于肺容积缩小，初期血流量并不减少，产气通气/血流比值下降，导致动静脉分流，出现低氧血症。大量气胸时，由于失去负压吸收静脉血回心，甚至胸膜腔内正压对血管和心脏的压迫，使心腔充盈减少，心搏出量降低，引起心跳加快、血压降低，甚至休克。张力性气胸可引起纵隔移位，致循环障碍，甚或窒息死亡。

气胸易于复发，且在每次发作后随着复发次数的增多，发作频率会增加。Gaensler 统计，第二次发作的复发机会是 50%，第三次发作的复发机会是 62%，第四次发作的复发机会是 80%。继发性 SP 的复发率约为 50%。

【诊断与鉴别诊断】

一、诊断要点

1. 临床表现　早期积气量少时可无症状，或突发呼吸困难，或突发胸痛，重则紫绀、循环障碍、烦躁、意识障碍甚至休克。哮喘或慢性阻塞性肺疾病患者可表现为病情突然加重，机械通气的患者可表现为持续低氧血症或气道压力改变。

2. 体格检查　颈静脉怒张，皮下气肿，气管向健侧移位，患侧胸部饱满、肋间隙增宽、叩诊呈鼓音、听诊呼吸音减弱或消失。开放性气胸可闻及随呼吸有气体进出伤口的声音。可触及纵隔扑动。

二、辅助检查

1. X 线检查　X 线检查（包括透视、摄片）显示气胸征是确诊的依据。它可以显示肺脏萎缩的程度、肺内病变情况及有无胸膜粘连、胸腔积液和纵隔移位等。气胸的典型 X 线表现为外凸弧形的细线条形阴影，称为气胸线，线外透亮度增高，无肺纹理，线内为压缩的肺组织。大量气胸时，肺脏向肺门回缩，呈圆球形阴影。大量气胸或张力性气胸常显示纵隔和心脏向健侧移位。合并纵隔气肿在纵隔旁和心缘旁可见透光带。少量气胸常局限于肺尖，常被骨骼掩盖，嘱患者深呼气，使萎缩的肺更为缩小，密度增高，与外带积气透光区呈更鲜明对比，从而显示气胸带。局限性气胸在后前位 X 线检查时易遗漏，需在 X 线透视下转动体位方能见到气胸。但 X 线检查的缺点是小量气胸的患者不敏感，对某些肺大疱等患者有时不易鉴别。计算肺压缩面积，可在后前位胸片或透视下，取肺门为中心做三条线，一条经第一前肋下缘达外胸壁，第二条自肺门水平向外达胸壁，第三条自肺门斜行向下达肋膈角，每条线全长为100%，分别计算出三条线上肺萎缩的百分比，然后以下列公式计算：压缩全肺% = 上 + 中 + 下1/3。

此外，还可从后前位 X 线胸片判断气胸容量，即侧胸壁至肺边缘的距离为1cm时，占单侧胸腔容量的25%左右，2cm 时约50%，故从侧胸壁与肺边缘的距离 >2cm 为大量气胸，<2cm 为小量气胸。如从肺尖气胸线至胸腔顶部估计气胸的大小，距离≥3cm 为大量气胸，<3cm 为小量气胸。

2. CT 扫描　　CT 扫描表现为胸膜腔内出现极低密度的气体影，伴有肺组织不同程度的萎缩改变。CT 对于小量气胸、局限性气胸及肺大疱与气胸的鉴别比 X 线胸片更敏感和准确。CT 还可鉴别位于纵隔旁的 SP 与纵隔气肿及肺气囊，对有广泛皮下气肿存在的患者，CT 检查常可发现 X 线平片阴性的 SP 存在。

3. 胸腔镜检查　　为创伤性的检查方法，最大益处在于可以较为容易地发现气胸的病因。其优点是：①损伤小，胸壁切口 1～2cm。②操作灵活，可达叶间裂、肺尖、肺门，几乎没有盲区。③观察仔细，可见脏层胸膜下的微小肺大疱。④可重复进行，必要时镜下取标本。因此，可使90%的 SP 患者明确病因。但有广泛胸膜粘连、凝血机制障碍、严重心肺功能不全、剧烈咳嗽或极度衰竭不能耐受检查者、严重的肺动脉高压或肺静脉淤血等患者禁用。

三、鉴别诊断

1. 大量血胸　　张力性气胸与大量血胸两者均可有极度呼吸困难、发绀、循环障碍而发生休克，气管均可向健侧移，但叩诊鼓音提示张力性气胸，而大量血胸呈实音，X 线检查可以鉴别。如患者情况不允许时应紧急试穿刺，张力性气胸可抽出高压气体，血胸可抽出血液。穿刺时应注意选择合适的穿刺部位，如果胸部损伤早期发现有血胸，需进一步判断出血是否已停止或还在进行。下列征象提示进行性出血：①脉搏逐渐增快，血压持续下降。②经输血补液后血压不回升或升高后又迅速下降。③血红蛋白、红细胞计数和血细胞比容等持续降低。④胸膜腔穿刺因血液凝固抽不出血液，但连续胸部 X 线检查示胸膜腔阴影继续增大。⑤胸腔闭式引流后引流血量连续 3 小时超过 200mL。

2. 肺大疱　　肺大疱是脏层胸膜与肺实质之间的含气空腔，肺泡壁破裂，肺内空气进入胸膜腔，则形成气胸。鉴别气胸和肺大疱是临床常见难题，如果把肺大疱误诊为气胸则可导致不适当的胸腔插管。若 CT 扫描显示在透光增强区域有肺大疱间隔存在，则可排除气胸。

四、临床分型

1. 闭合性气胸　　胸膜腔内积气量决定肺萎陷的程度，随着胸膜腔内积气与肺萎陷程度的增加，肺表面裂口缩小，至吸气时也不开放，气胸可趋于稳定。患侧胸内压增加可使纵隔向健侧移位。

2. 开放性气胸　　其破裂口开放，外界空气经胸壁伤口或脏层胸膜、肺裂口处，随呼吸自由进出胸腔。随患者呼吸，可闻及胸壁伤口有气体进出的声音，空气出入量与胸壁伤口大小密切相关，患侧胸腔负压消失，纵隔向健侧移位。呼吸时两侧胸膜腔压力不均衡，出现周期性变化，使纵隔在吸气时移向健侧，呼气时移向患侧，称为纵隔扑动。纵隔扑动影响静脉血流回心脏，引起循环功能障碍。吸气时健侧肺扩张，吸入的气体不仅来自从气管进入的外界空气，也来自患侧肺排出的含氧量低的气体，呼气时健侧肺呼出气体不仅从上呼吸道排出体外，同时也有部分进入患侧肺，含氧低的气体在两侧肺内重复交换造成严重缺氧。

3. 张力性气胸　又称高压性气胸，气管、支气管或肺损伤处形成单向活瓣，吸气时胸廓扩大，胸膜腔内压变小，活瓣开放，空气进入胸膜腔，呼气时活瓣关闭。胸膜腔内气体不能出来，致胸膜腔内气体越积越多，胸膜腔内压迅速升高，压迫伤侧肺使严重萎陷，纵隔显著向健侧移位，产生呼吸、循环功能障碍。胸腔内气体在高压下被挤入纵隔和皮下组织，可形成纵隔气肿或皮下气肿。

【治疗】

一、急救处理

气体量较多，肺萎陷20%以上者，应先行排气，待气急减轻后可中西医结合治疗。肺萎陷20%以下者，应卧床休息，密切观察病情变化。同时按辨证治疗可治愈，若病情发展，可予排气。

1. 闭合性气胸　少量气胸不需治疗，密切观察病情变化，可于1~2周内自行吸收。大量气胸需进行胸膜腔穿刺抽出积气，或行胸膜腔闭式引流术，促使肺尽快膨胀。

2. 开放性气胸　开放性气胸需迅速包扎胸壁伤口，将开放性气胸变为闭合性气胸或进一步判断有无张力性气胸，并做相应处理。

3. 张力性气胸　立即闭式引流排气，降低胸腔内压力，如张力性气胸征象出现迅猛，或放置胸腔闭式引流管后长时期漏气，患者呼吸困难未见好转，往往提示肺、支气管裂伤较大或断裂，应迅速抢救，及早剖胸探查，手术治疗。

4. 其他　给氧，补液，纠正休克，清创、缝合胸壁伤口，合理选用抗菌药物预防感染，鼓励患者咳嗽排痰和早期活动。

二、分证论治

宗气不足，大气下陷

症状：气短不足以息，或努力呼吸，有似乎喘，或气息将停，危在顷刻。兼见寒热往来，或咽干作渴，或满闷怔忡，或神昏健忘。舌质淡，或淡紫，苔薄或腻，脉虚数，或脉沉迟微弱。

治法：补肺升陷。

方药：升陷汤加减，药用生黄芪、知母、桔梗、升麻、柴胡、人参、山茱萸等。血瘀者，加丹参、当归；停饮者，合葶苈大枣泻肺汤。

【调护】

1. 观察患者胸痛、咳嗽、呼吸困难的程度。
2. 根据病情准备胸腔穿刺术、胸腔闭式引流术的物品及药物，并及时配合医生进行有关处理。
3. 观察患者呼吸、脉搏、血压及面色变化。
4. 胸腔闭式引流术后应观察创口有无出血、漏气、皮下气肿及胸痛情况。

第四节　猝心痛

【概述】

猝心痛是由于正气亏虚，痰、瘀、寒等邪乘虚致病，可单因为病，亦可多因综合致病，或寒凝气滞，或气滞血瘀，或痰瘀交阻，致心脉痹阻，心失煦濡，突然出现胸骨后或左胸前区发作性憋闷、压迫性钝痛，向左肩背甚至向左前臂内侧放射的心脏急症。疼痛剧烈，多伴汗出、焦虑，持续时间较长，超过 15 分钟以上者称真心痛；疼痛程度较轻，持续时间较短，在 3～5 分钟以内者称厥心痛。对于本病的记载，首见于《素问·刺热》："心热病者，先不乐，数日乃热，热争则猝心痛。"《难经·六十难》云："其五脏气相干，名厥心痛。其痛甚，但在心，手足清者即名真心痛。其真心痛，旦发夕死，夕发旦死。"厥心痛为猝心痛轻症，是真心痛之渐，真心痛为猝心痛之重症，为厥心痛之甚者。

西医学的急性冠脉缺血综合征（不稳定型心绞痛、急性心肌梗死）等可参照本节辨证救治。

【病因病机】

本病的发生多与寒邪内侵、情志失调、饮食失调、年高体虚等因素有关。或由失治、误治，五脏阴阳失调，或久患心脏之疾，复因寒冷，喜怒无常，饮酒过度，而生气血逆乱之疾，造成心体受伤，脉络不畅，营气不从，逆陷于心，而血瘀于内，热结不散，痰水互结，痰阻脉络。病之轻者为厥心痛。病之重者，血脉不通而为真心痛。

1. 寒凝心脉　素禀阳虚，或药用过于苦寒，伤及阳气，或年老阳衰，寒自内生，或感受寒冷邪气，导致体内阴寒内盛。大寒犯心，寒为阴邪，易伤经络、血脉阳气，造成心脉绌急，津血凝滞，清气不入，浊气不出，心脉痹阻而成猝心痛。

2. 痰浊闭阻　饮食不节，恣食膏粱厚味，或烟酒成癖，致脾胃运化失健，聚湿生痰，痰浊内阻，造成心脉营卫不行，痰瘀闭阻而为猝心痛。

3. 情志内伤　忧思气结，津液敷布不畅，聚而生痰；郁怒伤肝，肝失疏泄，"肝气滞则气乏",心气乏则血脉不畅,津血内瘀,外渗而生痰,痰瘀闭阻心脉,而猝心痛;大喜伤阳,心气内虚,鼓动血脉无力,瘀阻生痰,闭阻心脉,不通而发猝心痛。

4. 脏气虚衰 年老气虚,久病脏损,造成脏腑功能气化不足,津血亏损,血失气煦,气失血濡,从而引起心气不足,心阴亏虚,尤以心肾失调者多见。如肾阴亏损,水不济火,心阴不足,心脉失养,脉络绌急;肾阳虚衰,命火不足,相火不生,君火失充,心气心阳必不足,心脉失于温煦,亦可造成心脉绌急而生猝心痛。

总之,猝心痛病机与寒凝、气滞、血瘀有关。其病性虚实夹杂,虚为气血阴阳亏虚,实为寒凝气滞,心血瘀阻,痰浊闭塞。其病位在心,与五脏相关。

厥心痛

【诊断与鉴别诊断】

一、诊断要点

1. 多见于中老年人,常由体力劳动或情绪激动(如愤怒、焦虑、过度兴奋等)所诱发,饱餐、寒冷、吸烟等亦可诱发。

2. 疼痛部位多位于胸骨后、左胸前区,范围约拳头大小,也可遍及前胸,可放射至左臂内侧直至无名指、小指。

3. 疼痛性质多为钝痛,或为压迫、憋闷、紧缩、烧灼等不适感。疼痛剧者常伴出汗、焦虑,偶伴濒死的恐惧感觉。

4. 疼痛出现后常逐步加重,在 3~5 分钟内渐消失,一般不超过 15 分钟。在停止活动后即缓解。含服速效救心丸后在几分钟内缓解。

5. 舌质淡或青紫,苔白,脉弦有力、结代,或脉虚无力、结代。

二、辅助检查

1. 心电图 厥心痛的心电图检查可出现心肌缺血性改变,如 ST 段下移,T 波低平或倒置。

2. 心肌损伤血清标志物 血清肌酸磷酸激酶、谷草转氨酶、乳酸脱氢酶、肌红蛋白、肌钙蛋白等正常或虽有增高但在正常高限指标的 2 倍以下。

3. 超声心动图 可了解心室壁的活动情况及心功能。

4. 冠状动脉造影 可显示出不同的血管病变情况。

三、鉴别诊断

1. 胸痹 胸痹虽也有胸痛、胸闷、憋气等与厥心痛相似的症状,但其病情相对稳定,即每日和每周疼痛发作次数大致相同,诱发疼痛的劳累强度相同,疼痛时限相仿,缓解方式相同。而厥心痛病情不稳定,如疼痛发作次数增多,疼痛程度加重,可发展为真心痛。

2. 急性胃脘痛　古代文献中常将胃痛和心痛混称。但胃痛发作部位多在心窝部，其发病与饮食有关，多伴嗳气、吞酸、纳呆，不伴心悸、胸闷等症状。

3. 脏躁　本证亦可出现心胸痞闷疼痛，但本病多见于青壮年，女性多见，常在活动后症状减轻。其症状变化不定，常伴多疑善虑、失眠多梦、善太息等症状。

【治疗】

治疗上应先辨其虚实，掌握标本，区分阴寒、痰浊、气滞、血瘀的不同。阴寒治以温阳散寒，痰浊治以泄浊豁痰，气滞治以理气散郁，血瘀治以活血化瘀。本病在发生发展过程中，会出现心阳暴脱之危症，此时则当以益气固脱、回阳救逆为主。

一、急救处理

1. 安静休息，平卧位，避免情绪激动，发病后尽早到医院救治。

2. 吸氧，建立静脉通道，予心电监护监测生命体征。动态监测心电图、心肌损伤血清标志物、心肌酶谱等。

3. 舌下含服或静脉注射硝酸甘油或硝酸异山梨酯类药物。如无心力衰竭可加用 β 受体阻滞剂和（或）钙通道阻滞剂。

4. 病情稳定后进行选择性冠状动脉造影，考虑施行冠状动脉腔内血管成形术（PT－CA）或主动脉－冠状动脉旁路手术治疗。

二、分证论治

1. 实证

症状：胸骨后或左胸前区憋闷，压迫性剧烈疼痛，胸痛彻背。阴寒偏盛者，兼见心痛遇寒加重，面色苍白，手足厥冷；血瘀偏盛者，兼见心痛入夜更甚；痰浊偏盛者，兼见胸闷如窒而痛，肢体沉重，肥胖痰多，舌淡或紫暗，有瘀点，或舌体胖大，苔白浊腻，脉沉紧或滑。

治法：散寒祛邪，化瘀通脉。

方药：瓜蒌薤白白酒汤合丹参饮加减，药用紫丹参、檀香、全瓜蒌、薤白等。寒凝甚者，加桂枝、细辛；瘀血较重者，加桃仁、三七；痰浊甚者，加半夏。

中成药：①冠心苏合丸：芳香温通。主要用于寒凝气滞，心脉不通而致的猝心痛。②复方丹参滴丸：活血化瘀，理气止痛。主要用于瘀血阻脉引起的猝心痛。③速效救心丸：行气活血，祛瘀止痛。主要用于气滞血瘀引起的猝心痛。④麝香保心丸：芳香温通，益气强心。主要用于气滞寒凝血瘀引起的猝心痛。

中药针剂：复方丹参注射液，理气活血止痛，用于气滞血瘀引起的猝心痛。

针刺：取膻中、内关穴，用泻法。

穴位按压：至阳穴。

2. 虚证

症状：胸骨后或左胸前区憋闷，压迫性剧烈疼痛，向背部放射。阳气虚衰偏重，兼见心悸，汗出，畏寒肢冷；气阴两虚偏重，兼见心悸气短，倦怠懒言，舌红苔白，边有齿痕，脉细无力；心肾阴虚偏重，兼见心烦不寐，心悸盗汗，腰酸头晕。舌淡紫暗或舌红少苔，脉细涩或脉微欲绝。

治法：阳气虚衰证治宜益气温阳，活血通络；气阴两虚证，治宜益气养阴，活血通络；心肾阴虚证治宜滋阴益肾，养心安神。

方药：阴虚用生脉散加减，药用人参、麦冬、五味子、丹参、桃仁、檀香、炒葶苈子、三七等。阳虚用参附汤加减，药用人参、制附片、桃仁、丹参、薤白、瓜蒌、三七等。

中药针剂：生脉注射液或参附注射液益气养阴或益气温阳。

中成药：可选用麝香保心丸、滋心阴口服液、生脉散冲剂等。

针灸：针刺内关透外关、心俞、足三里。

真心痛

【诊断与鉴别诊断】

一、诊断要点

1. 多见于中老年人，多数患者有先兆症状，表现为既往无胸痛者在发病前数日有乏力，胸部不适，活动时有心悸、气急、烦躁、胸痛等前驱症状，或原有胸痹心痛史者近日胸痛发作频繁，程度加重，持续较久，含服药物不能缓解。

2. 疼痛是最先出现的症状，疼痛部位和性质与厥心痛相同，但多无明显诱因，且常发生于安静时，程度较重，持续时间较长，可达数小时或数天，休息和含用药物多不能缓解。伴有烦躁不安、出汗、恐惧，或有濒死感。少数患者无疼痛，一开始即表现为大汗淋漓，烦躁不安。部分患者疼痛位于上腹部，也有患者疼痛放射至下颌、颈部、后背上方，易被误诊，需注意鉴别。

3. 疼痛时可伴有恶心、呕吐和上腹胀痛；病情危重者，可伴有心悸，头晕，昏厥，或烦躁不安，面色苍白，皮肤湿冷，脉微细数，或喘息气短，咳嗽，颜面发绀等。

4. 舌质淡或青紫，苔白，脉细数、结代，或脉微欲绝。

二、辅助检查

1. 心电图　可出现心肌损伤、坏死的特征性改变。其动态性改变为：数小时之内超早期 ST 段斜形上抬，T 波高尖但不对称。数小时之后，ST 段呈弓背向上抬高与直立 T 波融合成单向曲线。再后，出现宽而深的病理性 Q 波，ST 段渐回基线，T 波倒置。

2. 心肌损伤血清标志物　血清肌酸磷酸激酶、谷草转氨酶、乳酸脱氢酶、肌红蛋白、肌钙蛋白等增高在正常高限指标的 2 倍以上。

3. 血象变化　发病 24～48 小时后白细胞计数可增加至 $20 \times 10^9/L$，中性粒细胞增多，嗜酸性粒细胞减少或消失；血沉增快，可持续 1～3 周。

4. 超声心动图　可了解心室壁的活动情况及心功能。

5. 冠状动脉造影　可显示出不同的血管情况。

三、鉴别诊断

1. 厥心痛　厥心痛与真心痛均属猝心痛的范畴，但前者病情相对较轻，疼痛多能在数秒钟至 15 分钟内缓解；真心痛疼痛持续时间较长，可达数小时或数天，休息和含用药物多不能缓解，常伴有烦躁不安、出汗、恐惧，或有濒死感。

2. 急性腹痛　疼痛部位不典型的真心痛应与脾心痛、胆胀等疼痛剧烈时相鉴别，这类疾病多有明显的消化道症状，疼痛部位多在胃脘部或偏右上腹，而无胸闷、心悸等表现，心电图检查多无异常发现；真心痛多有心电图异常。

【治疗】

真心痛相当于西医学的急性心肌梗死，本病临床病情危重，变化快，并发症多，应引起重视，临床常需中西医结合治疗。

一、急救处理

1. 尽早救治　真心痛是危急重症，一旦发病应尽早送有条件的医院救治。

2. 尽快解除疼痛　可选用哌替啶或吗啡，应用吗啡时应注意避免呼吸功能的抑制。

3. 溶栓　起病 3～6 小时内，先检查血常规、血小板、出凝血时间和血型。用尿激酶 100 万～150 万 U 静脉滴注，在 30 分钟内滴完。或选用链激酶，皮试阴性后以 150 万 U 静脉滴注，在 60 分钟内滴完。用链激酶时，宜于治疗前半小时用异丙嗪 25mg 肌肉注射，并与少量的地塞米松（2.5～5mg）同时滴注，可防其引起寒战、发热的副作用。血栓溶解的间接判断：①心电网抬高的 ST 段于 2 小时内回降 >50%；②胸痛 2 小时内基本消失；③2 小时内出现再灌注性心律失常；④血清 CK－MB 酶峰值提前出现（14 小时内）。

4. 经皮穿刺腔内冠状动脉成形术　经溶解血栓治疗，冠状动脉再通后又再堵塞，或虽再通但仍有重度狭窄者，如无出血禁忌可紧急施行本法扩张病变血管或随后再安置支架。近年也有用本法直接再灌注心肌者。

5. 消除心律失常　一旦发现室性期前收缩或室性心动过速，立即用利多卡因，情况稳定后改用口服美西律。对缓慢的心律失常可用阿托品。

6. 控制休克　血容量不足者，可用晶体或胶体液静脉滴注。补充血容量后血压仍不升，属周围血管张力不足时，可用血管活性药物，如去甲肾上腺素、多巴胺等。

7. 治疗心力衰竭　主要是治疗急性左心衰竭，用多巴酚丁胺，亦可选用血管扩张剂减轻左心室的负荷。洋地黄制剂易引起室性心律失常，因此在梗死发生后24小时内尽量避免使用洋地黄制剂。

二、分证论治

1. 实证

症状：胸痛剧烈，痛无休止，形寒肢冷，汗出，心悸气短。舌质紫暗，苔薄白，脉沉紧或结代。

治法：祛寒活血，宣痹通阳。

方药：当归四逆汤加减，药用桂枝、当归、川芎、细辛、干姜、甘草等。阴寒甚者，加附子；瘀血较重者，加三七。

中药针剂：复方丹参注射液。

中成药：①冠心苏合丸：芳香温通，主要用于寒凝气滞，心脉不通而致的真心痛。②复方丹参滴丸：活血化瘀，理气止痛，主要用于瘀血阻脉引起的真心痛。③速效救心丸：行气活血，祛瘀止痛，主要用于气滞血瘀引起的真心痛。④麝香保心丸：芳香温通，益气强心，主要用于气滞寒凝血瘀引起的真心痛。

针刺：取膻中、内关穴，用泻法。

穴位按压：至阳穴。

2. 虚证

症状：胸痛彻背，心悸，大汗淋漓，四肢厥冷，面色苍白，唇甲淡白或青紫。舌淡白或紫暗，脉微细。

治法：回阳救逆，敛阳固脱。

方药：四逆汤合生脉饮加减，药用熟附子、干姜、炙甘草、人参、麦冬、五味子、丹参等。

中药针剂：参附注射液。

中成药：麝香保心丸或益心气口服液。

针灸：针刺内关透外关、心俞、足三里。

【调护】

猝心痛的护理主要在于阻断病机恶化之势，利于病情向愈。

1. 动静结合 急发期一般应卧床休息，以减少"劳则气耗"之弊。但病情稳定后，亦不可过逸，防止"逸则气滞"，适当活动可以疏通气血，保持二便通畅。

2. 调节情志 保持乐观的情绪，勿过怒过喜，树立战胜疾病的信心。

3. 饮食有节 勿过饥过饱，"多食则气滞""过饥则气虚"。选择清淡而富有营养的饮食，并注意保持二便通畅。

4. 其他 注意室内空气流通，防寒保暖。环境安静，勿吵闹，需静养。

第五节　心　悸

【概述】

心悸是指气血阴阳亏虚，或痰饮瘀血阻滞，心失所养，心脉不畅，引起心中急剧跳动、惊慌不安、不能自主为主要表现的一种病证。临床一般多呈发作性，每因情志波动或劳累过度发作，常伴有胸闷、气短、失眠、健忘、眩晕、耳鸣，甚至喘促、晕厥，脉或数或迟，或节律不齐。以虚证居多，亦有由虚致实，虚实夹杂者。病情较轻者为惊悸，病情较重者为怔忡，可呈持续性。《内经》中虽无此病名，但已认识到心悸的病因有宗气外泄、突受惊恐、心脉不通、复感外邪等。如《素问·平人气象论》曰："左乳下，其动应衣，宗气泄也。"《素问·举痛论》曰："惊则心无所倚，神无所归，虑无所定，故气乱矣。"《素问·痹论》云："脉痹不已，复感于邪，内舍于心。"又说："心痹者，脉不通，烦则心下鼓。"并对心悸脉象的变化有深刻认识。《素问·平人气象论》说："脉绝不至曰死，乍疏乍数曰死。"最早认识到心悸时严重脉律失常与疾病预后的关系。心悸的病名首见于汉代张仲景《伤寒杂病论》，称之为"心动悸""心下悸""心中悸""惊悸"等。

西医学的各种原因所致的心律失常，如窦性心律不齐、房性心律失常、室性心律失常等，均可参阅本节辨证论治。

【病因病机】

心悸的发生多因感受外邪、体虚劳倦、七情所伤、药食不当等，以致气血阴阳亏虚，心神失养，或因痰、饮、火、瘀阻滞心脉，扰乱心神所致。怔忡多因心胆气虚，惊忤心神，或失血过多，心失所养，或虚火妄动，上扰心神，或阳虚气衰，心脉不温，或气滞血瘀，心脉痹阻等引起。

1. 外感邪毒　风寒湿三气杂至，合而为痹，痹阻心脉，心之气血运行受阻，致气阴两虚，瘀阻络脉，发为心悸。如《素问·痹论》云："脉痹不已，复感于邪，内舍于心。"宋代《济生方·惊悸怔忡健忘门》曰："冒风寒暑湿，闭塞诸经，令人怔忡。"

2. 体虚劳倦　禀赋不足，素体虚弱，或久病失养，劳倦过度，气血阴阳亏虚，心神失养，发为心悸。

3. 七情所伤　平素心虚胆怯，突遇惊恐或情怀不适，如急闻巨响、突见异物，即心惊神摇，不能自主，惊悸不已，渐次加重，稍遇惊恐，即作心悸。悲哀过极，忧思不解等七情扰动，忤犯心神，心神动摇，不能自主而发心悸。如《济生方》指出："惊悸者，心虚胆怯之所致也。"

4. 药食不当　嗜食膏粱厚味、浓茶咖啡，大量吸烟，蕴热化火生痰，或伤脾滋生痰浊，痰火扰心而致心悸。药物过量或使用不当及使用心脏毒性较大的中西药物，如附子、乌头、洋金花、雄黄、蟾酥、洋地黄、奎尼丁、肾上腺素、阿托品、锑剂及抗心律失常药物等，过量或输液过快时，均能引发心动悸、脉结代一类证候。

心悸的病位主要在心，由于心神失养，心神动摇，悸动不安。但其发病与脾、肾、肺、肝四脏功能失调相关。如脾不生血，心血不足，心神失养则动悸。脾失健运，痰湿内生。扰动心神，心神不安而发病。肾阴不足，不能上制心火，或肾阳亏虚，心阳失下温煦，均可发为心悸。肺气亏虚，不能助心以主治节，心脉运行不畅则心悸不安。肝气郁滞，气滞血瘀，或气郁化火，致使心脉不畅，心神受扰，都可引发心悸。

心悸的病性主要有虚实两方面。虚者为气血阴阳亏损，心神失养而致。实者多由痰火扰心、水饮凌心及瘀血阻脉而引起。虚实之间可以相互夹杂或转化。如实证日久，耗伤正气，可分别兼见气、血、阴、阳之亏损，而虚证也可因虚致实，而兼有实证表现。如临床上阴虚生内热者常兼火亢或夹痰热，阳虚不能蒸腾水湿而易夹水饮、痰湿，气血不足、气血运行滞涩而易出现气血瘀滞，瘀血与痰浊又常常互结为患。总之，本病为本虚标实证，其本为气血不足，阴阳亏损，其标是气滞、血瘀、痰浊、水饮，临床表现多为虚实夹杂之证。

【诊断与鉴别诊断】

一、诊断要点

1. 发病特点 起病可急发急止，亦可迁延反复，常因感受时行疫疠邪毒、体虚久病气血虚衰、七情过度气血逆乱、药食不当损伤脏腑等诱发。

2. 证候特点 自觉心慌不安，心跳剧烈，神情紧张，不能自主，心搏异常，或快速，或缓慢，或心跳过重，或忽跳忽止，呈阵发性或持续不止。伴有胸闷不适，易激动，心烦，少寐多汗，颤动，乏力，头晕等。中老年发作频繁者，可伴有心胸疼痛，甚至喘促，肢冷汗出，或见晕厥。脉象可见有数、疾、促、结、代、沉、迟等变化。心悸失治、误治，可以出现变证，如心肾阳虚、水饮凌心、心阳欲脱、晕厥之危症。

二、辅助检查

心电图、心脏超声检查，血、尿、便常规检查，生化（包括心肌酶谱）检查，血凝及血气分析检查。

三、鉴别诊断

1. 惊悸与怔忡 二者同属心悸，前者常因情绪激动、惊恐、劳累过度而致，病因多与情绪有关，而怔忡则由心血不足所致。惊悸日久可发展成怔忡。《济生方·怔忡诊治》指出：怔忡的病因在于"心血虚惊悸，心帝失辅，渐成怔忡"。从临床表现看，惊悸由外因引起，时作时辍，不发时一如常人，而怔忡则为内因所致，终日感觉心中悸动不安，是由惊悸日久进一步发展而来的。《证治汇补·惊悸怔忡》云："惊悸者，忽然若有所惊，惕惕然心中不宁，其动也有时。怔忡者，心中惕惕然，动摇不静，其作也无时。"

2. 胸痹心痛　胸痹心痛患者也可伴见心悸的症状，如表现为心慌不安，脉结或代，但以胸闷心痛为主症。此外，胸痹心痛中的真心痛，以心前区或胸骨后刺痛，牵及肩胛背部为主症，并常伴较突出的心悸症状，脉或数或迟，或脉律不齐，常因劳累、感寒、饱餐、情绪波动等而诱发，多呈短暂发作，但甚者心痛剧烈不止，唇甲紫绀，或手足清冷，呼吸急促，大汗淋漓，脉微欲绝，直到晕厥，病情危笃。因此，在胸痹心痛中心悸应视为胸痹中的一个次要症状，而与以心悸为主症的心悸病证有所不同。

【治疗】

心悸应分虚实论治。虚证分别予以补气、养血、滋阴、温阳，实证则应祛痰、化饮、清火、行瘀。但本病以虚实错杂为多见，且虚实的主次、缓急各有不同，故治当相应兼顾。同时，由于心悸均有心神不宁的病理特点，故应酌情配合养心安神或镇心安神之法。

一、急救处理

1. 保持安静，开通静脉通路，吸氧，畅通气道。

2. 监护生护命体征（包括心电和血压）、神志，判断疾病危重度。

3. 根据临床表现，做相关辅助检查，确定导致心悸的原发疾病，并给予相关治疗，治心为主，兼顾他脏。

4. 重症心悸时应予心电监护，中西药物综合抢救治疗，纠正病因，控制症状，稳定病情，抢救生命。

二、分证论治

1. 阳气虚弱

症状：心悸多梦，胸闷气喘，精神萎靡，畏寒怕冷，动则易出汗，乏力纳差，肢体略浮肿。舌淡，苔薄白，脉沉细结代，可伴散脉。

治法：益气温阳，宁心定悸。

方药：桂枝甘草龙骨牡蛎汤加减。药用桂枝、炙甘草、生龙骨、生牡蛎、人参、附子、淫羊藿等。汗出乏力者，重用人参，加黄芪、浮小麦、麻黄根等，或用独参汤煎服；夹有瘀血者，加丹参、赤芍、桃仁、红花、地鳖虫等；兼血虚者，加制黄精、当归、白术、鸡血藤等。

中成药：可用参附注射液 30～50mL，加入生理盐水或 5% 葡萄糖注射液 100mL，静脉滴注，每日 1～2 次。

针灸：膻中、巨阙、气海、内关、足三里等。

2. 气阴两虚

症状：心悸气短，善惊易恐，神疲乏力，心烦失眠，头晕目眩，或伴五心烦热，口干盗汗，耳鸣腰酸，思虑劳心则症状加重。舌淡红或舌红少津，苔薄白或少苔，脉细弱或细数，或沉细无力。

治法：益气养阴，补血宁心。

方药：黄芪生脉饮合黄连阿胶汤加减，药用黄芪、人参、麦冬、五味子、黄连、黄芩、阿胶、芍药、酸枣仁、制黄精、当归、砂仁、甘松、生牡蛎等。

阴虚而心火不明显者，可用天王补心丹；阴虚心火偏旺者，可服朱砂安神丸；兼肾阴虚者，加龟板、熟地黄，或加服知柏地黄丸；兼血虚者，加何首乌、枸杞子、熟地黄等；兼瘀血者，加桃仁、红花、丹参、赤芍、三七粉、地鳖虫等。

中成药：可用生脉注射液30～50mL，加入生理盐水或5%葡萄糖注射液100mL，静脉滴注，每日1～2次。

针灸：厥阴俞、内关、三阴交、安眠、气海等。

3. 痰瘀内盛

症状：心悸多梦，胸闷、胸痛阵发，闷痛或刺痛，动辄气喘，眩晕恶心，痰多纳呆，渴不欲饮。舌质紫黯或淡，或有瘀斑。苔白或厚腻，脉沉细涩或结代。

治法：化痰祛瘀，宁心定悸。

方药：丹参饮合温胆汤加减，药用丹参、檀香、沉香、降香、半夏、瓜蒌、茯苓、川厚朴、砂仁、石菖蒲、甘松、苦参、地鳖虫等。

痰热者，加栀子、黄芩、黄连等；大便秘结者，加生大黄；尿少肢肿者，加泽泻、猪苓、防己、大腹皮、车前子等；兼水气凌心者，加葶苈子、防己、桑白皮、麻黄、杏仁等。

中成药：可用丹参注射液30mL，加入生理盐水或5%葡萄糖注射液250mL，静脉滴注，每日1次。

针灸：巨阙、丰隆、膻中、内关、足三里等。

4. 心阳暴脱

症状：心悸怔忡，胸闷，喘促不能平卧，或气息微弱，眩晕，面色苍白，四肢厥冷，肢体浮肿，甚至冷汗淋漓。舌质淡白或淡胖，边有齿痕，苔白滑，脉弦滑结代，或脉微欲绝。

治法：温补心肾，回阳固脱。

方药：参附汤合苓桂术甘汤加减，药用人参、附子、桂枝、白术、茯苓、干姜、炙甘草、当归、细辛、沉香等。

中成药：可用参附注射液30～50mL，加入生理盐水或5%葡萄糖注射液100mL，静脉滴注，每日1～2次。

针灸：膻中、气海、关元等。

【调护】

1. 加强护理，应建立特别护理记录，详细观察其病情变化，特别是生命体征、心电图变化等。

2. 情志调畅，饮食有节，避免外感六淫邪气，增强体质等，是预防本病的关键。应避免惊恐刺激及忧思恼怒等不良情志刺激；生活作息要有规律；饮食有节，宜进食营养丰富而易消化吸收的食物，宜低脂、低盐饮食，忌烟酒、浓茶、咖啡。轻症患者可从事适当体力活动，以不觉劳累、不加重症状为度，避免剧烈活动；重症心悸患者应卧床休息，还应及早发现变证、坏病先兆症状，做好急救准备。

第六节 急 黄

【概述】

急黄是指于感受湿热疫毒，或药物、毒物直伤肝脏，或气血阴阳衰脱，肝失所养，致使肝体受损，疏泄不畅，胆汁逆入营血而引起的以急骤黄疸为主症的内科急症。特点为猝然起病，身目俱黄，发热，乏力，恶心呕吐，尿少色黄，甚则神昏谵语，吐衄便血，身体极度虚弱。本病首见于《诸病源候论·黄疸诸候·急黄候》："脾胃有热，谷之郁蒸，因为热毒所加，故猝然发黄，心满气喘，命在顷刻，故云急黄也。有得病即身体面目发黄者，有初不知是黄，死后乃身目黄者。其候，得病但发热心战者，是急黄也。"本病属内科黄疸之重症。

西医学急性重症肝炎、急性肝功能衰竭均可参考本节辨证论治。

【病因病机】

急黄的病因复杂，概而言之，湿热疫毒蕴蒸，侵犯肝胆，胆体受损，肝失疏泄，胆失通降；或药物、毒物、嗜酒过度直伤肝脏，肝体受损；或气血阴阳衰脱，肝失所养，肝体受损，疏泄不畅，胆汁逆入营血，导致急黄的发生。

1. 湿热疫毒蕴蒸肝胆 湿热疫毒之邪多由口鼻而入，毒入于里，郁而不达，深入膜原，气弱而不能束邪，湿热交蒸，疫毒内结，侵犯肝胆，胆体受损，肝失疏泄，胆失通降，胆汁内淤，渗入营血，弥漫三焦，充斥表里，循经上回，下注膀胱，而至面目、肌肤、小便俱黄。

2. 药物、毒物、嗜酒过度 药物、毒物、嗜酒过度直伤肝脏，肝体受损，失于疏泄，胆汁外溢，发为急黄。

3. 气血阴阳衰脱 久病羸弱或暴发重疾，耗气伤阴，气血亏虚；或遇有创伤，气血衰脱；或邪毒过胜，邪闭正衰，气血逆乱，阴阳不相维系，肝失所养，疏泄失职，胆汁溢入营血，发为急黄。

【诊断与鉴别诊断】

一、诊断要点

1. 发病特点　起病急骤，病情进展迅速，常因感受湿热疫毒，或服用药物过量、服食毒物、嗜酒过量，或继发于脱证等其他严重疾病。

2. 证候特点　身目俱黄，发展迅速，小便黄且短少，发热，乏力，恶心呕吐，甚则神昏谵语，吐衄便血，肌肤斑疹，脘腹胀满，汗出淋漓，四肢厥逆，舌质红绛，苔黄而燥，脉弦数或细数，或见舌淡体胖，舌苔滑或白腻，脉沉濡缓，重者脉微欲绝。

二、辅助检查

1. 谷丙转氨酶明显升高，常高于 500～2000IU。

2. 血胆红素常高于 $170\mu mol/L$。

3. 血、尿、便常规检查，凝血功能检查，肝脏彩超、CT 检查，各种病毒指标，血药浓度检测及毒物检测等，有助于西医学疾病诊断。

三、鉴别诊断

1. 萎黄　萎黄的病因为大失血，久病脾虚等。其病机是脾虚不能化生气血，或失血过多，致气血亏虚，肌肤失养。临床以身面发黄且干萎无泽为特征，双目和小便不黄，伴有明显的气血亏虚证候，如眩晕耳鸣、心悸少寐等。二者的鉴别以目黄的有无为要点。

2. 黄胖　黄胖多与虫证有关，诸虫尤其是钩虫居于肠内，久之耗伤气血，脾虚生湿，致肌肤失养，水湿渐停，而引起面部肿胖色黄，身黄带白，但眼目不黄。《杂病源流犀烛·诸疸源流》对此论述颇详："黄胖，宿病也，与黄疸暴病不同。盖黄疸眼目皆黄，无肿状；黄胖多肿，色黄中带白，眼目如故，或洋洋少神。虽病根都发于脾，然黄疸则由脾经湿热郁蒸而成，黄胖则湿热未甚，多虫与食积所致，必吐黄水，毛发皆直，或好食生米茶叶土炭之类。"黄胖发病较缓，二者的鉴别也以目黄的有无为要点。

【治疗】

急黄为各种病因引起的内科急症之一，其预后的好坏很大程度上取决于患者的致病因素，以及是否采取及时有效的治疗措施。本病证治，应审清病因，辨明寒热虚实，以化湿邪、利小便。邪毒炽盛以清热利湿解毒为主，邪入营血辅以清营凉血，邪陷心包辅以凉血开窍。阳虚湿重应温脾益肾、利水渗湿，佐以活血；气血阴阳俱脱应益气养血，回阳固脱。本病病情变化迅速，应审时度势，随证而治。

一、急救处理

1. 监测生命体征，休息，吸氧。

2. 因传染病引起急黄者应注意隔离。

3. 密切观察病情，如黄疸色泽的深浅、体温、腹水、呼吸情况及精神神经等方面的变化。

4. 严格限制蛋白质的摄入，补充足够的维生素、微量元素，静脉输入葡萄糖防止低血糖发生，保证水、电解质、酸碱平衡。

5. 避免使用对肝脏损害较大的药物，慎用镇静剂、利尿剂。

6. 湿热毒盛者，可用茵栀黄注射液 10～20mL 加入 5% 葡萄糖注射液 250～500mL 中静脉滴注，每日 1 次。邪入营血者，可用醒脑静注射液 20～40mL 加入 5% 葡萄糖注射液 250mL 中静脉滴注，每日 1 次。或选用安宫牛黄丸，每次 1～2 丸，鼻饲，每日 2～3 次。瘀血证候明显者，可用丹参注射液 10～20mL 加入 5% 葡萄糖注射液 250～500mL 中静脉滴注，每日 1 次。气血阴阳衰脱者，可参照"脱证"，辨证给予参附注射液、生脉注射液、参麦注射液等。

二、分证论治

1. 毒热炽盛

症状：身目俱黄，迅速加深，尿黄且短少，烦渴或发热，烦躁，呕恶，大便溏或便秘。舌质红赤，苔黄而干或黄腻，脉滑数。

治法：清热利湿，解毒退黄。

方药：茵陈蒿汤合黄连解毒汤加减，药用茵陈、大黄、栀子、黄连、黄芩、黄柏、虎杖、金钱草等。

呕逆重者加竹茹；脘腹胀满者加枳实、厚朴。

中成药：茵栀黄注射液。

2. 邪在营血

症状：身目发黄，迅速加深，明显出血倾向，如衄血、皮肤发斑甚至呕血、便血等，烦躁，甚则神昏谵语。舌质红绛而干，舌苔黄燥，脉细数。

治法：清营凉血。

方药：清营汤合犀角地黄汤加减，药用水牛角、生地黄、赤芍、黄连、牡丹皮、丹参、玄参、金银花、连翘、仙鹤草等。

神昏重者加石菖蒲；出血重者加血余炭、三七等。

中成药：茵栀黄注射液、醒脑静注射液、安宫牛黄丸。

3. 阳虚湿重

症状：皮肤、巩膜黄染，色泽不鲜明，面色无华，脘痞纳呆，腹胀便溏，倦怠神萎，肢冷浮肿，或见皮肤、巩膜黄染，晦暗不明，面色黧黑等。舌淡体胖或有瘀斑、瘀点，舌苔滑或白腻，脉沉濡缓或弦涩。

治法：温阳益气，利水渗湿。

方药：茵陈术附汤合真武汤加减，药用茵陈、苍术、白术、茯苓、泽泻、炮姜、肉桂、附片、陈皮、牛膝、大腹皮、金钱草等。

如有瘀血之象可合用合桃仁承气汤。

中成药：参附注射液、丹参注射液。

三、其他疗法

1. 针灸 针刺太冲、涌泉、水沟、百会、肝俞，留针 10～15 分钟，或用电针刺激。

2. 耳针 取肝、胃、皮质下、内分泌等穴，中度刺激或留针。

3. 放血疗法 邪在营血者取太冲、内庭、十宣、内关、水沟，点刺放血。

4. 中药灌肠 大黄 50g，煎液 250mL，保留灌肠，每日 1 次或隔日 1 次。

【调护】

1. 对急黄患者加强护理，密切观察病情，如黄疸的深浅、腹水、体温、呼吸及精神神经等方面的情况。

2. 注意传染性疾病的隔离。

3. 严格限制蛋白质的摄入，增加维生素 B、维生素 C 摄入，给予高热量、易吸收的食物，多进食碳水化合物，中后期可以逐渐增加蛋白质摄入。

4. 恢复期可用茵陈 50g 煎水代茶饮。可常服茯苓粥、山药粥、大枣粥等健脾益胃，促进本病康复。

第七节　急性胆胀

【概述】

急性胆胀是指胆腑气机通降失常所引起的以右胁胀痛为主要临床表现的一种病证。临床表现为突然发生的右胁肋部的疼痛，疼痛以绞痛、灼痛、刺痛为主，痛引右侧肩背。胆胀病的记载首见于《内经》，如《灵枢·胀论》云："胆胀者，胁下胀痛，口大苦，善太息。"

西医学急性胆囊炎、急性胆管炎、胆石症及胆道蛔虫症急性发作等，均可参照本节进行救治。

【病因病机】

胆腑内藏精汁。若胆道通降功能正常，在肝胆疏泄作用下，胆液经胆道排入肠中，助脾胃腐熟消化水谷。若因饮食偏嗜，忧思暴怒，外感湿热，虚损劳倦，胆石内阻等原因导致胆腑气机郁滞，或郁而化火，胆液失于通降，即可发生胆胀。

1. 胆腑气郁 忧思暴怒，情志不遂，肝脏疏泄失常，累及胆腑，气机郁滞，或郁而化火，胆液通达降泄失常，郁滞于胆，则发为胆胀。

2. 湿热蕴结 饮食偏嗜，过食肥甘厚腻，久则生湿蕴热，或邪热外袭，或感受湿邪化热，或湿热内侵，蕴结胆腑，气机郁滞，胆液通降失常，而为胆胀。

3. 胆石阻滞 湿热久蕴，煎熬胆液，聚而为石，阻滞胆道，胆腑气郁，胆液通降失常，郁滞则胀，不通则痛，形成胆胀。

4. 瘀血积块阻滞 由瘀血积块阻滞胆道而致者，其机理同胆石阻滞。

胆胀病病机上要是气滞、湿热、胆石、瘀血等导致胆腑气郁，胆液失于通降。病位在胆腑，与肝胃关系最为密切。日久不愈，反复发作，邪伤正气，正气日虚，加之邪恋不去，痰浊湿热，损伤脾胃，脾胃生化不足，正气愈虚，最后可致肝肾阴虚或脾肾阳虚的正虚邪实之候。

【诊断与鉴别诊断】

一、诊断要点

1. 以右胁胀痛为主症。右上腹疼痛，可向右肩背部放射，Murphy 征阳性，右上腹包块，可有压痛、肌紧张、反跳痛。

2. 常伴有发热、脘腹胀满、恶心口苦、嗳气、善太息等胆胃气逆之症。

3. 多反复发作，时作时止，复发者多有诸如过食油腻、恼怒、劳累等诱因。好发年龄多在 40 岁以上。

二、辅助检查

1. 白细胞计数及分类 一般均增高。白细胞总数和病变的严重程度及有无并发症有关，如白细胞计数 $> 20 \times 10^9$/L，且有显著核左移，应考虑并发胆囊穿孔或坏死的可能。

2. 细菌学检查 应在未使用抗生素前，先做血培养和药物敏感试验。在超声引导下，细针穿刺胆囊中胆汁做细菌培养和药物敏感试验是最有价值的确定病菌的方法。

3. B 超检查 可测定胆囊和胆道大小、囊壁厚度、结石、积气和胆囊周围积液等征象。

4. 胆道造影 对黄疸不严重、肝功能无严重损害者，可施行静脉胆道造影检查，静注 30% 胆影葡胺 20mL，如胆管及胆囊均显影，则可排除急性胆囊炎；胆管显影而经 4 小时后胆囊仍不显影时，可诊断急性胆囊炎；若胆管、胆囊均不显影，多数为急性胆囊炎。

5. CT 和 MRI 检查 对诊断胆囊肿大、囊壁增厚、胆管梗阻、周围淋巴结肿大和胆囊周围积液等征象有一定帮助，尤其对并发穿孔和囊壁内脓肿形成价值最大。

6. 放射性核素扫描　当超声检查结果含糊或阴性时可采用放射性核素扫描，为一项金标准检查。

三、鉴别诊断

1. 胁痛　胁痛以两胁部疼痛为主症。胆胀则以右上腹胀痛为主，伴口苦、嗳气，以胆腑气机通降失常为主。

2. 胃痛　胃痛痛在上腹中部胃脘部；胆胀痛于右上腹胁肋部。胃痛常伴嘈杂吞酸，胆胀常伴恶心口苦。胃痛常因暴饮暴食，过食生冷、辛辣而诱发，胆胀常因肥腻饮食而诱发。胃痛任何年龄皆可发病，胆胀多在 40 岁以上发病。纤维胃镜等检查发现胃的病变，有助于胃痛的诊断；B 超等检查发现胆囊病变，则有助于胆胀的诊断。

3. 真心痛　胆胀与真心痛，二者皆可突然发生，疼痛剧烈，而真心痛则预后凶险，故需仔细鉴别。真心痛疼痛在胸膺部或左前胸，疼痛突然发生而剧烈，且痛引肩背及手少阴经循行部位，可由饮酒饱食诱发，常伴有心悸、短气、汗出、身寒肢冷、脉结代等。心脏病症状，心电图等心脏检查异常；胆胀疼痛则在右胁，可由过食肥腻诱发，常伴恶心、口苦、嗳气等胆胃气逆之症，B 超等胆系检查可见异常。

【治疗】

疏肝利胆，和降通腑，据虚实而施治。实证宜疏肝利胆通腑，根据病情的不同，分别合用理气、化瘀、清热、利湿、排石等法；虚证宜补中疏通，根据虚损的差异，合用滋阴或益气温阳等法，以扶正祛邪。

一、急救处理

1. 一般治疗　卧床休息，禁食。伴严重呕吐者可安置胃肠减压管，使胆汁分泌减少，有利于胆汁的引流。并应静脉补充水、电解质和营养等。

2. 解痉、镇痛　可使用阿托品、硝酸甘油、哌替啶、美沙酮等，以解除肝胰壶腹括约肌的痉挛而止痛。

3. 抗感染　根据临床表现选用有针对性的抗菌药物。

4. 利胆治疗　硫酸镁有松弛肝胰壶腹括约肌的作用，使滞留的胆汁易于排出。故可用 50% 硫酸镁 10mL，每日 3 次，口服。

5. 手术治疗　行胆囊切除术是急性胆囊炎的根本治疗。手术指征为：①有急性胆囊炎并发症者；②经积极内科治疗，病情继续发展并恶化者；③急性胆囊炎反复急性发作者；④无手术禁忌证，能耐受手术者。

二、分证论治

1. 肝胆气郁证

症状：右胁胀满疼痛，痛引右肩，遇怒加重，胸闷脘胀，善太息，嗳气频作，吞酸嗳腐。苔白腻，脉弦大。

治法：疏肝利胆，理气通降。

方药：柴胡疏肝散加减，药用柴胡、白芍、川芎、枳壳、香附、陈皮、甘草等。

若大便秘结，加大黄、槟榔；腹部胀满，加川厚朴、草蔻；口苦心烦，加黄芩、栀子；嗳气，呕吐，加代赭石、炒莱菔子；伴胆石者，加鸡内金、金钱草、海金沙。

2. 气滞血瘀证

症状：右胁刺痛较剧，痛有定处而拒按，面色晦暗，口干口苦。舌质紫黯或有瘀斑，脉弦细涩。

治法：疏肝利胆，理气活血。

方药：四逆散合失笑散加减，药用柴胡、枳实、白芍、甘草、五灵脂、生蒲黄、郁金、延胡索、川楝子、大黄等。口苦心烦，加龙胆草、黄芩；脘腹胀甚，加枳壳、木香；恶心呕吐，加半夏、竹茹。

3. 胆腑郁热证

症状：右胁灼热疼痛，口苦咽干，面红目赤，大便秘结，小便短赤，心烦失眠易怒。舌红，苔黄厚而干，脉弦数。

治法：清泻肝胆之火，解郁通腑。

方药：清胆汤加减，药用栀子、黄连、柴胡、白芍、蒲公英、金钱草、瓜蒌、郁金、延胡索、川楝子、大黄等。

心烦失眠，加丹参、炒枣仁；黄疸，加茵陈、枳壳；口渴喜饮，加天花粉、麦冬；恶心呕吐，加半夏、竹茹。

中成药：清开灵注射液 40～80mL 加入 0.9% 生理盐水 500mL 静脉滴注。

4. 肝胆湿热证

症状：右胁胀满疼痛，胸闷纳呆，恶心呕吐，口苦心烦，大便黏滞，或见黄疸。舌红，苔黄腻，脉弦滑。

治法：清热利湿，疏肝利胆。

方药：茵陈蒿汤加减，药用茵陈、栀子、大黄、柴胡、黄芩、半夏、郁金等。

有胆石者，加鸡内金、金钱草、海金沙利胆排石；小便黄赤，加滑石、车前子、通草；苔白腻而湿重者，去大黄、栀子，加茯苓、白蔻仁、砂仁；若痛势较剧，或持续性疼痛阵发性加剧，往来寒热者，加黄连、金银花、蒲公英，重用大黄。

中成药：茵栀黄注射液 40～100mL 加入 5% 葡萄糖注射液 250mL 静脉滴注。

5. 阴虚郁滞证

症状：右胁隐隐作痛，或略有灼热感，口燥咽干，急躁易怒，胸中烦热，头晕目眩，午后低热。舌红少苔，脉细数。

治法：滋阴清热，疏肝利胆。

方药：一贯煎加减，药用生地黄、北沙参、麦冬、当归身、枸杞子、川楝子等。心烦失眠，加柏子仁、夜交藤、枣仁；兼灼痛者，加白芍、甘草；急躁易怒，加栀子、青皮、珍珠母；胀痛，加佛手、香橼。

6. 阳虚郁滞证

症状：右胁隐隐胀痛，时作时止，脘腹胀痛，呕吐清涎，畏寒肢凉，神疲乏力，气短懒言。舌淡苔白，脉弦弱无力。

治法：温阳益气，疏肝利胆。

方药：理中汤加减，药用党参、白术、茯苓、甘草、干姜、制附子、木香、香附等。

腹中冷痛，加吴茱萸、乌药；有胆石者，加金钱草、鸡内金；气血两亏者可选用八珍汤化裁。

中成药：生脉注射液 60mL 加入 0.9% 生理盐水 500mL 静脉滴注。

三、其他疗法

针刺胆俞、阳陵泉、中脘、足三里。胆绞痛加期门，黄疸加至阳，发热加曲池，呕吐加内关。

【调护】

1. 对急黄患者应加强护理，密切观察病情变化，必要时监护生命体征。

2. 急性发作时进食应限于少量低脂肪、低蛋白、易消化的流食或半流食，必要时应禁食，行胃肠减压。

3. 平时应讲究饮食卫生，忌暴饮暴食，饮食应以清淡为主，以免诱发本病。

4. 保持情绪乐观、心胸开朗是预防本病及减少复发的重要一环。

第八节　急性脾心痛

【概述】

脾心痛是由于散膏体用俱病而引起的以腹痛、恶心、呕吐、发热等为主要表现的常见急症。临床以上腹部剧烈疼痛，痛引腰背，恶心呕吐为特征。病重者，腹痛持续难忍，且呈阵发性加剧，脘腹胀闷，呕吐剧烈，壮热不退，甚者面色苍白，四肢厥冷，喘促，脉微欲绝。严重者，可见肌肤紫斑，神昏，抽搐。脾心痛始见于《内经》，《灵枢·厥病》云："脾心痛，痛如以锥刺其心，心痛甚者，脾心痛者也。"《古今医鉴》亦云："夫胃脘心脾痛者，或因身受寒邪，口食冷物，内有郁热，素有顽痰死血，或因恼怒气滞，虫动作痛，种种不同。"

西医学急性胰腺炎，可参阅本节进行辨证沦治。

【病因病机】

脾心痛的发生多因饮食不节、情志不畅、胆胰失调、蛔虫内扰及创伤等所致。然其病机总属气滞湿阻，热毒炽盛，火毒内迫营血，逆陷胰腺而致胰液外泄受阻，经气不畅，络血不行，甚则毒血壅滞，热盛肉腐而成。

1. 胆胰失调　先病于胆，胆气受损，胆汁不能通降于小肠，反逆于胰，淤积脉络，营气不清，化生腐浊，损伤胰腺而成，或胰腺本气自病，气化不通，胰液不能外泄而内蓄，既犯胆腑，又郁阻生热，热毒内迫营血而成。

2. 饮食不节　暴饮暴食，食填中脘，郁而成腐，腐浊之气沿循中道，逆犯于胰，或饮酒不度，脾胰受损，肝胆受伤而成。气化不通，胰液不能外泄，经络不畅，胰津内泄日久，更伤本脏，影响脾胃之升降，肝胆之疏泄，小肠之泌别而发本痛。

3. 蛔虫内扰　蛔虫内踞肠间，扰动气机，气机不畅，小肠不能济泌别汁，邪结在内，不能导于大肠，反逆行脾胰之器，津血内结，为瘀为痰为饮，发为本病。

【诊断与鉴别诊断】

一、诊断要点

1. 发病特点　患者素有胆疾、胃病或蛔虫病史，多因暴饮暴食、酗酒、情绪激动等诱发。

2. 证候特点　突然发作中上腹或左上腹疼痛，向左侧腰背部放射，可阵发性加剧，拒按或可触及包块，伴有恶心、呕吐、发热。严重者，出现寒战高热，黄疸，腹痛加剧，肌肤紫斑，甚或发生厥脱。疼痛以左上腹为著，仰卧加重。

二、辅助检查

1. 淀粉酶测定　强调血清淀粉酶测定的临床意义，尿淀粉酶变化仅作参考。血清淀粉酶在起病后 6～12 小时开始升高，48 小时开始下降，持续 3～5 天。血清淀粉酶超过正常值 3 倍可确诊为本病。尿淀粉酶在起病后 12～14 小时开始升高，下降缓慢，持续 1～2 周恢复正常。血清淀粉酶活性高低与病情不呈相关性。患者是否开放饮食或病情程度的判断不能单纯依赖于血清淀粉酶是否降至正常，应综合判断。血清淀粉酶持续增高要注意病情反复、并发假性囊肿或脓肿、疑有结石或肿瘤、肾功能不全、巨淀粉酶血症等。要注意鉴别其他急腹症（如消化性溃疡穿孔、胆石症、胆囊炎、肠梗阻等）引起的血清淀粉酶增高，但一般不超过正常值 2 倍。

2. 血清脂肪酶活性测定　常在起病后 24～72 小时开始升高，持续 7～10 天。血清脂肪酶活性测定具有重要的临床意义，尤其当血清淀粉酶活性已经下降至正常，或其他原因引起血清淀粉酶活性增高，血清脂肪酶活性测定有互补作用。同样，血清脂肪酶活性与疾病严重度不呈正相关。

3. 血清标志物 ①C 反应蛋白（CRP）：CRP 是组织损伤和炎症的非特异性标志物，有助于评估与监测 AP 的严重性。发病 72 小时后 CRP >150mg/L，提示胰腺组织坏死。②动态测定血清白细胞介素 -6 水平增高提示预后不良。

4. 血、尿胰蛋白酶原测定 人胰蛋白酶可分为胰蛋白酶 1 和胰蛋白酶 2，其相应前体分别为胰蛋白酶原 1 和胰蛋白酶原 2。AP 时大量胰蛋白酶原 2 被释放于外周血中，造成血清免疫反应性胰蛋白酶（IRT）的升高。AP 时，血清 IRT 较正常值高 $10\sim40$ 倍，且在 AP 发病 30 分钟即开始升高，可维持 $5\sim7$ 天；病情好转时 IRT 下降缓慢。因此，IRT 测定对 AP 的早期诊断、延期诊断及血清淀粉酶不增高的 AP 患者的诊断均有裨益。尿中主要是胰蛋白酶原 2，以 50μg/L 作为判别值（cut off value），其对 AP 的诊断敏感性 94%，特异性 95%。

5. 生化检查 ①暂时性血糖升高常见，可能与胰岛素释放减少和胰高血糖素释放增加有关。持久的空腹血糖 >10mmol/L 反映胰腺坏死，提示预后不良。②暂时性低钙血症（<2mmol/L）常见于 SAP，低血钙程度与临床严重程度平行，若血钙 <1.5mmol/L 提示预后不良。

6. 影像学检查 ①B 超检查：应作为常规初筛检查。在发病初期 $24\sim48$ 小时行 B 超检查，可以初步判断胰腺组织形态学变化，同时有助于判断有无胆道疾病，但受 AP 时胃肠道积气的影响，对 AP 不能做出准确判断。②CT 扫描：推荐 CT 扫描作为诊断 AP 的标准影像学方法。必要时行增强 CT 或动态增强 CT 检查。根据炎症的严重程度分级为 A～E 级。A 级：正常胰腺。B 级：胰腺实质改变，包括局部或弥漫的腺体增大。C 级：胰腺实质及周围炎症改变，胰周轻度渗出。D 级：除 C 级外，胰周渗出显著，胰腺实质内或胰周单个液体积聚。E 级：广泛的胰腺内外积液，包括胰腺和脂肪坏死，胰腺脓肿。A～C 级：临床上为 MAP；D～E 级：临床上为 SAP。③胸部、腹部 X 线平片检查：SAP 常有上腹部密度增加，横膈升高，胃扩张，十二指肠液平和扩张，局限性肠胀气，甚至显示麻痹性肠梗阻之影像。本项检查也可用于除外有无胃肠穿孔、肠系膜动脉栓塞等其他急腹症。还能助于观察胰腺区有无钙化，胰周及肠腔外有否气泡，协助明确有否慢性胰腺炎或胰腺囊肿形成。若炎症波及胸膜，可见左胸腔少许积液或左肺野模糊。SAP 者肺间质呈绒毛状影像，但无心影扩大，提示 ARDS。

三、鉴别诊断

1. 急性胆胀 以右胁下或右上腹部剧烈疼痛为主症，常突然发病，阵发性加重，牵及右肩胛，兼有寒战发热，恶心呕吐，厌食油腻。胆俞多有压痛。超声波检查有助于诊断。

2. 真心痛 虽可见上腹部剧痛，但以突发剧烈的胸骨后疼痛或左胸部憋闷压迫感为主。发病年龄多在 40 岁以上。心电图、心肌损伤血清标志物均有明显异常。血、尿淀粉酶，超声波及 CT 检查均无异常。

3. 急性胃痛 以上腹部或胃脘部疼痛为主要临床表现，多兼有反酸、嗳气、恶心、呕吐，但其疼痛以钝痛、隐痛为常见，且疼痛一般不如脾心痛剧烈。血、尿淀粉酶，超声酶及 CT 检查均正常。

【治疗】

明确病因，辨别其寒热虚实，临床多见邪实证，故治以通调祛邪为主，通腑为重要之治法。寒者热之，热者寒之，血实以决之，气滞以行之。

一、急救处理

1. 禁食，给予胃肠减压。
2. 建立静脉通道，维持有效循环血容量，保持水和电解质及酸碱平衡。
3. 监护生命体征，判断疾病危重度。
4. 疼痛剧烈者，应立即给予止痛。
5. 严重者需手术治疗。

二、分证论治

1. 胆胰湿热

主症：突发中上腹胀闷、疼痛，阵发性加剧，伴有恶心，呕吐，发热，或黄疸，口苦口腻。舌质红，苔黄腻或黄燥，脉弦滑数。

治法：清热利湿止痛。

方药：龙胆泻肝汤加减，药用龙胆草、泽泻、木通、车前子、当归、柴胡、生地黄、黄芩、栀子、甘草等。

腹痛甚，大便不通者，加大黄、芒硝、延胡索等；呕吐频繁者，加服红灵丹；有黄疸者，加茵陈、金钱草。

中成药：消炎利胆片口服。

2. 热毒炽盛

主症：腹痛加剧，按之痛甚，且出现寒战高热、黄疸及肌肤紫斑，严重者可发生厥脱。舌红绛，苔黄燥，脉弦数。

治法：清热解毒，佐以通络。

方药：大承气汤加减，药用大黄、厚朴、枳实、芒硝等。

高热不退者，加服安脑丸或安宫牛黄丸；黄疸较重者，加茵陈、金钱草；肌肤紫斑明显者，加水牛角、生地黄、丹参、玄参等。

中成药：西黄丸口服；清开灵注射液、脉络宁注射液、复方丹参注射液，稀释后静脉滴注。

三、其他疗法

1. 针刺 取上脘、脾俞、足三里、胃俞、胆俞、胰俞穴。

2. 外敷 艾叶、延胡索、黄柏、细辛各5g。研细末，贴敷于胰俞、脾俞穴。

3. 灌肠 大承气汤或大柴胡汤煎剂200~400mL，每日1~2次保留灌肠。

【调护】

1. 严格控制饮食，急性期需禁食，缓解期可给予清淡易消化的食物。

2. 调节情志，舒畅心情，避免郁怒，安静平卧，注意休息。

3. 诊断未明确前，禁用止痛药物，以免掩盖病情，耽误治疗。

4. 密切观察病情变化，监测体温、呼吸、脉搏、血压等生命体征的变化，注意皮肤色泽、肤温、腹痛等情况的改变，发现问题及时处理。

第九节 疫毒痢

【概述】

疫毒痢是以感受湿热疫毒，蕴结肠胃，耗气损血，病情危重，具有传染性的急性痢疾。临床表现为发病急骤、高热、下利脓血、腹痛剧烈、里急后重，甚或神昏、抽搐、厥脱等。疫毒痢，始见于宋·陈自明《妇人大全良方》，又称为"疫痢""时疫痢"。本病的发病往往有食物不洁史，或与疫毒痢患者接触史，发病较急，病程相对较短。多发于夏秋季节，男女老幼皆可罹患，但多见于2~7岁的儿童。《诸病源候论》云："岁时寒暑不调而有毒疠之气，小儿解脱，为其所伤，邪与血气相搏，入于肠胃，毒气蕴积，值大肠虚者则变痢血，其痢状，血色蕴瘀如鸡鸭肝片，随痢下。此是毒气盛热，食于人脏，状如中蛊，故谓之蛊毒痢也。"

西医学的中毒性细菌性痢疾可参照本节内容辨证救治。

【病因病机】

疫毒痢是具有传染性的外感病证之一，主要的病因是感受湿热疫毒之邪，蕴结肠胃，郁遏营卫，营泣卫郁，邪毒与气血相搏，肠道脉络受损，腐败化为脓血。若体质素虚，禀赋不足，脾胃虚弱，或久病、大病之后，适逢饥饿、劳累、感寒等，则更易诱发。

1. 湿热疫毒，蕴结肠胃 夏秋季节，天之暑气下迫，地之湿气上蒸，湿热秽浊疫毒易于滋生，人处湿热熏蒸之中，若起居不慎，贪凉饮冷，暴饮暴食，或进不洁食物，湿热疫毒之邪，从口而入，直趋中焦，蕴结肠胃，潜伏膜原，郁遏营卫，与气血相搏，气机郁阻，大肠传导失司，热毒内炽，熏灼肠道，脉络受伤，气血凝滞，损及肠道脂膜，腐败化为脓血。

2. 邪毒炽盛，内陷心肝 是疫毒痢最主要的病机。热毒极盛，充斥三焦，弥漫气血，疫毒内陷心包，蒙蔽心神，或热盛化火，内窜营分，进迫厥阴、少阳，引动肝风，甚则耗竭气阴，阳气暴脱，阴阳离决而危及生命。

总之，疫毒痢病因为湿热疫毒，病位在阳明肠胃，与五脏相关。病性虚实夹杂，以实为主，常现内陷心肝之危候。

【诊断与鉴别诊断】

一、诊断要点

1. 多发于夏秋季节。有食物不洁史，或与疫毒痢患者接触史。

2. 男女老幼皆可罹患，但多见于2~7岁的儿童。

3. 起病急骤，呈全身中毒为主的症状。病初即可有高热、精神萎靡、面色青灰、四肢厥冷、反复惊厥、神志不清，可出现呼吸和循环衰竭，但肠道症状往往较轻，甚至无腹痛与腹泻。起病时胃肠道症状不明显，但用灌肠或肛门拭子采便检查可发现白细胞（脓细胞）。

4. 常需肛拭子或生理盐水灌肠采集大便，经检查才发现黏液脓血便，镜下可见大量脓细胞和红细胞。血象可见白细胞升高。也可做粪便培养、荧光抗体染色、肠镜等检查。粪便细菌培养志贺菌属阳性。

本病以重度脓毒症、休克、中毒性脑炎为主要症状，在菌痢流行季节，凡突然发热、惊厥而无其他症状的患者，必须考虑到中毒性菌痢的可能，应尽早用肛拭子取标本或以盐水灌肠取材做涂片镜检和细菌培养。

二、相关检查

1. 血象 急性期白细胞计数及中性粒细胞中等度升高；慢性期患者可有轻度贫血。

2. 粪便检查 典型痢疾粪便中无粪质，量少，呈鲜红黏冻状，无臭味。镜检可见大量脓细胞及红细胞，并有巨噬细胞。

3. 病原学检查 ①细菌培养：粪便培养阳性是确诊的依据。取脓血部分及时送检和早期多次送检均有助于提高细菌培养阳性率。②特异性核酸检测：采用核酸杂交或PCR可直接检查粪便中的痢疾杆菌核酸，具有灵敏度高、特异性强、快速简便、对标本要求低等优点。

4. 其他检查 对有痢疾样大便而疑有其他结肠疾患时可进行结肠镜检查。急性菌痢肠黏膜呈弥漫性水肿、充血、细小浅表溃疡和黏液脓性分泌物；慢性期黏膜水肿和充血较轻，散在粗糙颗粒，可见溃疡、瘢痕和息肉。在肠镜直视下取溃疡部位渗出物做细菌培养，阳性率高于粪便培养。

三、鉴别诊断

1. 中暑 疫毒痢和中暑都发生于夏季，临床都以发病急骤、发热、神昏、抽搐等为主症。但中暑病前常有在高温环境中劳作或在炎炎烈日下长途行走等诱因，而疫毒痢有食物不洁史，或与疫毒痢患者接触史。疫毒痢大便外观为黏液脓血样，镜下可见大量脓细胞及红细胞，并有巨噬细胞；而中暑无脓血便。另外，中暑男女老幼皆可罹患，而疫毒痢多见于 2~7 岁的儿童。

2. 暑温 暑温发于夏季，发病急骤，临床以高热为主，随着病情的发展，也可见神昏、抽搐等症状，与疫毒痢相似，但其高热不在第一天，并且始终无脓血便。

【治疗】

疫毒痢的病位在肠胃，六腑以通为用，"通因通用，通腑泻毒"为其大法。治疗原则以清热解毒、行气活血为主。结合不同证候表现，可分别兼以除积导滞，或凉血平肝，或救逆固脱等。

刘河间提出"行血则便脓自愈，调气则后重自除"的原则，故早期可配以活血行气止痛之药，而后期多配以凉血开窍之药，禁用镇静安神法，以防邪毒滞留。

一、急救处理

1. 静脉给药 可用环丙沙星、左氧氟沙星等氟喹诺酮类药物或第三代头孢菌素抗生素。病情好转后改口服，剂量和疗程同急性菌痢。保持安静，建立静脉通路，吸氧，畅通气道。

2. 抗休克 ①扩容：即扩充血容量、纠正酸中毒和维持水、电解质平衡。首先输给平衡盐液，15~20mL/kg，快速静滴或静注。有酸中毒时可补 5% 碳酸氢钠液。首次补液后继续滴入生理盐水或葡萄糖盐水，24 小时内输液量以 50~100mL/kg 为宜，应参考病情、尿量和 CVP 调整输液量和速度。低分子右旋糖酐可疏通微循环和扩容，儿童 20mL/kg，成人 500mL 静脉滴注。②血管活性药物的应用：应用山莨菪碱（654-2）可解除微血管痉挛，改善微循环。应用指征为：面色苍白或灰白，四肢末梢发凉，惊厥，呼吸节律不齐；肌张力增强，血压升高；口唇发绀，皮肤花纹，脉压 <20mmHg 或血压下降。剂量宜从小开始，儿童每次 0.5~2.0mg/kg，成人每次 20~60mg，轻症每隔 15~30 分钟肌注或静注 1 次；重症每隔 5~15 分钟静注 1 次。待四肢转暖、面色微红、脉搏有力、血压回升及呼吸改善时逐渐减少用药次数及剂量，直至停用。一般用 3~6 次即可奏效。如无山莨菪碱，可用阿托品，儿童每次 0.03~0.05mg/kg，成人每次 1~2mg。精神兴奋患者可用东莨菪碱。如上述方法治疗后休克无好转，可考虑以酚妥拉明、多巴胺与间羟胺联用。③肾上腺皮质激素的应用：应早期应用。氢化可的松每日 5~10mg/kg，或地塞米松每日 0.5~1.0mg/kg 加入液体中静滴。一般用药 3~5 天。④强心剂的应用：有心功能不全者，根据病情选用毛花苷丙（西地兰）或毒毛花苷 K。毛花苷丙剂量：儿童每次 10~15μg/kg，成人 0.4mg；毒毛花苷 K 用量：儿童为每次 7~10μg/kg，成人 0.25mg，均稀释于 10%~25% 葡萄糖液 20mL 中缓慢静注。必要时可重复应用。

3. 防治脑水肿及呼吸衰竭 早期应用血管活性药和人工冬眠疗法，可预防呼吸衰竭。如已出现呼吸衰竭，应立即应用山莨菪碱大剂量（儿童每次 1~2mg/kg，成人每次 40~60mg）、短间隔（每 5~10 分钟 1 次）反复静注；与此同时，快速静脉推注 20% 甘露醇液，每次 1~2g/kg，4~6 小时用药 1 次，或与 50% 葡萄糖液交替应用，直至脑水肿症状消失。除此之外，给予吸氧，吸痰，保持呼吸道通畅，应用呼吸兴奋剂等。如呼吸停止，立即气管插管或行气管切开，用人工呼吸机呼吸。

4. 控制高热与惊厥　应综合使用物理降温、人工冬眠疗法，争取短时间内将体温降至 38.5℃ 以下。高热伴烦躁、惊厥者，可用氯丙嗪及异丙嗪各 1~2mg/kg 肌内注射，依病情需要每 2~6 小时 1 次，一般 3~4 次，冬眠时间不超过 12~24 小时。反复惊厥者，可静脉注射地西泮（安定）0.1~0.4mg/kg 或水合氯醛溶液灌肠（30~60mg/kg）或苯巴比妥钠肌内注射（5~8mg/kg）。

5. 其他措施　包括防治各种并发症如急性肾功能衰竭、消化道出血等。中药生脉散（人参、麦冬、五味子）具有升压、抗休克和改善微循环等作用；中药枳实注射液治疗感染性休克亦有明显效果，可酌情应用。另外纳洛酮在感染性休克的治疗中也有一定效果。

二、分证论治

1. 毒热炽盛证

症状：骤然发病，腹痛剧烈，里急后重，痢下鲜紫脓血，伴壮热，口渴，头痛烦躁，小便黄短。舌红苔黄，脉弦滑数。

治法：清热解毒，凉血除积。

方药：白头翁汤加减，药用白头翁、黄连、黄柏、秦皮等。

脘痞，恶心呕吐，苔腻者，加藿香、竹茹、半夏；腹胀，里急后重甚行，加木香、白芍、厚朴、槟榔。

中成药：藿香正气丸，炎琥宁注射液。

2. 热毒内闭证

症状：壮热不退，头痛谵妄，烦躁不安，或嗜睡神昏，或四肢抽搐。舌红绛，苔黄燥，脉弦数。

治法：清营解毒，开窍息风。

方药：大承气汤合羚角钩藤汤加减，药用大黄、芒硝、厚朴、枳实、羚羊角，钩藤、桑叶、菊花、川贝母、竹茹、生地黄、白芍、茯神、甘草等。

若高热汗出，面红目赤者，加石膏、天花粉；若牙关紧闭，两目上视，喉中痰鸣者，加龙骨、牡蛎、僵蚕。

中成药：清开灵注射液、醒脑静注射液。

3. 内闭外脱证

症状：高热骤降，神昏谵语，四肢厥冷，大汗淋漓，面白气促，自利不止。舌暗红而干，脉细数或脉细弱。

治法：开闭固脱。

方药：回阳救逆汤加减，药用人参、炮附子、肉桂、干姜、白术、茯苓、陈皮、炙甘草、五味子、山茱萸等。

中成药：参附注射液、生脉注射液、参麦注射液。

三、其他疗法

1. 灌肠　可先行清洁灌肠，然后辨证用中药，如白头翁汤、大承气汤等煎液灌肠。

2. 针灸　热毒炽盛者，可以三棱针刺十宣、曲泽、委中，点刺出血。内闭外脱者，艾灸神阙、气海、关元。

【调护】

1. 疫毒痢患者一经诊断，要进行隔离，以防传染，及时填写疫情报告卡。
2. 密切观察病情并加强护理，监测生命体征，做好出入量等记录。

第十节　时疫霍乱

【概述】

时疫霍乱是指夏秋之季，感受时行疫邪，疫毒由口而入，损伤脾胃，升降失司，清浊相干，临床以剧烈而频繁的吐泻、腹痛或不痛为特征的疾病。霍乱病名首见于《内经》，《素问·六元正纪大论》云："七郁发之……为呕吐霍乱。"又"不远热则热至……热至则身热，吐下霍乱。"《素问·气交变大论》云："岁土不及，民病飧泄霍乱。"《灵枢·五乱》云："清气在阴，浊气在阳，营气顺脉，卫气逆行，清浊相干……乱于肠胃，则为霍乱。"

西医学急性胃肠炎、细菌性食物中毒甚至由弧菌引起的霍乱等均可参照本节进行辨证论治。

【病因病机】

病因主要为感受时邪和饮食不慎致使脾胃肠受伤，纳运失司，升降失调，清浊相干，乱于肠胃所致。

1. 感受时邪　夏秋之际，暑湿蒸腾，失于调慎，感受暑湿秽浊疫疠之气，客邪秽气，郁遏中焦，脾胃受伤，运化失常，气机不利，清浊相干，乱于胃肠而发为时疫霍乱。

2. 饮食不慎　饮食不洁，贪凉受冷，暴饮暴食，损伤脾胃，致脾胃运化失常，清浊相混而成时疫霍乱。

【诊断与鉴别诊断】

一、诊断要点

1. 发病特点　夏秋季节，起病急骤，来势凶险，常有暴饮暴食或饮食不洁的病史，或集体发病，特别是来自霍乱疫区，更应警惕。

2. 证候特点 以剧烈而频繁的吐泻并作、腹痛或不痛为主要临床表现。呕吐有时如喷射状，吐泻物也可为米泔水样，症状重者可出现皮肤松弛，目眶凹陷，转筋囊缩，四肢抽搐，甚至出现面色苍白，汗出肢冷，唇甲青紫，声怯息微，脉微细欲绝等亡阳证候。

二、辅助检查

1. 血液 大量水和电解质的丧失导致血容量减少和血液浓缩，红细胞和血红蛋白增高，血浆比重和血细胞比容升高，白细胞可增高至（10～20）×10^9/L 或更高，中性粒细胞及大单核细胞增多。血清钾、钠、氯化物、碳酸氢盐降低，尿素氮增加，血 pH 下降。治疗前由于细胞内钾离子外移，血清钾可在正常范围内，当酸中毒纠正后，钾离子移入细胞内而出现低钾血症。

2. 尿液 尿量减少，比重初可因尿浓缩而增高，也可因急性肾功能衰竭多尿而降低，尿 pH 下降，可有蛋白、红白细胞及各种类型的管型。

3. 病原学检查 ①直接涂片镜检：粪便可见黏膜和少许红白细胞；取粪便、呕吐物或早期培养物涂片做革兰染色镜检，可见排列呈鱼群状的革兰阴性稍弯曲的弧菌。②悬滴检查：将泻吐物做悬滴或暗视野显微镜检，可见运动活泼呈流星式穿梭活动的弧菌。③增菌培养：所有疑为霍乱患者的粪便，除做显微镜检外，均应做增菌培养。④分子生物学检查：应用 PCR 技术来快速诊断霍乱。

通过识别 PCR 产物中的霍乱弧菌毒素基因亚单位 CtxA 和毒素协同菌毛基因（TcpA）来区别霍乱菌株和非霍乱弧菌。然后根据 TcpA 基因的不同 DNA 序列来区别古典生物型和爱尔托生物型霍乱弧菌。4 小时内可获结果，能检出每毫升碱性蛋白胨水中 10 条以下霍乱弧菌。目前多重实时荧光定量 PCR 可分别根据霍乱弧菌霍乱毒素 A 亚单位基因（CtxA）和糖基转移酶基因（LPSgt）作为检测的靶基因，设计引物和 TaqMan－MGB 探针，探针的 5′端分别用 FAM 和 VIC 进行荧光标记，3′端标记 MGB，从而优化 PCR 扩增体系。这种方法可准确、特异地鉴定霍乱弧菌，同时能够甄别 O139 群霍乱弧菌。⑤霍乱弧菌快速检测试纸条：O139 霍乱弧菌快速检测试纸条是结合特异性单克隆抗体技术和免疫胶体金技术研制出的一种新方法。该项技术操作简单方便，报告结果迅速，无须任何仪器设备，可在 10 分钟内做出疫情初报。该法主要用于疑似霍乱患者和密切接触者，粪便标本检出阳性率高于常规的分离鉴定法。但该方法阳性预测值低（46%～67%），故不能取代常规细菌培养，只能作为一种筛检方法使用，最终的确诊仍以细菌培养结果为准。

三、鉴别诊断

1. 痢疾 霍乱腹痛，上吐下泻，而痢疾亦可见呕吐、下痢、腹痛，但痢疾有里急后重，下痢赤白脓血。

2. 呕吐、泄泻　急性呕吐以呕吐为主，不伴腹泻；泄泻以排便异常为主要表现，粪质稀溏，便次频多，其发生有急有缓，且不伴有呕吐。

【治疗】

由于霍乱发病急骤，变化迅速，病势凶险，临床治疗上不可拘守于口服用药，应内外同治，诸法并举。

一、急救处理

1. 一般治疗　患者严密隔离，卧床休息，注意保暖，饮食以流质为主，剧烈呕吐者可暂禁食，恢复期逐渐增加饮食。解除隔离标准：①停服抗菌药物后，连续 2 日粪便培养（如无粪便，可用肛拭子从直肠取粪便）未检出霍乱弧菌者解除隔离。②患者经治疗症状消失后，如无大便培养条件，自发病日起，住院隔离不得少于 7 天。③慢性带菌者，大便培养连续 7 天阴性，每周培养胆汁 1 次，连续两次阴性者可解除隔离，但尚需进行流行病学观察。

2. 补液疗法　原则是早期、迅速、足量补充液体和电解质，并要先盐后糖、先快后慢、纠酸补钙、见尿补钾。

（1）**静脉输液**　适用于中、重症失水而又不能口服者。静脉输液推荐使用平衡盐溶液，或 541 溶液，或生理盐水。541 溶液的配方：1000mL 水内氯化钠 5g，碳酸氢钠 4g，氯化钾 1g（内含 Na^+ 134mmol，Cl^- 99mmol，K^+ 13mmol，HCO_3^- 48mmol）。用时每 1000mL 另加 50% 葡萄糖 20mL，以防低血糖。在基层单位为方便应用，可按 0.9% 氯化钠 550mL，1.4% 碳酸氢钠 300mL，10% 氯化钾 10mL 和 10% 葡萄糖 140mL 配制。24 小时静脉输液的量与速度依失水轻重而定，轻度脱水者应以口服补液为主，如有呕吐不能口服者给予静脉输液 3000～4000mL/d，初 1～2 小时宜快速，5～10mL/min；中度脱水补液 4000～8000mL/d，最初 2 小时内快速静脉输入 2000～3000mL。待血压、脉搏恢复正常后，可减慢输液速度为每分钟 5～10mL。重度脱水需每日补 8000～12000mL 或更多。先由静脉推注含糖 541 溶液 1000～2000mL，按每分钟 40～80mL 甚至 100mL 速度进行，需 20～30 分钟，以后按每分钟 20～30mL 的速度通过两条静脉输液管快速滴注 2500～3500mL 或更多，直至休克纠正为止。一般每日补充氯化钾 3～6g。如经过以上处理病情不见好转者，可用羟乙基淀粉、低分子右旋糖酐，必要时酌给肾上腺皮质激素、间羟胺、多巴胺。

（2）**口服补液**　霍乱肠毒素虽能抑制肠黏膜对 Na^+ 和 Cl^- 的吸收，但霍乱患者肠道对葡萄糖的吸收能力仍然完好，葡萄糖的吸收能带动 Na^+ 的配对吸收和 K^+、碳酸氢盐的吸收，而且葡萄糖还能增进水的吸收。同时，口服补液能防止补液量不足或过多而引起的心肺功能紊乱及医源性低血钾的发生。因此，口服补液既适用于轻、中度的霍乱患者，又适用于经静脉补液纠正休克而情况改善的重型霍乱患者。WHO 倡导在有霍乱流行的发展中国家使用口服补液盐（ORS），治疗的前 6 小时，成人口服液量为 700mL/h，儿童每小时 15 ~25mL/kg，腹泻严重时入液量可适当增加。以后每 6 小时的服入量为前一个 6 小时泻吐量（出液量）的 1.5 倍。呕吐并非口服补液的禁忌，但呕吐物量应计算在补液量中。有人主张以蔗糖代替 ORS 中的葡萄糖，蔗糖的含量为 4%（117mmol/L），还有人主张用 30g/L 的米粉代替 ORS 中的糖，由于其渗透压低而更好。由于甘氨酸有独特的吸收途径，可明显增加水和电解质的吸收，用 111mmol/L 的甘氨酸加入 WHO - ORS 中，可避免产生渗透性腹泻而起到增强 ORS 的作用。经加入甘氨酸治疗的患者粪便量、腹泻天数及口服液用量均显著减少。

3. 抗菌治疗 应用抗菌药物有可能缩短病程、减少腹泻次数和迅速从粪便中清除病原菌，但仅作为液体疗法的辅助治疗。常用的有环丙沙星（0.25 ~0.5g，每天 2 次）、复方磺胺甲噁唑（2 片/次，每天 2 次）、诺氟沙星（0.4g，每天 3 次）和氧氟沙星（0.4g，每天 3 次）等，以上药物任选一种，口服 3 天。0139 群霍乱弧菌对常用抗菌药物如四环素、氨苄西林、氯霉素、红霉素、头孢唑林、环丙沙星敏感。

4. 抗肠毒素治疗 目前认为氯丙嗪对小肠上皮细胞的腺苷酸环化酶有抑制作用，单次口服或肌注 1mg/kg 的剂量，能使重症霍乱患者大便量迅速减少 65%，患者得到镇静，主观感觉改善。小檗碱（黄连素）也有抑制肠毒素和抗菌作用，能安全有效地抗肠液分泌，成人每次 0.3g，每日 3 次口服；小儿 50mg/（kg·d），分 3 次口服。

5. 对症治疗 包括纠正酸中毒与低血钾，防治休克和心力衰竭等。霍乱患者如能得到及时、正确治疗，病死率可降至 1% 左右，治疗不及时或不当时，病死率仍可达 10% ~30%。死亡原因早期主要由于严重脱水引起的低血容量休克及严重代谢性酸中毒，晚期多死于肾功能衰竭。儿童、老年人、孕妇及有并发症者预后差。

6. 其他 亡阴、亡阳者给予参麦注射液、参附注射液稀释后静脉滴注。

二、分证论治

1. 寒霍乱

症状：暴起呕吐泄泻，初起时所下带有稀粪，继则下利清稀，不甚臭秽，胸膈痞闷，腹痛或不痛，四肢清冷，甚则面色转白，形寒肢厥，倦怠乏力，或有筋脉挛急，或见眼眶凹陷，头汗自出，最后大汗淋漓，四肢冰冷，声音嘶哑，拘急转筋。舌淡，苔白腻，脉濡弱或沉细欲绝。

治法：轻者芳香化湿或温中散寒，重者回阳固脱，补虚益阴。

方药：藿香正气散加减或理中汤加减，药用藿香、苏叶、白芷、桔梗、半夏、茯苓、厚朴、白术、甘草、干姜等。

若见转筋者，可加吴茱萸、木瓜等舒经通络之品。如见头汗自出，面色苍白，可加重温中祛寒作用，以附子理中汤、四逆汤治之。若病情严重，出现声音嘶哑、大汗淋漓、四肢厥冷等亡阳虚脱证候，当采用通脉四逆加猪胆汁汤。

中成药：参附注射液稀释后静脉滴注。

2. 热霍乱

症状：吐泻骤作，发热口渴，心烦脘闷，吐泻有腐臭味，腹中绞痛，小便黄赤，甚则四肢酸楚，筋脉拘急，严重者可出现唇面爪甲青紫，身热自汗，手足厥逆。舌苔黄腻，脉濡数或沉伏。

治法：清热化湿，益气固阴。

方药：燃照汤加减，药用省头草、黄芩、栀子、滑石、豆豉、半夏、厚朴、白豆蔻等。

热甚者可用桂苓甘露饮、白虎汤、竹叶石膏汤以清其暑火。若四肢酸楚，筋脉拘急者，可用蚕矢汤以清热化湿，舒筋通络。如热深厥深，四肢厥逆，可用白虎汤合紫雪丹等。

中成药：醒脑静或血必净注射液稀释后静脉滴注。

3. 干霍乱

主症：猝然腹中绞痛，欲吐不得吐，欲泻不得泻，烦躁闷乱，甚则面色青惨，四肢厥冷，头汗出。脉沉伏。

治法：辟浊解秽，利气宣壅。

方药：玉枢丹。

若邪壅过盛而欲吐不能者，可用探吐法或用行军散以搐鼻取嚏。

中成药：出现亡阴亡阳者，可给予参麦注射液或参附注射液稀释后静脉滴注。

三、其他疗法

1. 针灸 可刺少商、曲池、委中、金津、玉液等穴。

2. 取嚏 用皂角末或通关散吹入鼻中，取嚏以通气道使郁邪外出，多用于干霍乱。

【调护】

1. 保持室内安静清洁，发现患者应检查所饮用水源及剩余食物，并进行消毒隔离。

2. 急性期应禁食，或给予清淡流质饮食，恢复期不可过早进食不易消化食物，要从流食、半流食逐渐过渡到普食。

第十一节 急 淋

【概述】

急淋是指小便频数短涩，欲出未尽，尿道刺痛或灼痛，便时加重，小腹拘急为主要临床表现的病证。《金匮要略·消渴小便不利淋病脉证并治》对本病的症状做了描述："淋之为病，小便如粟状，小腹弦急，痛引脐中。"目前临床上多将淋证分为气淋、石淋、热淋、血淋、膏淋、劳淋六种类型。淋证中起病急骤者属急淋，又名猝淋、暴淋，以石淋、热淋、血淋为多见，其发病急，病情易反复，重时疼痛剧烈，难以忍受。

本病多发于中青年或生活无规律者。

西医学的急性膀胱炎、急性尿道炎、急性前列腺炎、泌尿系统结石等有尿路刺激症状的疾病，均可参照本节进行救治。

【病因病机】

急淋病因有虚有实，以实证为多。实证主要是膀胱湿热、肝气郁滞、瘀血阻络，虚证主要责之于肾气亏虚。

1. 膀胱湿热　多因外阴不洁，秽浊之邪上犯膀胱，酿成湿热。平素过食辛热肥甘之品，或嗜酒太过，脾胃运化失职，积湿生热，易患此疾。内、外湿热邪气蕴结膀胱，气化失司，水道不利，发为淋证。

2. 肝气郁滞，瘀血阻络　肝气郁结，郁怒伤肝，肝气失于疏泄，久则气滞血瘀，络脉瘀阻，或气郁化火，气火郁于下焦，以致膀胱气化不利，少腹作胀，小便艰涩疼痛而成为淋证。

3. 脾肾亏虚，感受外邪　先天畸形，禀赋不足，肾气虚弱，或因年迈、久病、体弱及房劳、多产、产后，肾气亏乏，肾虚下元不固，或脾肾亏虚，膀胱气化失司，尿液积留，外邪易于侵袭膀胱，成为虚实夹杂之淋证，且淋证一旦发生，膀胱湿热邪气上犯于肾，或久病不已，又可使肾气受损，两者互相影响，以致病情缠绵难愈。

总之，急淋证的病因以湿热实证为主，病位在肾与膀胱；虚证多以肾气虚为主，且多虚实夹杂。

【诊断与鉴别诊断】

一、诊断要点

1. 疾病特点　多发生于中青年，既往可有此类病史。多因劳累、生活调理不慎而诱发。以小便频数、疼痛为主症，有时仅以腰腹剧痛来诊。

（1）石淋　以疼痛为主，表现为尿道窘迫疼痛，或阵发性腰腹疼痛难忍，尿中有砂石排出。

（2）热淋　多见于青年女性，以尿频、尿急为主，小便灼热疼痛，多伴有发热。

（3）血淋　尿色红如洗肉水样，或夹有血块，尿痛。

2. 证候特点　本病多因湿热下注所致。正如《景岳全书·淋浊》所说："淋之初病，则无不由乎热剧，尤容辨矣。"

（1）石淋　多为实证，疼痛较剧，以刺痛、绞痛为主；舌红，苔薄黄，脉弦或带数。

（2）热淋　多为实证，本病发病急，小便短数，灼热刺痛，溺色黄赤，伴有畏寒发热，热多寒少，或有口苦呕恶，腰痛拒按，大便可秘结；苔黄腻，脉濡数。

（3）血淋　实证见小便热涩刺痛，痛引脐中，尿色深红如洗肉水，或夹有血块，或见心烦，舌红苔黄，脉数；虚证见尿色淡红，尿痛涩滞不明显，神疲乏力，腰膝酸软，面色无华，舌淡红，苔薄白，脉细数。

二、辅助检查

1. 尿常规检查　尿液常混浊，可有异味。常规检查可有白细胞尿、血尿、蛋白尿增多，如发现白细胞管型，有助于肾盂肾炎的诊断。尿蛋白常为阴性或微量。

2. 尿细菌学检查　UTI 诊断的确立，主要依靠尿细菌学检查。①尿沉渣镜检细菌：清洁中段尿的没有染色的沉渣用高倍镜找细菌，检出率达 80%～90%，可初步确定是杆菌或球菌，是革兰阴性还是革兰阳性细菌，对及时选择有效抗生素有重要参考价值。②尿细菌定量培养：可采用清洁中段尿、导尿及膀胱穿刺尿做细菌培养，中段尿细菌定量培养菌落计数 $\geq 10^5/mL$，称为真性菌尿，可确诊尿感；$10^4 \sim 10^5/mL$ 为可疑阳性，需复查；如 $< 10^4/mL$，可能为污染。耻骨上膀胱穿刺采集标本培养有菌落生长，即为真性菌尿。

3. 血常规检查　急性肾盂肾炎时血白细胞常升高，中性粒细胞增多，核左移。

4. B 型超声检查　B 型超声检查可以发现尿路的结构异常，如梗阻、肾盂积水、多囊肾等，应作为儿童和成人 UTI 的常规检查。

5. 影像学检查　X 线尿路检查包括尿路平片、静脉肾盂造影（IVP）、逆行尿路造影、排尿时的膀胱输尿管造影等，其目的为了解尿路情况，及时发现有无尿路结石、梗阻、反流、畸形等导致 UTI 反复发作的因素。但应掌握下列适应证：①任何类型的男性 UTI；②儿童，尤其是年龄 <5 岁的儿童 UTI；③对于初次发生的女性 UTI，原则上不做 X 线尿路检查；但对于反复发作的女性 UTI，若抗生素治疗效果不好，或有持续血尿，或怀疑肾乳头坏死、肾周脓肿、肾脓肿、肾肿瘤时，应进行 X 线尿路检查。

6. 其他　也可以考虑进一步做核素显像、CT 或 MRI 检查，前列腺液检查，静脉肾盂造影，超声波检查，膀胱、尿道镜检查等。

三、鉴别诊断

1. 癃闭　癃闭为排尿困难，小便量少甚至点滴全无，常伴有小腹胀满。癃闭常有尿频，但无尿痛，每日排出尿量少于正常，重时无尿排出。淋证尿频，伴有尿痛，每日尿量多正常。

2. 尿血　血淋、尿血均以小便带血，尿色红赤，甚至溺出纯血为共有的症状，但血淋兼有尿痛，故不痛者为尿血，痛者为血淋，二者不难鉴别。

3. 淋病　淋病多有不洁性生活史，症见尿痛，尿道口溢脓，红肿痒痛，实验室检查可见淋球菌，属性传播性疾病。与淋证有别。

【治疗】

急淋实则清利，虚实夹杂者，通补兼施，为其基本治则。具体而言，实证以膀胱湿热为主，治以清热利湿；以热灼血络为主者，治以凉血止血；以砂石结聚为主者，治以通淋排石；以气滞不利为主者，治以理气疏导。虚实夹杂者治以健脾益气、补虚益肾，兼以通利，审其主次缓急，兼顾治疗。

一、急救处理

1. 一般治疗：急性期休息，多饮水，勤排尿。膀胱刺激征和血尿明显者，可口服碳酸氢钠片1g，每日3次，以碱化尿液、缓解症状、抑制细菌生长、避免形成血凝块，对应用磺胺类药物者还可增强药物的抗菌活性并避免结晶形成。尿感反复发作者应积极寻找病因，及时祛除诱因。

2. 抗感染治疗：抗感染治疗的用药原则是：①选用致病菌敏感的抗生素。在无药敏结果时，应选用对革兰阴性杆菌有效的抗菌药物，尤其是首发尿感。治疗3天症状无改善，应按药敏结果调整用药。②抗生素在尿和肾内的浓度要高。③选用肾毒性小，副作用少的抗生素。④应根据尿路感染的部位和类型分别给予不同的治疗。⑤单一药物治疗失败、严重感染、混合感染、耐药菌株出现时应联合用药。

3. 急淋易反复发作，宜及早发现并及时而系统地治疗。

4. 监测体温，注意小便情况的变化。

二、辨证救治

1. 石淋

症状：排尿突然中断，尿道疼痛，痛引下腹会阴，连及大腿内侧，或尿中时有砂石排出，小便艰涩，或腰腹绞痛难忍，尿中带血，重时恶心呕吐。舌红，苔薄黄，脉弦或带数。

治法：利湿通淋，化积排石。

方药：石韦散加减，药用石韦、金钱草、海金沙、王不留行、车前子等。尿痛剧烈者加白芍、甘草以缓急止痛；尿中带血者，加小蓟、生地黄、白茅根以凉血止血。

中成药：石淋通片、排百颗粒。

2. 热淋

症状：小便频数，灼热疼痛，尿急，溺色黄赤，少腹拘急胀痛，或有畏寒发热，口干口苦，或大便干结。舌苔黄腻，脉濡数。

治法：清热利湿通淋。

方药：八正散加减，药用萹蓄、瞿麦、木通、车前子、滑石、生大黄、栀子、甘草梢、灯心草等。伴寒热、口苦者，加柴胡、黄芩、黄柏、金银花；伴有血尿者，加大蓟、小蓟、白茅根、仙鹤草。

中成药：八正合剂、三金片、热淋清胶囊。

3. 血淋实证

症状：尿色深红如洗肉水，或夹有紫黯血块，尿频，尿急，小便热涩刺痛，排尿不畅，痛引脐中。舌红苔黄，脉数。

治法：清热通淋，凉血止血。

方药：小蓟饮子加减，药用生地黄、小蓟、滑石、木通、蒲黄、淡竹叶、藕节、当归、栀子、炙甘草等。血瘀痛甚者另吞三七粉、琥珀粉以化瘀通淋止血。

中成药：分清五淋丸、热淋清胶囊、金钱草冲剂。

4. 血淋虚证

症状：尿色淡红，尿频、尿急症状不明显，神疲乏力，腰膝酸软，面色无华。舌淡红，苔薄白，脉细数。

治法：滋阴降火，补虚止血。

方药：知柏地黄丸加减，药用知母、黄柏、熟地黄、山茱萸、山药、茯苓、牡丹皮、泽泻等。血虚较甚者加阿胶、旱莲草；出血重者加小蓟草、仙鹤草。

中成药：知柏地黄丸。

三、其他疗法

石淋，针刺中极、膀胱俞、委阳、内关，用泻法。热淋，针刺膀胱俞、中极、阴陵泉，用泻法。血淋实证，针刺中极、膀胱俞、血海、三阴交、劳宫，用泻法；虚证，针刺中极、膀胱俞、血海、三阴交、复溜、太溪，或加足三里、气海，用补法。

【调护】

急淋护理主要在于缩短病程，防止其反复发作。若病势缠绵不愈，可转为慢性。

1. 观察小便颜色变化，有无异物（结石、血块等）排出。正确收集尿标本。若尿道阻塞应做好导尿准备。

2. 慎起居，适劳逸，节制房事，以免劳伤肾精。

3. 注意饮食，忌食肥甘辛辣之品。如为石淋，鼓励患者多饮水，以利于排石。

4. 加强体育锻炼，提高机体抵抗力，防止外部感染。

5. 养成良好的卫生习惯，尤其注意外阴部的清洁卫生。

第十二节　急肾风

【概述】

急肾风是由于外感邪气下移于肾所致的以浮肿、尿少、腰痛、尿血、眩晕等症状为主要临床表现的内科常见病。肾风病名源于《内经》，《素问·风论》："肾风之状，多汗恶风，而庞然浮肿，脊痛不能直立，其色炲，隐曲不利，诊在颐，其色黑。"

本病一年四季皆可发生，尤以冬春二季为多。西医学的急性肾小球肾炎、急性肾炎综合征等病出现浮肿、尿少、腰痛、尿血、眩晕等症状时，可参照本节进行辨证论治。

【病因病机】

本病发生可因风寒而致的感冒，风热而致的咽痛、乳蛾肿大、烂喉痧、猩红热等，湿热而致的皮肤痈疖、脓疱疮等，在机体脾肾亏虚的状态下而引发，因多由外感实邪而诱发故又叫实证肾风，亦称外感肾风。现将常见的病因病机分述如下。

1. 风邪外袭　风邪夹寒邪、热邪内含于肺，肺失宣降之能，不能通调水道，下输膀胱，三焦失决渎之机，肾失利水之能，肾气自病，不能制水，以致风遇水阻，风水相搏，流溢肌肤，发为水肿。《素问·水热穴论》说："勇而劳甚则肾汗出，肾汗出逢于风，内不得入于脏腑，外不得越于皮肤……传为跗肿，本之于肾，名曰风水。"

2. 湿毒浸淫　肌肤疮疡痈毒内归脾肺，肺失通调，脾失转输，肾失开阖，导致水液代谢障碍，溢于肌肤，发为水肿。《济生方·水肿论治》说："又有少年，血热生疮，变为肿满，烦渴，小便少，此为热肿，《素问》所谓结阳者肿四肢是也"。

3. 湿热壅盛　湿热外受，久稽不化，或湿邪化热，湿热交蒸，气机为之壅滞，膀胱气化失司，三焦决渎无权，水道不通，亦发水肿。如《玉机微义》说："水气主湿热。"

4. 寒湿内侵　久居湿地，或冒雨涉水，致寒湿之气内侵，或饮食失节，劳逸失常，寒暖失宜，久思伤脾，致脾气呆滞，健运无力，水精不布，肾失土制，肾者水脏，统五液，五液失约，则水散经络，外溢肌肤而成本病。

综上所述，急肾风的病因在于感受风寒、风热、湿毒、湿热之邪，在肺、脾，肾三脏功能失调的情况下，乘虚而入，导致肺失宣降，脾失运化，肾失开阖，膀胱气化失司，三焦决渎无权，水液浮溢肌肤而发病。急肾风实证居多，虚证少见。

【诊断与鉴别诊断】

一、诊断要点

1. 疾病特点　多发于学龄儿童，发病前 1~4 周多有咽痛、鼻塞、流涕、咳嗽、发热、恶寒的病史或疮疖感染等发病过程，有些患者可在感染后 1~3 天即发水肿，部分患者亦可无明显前驱感染史。

2. 证候特点　发病急骤，初起以头面眼睑浮肿为主，随着病变发展，逐渐以下肢凹陷性水肿为主，小便短赤，泡沫多，血尿，腰痛，严重者可出现胸水、腹水、眩晕（血压升高）等临床表现。此外，可伴有恶心、呕吐、腰酸、乏力、头痛、鼻衄等，少数严重患者可在数日内出现关格。

二、辅助检查

1. 免疫学检查　绝大多数患者起病初期血中总补体及 C3 都明显降低，8 周内渐恢复正常，对诊断本病意义很大。如血清补体持续降低，可作为病情仍在进展的指标。

50%～80%患者抗"O"增高，表明近期内曾有链球菌感染，但滴度高低与肾炎的严重程度及预后无关。部分患者起病早期循环免疫复合物（CIC）及血清冷球蛋白可呈阳性。

2. 肾活检 肾活检的指征为：①少尿一周以上或进行性尿量减少伴肾功能恶化者；②病程超过两个月而无好转趋势者；③急性肾炎综合征伴肾病综合征者。

3. 其他 血、尿常规检查，尿液相差显微镜检查，24小时尿蛋白定量、免疫学检查，肾脏B超等检查。

三、鉴别诊断

1. 鼓胀 鼓胀以腹部膨胀如鼓而命名，往往先见腹部膨胀，继则下肢或全身浮肿，皮色苍黄，腹皮青筋暴露。肾风之水肿则先以头面及下肢浮肿为主，继则全身浮肿，一般皮色不变，腹皮亦无青筋暴露。

2. 癃闭 癃闭指小便不利，量少点滴而出，甚则小便闭塞不通，一般不伴有水肿。肾风小便不利，必伴有眼睑、下肢浮肿，严重者全身浮肿，故易鉴别。

【治疗】

遵循损有余、补不足的原则，调整阴阳，益气和血，正复则病愈也。正确掌握疏风散寒与疏风清热、清热渗湿、通阳化湿及扶正与祛邪的关系，做到化浊渗湿而不伤阴，健脾补肾不助湿碍邪。

一、急救处理

1. 一般治疗 患者一旦发生急性肾炎就应严格卧床休息，尤以平卧为宜，直至肉眼血尿消失、利尿消肿、高血压和氮质血症恢复正常，可起床逐步增加活动。一般需要卧床休息2周；其后继续限制活动1～2个月，3个月内避免体力劳动，学生则需要休学。

定期检查尿常规，直至完全正常。避免风吹感受风寒，注意观察尿量、尿色、血压、体重等变化。

2. 饮食 发病初期，对饮食成分及液体应有一定限制，以避免加重水肿或肾脏负担。饮食的控制主要根据水肿、高血压及肾功能损害而定。如肾功能正常，蛋白质可不限制，只在氮质血症和明显少尿阶段，蛋白质限每日每千克体重0.5g，其中高质量蛋白（牛奶、鸡蛋、瘦肉等）占50%以上。糖类及各种维生素应充分供给。急性期应予低盐（<3g/d）饮食。在严重水肿或无尿时，则应限制水分摄入。

3. 治疗感染灶 一般认为在病灶细菌培养阳性时，应积极应用抗生素治疗，但有些急性肾炎患者在发病前1～3周曾有过呼吸道感染或皮肤感染，发病时炎症已消失，有少数患者根本没有前驱感染病史，对于这些患者病初常规注射青霉素10～14天（过敏者可用大环内酯类抗生素）的必要性现有争议。

4. 对症治疗 包括利尿消肿、降血压、防治并发症等。①利尿消肿是对症治疗的重点措施。轻、中度水肿者，卧床休息、限制钠盐及水的摄入即可。高度水肿应使用利尿剂。常用噻嗪类利尿剂如氢氯噻嗪，剂量 1~2mg/kg，每天 1~2 次，口服；无效时用袢利尿剂如呋塞米（速尿），40~200mg 静注，最大可达 400~1000mg/d。应注意如无效，则不应反复使用，因在无尿的情况下，大剂量呋塞米可能引起听力及肾功能的严重损害。②降血压。经休息、控制水盐、利尿等措施而血压仍高者，应给予降压药。首选 ACEI 或 ARB 类降压药，如卡托普利 12.5~25mg/次口服，每天 3 次；氯沙坦 50~100mg/d 口服。③防治并发症。急性肾炎所致心力衰竭实质上是继发于水、钠潴留高血容量所致的循环充血，与因心肌衰竭的充血性心力衰竭虽症状相似，但病理生理基础不同，故治疗重点应放在限制水、钠摄入，利尿，降压，以矫正水、钠潴留。洋地黄类药物对于急性肾炎合并心力衰竭效果不肯定，不作常规应用，仅于必要时试用。经保守治疗仍难控制的循环充血状态，可用腹膜透析或血液滤过治疗。

5. 针灸 针刺阴陵泉、肾俞、风池、三阴交，以泻法为主。

6. 外治法 商陆、大戟、甘遂等份为末，每次取用 5~10g，生姜汁调为药饼，敷于神阙穴，每日换药 1 次。

7. 验方 卢氏肾炎丸（黑白丑 60g，红糖 125g，老姜 50g，大枣 60g，共研细末，水泛为丸，分 9 等份，每日服 3 次，3 天服完 1 剂）。服法如下：早晨 6 时服药，上午 8 时进食；中午 12 时服药，下午 2 时进食；下午 6 时服药，晚上 8 时进食。本方有很明显的消肿功效，适用于各种类型的肾炎水肿。身体极度虚弱者忌服。服本方还应注意纠正水、电解质及酸碱平衡的紊乱。

8. 透析治疗 少数发生 ARF 者有透析指征时应及时予以透析治疗，以帮助患者度过急性期。

二、分证论治

1. 风寒证

症状：起病初期，恶寒，发热，头痛无汗，肢节酸痛，鼻塞流涕，咳嗽喉痒，痰稀色白，尿少色清，继则面部浮肿延及全身，头面为甚，面色苍白。苔薄白，脉浮或浮紧。

治法：祛风散寒，渗湿利水。

方药：越婢汤合五皮饮加减，药用麻黄、石膏、大枣、甘草、陈皮、茯苓皮、生姜皮、桑白皮、大腹皮等。风寒偏盛可加荆芥、防风等。

2. 风热证

症状：发热，微恶寒，咽燥，喉核红肿疼痛，口干欲饮，尿少色赤或血尿，水肿先从颜面开始，然后波及全身。舌质红，苔薄微黄，脉浮数或滑数。

治法：祛风清热，宣肺利水。

方药：银翘散合四皮饮加减，药用金银花、连翘、淡竹叶、薄荷、荆芥、豆豉、桔梗、甘草、牛蒡子、芦根、猪苓、茯苓、泽泻、白术、桑白皮等。咽喉肿痛者可加板蓝根、蒲公英；热重尿血者可加鲜茅根、马鞭草。

3. 湿热壅盛

症状：全身浮肿，皮色光亮，胸腹痞闷，烦热口渴，小便短赤，或大便干结。苔黄腻，脉沉数或滑数。

治法：分利湿热。

办药：疏凿饮子加减，药用商陆、泽泻、赤小豆、椒目、木通、茯苓皮、大腹皮、生姜、羌活、秦艽等。

腹满不减，大便秘结者可合己椒苈黄丸；证势严重者，见气粗喘满，倚息不得卧，脉弦数有力，宜宣肺行水为主，可合葶苈大枣泻肺汤加减。

4. 湿毒浸淫

症状：皮肤疮疡肿痛，或乳蛾化脓溃烂，恶风发热，头面四肢浮肿，小便短赤，口干口苦，喜冷饮。舌质红，苔薄黄，脉滑数。

治法：清热利湿解毒。

方药：五味消毒饮合麻黄连翘赤小豆汤加减，药用金银花、野菊花、紫花地丁、紫背天葵、麻黄、连翘、赤小豆、桑白皮、杏仁等。血尿明显者加白茅根；疮毒糜烂者加苦参、土茯苓；喉核红肿溢脓者加赤芍、牡丹皮；皮肤瘙痒者加白鲜皮、地肤子；大便不通者加大黄、芒硝。

5. 寒湿内侵

症状：血尿，颜面浮肿，尿少色白，头重眩晕，关节酸紧而沉，畏寒肢冷，胸闷不饥，口中淡腻，时有腹痛，大便多溏，面色苍白而暗。舌淡红，苔薄白，脉多沉迟而濡。

治法：通阳化湿，佐以温运脾阳。

方药：复肾壮阳汤加减，药用仙茅、仙灵脾、韭子、白蔻仁、土茯苓、爵床子、生茅根、白术、九香虫等。恶心呕吐，加藿香正气丸；畏寒肢冷，舌有瘀斑，加附子、丹参。

三、其他疗法

针灸：风邪袭表者取肺俞、大杼、合谷、三焦俞、气海、足三里、三阴交诸穴，用泻法，不灸，风寒束表加灸大椎。湿热壅盛者取合谷、曲池、阴陵泉、水分、足三里、三阴交、三焦俞等穴，用泻法，不灸。湿热浸淫者取肺俞、合谷、阴陵泉、三焦俞等穴，用泻法，不灸。

【调护】

1. 起病后 2～4 周内应卧床休息；症状基本消失，尿常规基本正常时，可逐步起床活动。

2. 清淡饮食，勿食辛辣、醇酒及刺激性食物，肿势严重应予无盐饮食，轻者予低盐饮食（每日食盐量 3～4g）。

3. 避风寒，避免涉水冒雨，预防感冒。

4. 加强营养，选择易消化吸收、富含优质蛋白的食物。

5. 若有痈疖疮痍溃脓，应尽早治疗。长期服糖皮质激素的患者，皮肤易生痤疮，避免搔抓皮肤，以免感染。

6. 调情志，适劳逸。

7. 避免使用肾毒性药物。

第十三节 中 风

【概述】

中风是以突然昏仆、不省人事，伴口眼㖞斜、言语不利、半身不遂，或不经昏仆，仅以口眼㖞斜、偏身麻木为临床特征的危急病证，因其起病急骤，症状变化多端，病情变化迅速，与"风之善行数变"的特征相似，故名为中风。有关中风的记载，始见于《内经》，其病名有"大厥""薄厥""仆击""偏枯""风痱"等。《金匮要略·中风历节病脉证并治》较为准确地定义了中风，其曰："夫风之为病，当半身不遂，或臂不遂者，此为痹，脉微而数，中风使然。"并创立了在络、在经、在腑、在脏的分证方法，"邪在于络，肌肤不仁；邪在于经，即重不胜；邪入在腑，即不识人；邪入于脏，舌即难言，口吐涎"。

西医学急性脑血管病与本病的临床特征相似，不论是出血性还是缺血性脑血管病均可参考本节辨证论治。

【病因病机】

历代医家对中风病因病机的认识，从病因学的发展来看，大体分为两个阶段，唐宋以前多以"内虚邪中"立论，唐宋以后，尤其是金元时期，多以"内风"立论。当今学者关于中风病因病机的论述颇为丰富，王永炎院士提出"毒损脑络说"；张伯礼院士认为中风病机为气虚中络，络脉瘀滞；王新陆教授提出"脑浊说"；陈绍宏教授提出中风病的成因与虚、瘀、痰、火、风有关，即"元气亏虚为本，气虚生瘀，血瘀生痰，痰郁化火，火极生风"。

结合历代医家和当今学者观点，中风的病因病机概括为在元气亏虚基础上，加之饮食失节、情志失调、劳倦内伤等诱因，以致瘀血、痰浊内生，痰郁化火，火极生风，气血逆乱，上犯脑窍，导致脑脉闭阻或血溢脑脉之外。

1. 元气亏虚 女子七七，男子八八，天癸竭，肾气衰，冲任气脱，形神俱败，为中风的发病基础。年老体弱或久病，气血亏损，气虚则运血无力，血流不畅，而致脑脉瘀滞不通；阴血亏虚则阴不制阳，阳亢化风，风阳内动，以致气血逆乱，夹痰浊、瘀血上扰清窍，突发本病。沈金鳌提出元气虚为中风之根，因为"中风，风乘虚而为病也……总由于虚，虚固为中风之根也。惟中风之病由于虚，故腑虚则中腑，脏虚则中脏，血脉虚则中血脉，而其症各别。"(《杂病源流犀烛·中风源流》)

2. 饮食失节 嗜食肥甘厚味、辛香炙煿之物，损伤脾胃，脾失健运，聚湿生痰，郁久化热，痰热互结，壅滞经脉，上蒙清窍，或热极生风，终致风火痰热内盛，窜扰经脉，上阻清窍，发为本病。此即《丹溪心法·中风》所谓"湿上生痰，痰生热，热生风也"。

3. 劳欲过度 烦劳过度，耗气伤精，阴虚火旺，或阴不制阳，阳气鸱张，引动风阳，内风旋动，气火俱浮，或兼夹痰浊、瘀血上壅清窍脉络；房事不节，纵欲过度，耗伤肾精，阴不制阳，以致水不涵木，雷龙失位，阳亢风动，发为中风。

4. 情志所伤 肝为风脏，调畅情志，七情所伤，肝失条达，气机郁滞，血行不畅，瘀结脑脉；暴怒伤肝，则肝阳暴张，或心火暴盛，风火相扇，血随气逆，上冲犯脑；或长期烦劳过度，精神紧张，虚火内燔，阴精暗耗，久致肝肾阴虚，阳亢风动。凡此种种，易致气血逆乱，上扰脑窍而发为中风。

总之，中风的病机为元气亏虚，气虚生瘀，血瘀生痰，痰郁化火，火极生风，致使脏腑阴阳失调，气血逆乱，上冲脑窍，导致脑脉闭阻或脑脉血溢。其中元气亏虚为本，瘀、痰、火、风为标，瘀、痰是中间病理产物，风、火是最终致病因素，关键在于风火相煽，气机逆乱。

【诊断与鉴别诊断】

一、诊断要点

1. 发病特点 急性起病，好发于40岁以上者，常有眩晕、头痛、心悸等病史，病发多有情志失调、饮食失节或劳累等诱因。

2. 证候特点 半身不遂，神识昏蒙，言语謇涩或不语，偏身感觉异常，口舌喎斜，目偏不瞬，共济失调。

二、辅助检查

(一)脑卒中

1. 脑病变检查 颅脑CT检查是疑似脑卒中患者首选的影像学检查方法。CT扫描在起病24~48小时后可发现低密度软化区。磁共振(MRI)检测脑梗死更具优越性，单光子发射CT(SPECT)可更早发现脑梗死，且能定量检测脑血流量和反映组织的病理生理变化。CT扫描的主要价值在于显示梗死及细胞中毒性脑水肿的低密度区，并在发病后迅速排除脑出血或显示梗死后出血，它还能分辨新近性脑梗死与陈旧性脑梗死。新近性脑梗死为低密度病灶，与血管供血区一致，但边缘欠清晰，此乃脑水肿所致；另外，新近性脑梗死均有一定的占位效应，使同侧脑沟裂变窄或消失，脑室轻度或重度受压变形或向对侧移位。陈旧性脑梗死的密度比新近性者为低，边界清楚，因局限性脑萎缩而使同侧脑沟裂加宽，脑室轻度扩大并可向病侧牵拉移位。然而脑梗死发病最初 24 小时在 CT 上常不显影，发病 2 ~ 3 周可因转为等密度而出现"模糊效应"（foggingeffect），脑干与小脑梗死可因骨质伪影而无法辨认。标准 MRI（T1 加权、T2 加权及质子相）克服了 CT 的上述缺点，在识别急性小梗死灶及后颅窝梗死方面明显优于平扫 CT。可识别亚临床梗死灶，无电离辐射，不需碘造影剂。血管阻塞 30 分钟后 MRI 即可能显示其 T_2 缺血灶。多模式 MRI 包括弥散加权成像（diffusion – weightedimaging，DWI）、灌注加权成像（perfusion – weighted imaging，PWI）、水抑制成像（FLAIR）和梯度回波（GRE）等。DWI 在症状出现数分钟内就可发现缺血灶并可早期确定大小、部位和时间，对早期发现小梗死灶较标准 MRI 更敏感。PWI 可显示脑血流动力学状态。弥散、灌注不匹配（PWI 显示低灌注区而无与其相应大小的弥散异常）提示可能存在缺血半暗带。然而，目前常规用于选择溶栓患者的证据尚不充分。梯度回波序列可发现 CT 不能显示的无症状性微出血，但对溶栓或抗溶栓治疗的意义尚不明确。DWI、PWI 等功能磁共振成像（functional magnetic resonanceimaging，fMRI）短期内尚难以普及。

2. 血管病变检查　颅内外血管病变检查有助于了解脑卒中的发病机制及病因，指导选择治疗方案。常用检查包括颈动脉双功超声、经颅多普勒（TCD）、磁共振血管成像（MRA）、CT 血管成像（CTA）和数字减影血管造影（DSA）等。颈动脉双功超声对发现颅外颈部血管病变，特别是狭窄和斑块很有帮助；TCD 可检查颅内血流、微栓子及监测治疗效果，但其受操作技术水平和骨窗影响较大。MRA 和 CTA 可提供有关血管闭塞或狭窄的信息，以 DSA 为参考标准，MRA 发现椎动脉及颅外动脉狭窄的敏感度和特异度为 70% ~ 100%。MRA 可显示颅内大血管近端闭塞或狭窄，但对远端或分支显示不清。DSA 的准确性最高，仍是当前血管病变检查的金标准，但主要缺点是有创性和有一定风险。

3. 实验室及影像检查　选择对疑似脑卒中患者进行常规实验室检查，以便排除类脑卒中或其他病因。

（1）所有患者都应做的检查　①平扫脑 CT 或 MRI；②血糖、血脂、肝肾功能和电解质；③心电图和心肌缺血标记物；④全血计数，包括血小板计数；⑤凝血酶原时间（PT）、国际标准化比例（INR）和活化部分凝血活酶时间（APTT）；⑥氧饱和度；⑦胸部 X 线检查。

（2）部分患者必要时可选择的检查　①毒理学筛选；②血液酒精水平；③妊娠试验；④动脉血气分析（若怀疑缺氧）；⑤腰穿（怀疑蛛网膜下腔出血而 CT 未显示或怀疑脑卒中继发于感染性疾病）；⑥脑电图（怀疑痫性发作）；⑦超声心动图（怀疑心脏附壁血栓、心房黏液瘤和二尖瓣脱垂）等。

（二）脑出血

1. 颅脑 CT 扫描　CT 扫描的问世，为脑出血的诊断和鉴别诊断提供了一种准确可靠的工具，在高清晰度的 CT 图像上，脑出血的诊断几乎可达 100%。它不仅为脑出血的定性、定位与定量诊断提供了可靠依据，而且可以直观反映血肿的形态、扩展方向、破入脑室的程度及其所致的脑水肿、脑结构移位情况等。因此，CT 检查既是有效的诊断方法，也是制订治疗方案、观察疗效、判断预后的重要依据。对疑有脑出血的患者，应首选 CT 扫描检查，并应尽早进行，必要时还应多次检查，观察血肿的动态变化。脑出血依据病期不同，CT 表现亦异。

（1）急性期（血肿形成期）　发病后 1 周内：血液溢出血管外形成血肿，其内含有大量血红蛋白、血浆白蛋白、球蛋白，因这些蛋白对 X 线的吸收系数高于脑质，故 CT 呈现高密度阴影，CT 值达 40～90H，最初高密度灶呈非均匀一致性，中心密度更高，新鲜出血灶边缘不清。①形态及大小：基底节区血肿多为"肾"型，内侧凹陷，外侧膨隆，因外侧裂阻力较小，故向外凸，其他部位血肿多呈尖圆形或不规则形，血肿出血量通常以多田民方程式计算，即 $\pi/6 \times$ 长（cm）$\times$ 宽（cm）$\times$ 高（cm）＝出血量（mL）。②周围水肿带：一般于出血后第 2 天开始出现水肿带，呈均匀低密度区，环绕于血肿周围，起初范围较小，第一周范围较大，出现率达 95% 以上，以后逐渐减轻，持续一个月左右消退。③占位表现：由于血肿及周围水肿，使邻近脑室受压移位，甚至完全闭塞，中线结构亦向对侧移位，这种占位效应的出现及严重程度与脑出血量及速度有关，可见于 75% 以上的病例。④破入脑室：大约 25% 的病例血肿破入脑室，使脑室密度增高，完全充满血液者形成高密度的脑室铸形；未完全充满脑室者血液多沉积于脑室后角，以同侧最明显，可见高密度影。

（2）血肿吸收期　此期从 2 周至 2 个月，自第 2 周开始血肿周边的血红蛋白逐渐破坏，纤维蛋白溶解，使周围低密度带逐渐加宽，血肿高密度影呈向心性缩小，边缘模糊，一般于第四周变为等密度或低密度区。增强检查：在 2 周至 2 个月期间，90% 的血肿周围可出现环状强化，此环可直接反映原血肿的大小和形态，随着增强检查的时间推移，环内可出现高密度、等密度或低密度，强化环较薄，大约 6mm 厚，CT 值为 32～55H。一般认为强化环的出现是由于血肿周围含有增生的肉芽组织，血管自身调节力丧失，血液过度灌注及血脑屏障破坏等因素所致。

（3）囊腔形成期　发病 2 个月后血肿一般即完全吸收，周围水肿消失，不再有占位表现，呈低密度囊腔，其边缘清楚，不再出现强化环，CT 值近脑脊液，较小的出血灶则形成纤维瘢痕，邻近的脑室或脑沟代偿性扩大。

2. 颅脑 MRI 扫描　脑出血后，MRI 主要显示的是血肿和血肿周围组织水肿演变过程中所形成的影像，它实际上反映了出血区红细胞的溶解和血红蛋白分子的化学变化过程。在 MRI 图像上，血肿信号的强弱受红细胞铁离子的影响。出血后，红细胞内所含血红蛋白历经氧合血红蛋白、脱氧血红蛋白、正铁血红蛋白、含铁血红素的变化过程。血红蛋白变化过程中不同阶段的物质所含铁离子的数量和不成对电子的数量都不相同，它们在构成这些物质的分子中的分布不相同，因而所产生的顺磁性效应也不相同。从 MRI 的影像上分析，脑内血肿可分为 5 期，即超急性期、急性期、亚急性期、慢性期、残腔期。

（1）超急性期血肿 指脑内出血 24 小时以内，此时出血灶的血浆尚未吸收，血肿主要由完整红细胞内的含氧血红蛋白组成，因此，在 T_1 加权像（TR < 600 毫秒）上呈低信号、略高信号或等信号，在质子密度加权像上呈高信号或等信号，在 T_2 加权像（TR > 1500 毫秒）上呈高信号。

（2）急性期血肿 出血在 1 周内，出血几小时内病灶区血浆成分即开始吸收，血细胞比容逐渐升高，同时含氧血红蛋白（HbO_2）因缺氧而变成脱氧血红蛋白（DHb），伴周围脑组织水肿。因此，急性期血肿本身与灰质相比，在 T_1 加权像（TR < 600 毫秒）上呈等信号或略低信号，在 T_1 加权像（TR > 1500 毫秒，高场强）上呈低信号。其中，以 T_2 加权像最有意义，即 T_2 加权像上的低信号区相当于 CT 上的高密度影。当红细胞内的 DHb 逐渐演变成正铁血红蛋白（MHB）后，在 T_1 加权像上呈高信号，在 T_2 加权像上仍呈低信号，而且比 DHb 更低。总之，急性期血肿的典型表现是 T_2 加权像上呈短 T_2 低信号。急性血肿周围的脑水肿在发病后 24 ~ 48 小时即可在 MRI 上显示。与灰质相比，脑水肿在 T_1 加权像上呈低信号，在 T_2 加权像上呈高信号，脑水肿在 T_2 加权像上显示得最清楚，在发病数周后才会消失。

（3）亚急性血肿 出血后 1 周至 1 个月。在出血后 1 周左右，血肿周边部的脱氧血红蛋白（DHb）全已变成正铁血红蛋白（MHb），此时红细胞已溶解。也就是说，出血后第 1 周左右血肿周边部主要由游离而稀释的 MHb 组成，由于 DHb 先从血肿周边部转化为 MHb，因此，亚急性血肿早期在 T_2 加权像上血肿周边部呈明显环状高信号，血肿中心呈低信号，此乃亚急性血肿早期的 MRI 特征；在质子密度加权像上血肿周边部呈球状略高信号，血肿中心呈等或略低信号；在 T_2 加权像上血肿周边部呈明显环状高信号，血肿中心呈等或低信号。周围脑水肿依然存在。在以后的 2 ~ 3 周内，DHb 进行性地变成 MHb，从血肿周边向中心蔓延。因此，在 T_1 加权像上高信号环从周边部向中心扩展，直至充满整个血肿。在质子密度加权像及 T_2 加权像上也逐渐变成高信号。在上述演变过程中，T_2 加权像比 T_1 加权像缓慢，此时，周围脑水肿依然存在。

（4）慢性期血肿 出血 1 个月之后，此时红细胞均已溶解，慢性血肿由稀释的游离 MHb 组成，后者在所有的加权像中均为高信号，反应性巨噬细胞积聚血肿周边，消化血红蛋白产物，在细胞质内以不溶性含铁血黄素颗粒的形式沉淀下来，形成含铁血黄素环。该环在 T_1 加权像上呈等或略低信号，在质子密度加权像上呈等或略低信号，在 T_2 加权像上呈明显低信号。此时血肿周围脑水肿已消散，总之，慢性血肿的 MR 特征为：高信号血肿，外加一个低信号含铁血黄素环。

（5）血肿残腔期 见于出血 2 个月后至数年。从 2 个月后血肿出现囊变液化，当慢性血肿内的所有液体被吸收后，仅留下一个含铁血黄素衬边的残腔，即脑实质内塌陷的血肿残腔。在 T_1 加权像上呈低信号，在 T_2 加权像上呈明显低信号。总之，陈旧性血肿的 MRI 特征为低信号残腔。

尽管目前 CT 仍是急性脑内出血的首选检查方法，但 MRI 诊断亚急性与慢性血肿比

CT 敏感，尤其对陈旧血肿，MRI 可清晰显示含铁血黄素衬边的低信号残腔，容易与陈旧性脑梗死鉴别。

3. 脑血管造影（DSA） 脑出血患者一般不需要进行 DSA 检查，除非临床上怀疑有血管畸形、血管炎或 Moyamoya 病又需外科手术或血管介入治疗时才考虑进行。DSA 可清楚显示异常血管和造影剂外漏的破裂血管及部位。

4. 腰椎穿刺 在 CT 广泛应用后，已无须采用腰椎穿刺诊断脑出血，以免诱发脑疝形成，如需排除颅内感染和蛛网膜下腔出血，可谨慎进行。

三、鉴别诊断

1. 痫病 与中风之中脏腑均有猝然昏仆之症。但痫病为发作性疾病，发病时肢体抽搐，口吐涎沫，双目凝视，或口中怪叫，移时苏醒，醒后如常人，且肢体活动多正常，可反复发作，每次发作症状相似，发病以青少年居多。

2. 厥证 与中风均可见神昏之症。但厥证神昏常伴有四肢厥冷，时间短暂，醒后无半身不遂、口舌喝斜、言语不利等。

3. 痉病 以四肢抽搐、项背强直甚至角弓反张为主症，病发时亦可伴神昏，但多出现在抽搐之后，无半身不遂、口眼喝斜、言语不利等症状。而中风患者多在起病时即有神昏，发病后可出现抽搐。前者抽搐时间长，后者抽搐时间短。

【治疗】

中风病治疗关键是早期复元醒脑，散风通络，重症病者当分清闭、脱二证，或祛邪开窍，或扶正固脱，救阴回阳。

一、急救处理

1. 保持安静，卧位休息，避免不必要的搬动。

2. 保持呼吸道通畅，松解衣领，卸掉假牙，尽可能保持侧卧位，以利于口腔分泌物的引流，防止舌后坠。吸氧，必要时给予机械通气。

3. 开放静脉通道，保持营养和水、电解质平衡。

4. 严密观察意识、生命体征及瞳孔情况。有颅内高压者，根据病情给予脱水降颅压。

5. 体温升高者，可予酒精涂擦、冰袋、冰帽或冰毯进行物理降温。

6. 高血压、烦躁者对症处理。

二、分证论治

（一）中经络

邪阻经络

症状：半身不遂，偏身麻木，感觉减退或消失，头晕目眩，口眼喝斜，言语謇涩或不语，可伴心烦易怒，眩晕耳鸣，呼吸气粗，口燥咽干，痰多而黏，腹胀便秘。舌质暗淡或红、紫暗。苔薄白或白腻或黄腻，脉弦滑或弦细数。

治法：活血化瘀，化痰通络。

方药：化痰通络汤加减，药用法半夏、茯苓、天竺黄、胆南星、天麻、丹参、香附、大黄等。

风火偏甚者合用天麻钩藤饮以平肝息风；瘀血重者合用桃红四物汤活血化瘀；痰热腑实者合用大承气汤以通腑泄热；气虚血瘀者用补阳还五汤加减以益气活血，扶正祛邪。

中成药：红花注射液或丹参注射液。

（二）中脏腑

1. 闭证

症状：神昏，半身不遂，肢体拘急，项强身热，甚则手足抽搐，四肢厥冷，兼见鼻鼾痰鸣，躁扰不宁，腹胀便秘。舌质红绛或淡胖，苔黄腻而干或白腻，脉弦滑数或沉实有力。

治法：清热化痰，醒神开窍。

方药：羚角钩藤汤加减，药用羚羊角、桑叶、钩藤、菊花、生地黄、白芍、川贝母、竹茹、茯神等。

阴闭重者合用温胆汤，加服苏合香丸以温阳化痰；阳闭重者合用安宫牛黄丸；腑实者合用星蒌承气汤以通腑泄热；入营血者合用犀角地黄汤以清热凉血。

中成药：醒脑静注射液或清开灵注射液静脉滴注。

2. 脱证

症状：神昏或昏愦，肢体瘫软，手撒肢冷，汗出湿衣，重则周身湿冷，二便失禁。舌痿，舌质紫黯，苔白腻，脉沉缓或沉微。

治法：益气固脱。

方药：参附汤合桂枝龙骨牡蛎汤，药用人参、附子、桂枝、龙骨、牡蛎、大枣、白芍、生姜等。

中成药：阳脱者选用参附注射液静脉滴注或静脉推注；阴脱者以生脉注射液或参麦注射液静脉滴注或静脉推注。

三、其他疗法

针灸：取水沟、四神聪、百会、风池、劳宫穴，痰浊壅盛者配中脘、丰隆、列缺，便秘者配支沟、通里，呕吐者配曲池、合谷。平补平泻，以进针后得气为度，留针30分钟，10分钟行针一次。

【调护】

1. 急性发作期患者，应卧床休息，防止"劳则气耗""烦劳则张"。待病情稳定后，积极配合医护人员进行肢体、语言等康复训练，劳逸结合，循序渐进。

2. 卧床者宜尽量定时翻身拍背，防止褥疮、肺部感染等发生。

3. 保持病室安静，空气宜清新、流通，防止外感。

4. 稳定患者焦躁不安的情绪，防止情绪剧烈波动、情志失调。

5. 发病 24 小时内宜禁食。中风患者不宜饱餐，神志清楚者可予普软食；对进食困难或意识障碍者，采用留置胃管进食。忌食辛香燥烈、肥甘厚味及醇香之品，应多食瓜果蔬菜，保持大便通畅，避免过度用力大便。

第十四节　痉　病

【概述】

痉病是以颈项强直、经脉拘急、四肢抽搐甚至角弓反张为主要临床表现的疾病。常起病急骤，变化迅速，患者发病前常有烦躁不宁、两目凝视、口角颤动等先兆征象，继而项背经脉拘急僵直，常发于高热、神昏等病证过程中。本病记载首见于《内经》，《素问·至真要大论》云："诸痉项强，皆属于湿。""诸暴强直，皆属于风。"《灵枢·经筋》云："足太阳之筋……其病……脊反折，项筋急。""足少阴之筋……病在此者，主痫瘛及痉。"《素问·骨空论》云："督脉为病，脊强反折。"

西医学锥体外系疾病、各种引起脑膜刺激征的中枢神经系统疾病及各种发热性疾病所致抽搐、惊厥等，均可参考本节进行辨证论治。

【病因病机】

痉病病因复杂，外感风寒湿邪，经脉不利，气血运行不畅，筋脉拘急，或里热炽盛，消灼津液，筋脉失于濡养，或久病不愈，气血亏虚，筋脉失于濡养，或为金创所伤，导致筋脉拘急，发为痉病。

1. 外邪侵袭　风寒湿邪侵袭，壅滞经络，气血运行不利，脉络失于精血濡养，筋脉拘挛，发为痉病。《金匮要略·痉湿暍病脉证并治》云："太阳病，发热无汗，反恶寒者，名曰刚痉。""太阳病，发热汗出，而不恶寒者，名曰柔痉。"

2. 里热炽盛　里热炽盛，热邪内结阳明，消灼津液，阴液耗伤，不能濡养筋脉，经脉拘急而发痉；阴虚阳亢，引动肝风，风火相扇，经脉闭塞，脉络失养而发痉。《金匮要略·痉湿暍病脉证并治》云："痉为病，胸满，口噤，卧不着席，脚挛急，必齘齿，可予大承气汤。"此为邪热化燥，劫伤津液，津液失濡，发为刚痉。

3. 气血亏虚　久病或素体气血亏虚，或误治汗、吐、下太过，或外伤、产后亡血，导致气血两伤，难以濡养经脉，发为痉病。《景岳全书·痉证》云："凡属阴虚血少之辈，不能养营筋脉，以致抽挛僵仆者，皆是此证。如中风之有此者，必以年力衰残，阴之败也；产妇之有此者，必以去血过多，冲任竭也……凡此之类，总属阴虚之证，盖精血不亏，虽有邪干，亦断无筋脉拘急之病。"

4. 金创痉 创伤肌肤受损，风邪由创口侵入，风盛则动，发为痉病。金创痉有明显创伤史，典型症状为咀嚼肌痉挛和"痉笑"的出现，说明痉病已进入晚期，可能出现角弓反张和呼吸困难。这些痉病性体征都能因任何微小的声、光刺激而加重。痉病开始时是阵发的，痉期较短，间歇期较长，病情加重后，痉期逐渐延长，间歇期逐渐缩短，最后可形成强直痉病。患者表情痛苦，因肌肉痉挛，满脸大汗，面色青紫，呼吸急促，体温高达40℃~42℃，脉搏与呼吸相应增速，尤以痉病发作时为明显，但神志始终清醒。

【诊断与鉴别诊断】

一、诊断

1. 疾病特点 起病急骤，病情危重，变化迅速。

2. 证候特点 以颈项筋脉肌肉坚硬僵直、肢体手足拘急为主要临床表现。感受风寒湿邪患者一般先有恶寒发热、头痛、颈项强直、肢体酸痛症状，随即四肢抽搐甚则角弓反张。感受热邪而发痉者，颈项强直，手足抽搐，角弓反张，并常伴有高热、神昏等症。气血亏虚致痉者，多伴有头晕目眩、手足麻木等症。由外邪而引发的金创痉，多先有恶寒发热、头痛不适等外感症状，几天后头痛加剧，随后出现颈项强急、四肢抽搐甚则角弓反张等表现。由血气亏虚而引发者，多有素体虚弱，或已有头晕、目眩病史。常起病较急，突然出现头痛，项背强急，四肢抽搐，甚至角弓反张，或伴有神昏，肢体瘫痪，二便失禁等症状。

二、辅助检查

头颅CT、脑电图、心电图检查，血、尿、便常规检查，生化、血凝及D-二聚体等检查。

三、鉴别诊断

1. 痫病 痫病是一种发作性神识异常之病，常突然发病，神识不清，双目凝视，主要症状为牙关紧闭，肢体抽搐，重者猝然昏倒，口吐涎沫，两目上视，或口中作猪羊叫声，移时苏醒，醒后无异常，可反复发作，每次发作，症状相似。而痉病四肢抽搐、颈项强直症状不经治疗，不会自行恢复。

2. 厥证 厥证以突然昏倒、不省人事、四肢逆冷为主要临床表现，多为气机逆乱所致，一般无四肢抽搐和项背强直等表现。而痉病是以颈项强直、经脉拘急、四肢抽搐甚至角弓反张为主要临床表现的疾病。

3. 中风 中风以突然昏仆，不省人事，或不经昏仆而渐进加重，即以半身不遂、口舌㖞斜为主，而痉病无此见症。

4. 颤证　颤证是头部或上下肢不自主地颤动，其特征是动作幅度小，抽动较轻，且不停地发作，于入睡后即可停止。

【治疗】

痉病是由多种病因所致之急症，对痉病之治疗，审明病因，辨明虚实至关重要。若外邪侵袭所致，应以祛风散寒化湿为重；若里热炽盛伤阴所致，当清泄胃热、存阴止痉；若久病不愈，气血俱虚，当益气养血柔筋。

一、急救处理

1. 保持安静，开通静脉通路，吸氧，畅通气道。
2. 监护生命体征、血氧饱和度。
3. 抗惊厥，可选用苯巴比妥或地西泮。
4. 降低颅压，可选用甘露醇静脉滴注。
5. 醒脑开窍，可选用醒脑静注射液静脉滴注。
6. 金创痉患者需注射破伤风抗毒素。

二、分证论治

1. 外邪侵袭

症状：项背强直，甚至口噤不能语，四肢抽搐，伴有恶寒发热，头痛，肢体酸痛，无汗或有汗出。舌苔薄白，脉浮紧。

治法：祛风散寒，燥湿止痉。

方药：羌活胜湿汤加减，药用羌活、独活、藁本、防风、川芎、甘草等。

2. 里热炽盛

症状：项背强急，手足挛急，甚则角弓反张，伴有壮热口渴，喜冷饮，腹胀满，大便燥结。舌质红，苔黄燥，脉弦数。

治法：清泻胃热，存阴止痉。

方药：白虎汤合增液承气汤加减，药用石膏、知母、大黄、芒硝、生地黄、麦冬、玄参、羚羊角、钩藤、全蝎、蜈蚣等。

中成药：鼻饲安宫牛黄丸。

3. 金创痉

（1）轻症

症状：头晕乏力，烦躁不安，咀嚼无力，项强拘急，苦笑面容，四肢活动不利，反射亢进。苔腻，脉弦紧。

治法：平肝息风。

方药：玉真散加减，药用天麻、钩藤、白芷、胆南星、防风、白附子、半夏等。

中成药：清开灵注射液静脉滴注。

（2）重症

症状：全身肌肉强直性痉挛，牙关紧闭，苦笑面容，头项强直，角弓反张，面色青紫，呼吸急迫，大汗淋漓。苔白腻，脉弦紧。

治法：息风镇痉。

方药：五虎追风散合茱萸散加减，药用蝉蜕、全蝎、蜈蚣、僵蚕、白芷、胆南星、半夏、木瓜、吴茱萸、天麻、朱砂等。

中成药：安宫牛黄丸、清开灵注射液、醒脑静注射液等。

4. 气血亏虚

症状：项背强直，四肢抽搐，伴有头晕目眩，短气，神疲乏力，自汗出。舌质淡红，苔薄，脉弦细。

治法：益气养血，柔筋缓急。

方药：四物汤合大定风珠加减，药用当归、川芎、白芍、阿胶、炙龟板、炙鳖甲、生地黄、火麻仁、五味子、生牡蛎、麦冬、鸡子黄、炙甘草、生晒参等。

中成药：参麦注射液。

三、其他疗法

针灸：痉病角弓反张，选穴多循经选取督脉、膀胱经穴位。热盛致痉，可刺水沟、涌泉、十宣、大椎、合谷、阳陵泉等穴，强刺激。

【调护】

1. 对痉证患者要加强护理。应建立特别医护记录，详细观察其病情变化，尤其注意瞳孔、血压的变化，做好生命体征及血氧饱和度等记录。

2. 使患者头偏向一侧，取出假牙，保持呼吸道通畅，必要时吸痰，防止发痉时口腔异物堵塞气道。

3. 注意皮肤护理，防止褥疮发生。

第十五节　痫　病

【概述】

痫病是一种反复发作性神志异常的病证，亦称"癫痫"，俗称"羊痫风"。临床以突然意识丧失，甚则仆倒，不省人事，强直抽搐，口吐涎沫，两目上视或口中怪叫，移时苏醒，一如常人为特征。痫病首见于《内经》，《素问·奇病论》曰："人生而有病癫疾者……病名为胎病，此得之在母腹中时，其母有所大惊，气上而不下，精气并居，故令子发为癫疾也。"不仅提出"胎病""癫疾"的病名，并指出发病与先天因素有关。对于本病的临床表现，巢元方《诸病源候论·癫狂候》指出："癫者，猝发仆地，吐涎沫，口喝，目急，手足缭戾，无所觉知，良久乃苏。"巢氏还论述了不同病因所引起的痫病，并将其分为风痫、惊痫、食痫、痰痫等。宋金时代，对本病的发病机理阐述较深刻。陈无择《三因极一病证方论·癫痫叙论》指出："癫痫病，皆由惊动，使脏气不平，郁而生涎，闭塞诸经，厥而乃成。或在母胎中受惊，或少小感风寒暑湿，或饮食不节，逆于脏气。"指出多种因素导致脏气不平，阴阳失调，神乱而病。朱丹溪《丹溪心法·痫》云："无非痰涎壅塞，迷闷孔窍。"强调痰迷心窍引发。《古今医鉴·五痫》提出痫病的特点："发则猝然倒仆，口眼相引，手足搐搦，背脊强直，口吐涎沫，声类畜叫，食顷乃苏。"对于本病的治疗，叶天士从虚实论治，龚商年在《临证指南医案·癫痫》按语中总结说："痫之实者，用五痫丸以攻风，控涎丸以劫痰，龙荟丸以泻火卒；虚者，当补助气血，调摄阴阳，养营汤、河车丸之类主之。"王清任则认为痫病的发生与元气虚，"不能上转入脑髓"，和脑髓瘀血有关，并创龙马自来丹、黄芪赤风汤治之。

西医学原发性癫痫及继发性癫痫均可参照本节进行辨证论治。

【病因病机】

痫病病位在脑，以神机受损为本，心、肝、脾、肾脏腑功能失调，病因以风、痰、虚为主，尤以积痰为重，内风扰动顽痰、上扰蒙蔽清窍而发病。《临证指南医案·癫痫门》云："痫证或有惊恐，或有饮食不节，或有母腹中受惊，以致脏气不平，经久失调，一触积痰，厥气内风，猝焉暴逆，莫能禁止，待其气反然后已。"

1. 脑部外伤或外邪干忤　多由出生时难产或跌扑损伤，脑窍受损，瘀血阻滞，络脉不和，导致神志逆乱，昏不知人。另外感时邪疫毒，毒邪内侵，凌心犯脑亦发痫病。

2. 先天不足　痫病始于幼年者，多与先天因素密切相关，所谓"病从胎气而得之"，前人多责之于"在母腹中时，其母有所大惊，气上而不下，精气并居，故令子发为癫疾"。若母体突受惊恐，一则导致气机逆乱，一则导致精伤而肾亏，所谓"恐则精却"，母体精气耗伤，必使胎儿发育异常，出生后易发痫病。或先天命门伏邪，或由于父母禀赋或孕产调养不当，胎气受损，或者脏气不平，或者气机逆乱，脏腑功能失调，脾肾虚而生痰，肝气旺而生风，或先天肝肾阴血不足，心肝之气易受损，导致肝气逆乱，神不守舍，则发为突然昏仆、四肢抽搐之症。《慎斋遗书·羊癫风》曰："羊癫风，系先天之元阴不足，以致肝邪克上伤心故也。"

3. 积痰内生　饮食不节，过食肥甘厚味，脾胃损伤，痰湿内生，痰湿阻塞心窍，发为痫病；痰湿郁而化热，或五志过极、房劳过度而成郁火，痰热互结，扰乱神明，导致发痫。《丹溪心法·痫》曰："痫证有五……无非痰涎壅塞，迷闷孔窍。"

4. 情志因素　七情所伤，"恐则气下""惊则气乱"，造成人体气机逆乱，进而损伤脏腑，使心气不舒，肝气郁结。气郁久则化火生风，火则炼液成痰，痰随气逆，随火炎，随风动，风夹痰夹火蒙蔽心神、清窍而发痫病。

【诊断与鉴别诊断】

一、诊断

1. 疾病特点　具有发病突然、持续时间一般较为短暂、反复发作的特点。病情轻重不同，病情轻者突然神志丧失仅几秒钟，反复发作的间歇时间较长，数月或半年以上发作一次，病情重者神昏抽搐数小时以上不能恢复，且发作频繁，甚至一日发作数十次以上。

2. 证候特点　神志异常，甚至猝然昏仆，昏不知人，口吐白沫，两目上视，肢体抽搐或口中作猪羊叫声。证候轻者表现为突然神志丧失，无四肢抽搐，出现短暂活动中断，两目凝视，呆木不动，呼之不应，经数秒钟恢复，醒后对发作情况完全不知。证候重者突然神志丧失，猝倒叫号，频频抽掣，口吐涎沫，经数分钟或数十分钟，神志渐渐转清，醒后对发作情况一无所知，并感全身疲倦无力、头昏、头痛。

二、辅助检查

1. 脑电图（EEG）　是诊断癫痫最重要的辅助检查方法。常规头皮 EEG 仅能记录到49.5% 患者的痫性放电，采用过度换气、闪光刺激等诱导方法虽可提高 EEG 阳性率，但仍有部分患者的 EEG 检查始终正常。部分正常水沟偶尔也可记录到痫性放电，因此不能单纯依据 EEG 检查来确定是否为癫痫。24 小时长程脑电监测使发现痫性放电的阳性率大为提高，而视频脑电图（video – EEG）可同步监测记录患者发作情况及相应EEG 改变，明确发作性症状与 EEG 变化间的关系。

2. 神经影像学检查　包括头颅 CT 和 MRI，可确定脑结构异常或病变。ILAE 神经影像学委员会（1997 年）制订的神经影像学检查指征是：①任何年龄、病史或 EEG 说明为部分性发作；②在 1 岁以内或成人未能分型的发作或明显的全面性发作；③神经或神经心理证明有局限性损害；④一线 AEDs 无法控制发作；⑤AEDs 不能控制发作或发作类型有变化及可能有进行性病变者。功能影像学检查如 SPECT、PET 等能从不同的角度反映脑局部代谢变化，辅助癫痫灶的定位。

三、鉴别诊断

1. 中风　中风为病，有猝然昏倒者，可伴有四肢厥冷，当与本病鉴别。中风多素有肝阳上亢等病史，急性发病，表现为口舌㖞斜，言语不利，偏身不遂等，而痫病无此类表现，故与本病不难鉴别。清代李用粹《证治汇补·痫与卒中痉病辨》云："三症相因，但痫病仆时口作六畜声，将醒时吐涎沫，醒后复发，有连日发者，有一日三五发者。若中风……则仆地无声，醒时无涎沫，亦不复发。"

2. 痉病　痫病与痉病具有时发时止、四肢抽搐拘急症状，但痫病发时可有口吐涎沫，口中异常叫声，短时内神志转清，发作后全身倦怠乏力，多不伴发热；痉病发时身体强直，角弓反张，不易自行神志转清，多伴有发热，且有原发病存在。清代李用粹《证治汇补·痫与卒中痉病辨》云："唯痉病虽时发时止，然身体强直，反张如弓，不似痫病身软作声也。"

3. 癔症性抽搐 多为情感因素诱发，发作时有他人在场，暗示性较强，发作形式无规律，每次发作持续时间较长而一般情况较好，发作时无口唇发绀、瞳孔散大、大小便失禁，一般不引起外伤。

4. 晕厥 多以体位改变为诱因，意识障碍出现之前有头昏、眼花、恶心、面色苍白、全身出冷汗、血压下降，倒地数分钟平卧休息后即可缓解，发作后可回忆其过程。

【治疗】

痫病之治疗，首先辨明发作期、休止期，其次辨明病情轻重、证候虚实。痫病发作期多见痰湿闭窍或痰热扰神，以实中夹虚为主，休止期多见心脾肝肾亏虚，多为虚证。

一、急救处理

1. 一般治疗 ①防止缺氧和损伤：应立即使患者侧卧，尽量让唾液和呕吐物流出口外，保持呼吸道通畅，吸痰、吸氧，必要时气管插管或切开。在患者张口时，可将折替成条状的小毛巾、手帕或牙套等塞入上下臼齿之间，以免舌部咬伤。抽搐时不可用力按压患者的身体，以免造成骨折。亦不要采取所谓掐"水沟"的方法，因为此举不仅不能制止发作，反而有可能对患者造成新的伤害。尽可能对患者进行心电、血压、呼吸、脑电的监测。②迅速进行神经系统及心肺功能检查及有关实验室检查：如血药浓度、血糖、肾功能、电解质、测定动脉血 pH、氧及二氧化碳分压，及时纠正合并的全身性改变。③呼吸稳定后，应查明原因，如断药、低血糖、中毒、感染等，以便针对病因治疗。④静脉注射 50% 葡萄糖，预防低血糖，之后以生理盐水或葡萄糖维持。⑤治疗脑水肿：常用 20% 甘露醇 125～250mL 静滴。

2. 尽快终止癫痫状态 应选择速效、抗痫力强、安全、对心肺无抑制作用的药物。

（1）地西泮 首选药物。成人 10～20mg/次，儿童 0.25～0.5mg/kg。缓慢静脉注射（成人应小于 5mg/min，儿童 2mg/min），直到发作停止。10～15 分钟后可重复给药，24 小时总量不得超过 200mg。也可在首次静脉注射后，如有效，可用地西泮 60～100mg 加入生理盐水（或 5% 葡萄糖液）500mL 中于 12 小时内缓慢静脉滴注。

（2）地西泮加苯妥英钠 首先用地西泮 10～20mg 静注取得疗效后，再用苯妥英钠 0.3～0.6g 加入生理盐水 250～500mL 中静滴，速度不超过 50mg/min。用药中如出现血压降低或心律不齐时需减缓静滴速度或停药。

（3）苯妥英钠 部分患者也可单用苯妥英钠。成人首次剂量 500～750mg，儿童 10～15mg/kg，以生理盐水作溶剂，静脉注射速度不超过 50mg/min，以避免发生低血压、心律失常。抽搐停止后，每 6～8 小时口服或静脉注射 50～100mg 的维持量。其优点是无呼吸抑制及镇静作用，便于意识状态的观察。

（4）氯硝西泮　起效快，药效是地西泮的 5 倍，维持时间比地西泮长 1～2 倍。一般成人首次用 1～4mg、儿童 0.02～0.06mg/kg 缓慢静脉注射，20 分钟后可重复原剂量 2 次，兴奋躁动者可适当加大剂量。

（5）10% 水合氯醛　20～30mL 加等量植物油保留灌肠，8～12 小时 1 次。适合肝功能不全或不宜使用苯巴比妥类药物者。

（6）副醛　8～10mL（儿童 0.3mL/kg）植物油稀释后保留灌肠。可引起剧咳，有呼吸疾病者勿用。经上述处理，发作控制后，可用苯巴比妥 0.1～0.2g 肌注，每日 2 次，巩固和维持疗效。同时鼻饲 AEDs，达稳态浓度后逐渐停用苯巴比妥。上述方法无效者，需按难治性癫痫持续状态处理。

3. 难治性癫痫持续状态的处理　难治性癫痫持续状态是指持续的癫痫发作，对初期的一线药物地西泮、氯硝西泮、苯巴比妥、苯妥英钠等无效，连续发作 1 小时以上者。对难治性癫痫持续状态的首要任务是迅速终止发作，可选用以下药物。

（1）异戊巴比妥钠（阿米妥钠）　是治疗难治性癫痫持续状态的标准疗法。成人 0.25～0.5g/次溶于注射用水 10mL 静脉注射，儿童 1～4 岁 0.1g/次，5 岁以上 0.2g/次，速度不超过 0.05g/min，至控制发作为止。低血压、呼吸抑制、复苏延迟是其主要的不良反应，在使用中常需行气管插管，机械通气来保证生命体征的稳定。

（2）咪达唑仑　常用剂量为首剂静注 0.15～0.2mg/kg，然后按 0.06～0.6mg/（kg·h）静滴维持。新生儿可按 1.1～0.4mg/（kg·h）静滴维持。因起效快，对血压和呼吸抑制作用较小，已有取代异戊巴比妥钠的趋势。

（3）丙泊酚（propofol，异丙酚）　是一种非巴比妥类的短效静脉用麻醉剂，能明显增强 GABA 能神经递质的释放，可在几秒钟内终止癫痫发作和 EEG 上的痫性放电，平均起效时间 2.6 分钟。建议剂量 1～2mg/kg 静注，继以 2～10mg/（kg·h）静滴维持。突然停用可致发作加重，逐渐减量则不出现癫痫发作的反跳。

（4）利多卡因　对苯巴比妥治疗无效的新生儿癫痫持续状态有效，终止发作的首次负荷量为 1～3mg/kg 静脉注射，速度 <25～50mg/min。然后用 2～4mg/（kg·h），静脉滴注 1～3 天。在应用利多卡因时应注意其常见的不良反应，如烦躁、谵妄、精神异常、心律失常及过敏反应等。心脏传导阻滞及心动过缓者慎用。应用时应监测心脏。

（5）其他药物　可酌情选择使用：①氯胺酮（ketamine）：为非巴比妥类的短效静脉麻醉剂，成人建议剂量 1～2mg/kg 静注。②硫喷妥钠：为超短时作用的巴比妥类药物，成人建议剂量 0.05～0.1g。

二、分证论治

1. 阳病

症状：猝然昏仆倒地，不省人事，两目上视，牙关紧闭，颈项强直，四肢抽掣，或喉中痰鸣，或口吐涎沫，或口中怪叫如羊啼，甚则二便自遗，移时苏醒，醒后几如常人。舌质红或暗红，苔白腻或黄腻，脉弦数或弦滑。

治法：泄热涤痰，息风定痫。

方药：定痫丸加减，药用天麻、全蝎、僵蚕、川贝母、胆南星、半夏、鲜竹沥、石菖蒲、琥珀、茯神、陈皮、丹参、麦冬、姜汁、甘草等。

中成药：清开灵注射液或醒脑静注射液。

2. 阴痫

症状：神志昏愦，或震颤，抽搐时发，口吐涎沫，一般口不啼叫，或啼叫声音微小，面色晦暗萎黄，手足厥冷，或两目凝视，可迅速恢复，或动作中断，持物落地，或呆木无知，不闻不见，不动不语，醒后几如常人。舌质淡，苔白腻，脉多沉细或沉迟。

治法：温阳除痰，顺气定痫。

方药：五生饮合二陈汤加减，药用南星、半夏、白附子、黑豆、陈皮、茯苓、生姜等。

中成药：参附注射液。

三、其他疗法

针刺：发作期首先进行针刺治疗，阳痫针刺水沟、十宣、印堂、合谷、内关，点刺放血；阴痫针刺水沟、十宣，点刺放血。

【调护】

1. 对痫病患者仔细观察病情，重视神志及生命体征的变化。

2. 有义齿者应取出。

3. 痫病发作时应用裹纱布的压舌板或开口器置于上下磨牙之间，以免咬伤舌头。

4. 对发作频繁者，要加用床挡保护，以免发生跌仆坠床。

5. 对痫病重症者，应特别注意保持呼吸道通畅，及时清除呼吸道分泌物，以免发生窒息。

第十二章　外科急症 ▷▷▷▷

第一节　肠　痈

【概述】

肠痈是临床最常见的急诊之一，属内痈范畴，病位在阑门，以转移性右下腹痛为主要临床表现，为邪蚀肠腑，肉腐成脓的肠腑疾患。根据临床症状，又有缩脚肠痈、小肠痈、盘肠痈、大肠痈等不同病名。本病可发生于任何年龄，似好发于青壮年，男性多于女性，约占外科住院患者的15%。每逢季节交替，寒温突然变化时高发。肠痈病名最早见于《内经》，《素问·厥论》云："少阳厥逆，机关不利……发肠痈不可治，惊者死。"汉代张仲景在《金匮要略·疮痈肠痈浸淫病脉证并治》中，对肠痈的未成脓和已成脓的辨证、鉴别、治法有了较详细的论述。明代《外科正宗·肠痈论》对肠痈的病因病理、辨证治疗进行了全面系统的总结。清代《医宗金鉴·外科心法要诀·大小肠痈》认为，肠痈是湿热、气滞、瘀血注于肠中，为后世医家应用清热解毒泻火法治疗肠痈提供了理论依据。

西医学急性阑尾炎可参照本节辨证治疗。

【病因病机】

1. 寒温不适　外感六淫之邪，内陷肠腑，致脉络瘀阻，气血凝滞，瘀而化热，肉腐成脓，肠痈乃成。

2. 饮食不节　暴饮暴食，嗜食肥甘厚味，或贪凉饮冷，致脾胃损伤，肠腑气机失和，功能失司，糟粕内停，瘀而化热，灼伤肠络，肉腐成脓，乃成肠痈。

3. 情志不畅　情志不遂，肝失条达，肝病传脾，脾失健运，致湿滞肠腑，食积内停或痰凝肠间，化热化火，而致本病。

4. 劳倦过度　劳累过度，或食后暴走，致肠腑气血失和，或肠中糟粕坠入阑门，使其气机失闭塞，化火灼伤肠络，而致本病。

肠痈的核心病机是六腑气机不利，传导失常，继而气滞血瘀，湿浊内蕴，瘀而化热，肉腐成脓，肠痈乃成。早期为虚实夹杂，中期正盛邪实，毒邪炽盛，后期正虚邪陷，甚则会产生"走黄"之变证。

【诊断与鉴别诊断】

一、诊断要点

1. 症状

（1）**转移性右下腹疼痛** 本病初起多为胃脘部疼痛或绕脐而痛，痛无定处，时痛时止，半日或两日内疼痛固定于右下腹，而上腹或脐周疼痛消失。此时痛有定处，痛无休止并阵阵加重。

（2）**胃肠道症状** 发病伊始即有恶心、呕吐，呕吐物为所进食物。发病初期部分患者可有腹泻，但转移至右下腹痛时，多发生便秘。随着病情加重，可出现肠麻痹或直肠刺激症状，即里急后重，频繁腹泻。

（3）**全身症状** 发生于腹痛加重以后，可有头痛、头晕、乏力、恶寒、发热，甚或面红目赤，憎寒壮热，少数患者可出现黄疸。

2. 主要体征

（1）**右下腹局限性压痛** 在发病初期即可触及，可随阑门位置不同而改变，并可出现右下腹局限性或弥漫性肌紧张。

（2）**右下腹包块** 疾病迁延，可出现阑门周围脓肿。此时可在右下腹扪及界限不清的包块，严重时可破皮而出，形成肠瘘。

（3）**结肠充气试验阳性** 该试验是诊断肠痈的重要体征。

（4）**经穴触诊** 多数患者在足三里和上巨虚之间的阑尾穴出现压痛，并以右侧多见。

3. 证候特点

（1）初起胃脘不适或绕脐而痛，痛无定处，伴恶心、呕吐或腹泻；继而出现右下腹疼痛，痛无休止，时有加重，足不能伸，形寒发热，可有便秘。

（2）右下腹痛拒按，腹紧而韧。早期舌被薄苔，迁延热盛则苔转黄腻，早期脉数微紧，继而脉见洪数。右侧足三里与上巨虚穴之间压痛。晚期可自右下腹或右腰部破溃成痈。

二、相关检查

血常规检查见白细胞轻中度升高，中性粒细胞明显升高，尿常规检查正常或有少量白细胞及红细胞。B超、CT检查有助于肠痈的诊断。

三、鉴别诊断

1. 伏梁（克罗恩病） 该病为秽浊之邪结伏于肠道，阻滞气血运行，秽浊与气血搏结日久而成。常反复发作，以腹痛和腹部包块为主要临床表现。

2. 急性心腹痛（上消化道急性穿孔） 平素脾胃虚寒，吞酸嗳气，发作有时，复加饮食不节，肝气犯胃，气血瘀闭，而成本症。症见突发上腹痛，迅速漫延全腹，面色苍白，肢冷汗出，病情危重，病势凶险。

3. 石淋　该病为湿热之邪蕴结于下焦，煎熬尿浊杂质，结为砂石，停阻于肾系所致，常见腹痛、腰痛、尿频、尿急、尿中带血及放射性疼痛。常有腰部叩击痛。

4. 异位妊娠破裂　有明确的闭经史，突发腹痛，无转移性疼痛，常有不规则阴道出血，发病时伴有面色苍白、晕厥等危重证候，尿妊娠试验阳性。

5. 肠覃（卵巢囊肿蒂扭转）　因气血凝滞胞络所致，该病常有宫旁或少腹肿块，平素无疼痛，常在劳累及剧烈运动后发作，以右下腹或左下腹疼痛为主。

【治疗】

一、急救处理

1. 节制饮食，严重者应禁食。
2. 卧床休息，减少运动，充分休息。
3. 病情较重不能进食者，适当静脉补液。
4. 手术治疗：一旦确诊，早期行阑尾切除术，术前即应用抗生素。不同类型急性阑尾炎的手术方法选择亦不相同。穿孔性阑尾炎应切除阑尾，清除腹腔脓液或冲洗腹腔，放置腹腔引流；阑尾周围脓肿无局限趋势应手术切开引流。

二、分证论治

1. 气机瘀滞证

症状：面白无华，形寒微热，突发腹痛，痛无定处，或绕脐而痛，恶心纳呆，嗳气反胃，腹泻或便秘，右下腹压痛，拒按，右侧足三里穴与上巨虚穴间压痛。舌苔薄白，脉弦微紧。

治法：行气活血，通腑化滞。

方药：大黄牡丹皮汤加减，药用生大黄、牡丹皮、桃仁、冬瓜仁、芒硝等。

气滞重者加枳实、朴厚；食滞重者加槟榔、莱菔子；热重加金银花、败酱草；痛甚者加延胡索、川楝子；湿重加生薏仁。

中药注射液：双黄连注射液或银黄注射液。

针灸：取足三里、上巨虚、阑尾穴、曲池、天枢、内关穴，脘腹胀满者，加中脘、气海。直刺，提插捻转，用泻法，或用电针治疗，强刺激，留针20~30分钟。

2. 热毒炽盛证

症状：面红气粗，憎寒壮热，或惧热无寒，口渴喜冷饮，烦躁不安，右下腹痛，甚或全腹疼痛，固定不移，痛无休止，时有加重，腹痛拒按，皮紧而韧，足不得伸，大便秘结，右侧足三里穴与上巨虚穴之间压痛。舌苔浊腻，脉洪数。

治法：清热凉血，通里攻下。

方药：大柴胡汤合大黄牡丹皮汤加减，药用柴胡、黄芩、枳实、厚朴、大黄、牡丹皮、桃仁、冬瓜仁、芒硝等。

中药注射液：双黄连注射液或清开灵注射液。

针灸：取上巨虚、天枢、阑尾穴、丰隆、内庭、曲池、合谷穴，热甚者加大椎以泄热，便秘者加腹结、支沟以调理大肠气机。直刺，提插或捻转，用泻法。也可用电针治疗，强刺激。

外敷法：如意金黄散右下腹外敷，面积要稍大，每日 1 次。或将上述中药渣用纱布袋装后外敷局部。

3. 正虚邪陷证

症状：腹痛剧烈，腹肌挛急，精神委顿，呻吟低微，肢冷汗出，或体温不升反降，或面目俱黄，或痈脓自右下腹或右腰部破皮而出。舌淡，苔薄白，脉沉细。

治法：扶正祛邪，回阳救逆。

方药：薏苡附子败酱散合参附汤加减，药用生薏仁、附子、败酱草、人参、红藤、当归等。

中药注射液：清开灵注射液或银黄注射液。

针灸：取关元、气海、足三里、内关、血海穴。若痢不止者，加大肠俞；小便不利者，加中极、膀胱俞。直刺，提插或捻转，或用电针治疗，用补法。

外敷法：如意金黄散或金黄膏外敷痛处，也可用中药渣装袋外敷。如脓肿已溃，按疮疡治疗。

三、综合治疗

肠痈包括西医学的急性阑尾炎、阑尾周围脓肿，是临床上常见的急腹症。如治疗及时、得当，预后良好。如延误治疗，形成弥漫性腹膜炎、合并门静脉炎，也可引起败血症而危及生命。

本病初起，单纯性阑尾炎或伴有局限性腹膜炎，无高热，腹痛范围局限时，中药、针灸，内服、外治可收到较好疗效，但如腹膜炎范围扩大，体温升高，应及时手术治疗，以免出现变证。如患者就诊较晚，腹痛超过 3 天或已出现阑尾包块或周围脓肿时，可按中医辨证治疗或中西医结合治疗，亦可取得满意疗效。

【调护】

1. 肠痈发病与饮食不节、寒温不适有密切关系，在预防上应饮食有节，寒温适度，特别是在季节变化之际更要注意预防。

2. 肠痈发病后，轻者要清淡饮食，禁忌生冷油腻，充分休息，对病情严重者要禁食，由静脉补充营养，卧床休息。

第二节 肠 结

【概述】

肠结是外科常见的急症，死亡率较高，临床以腹痛时作时止、腹胀如鼓、恶心、呕吐、大便不通、排气停止为主，即出现痛、吐、胀、闭四大临床症状。

西医学的急性肠梗阻可参照本节辨证治疗。

【病因病机】

1. 病因 常见饮食不节，肠道气滞，血瘀，寒凝，热结，金刃所伤。

2. 病机 各种致病因素客于肠间，清浊相混，糟粕内停是其因，腑气不降，气机失调，壅遏上逆，腑气不通，发为肠结。甚则化热灼伤肠络，或肠络瘀阻而发厥、脱之证。

【诊断与鉴别诊断】

一、诊断要点

1. 症状

（1）突发腹痛，早期时痛时止，痛无定处，或似有定处，晚期可痛无休止，固定不移。

（2）恶心、呕吐，早期为反射性呕吐，量少，如为高位小肠病变则呕吐频繁，如低化小肠或结肠病变则呕吐发生较晚。晚期呕吐为反流性呕吐，甚或呕吐粪便。

（3）腹胀如鼓，肠形频起，腹中窜气或如奔豚状。晚期或肠络损伤则肠失蠕动。

（4）无矢气，便闭。若高位小肠梗阻，早期可有少量排便或排气，后期则无矢气，不排便。血瘀肠腑型肠结或其他型肠结的晚期则便下脓血。

2. 体征

（1）腹部膨隆，可见肠形或蠕动波，严重者腹部不对称。

（2）肠中雷鸣，肠鸣辘辘，或有水行肠间之声。晚期或血瘀肠腑型肠结则肠音消失，腹中寂静。舌质或淡或暗或有瘀斑，苔或薄或腻或腐或燥或无苔，皆因病因不同、病程长短而异。

（3）早期腹部无局限性压痛或散在压痛，痛无定处，或喜温按；晚期或血瘀肠腑型肠结，则腹痛拒按，痛有定处，皮紧如木，身热，烦渴引饮。早期脉弦紧或沉弦或弦细，迁延日久可有弦滑、滑数或细数。

二、相关检查

1. 实验室检查 早期血常规正常，血电解质基本正常，如梗阻时间较长则有血液浓缩现象，红细胞、血红蛋白增高；尿比重增加；或电解质紊乱。如肠梗阻发生绞窄则有白细胞增高、血便及酸碱平衡失调。

2. 影像学检查

（1）B超 可见肠管增宽，肠道积液，肠内容物不能前行，并可见到发病部位肠管突然变窄。晚期或血瘀肠腑型肠结或见肠蠕动消失，肠间积液。由于这项检查是无创伤、污染少的检查，可以反复、动态观察。

（2）X线 一般在肠梗阻发生4~6小时，立位腹平片可见腹部出现气液平面。

（3）CT 是诊断肠结非常好的方法，通过三维重建可以清楚显示病变发生的部位和程度。

三、鉴别诊断

1. 急性脾心痛 腹痛多在上腹部、左上腹部，痛无休止，严重者也可有全腹痛，但是腹中无转气雷鸣，血、尿淀粉酶升高。

2. 石淋 腹痛呈刀割样，时作时止，并向会阴部放射，可有恶心、呕吐，腰部可有叩击痛，可有血尿。

【治疗】

一、急救处理

1. 胃肠减压 在于减轻腹胀，降低肠腔压力，便于肠管休息，促进肠功能恢复；也可经胃管给药；并防止呕吐，预防吸入性肺炎。

2. 全胃肠外营养 以补充热量，纠正水、电解质代谢紊乱及酸碱平衡失调，并使肠道充分休息。

3. 防止感染和中毒 应用抗肠道细菌，包括抗厌氧菌的抗生素。一般单纯性肠梗阻可不应用，但对单纯性肠梗阻晚期，特别是较窄性肠梗阻及手术治疗的患者，应该使用。

4. 手术疗法 ①解决引起梗阻的原因。②肠切除肠吻合术。③短路手术。④肠造口或肠外置术。

二、分证论治

1. 气机塞滞证

症状：腹痛时作时止，痛无定处，腹皮不紧；恶心、呕吐，呕吐发生或早或晚，腹胀或轻或重，腹中转气或雷鸣或辘辘有声；无失气；便闭。腹中无痞块；体外无疝气，无身热。舌淡苔白，脉弦紧。

治法：行气导滞，通里攻下。

方药：承气汤加减，药用生大黄、枳实、厚朴等。

气滞者加木香、炒莱菔子；寒凝者加生巴豆、干姜、附子；热结者加赤芍、芒硝；湿阻者加甘遂、牛膝；食积者加焦三仙、鸡内金、炒莱菔子、槟榔。上药水煎 200mL，胃管注入后闭管 30~60 分钟，或直肠保留灌肠。肠结之病使用中药汤剂必须浓煎，量少，胃管注入时必须吸尽胃内残留胃液，便于中药吸收。

针灸：①体针：足三里、大横、大肠俞、内关、气海、血海。因寒凝者加关元、中脘；因热结者加曲池、支沟；因水湿者加阴陵泉；因食积者加梁门、内庭；因虫积者加阳陵泉、四缝。除内庭、四缝穴外均直刺，用提插或捻转泻法，内庭、四缝沿皮刺。留针 30 分钟，每 4~6 小时 1 次。②电针：天枢、足三里。天枢接阴极，足三里接阳极，中频刺激，留针 20~30 分钟。③耳针：取交感、大肠、小肠穴，将王不留行籽用胶布固定在穴位上，间断按压。

颠簸疗法：患者取膝胸位，医生两人分立于患者两侧，两人将双手置于患者脐水平，将患者托起，以双膝离床为度，迅速落下，反复进行多次，逐渐加大幅度，颠簸后左右晃动患者腹部，再重复以上治疗。每次 5~10 分钟。

按摩疗法：患者仰卧于治疗床上，术者以双手置于患者腹部，按摩患者腹部四周，手法要轻柔，以患者能耐受为度，反复进行。每次 5~10 分钟，间隔 1 小时重复 1 次。

润下法：植物油或液状石蜡 60mL，经胃管注入或口服，每日 2~3 次。此法对食积、虫闭、燥屎引起的肠结有疗效。

2. 脉络瘀阻证

症状：发病突然，腹痛拒按，痛无休止，痛位不移，腹皮紧，手不可近，剧烈恶心、呕吐，腹中或有痞块或有肠形，不对称，腹中转气停止，由如雷鸣变为寂静无声，无矢气，便闭，或便下恶血或鲜血，身热或厥逆。舌红，有瘀斑，苔黄腻或燥或舌光无苔。

本证为伴有血运障碍的肠结或各型肠结的晚期，肠管常有不同程度的坏死，病情严重，治宜活血通络，缓急止痛，切忌攻伐，为手术治疗做好术前准备。

治法：缓急止痛，行气活血。

处理：取足三里、天枢、内关、气海、血海穴，直刺，提插或捻转，用泻法，或加用电针中强刺激。

三、综合治疗

肠结是一种复杂、疑难疾病，在诊断上不仅要明确是否有肠结，还要鉴别肠结的性质、程度、部位、有无肠管血运障碍。以上是选择治疗方法的依据。如出现以下症状者应考虑有肠绞窄之可能，应手术治疗。

1. 发病突然，腹痛剧烈，持续性疼痛伴阵发性加剧，或腹痛牵涉腰背疼痛者。

2. 腹胀严重或腹胀不对称者。

3. 早期出现休克或经一般抗休克治疗，症状无好转者。

4. 发病后有脉数、发热、白细胞增高者。

5. 腹痛固定，且有腹膜炎体征者。

6. 腹腔出现移动性浊音或腹腔穿刺有血性腹水者。

7. 肠鸣音由亢进转为减弱或消失而症状无缓解者。

8. 排出血样大便者。

9. X 线检查见腹部有孤立胀大肠绊者。

在使用非手术治疗时，严格掌握中医非手术治疗的适应证，区分肠管有无血运障碍，如发现有血运障碍者应中转手术。如见腹痛发作频率减少、无痛期延长、腹胀减轻视为有效，可继续非手术治疗。

对程度重、病情急的肠结不可盲目使用大承气汤，因为芒硝会造成梗阻近端肠内液体大量增加，使肠管高度扩张而加重肠结程度，甚至加重肠壁缺血，形成绞窄性（血瘀肠腑型）肠梗阻，使非手术治疗失败。

【调护】

1. 密切注意病情变化情况，记录 24 小时出入量，及血压、脉搏、体温、呼吸变化。

2. 记录呕吐次数、量、性状与颜色的改变。有胃管者记录胃液的量与性状改变。

3. 注意腹痛发作的次数与间隔时间。

4. 记录服药及其他治疗后有无排气及排便。

5. 避免暴饮暴食或餐后剧烈运动，做到起居有时，饮食有节。

6. 注意做到定时排便，防治便秘。

7. 注意治疗腹外疝和观察腹外疝的变化。

第三节　急性创伤

【概念】

急性创伤是指外力作用于人体造成人体脏腑、经络、四肢百骸严重损伤的急危重症，由于作用力的强弱不同、作用部位不同，所产生的临床表现不尽相同，病情复杂，处理困难。在创伤中伤及头，轻则清窍瘀蒙，重则元神外脱；伤及胸、腹内脏腑、器官，轻则气机瘀闭，重则阴阳乖逆；伤及经络，轻则瘀血积滞，重则气随血脱；伤及四肢筋骨，轻则伤筋动骨，重则筋断骨折。中医学将急性创伤分为伤、创、折、断四种不同情况，《旦礼记集解》云："皮曰伤，肉曰创，骨曰折，筋曰断。"对于创伤的治疗，中医学也积累了丰富的临床经验。本节着重讨论头创伤、胸创伤、腹腔创伤。

【诊断】

一、局部症状

1. 伤及皮肤肌肉　可见局部疼痛、肿胀，功能障碍，肌腠破溃，出血。

2. 伤及筋骨　可见关节扭、挫畸形，骨折，筋断。

3. 伤及脏腑　可见脏器外露，气机郁闭，功能紊乱。

二、全身症状

1. 发热　一般发热不甚，属内伤发热。如瘀血内停化热则可有大热；如伤及髓海，可有壮热。

2. 厥逆　严重损伤时，伤气者气机逆乱，昏不识人；伤血者血不循经，气随血脱；伤脏者心神蒙蔽，阴阳离决，神昏气脱；伤脑者清窍蒙蔽，元神外脱，出现厥逆之象。

3. 病重伤肾　严重损伤后，可出现急病伤肾和重病伤肾之象，如严重的皮肤肌肉损伤，气血凝滞，血瘀脉外，经络阻隔，或大面积烧伤气血两燔，阴液耗竭，可出现少尿或无尿。

三、诊断思路

1. 迅速判断有无威胁生命的伤害　快速、全面查体，及时发现并优先处理呼吸道梗阻、心跳骤停、活动性出血三种可导致猝死的凶险情况。此阶段是快速检查与紧急处理同时进行，遵循"保存生命第一"的原则。

2. 进一步诊断检查　在患者心肺复苏、出血、休克得到初步控制后，全面系统查体，判断创伤性质，严重程度，为制订救治计划提供依据。

（1）病史采集　询问受伤机制、受伤过程、现场情况、抢救经过及既往史，通过病史采集以发现一些"隐蔽"部位的创伤。

（2）查体　应连续多次反复进行，以及时发现新出现的症状和体征。一般按意识状态、呼吸、脉搏、血压、头、面、口、颈、胸、腹、肛、泌尿系、脊柱、四肢的顺序依次进行。对明显的受伤部位应着重检查。

（3）恰当运用辅助检查　首先是常规检查。血常规和尿常规比容可判断失血或感染情况；尿常规可提示泌尿系统损伤和糖尿病。电解质检查可分析水、电解质和酸碱平衡紊乱的情况。对疑有肾损伤者，可进行肾功能检查；疑有胰腺损伤时，应做血或尿淀粉酶测定。急性创伤患者的X线检查、CT检查往往是必要的，但必须在患者一般情况允许的时候进行。对已知有多发骨折或疑有内出血者，切忌在无准备的情况下搬动，以防止骨折处大血管突然破裂，加重失血性休克甚至导致死亡，对可疑有脊髓损伤特别是颈部损伤的患者要做好颈托固定。

（4）严密观察病情　对诊断不确切的患者，要动态观察患者的病情变化，及时发现问题，及早明确诊断，做到边急救、边诊断。严重创伤的患者，要严密观察患者的生命体征，注意有无窒息、休克等现象，并及时处理。

（5）判断急性创伤的严重程度

1）轻伤：轻微的扭伤、小的撕裂伤不影响生命，无须住院治疗。

2）中等伤：四肢骨折和广泛的软组织损伤，常需住院治疗。

3）重伤：有下列伤情之一即为严重损伤：①有活动性大出血；②合并有休克；③颅脑损伤有昏迷或有颅内高压；④胸、腹部内脏损伤；⑤呼吸道梗阻，呼吸功能不全；⑥合并肾功能不全；⑦断肢、指丧失功能的损伤；⑧合并有特殊致伤因素的损伤，如放射伤、大面积烧伤、强酸或强碱腐蚀伤、毒气伤等。

【急救处理】

急性创伤往往是群体事件，对有多个伤员时要做到抢救积极，忙而不乱，工作有序。复合性伤害，常有身体多处损伤，在处理中遵循"甚者独行"的原则。对多发创伤的治疗要领是"先救命，后治病"。在特殊情况下，两个部位的手术可同时进行，如胸和脑的手术、腹和脑的手术等。

1. 复苏 心跳、呼吸骤停时，从现场开始行体外心脏按压及口对口人工呼吸；接着在急诊室用呼吸面罩及手法加压给氧或气管插管接呼吸机支持呼吸；在心电监测下电除颤，开始心脏按压；药物除颤，并兼顾脑复苏。

2. 通气 呼吸道发生阻塞可在很短时间内使伤员窒息死亡，故抢救时必须争分夺秒地解除各种阻塞原因，维持呼吸道的通畅。

3. 止血 大出血可使伤员迅速陷入休克，甚至致死，所以必须及时止血。

4. 包扎 包扎的目的是保护伤口，减少污染，压迫止血，固定骨折关节和敷料并止痛。最常用的材料是绷带、三角巾和四头带。

5. 固定 骨关节损伤时必须固定制动，以减轻疼痛，避免骨折端损伤血管和神经，并有利于防治休克和搬运。

6. 搬运 伤员经过初步处理后，需从现场送到医院进一步检查和治疗。

【创伤愈合的类型】

可分为两种：①一期愈合：组织修复以原来的细胞为主，仅含少量纤维组织，局部无感染、血肿或坏死组织，再生修复过程迅速，结构和功能修复良好。多见于损伤程度轻、范围小、无感染的伤口或创面。②二期愈合：以纤维组织修复为主，不同程度地影响结构和功能恢复，多见于损伤程度重、范围大、坏死组织多，且常伴有感染而未经合理的早期外科处理的伤口。因此，在创伤治疗时，应采取合理的措施，创造条件，争取达到一期愈合。

头部创伤

【概述】

头部创伤是头部受到外伤而致气滞血瘀，阻于清窍，神明错蒙，气机逆乱，脑生理功能障碍的病证。头部创伤大致分为脑震荡、脑海挫伤两类。脑震荡相当于西医的轻型闭合性颅脑损伤，脑海挫伤相当于西医的脑挫裂伤、颅内血肿或脑干损伤。

【诊断与鉴别诊断】

一、诊断要点

头部创伤症状非常复杂，分为头皮损伤、颅骨骨折、脑震荡、脑挫裂伤、颅内血肿等，本部分着重讲述脑震荡和脑海挫伤。

1. 病史 有明显的头部直接或间接外伤史。伤后有一过性意识丧失，伤时所发生的事全然不知，即所谓"逆行性健忘"。有程度不同的头痛、头晕、恶心、呕吐。脑海损伤有硬膜下血肿时可见昏迷—清醒—再昏迷的典型过程，肢体活动不利，言语障碍，呼吸循环功能障碍。

2. 症状 伤后或头皮撕裂，或皮下血肿，或意识丧失，或小便失禁，抽搐，尔后清醒，所发之事尽忘，或头痛，头晕，神志恍惚，恶心，呕吐，或醒后复厥，昏迷不醒，二便失禁，或有高热，肢体不遂，语言謇涩或失语，或双目乌青，自耳、鼻流清水，或项后瘀血，人事不省，阴阳离决而亡。

3. 体征 瞳仁等大等圆或大小不等，对光反射迟钝或消失。呼之不应，各种神经反射或正常或迟钝或消失。轻者六脉如常，重者肌肤不仁，皮热如炽，项强如弓，脉或洪数或结代或脉微欲绝。舌红，苔薄白或黄腻或黄燥。如见双目乌青、鼻腔或耳道有异常分泌物、项部瘀血时，为颅底骨折的表现。

二、相关检查

颅骨 X 线检查对诊断颅骨骨折有诊断意义。CT 可明确显示头皮、颅骨、颅脑损伤的部位、性质和程度。磁共振对病变早期较小的损伤显示更清晰。对初次 CT 检查无阳性发现，但患者仍有症状者，应警惕颅内迟发血肿之可能，应在短期内复查。

三、鉴别诊断

痫病：突然昏仆，人事不省，肢体抽搐，口吐白沫，两手握拳，双目上视，小便失禁，自行苏醒，醒后如常人；常有反复发作史。

【治疗】

一、急救处理

1. 保持呼吸道通畅 清除呼吸道内的分泌物、呕吐物、血块，防止发生窒息，如有呼吸困难者，尽早使用呼吸机辅助呼吸。

2. 防治脑水肿 常应用脱水疗法。

3. 降低脑代谢率 常用低温冬眠疗法。

4. 抗感染治疗 应用相应抗菌药物。

5. 手术治疗 对 CT 检查及 X 线检查确有颅内血肿、严重脑挫裂伤及颅骨凹陷性骨折者应尽早手术治疗。

6. 支持治疗 头外伤昏迷者，如短时间内不能清醒，应留置胃管、尿管。留置胃管的目的在于防止呕吐，同时给予鼻饲，提供营养支持。放置尿管的目的在于观察尿量，预防其他并发症。还应开通静脉通路，给予静脉营养，但要控制补液总量。

二、分证论治

1. 脑荡神匮证

症状：伤后意识丧失时间短，多在 30 分钟以内，清醒后有"逆行性健忘"，头痛，头晕，恶心，呕吐，或神志恍惚，有恐惧感，烦躁不安或嗜睡，记忆力、判断力下降，呼吸、体温无变化，瞳仁等大等圆，对光反射灵敏，无肢体运动障碍。舌红苔薄，脉弦微数。

治法：开窍通闭。

方药：苏合香丸，每次 1 丸，温水灌服，每日 1 次。

针灸：取水沟、十宣、涌泉、内关、合谷、百会、太阳等穴。呃逆、呕吐重者加天突、足三里；眩晕重者，加风池、风府；失眠、健忘者加神门、三阴交。

其中，水沟、十宣、涌泉在昏迷期使用，点刺。

2. 脑海挫伤证

症状：伤后昏迷时间长，轻者数十分钟、数小时，重者数天甚至数周，严重头痛、头晕，恶心，喷射状剧烈呕吐，兼有偏盲，偏瘫，失语，抽搐，痰涎壅盛，呼吸或加快或减慢或衰竭，鼻腔、耳道可有异常液体流出，瞳仁不等大、不等圆，对光反射迟钝，甚至双瞳散大。舌红，苔黄腻，脉结代或至数不清。

（1）闭证

症状：神昏不醒，高热烦躁，痰涎壅盛，气息短促，二便不通。舌红绛，苔黄腻，脉弦滑数。

治法：化瘀涤痰，醒脑开窍。

方药：安宫牛黄丸 1 丸，水溶后鼻饲，每日 2～3 次。高热甚者加紫雪散，每次 2～3g，每日 1～3 次。可配合冰袋降温。

中药注射液：清开灵注射液或醒脑静注射液等。

（2）脱证

症状：神志昏愦，气息微弱，瞳仁散大，目合口开，身冷汗出，撒手遗尿。舌淡，脉弱或脉微欲绝。

治法：补气固脱，回阳救逆。

方药：参附汤加减，药用人参、附子、黄芪、山茱萸等。

中药注射液：参附注射液或生脉注射液。

三、综合治疗

头部创伤，如有脑海挫伤、颅骨骨折，则病情十分严重，变化迅速，死亡率很高，接诊时必须在短时间内做出明确诊断。CT 检查有诊断意义。一经确诊为颅脑挫裂伤、颅内血肿、脑干出血、颅骨骨折应及早手术治疗。如症状较轻，也要严密监视神经系统变化，复查头颅 CT，如病情加重，颅内出血量增加时应考虑手术治疗。

胸部创伤

【概述】

胸部创伤是指胸部在外力（钝器、利器或火器）作用下造成的胸壁、胸腔器官的创伤。轻者伤于胸壁肌肉，气血失和，脉络受阻，胸痛不已，咳唾加重，不能转侧。重者伤于经脉、脏腑而致大动脉、心脏破裂，多气随血脱，立死不治。伤于肺者可有瘀血乘肺之证。急诊临床，多见肺和胸壁的创伤。

【诊断与鉴别诊断】

一、诊断要点

1. 病史　有明显的胸部创伤史，如用力不当、闪挫伤或直接暴力损伤史。

2. 症状　伤后有局部疼痛、压痛及呼吸受限症状，甚至严重的呼吸困难、喘促，唇甲紫绀，窒息，或有胸廓内出血的症状。

（1）伤气

1）肋骨骨折：伤后胸部疼痛，胸满气短，咳唾引痛，不能转侧。

2）闭合性气胸：胸部隐痛，胸闷憋气，甚者呼吸困难，喘促不得卧。

3）张力性气胸：呼吸极度困难，张口抬肩，颈脉怒张，烦躁不安，面色苍白，唇甲紫绀，甚则面目青紫，窒息而亡。

4）开放性气胸：可见胸部伤口，伤口处可见气泡或有哨笛音，伴呼吸困难，严重者可有烦躁不安，唇甲紫绀，甚至厥逆。

（2）伤血　面色苍白，目光无神，少气懒言，胸痛如刺，胸闷气短，唇甲紫绀，四肢厥冷，或咳唾胸痛，痰中带血，喘息不已。

3. 体征

（1）肋骨骨折　患侧呼吸运动变浅，呼吸音变低，多发肋骨骨折时可出现反常呼吸。胸廓挤压试验阳性。骨折处可有骨擦音，脉弦紧。

（2）气胸　闭合生气胸、张力性气胸可见患侧胸廓饱满，肋间隙增宽，气管向健侧移位，患侧肺肺泡呼吸音减少或消失，严重时颈静脉怒张。开放性气胸可闻及气流通过胸壁伤口的声音，呼吸音减弱或消失。患侧胸部上部叩诊呈鼓音，呼吸幅度变小，皮下可扪及捻发音。脉数或弦数，或脉微欲绝。

（3）伤血 双肺可闻及湿啰音。一侧血胸时患侧胸廓饱满，肋间隙增宽，患侧肺下部叩诊呈浊音。血液挤压肺部致肺萎陷时，患侧呼吸音消失，纵隔向健侧移位。肺挫伤时双肺语颤增强。脉弦紧，或脉细数，或脉微欲绝。

二、相关检查项目

1. 胸部 X 线检查 对肋骨骨折、气胸、血胸、血气胸、心包积血、心包积液、肺挫伤有诊断价值。

2. 胸部 CT 检查 对胸部损伤具有诊断价值，特别是对诊断肺挫伤的严重程度意义很大。

三、鉴别诊断

1. 闭合性气胸与张力性气胸 闭合性气胸症状较轻，一般无循环系统症状，经抽气治疗后，病情能很快得到控制。胸部 X 线检查，一般无纵隔移位。而张力性气胸，患者临床症状严重，常躁动不安，大汗淋漓，甚至休克。经胸腔穿刺吸气后，压力及症状稍减，但很快胸腔内压力继续增高，症状加重。胸部 X 线检查可见肺压迫严重，纵隔移位明显。

2. 血胸

（1）判断肺挫伤出血和胸廓血管出血 肺组织挫伤出血，由于肺循环压力低，一般出血量少而慢，多可自行停止；肋间血管出血或胸廓内动脉出血，因其压力较高，加之胸腔内的负压环境，往往不能自止。

（2）胸腔内出血是否停止 胸腔内少量出血，患者常无明显失血症状，或失血症状不继续加重。床旁 X 线检查，下肺的积液阴影不再继续扩大，或扩大很慢，说明出血停止。如有活动性出血，患者在常规支持治疗下，失血症状继续加重，甚至影响循环。X 线检查，下肺积液阴影扩大很快。如已行胸腔引流，可见引流管内有新鲜血流出；连续 3 小时，每小时引流液在 200mL 以上为活动性出血，往往要开胸止血。

【治疗】

一、急救处理

1. 保持呼吸道通畅，恢复肺的通气和换气功能。清除呼吸道异物和分泌物，有呼吸功能不全者，及时使用呼吸机辅助呼吸。对开放性气胸者应先将开放性气胸转变为闭合性气胸，方法是：伤口无菌处理后，在大棉垫上敷凡士林纱条，令患者吸气后屏住呼吸，将棉垫外敷在伤口，加压包扎。对张力性气胸应及时行胸腔闭式引流术，降低患侧胸腔内压力。闭合性气胸，气胸范围超过 30%，症状明显者，可行针吸抽气法缓解临床症状。

2. 及时处理心脏损伤。如有心包填塞，应及早行心包穿刺，以暂时减轻症状和明确诊断，一经确诊应及时手术治疗。

3. 处理多发肋骨骨折。单发肋骨骨折由于有上下两肋的支撑起到了固定作用，不需特殊处理。有多发骨折者为防止骨折端刺伤胸膜、血管，应及时用胸带固定，充分化痰、止痛治疗，减少呼吸道分泌物，保证呼吸道通畅。对胸壁软化，出现反常呼吸者，要及时进行胸壁悬吊牵引，牵引重量一般在 2 ~ 3kg，时间 2 ~ 3 周。有条件者可立即手术，行胸廓内固定术。

4. 对胸腔出血量较大，呼吸受限者，要及时行胸腔引流，防止胸腔内积血形成胸腔脓肿，又可观察是否有活动出血。对证实有较快的活动性出血者要及时开胸探查止血。但对已明确肺挫伤出血者，不需要手术和引流，待患者一般情况稳定后，要鼓励并协助患者咳痰，恢复肺功能。

5. 有休克者，及时纠正休克。有严重呼吸困难或有呼吸窘迫者及时给以呼吸机辅助呼吸。

二、分证论治

1. 实证

症状：伤后胸痛剧烈，或固定不移，或走窜疼痛，活动受限，咳嗽，胸闷憋气，胸膈胀痛，喘促气逆，张口抬肩。舌质红，苔薄黄，脉弦紧。

治法：行气导滞，活血散瘀。

处理：病情较轻，经检查如确无肋骨骨折、无出血者可用以下方法。

（1）**手法推拿** 患者取坐位，医者立于患者背后，令助手将手臂置于患者患肢腋下向上持续牵引至脊肋关节松弛，医者轻轻按摩患者脊肋关节，发现脱位关节，令患者吸气，屏住气，医者迅速推按该关节令其复位即可。

（2）**外敷** 七厘散。

（3）**针灸** 针刺内关、支沟，强刺激，可有很好的止痛效果。

（4）**方药** 乌药汤加减，药用乌药、朱砂、木香、延胡索、香附、甘草等。伤血瘀停胸胁者，可用以下方法：

1）中成药：七厘散，每日 2 次，每次 1 ~ 2g，黄酒送服。

2）方药：复元活血汤加减，药用柴胡、天花粉、当归、红花、桃仁、穿山甲、大黄、甘草等。

3）针灸：针刺内关、支沟、期门、血海，用泻法。

2. 虚证

症状：面色苍白，目光无神，胸闷气短，少气懒言，唇甲紫绀，四肢厥冷。舌淡，苔薄，脉芤或脉微欲绝。气脱证：呼吸困难、低微，紫绀，大汗淋漓，四肢厥冷，舌淡苔白，脉微弱。血脱证：呼吸表浅，面色苍白，四肢厥冷，脉微欲绝。

治法：益气固脱，回阳救逆。

处理：

（1）气脱证 益气固脱。

1）中药注射液：生脉注射液。

2）方药：参附汤加减，药用人参、附子、山茱萸、麦冬、干姜等。若兼气滞者可酌加枳壳、香附；若汗出不止者，可加生龙骨、生牡蛎以敛汗固精。

3）针灸：取肺俞、膻中、内关、关元、气海，用补法。

（2）血脱证 益气养血固脱。

1）中药注射液：参麦注射液。

2）方药：圣愈汤加减，药用生黄芪、当归、人参、五味子、麦冬等。

3）针灸：取肺俞、膻中、内关、血海，用补法。

虚证者要配合止血、抗休克治疗，为手术治疗创造条件，争取及早手术。

腹部创伤

【概述】

腹部创伤是指腹部在外力（暴力、钝器、利器、火器）作用下所致的腹壁、腹腔内脏腑、经脉的损伤。由于腹腔内脏腑较多，功能各异，受伤后病情复杂，处理难度大。

【诊断与鉴别诊断】

一、诊断要点

1. 病史 有明显的腹部外伤史。

2. 症状 腹部器官很多，其开放性损伤容易判断，但闭合性损伤在诊断上难度很大。

（1）伤脏 面色苍白，声弱气微，冷汗眩冒，精神萎靡，烦躁不安，受伤脏器处疼痛，肾脏损伤时可有血尿，可有全腹持续性疼痛隐隐，痛引肩背，痛无休止。

（2）伤腑 剧烈持续性腹痛，伴阵发性加剧，辗转不安，或屈曲而卧，动则痛甚，恶心呕吐，初期稍热，后期高热，小便黄赤，大便秘结或便闭，全腹疼痛以受伤器官处为甚。

（3）脏腑俱伤 二者症状兼而有之。

3. 体征

（1）伤脏 腹部压痛较轻，或喜温喜按，腹皮稍紧，舌淡苔白，脉细数少力，或脉微欲绝。

（2）伤腑 腹痛拒按，腹皮紧张如木，肠音消失，舌质红，苔黄腻或黄燥，脉弦紧或滑数。

（3）脏腑俱伤 二者体征兼而有之。

二、相关检查

（1）**血常规检查**　腹腔空腔性器官损伤时，白细胞明显升高；实质性器官损伤时，红细胞及血红蛋白明显降低；实质性器官和空腔性器官同时损伤时，则白细胞上升与红细胞、血红蛋白下降同时存在。

（2）**血生化检查**　空腔性器官损伤对体液代谢影响较大，常出现水、电解质代谢紊乱和酸碱平衡失调。

（3）**降钙素原**　空腔性器官损伤时会早期出现感染，降钙素原可增高。

（4）**B超检查**　可发现腹腔内出现游离液体；实质性器官损伤时可见到损伤部位和程度；并可动态观察肠蠕动情况和腹腔积液增加情况。

（5）**CT检查**　对腹腔器官损伤情况更加直观，具有诊断价值。

（6）**X线检查**　空腔性器官破裂后，立位腹平片可见膈下游离气体。十二指肠降段以下破裂时，腹膜后可见积气。

（7）**尿常规检查**　肾、膀胱损伤时尿中可见红细胞。

（8）**腹腔穿刺**　在诊断不清，或没有B超和CT的条件下是一种简单、实用的好方法。空腔性器官损伤时，消化液或尿液进入腹腔，腹腔穿刺时会抽出含有消化液和尿液的液体；实质性器官损伤时，腹腔内会有积血，腹腔穿刺时会吸出不凝血液。如误穿刺到血管，吸出的血液在短时间内会凝固。

三、鉴别诊断

1. 肝脏损伤　除脏伤之虚象外，腹痛主要在右上腹，疼痛向右肩背部放射。

2. 脾脏损伤　腹痛以左上腹为主，常向左肩背部放射，疼痛常随体位变化而加剧。

3. 肾脏损伤　以左或右腰部或腹部疼痛为主，并有血尿。

4. 胰腺损伤　胰腺损伤往往是火器伤、刺伤及暴力作用在脐部，与脊柱形成对冲而致伤，腹痛在上腹部、左上腹部及腰背部，晚期可有化学性腹膜炎表现。

5. 小肠损伤　疼痛以受伤部小肠为主，但常是脐周疼痛。恶心，呕吐，腹痛严重。

6. 大肠损伤　腹痛以两侧腹及下腹部为重，恶心、呕吐较轻，腹胀较重，腹痛相对较轻，体温增高较早。

7. 胆囊损伤　腹痛以右上腹为主。

8. 膀胱损伤　多在膀胱充盈时发生，腹痛以下腹部为主，多伴血尿，腹腔穿刺常可抽出尿液。

【治疗】

一、急救处理

对确诊有腹腔内脏器损伤病员的抢救必须及时。

1. 积极防治休克，建立静脉通路，补充血容量，为手术治疗提供条件。

2. 对胃肠道损伤者应留置胃管，并给予持续胃肠减压。

3. 纠正水、电解质代谢紊乱及酸碱平衡失调。腹腔脏器损伤者都有程度不同的水、电解质代谢紊乱和酸碱平衡失调，应给予纠正。

4. 使用有效抗菌药物，控制感染的发生。

5. 凡腹腔内空腔器官破裂及大部分实质性器官破裂者，都需要手术治疗。

二、分证论治

1. 虚证 肝、脾、肾损伤，如 CT、B 超检查确实破裂范围不大，出血较少，患者生命体征平稳时，可在严密监护下进行非手术治疗。

症状：脏伤及腑伤晚期皆可出现，症见面色苍白，声弱气微，冷汗眩冒，精神萎靡，烦躁不安，受伤脏器处疼痛，可有全腹持续性疼痛隐隐，痛引肩背，痛无休止，喜得温按，腹皮不紧或稍紧。舌淡苔白，脉细数少力。

治法：补血养血，益气补虚。

处理：

（1）卧床休息　减少搬动、活动和不必要的检查（包括体格检查）。时间应维持 2 周。

（2）中药注射液　黄芪注射液、生脉注射液。

（3）方药　十全大补汤加减，药用熟地黄、白芍、当归、川芎、人参、白术、茯苓、炙甘草、黄芪、肉桂等。早期使用时应减川芎，加三七、侧柏叶等。

2. 实证

症状：出现腑伤所表现的症状，但因伤及器官不同，临床表现不一。症见剧烈持续性腹痛，伴阵发性加剧，辗转不安，或屈曲而卧，动则痛甚，恶心呕吐，初期稍热，后期高热，小便黄赤，大便秘结或便闭，腹痛拒按，腹皮紧张如木，肠音消失。舌质红，苔黄腻或黄燥，脉弦紧或滑数。

处理：因实证为伤腑，是胃、大肠、小肠、胆囊和膀胱破裂，都会造成严重的腹膜炎，一经确诊，应在迅速、有效的术前准备后及时手术治疗。

如为胃损伤，如伤口不大，腹膜炎症状不严重，或趋于局限，可行非手术治疗，具体方法参照急性心腹痛方法进行。腹部创伤中十二指肠损伤特别是十二指肠降段以下的损伤，由于其为腹膜后器官，伤后肠内容物不进入腹膜腔，无腹膜炎症状，疼痛轻微，部分患者伤后甚至还能正常工作，常在伤后 2~3 天就诊，主要症状是右腰部疼痛，向右肩放射，右睾丸牵涉性疼痛，及严重的腹膜后感染。急诊医生必须充分注意此种情况。

实质性器官严重损伤时会出现严重的休克，应一边纠正休克，一边术前准备，或纠正休克与手术同时进行。实质性器官损伤症状轻微者，可保守治疗，在此期间如出现病情突然恶化，脉率增快，血压下降，应警惕血肿破裂和再出血之可能，应及时中转手术。

【调护】

1. 患者必须平卧，上身略高于下肢15°左右，有低血压者下肢可略抬高。不可随意搬动患者。

2. 密切观察患者生命体征，记录患者的呼吸、心率、血压、体温、瞳孔变化。观察各种管道的使用情况，如气管插管、中心静脉导管、脑室引流管、胸腔引流管、腹腔引流管、胃管、尿管等，注意各引流管的引流流量、性状等。

3. 对输入液体要严格按照医嘱的补液顺序、补液速度、补液量的要求进行。

4. 对有气管插管、静脉导管、各种引流管要加强护理，防止医源性感染。

5. 加强患者的营养支持，防止患者在病程中出现负氮平衡。

第四节 烧 伤

【概述】

烧伤是指火焰、沸水、蒸气、化学物质、放射物质及电击作用于人体而引起的人体损伤。中医称为"水火烫伤""汤火伤"。其病位轻者在皮肉，重者或在筋骨气血或在脏腑。皆因火热之邪炽盛，灼伤皮肉、筋骨，内攻气血、脏腑，导致阴阳乖逆，脏腑衰败，甚至阴阳离决。对严重烧伤的治疗，早期在于纠正阴阳乖逆，后期是治疗皮损。

【病因病机】

凡是热力作用于人体造成的伤皆为烧伤，包括火焰、沸水、蒸气、电弧、电流、放射物质及强酸强碱等对人体的伤害。热力袭人，伤及皮肉，气与热搏结于皮肤则水疱隆起；伤及肌腠、筋骨则肉烂筋枯骨焦；内熏气血、脏腑，则气血蒸腾，大汗，大热；如气血两燔，热扰神明则神昏谵语；热为阳邪，耗伤津液，则口渴引饮，烦躁不安；内攻脏腑，阴液耗竭，则阴阳乖逆，脏腑衰败，甚至阴阳离决。

【诊断与鉴别诊断】

一、诊断要点

1. 烧伤深度（表9-3）

（1）Ⅰ度烧伤 累及表皮浅层（角质层），亦可波及透明层、颗粒层甚至棘细胞层和基底细胞层。烧伤局部红肿热痛，感觉过敏，表面干燥，全身反应极少。一般经过2~3天症状消失，出现皮肤脱屑。愈后不产生疤痕，有时局部可有轻度色素沉着。

（2）浅Ⅱ度烧伤 累及表皮全层及真皮浅层。烧伤局部有明显的水肿、剧痛、水疱形成，创面色红，经常有液体渗出。在3~4天后结成一层棕色较薄的干痂，一般在2

周左右愈合，愈合后不留疤痕，但有色素沉着或减退。

（3）深Ⅱ度烧伤 损伤已达真皮深层，但有皮肤附件残留。表现为痛觉迟钝，有水疱，创面颜色苍白，间有不同密度的猩红色小点，较易继发感染。一般需3~4周愈合，可留有疤痕。

（4）Ⅲ度烧伤 累及全层皮肤，甚至深达脂肪、肌肉与骨骼。表现为痛觉丧失，皮肤颜色为苍白、棕褐色或焦黑色，皮肤失去弹性，触之坚硬，表面干燥，但皮下组织间隙中则有大量液体渗出而水肿。2~3周后发生焦痂下液化，易发生感染，焦痂脱落后露出肉芽创面。小面积Ⅲ度烧伤可由创面边缘上皮长入而愈合，但愈合极慢，愈后引起严重的疤痕挛缩。

表9-3 烧伤深度的计算

分度	深度	创面表现	创面无感染时的愈合过程
Ⅰ度	达表皮角质层	红肿热痛，感觉过敏，表面干燥	2~3天后脱屑痊愈，无瘢痕
浅Ⅱ度	达真皮浅层，部分生发层健在	剧痛，感觉过敏，有水疱，基底部呈均匀红色，潮湿，局部肿胀	1~2周愈合，无瘢痕，有色素沉着
深Ⅱ度	达真皮深层，有皮肤附件残留	感觉迟钝，有水疱，基底部苍白间有红色斑点，潮湿	3~4周愈合，可有瘢痕
Ⅲ度	达皮肤全层，甚至伤及皮下组织、肌肉和骨骼	感觉消失，无弹力，皮肤坚硬如皮革样、蜡白、焦黄或炭化，干燥。干后皮下静脉阻塞如树枝状	2~4周焦痂脱落，形成肉芽创面，除小面积外，一般均须植皮才能愈合，可形成瘢痕和瘢痕挛缩

2. 烧伤面积

（1）手掌法 患者五指并拢时手掌的面积占其全身体表面积的1%。此法计算简便，常用于小面积或散在的创面计算。

（2）中国新九分法 将全身体表面积分为11个9等份，如头面、颈部为9%，双上肢为2×9%=18%，躯干前后包括外阴为3×9%=27%，双下肢包括臀部为5×9%+1%=46%，此法主要用于成年男性，女性臀部面积和双足的面积各为6%。

（3）儿童烧伤面积计算法 在各个不同年龄期的婴儿和儿童，身体各部体表面积百分比亦不同，年龄越小，头部相对体表面积越大，而下肢体表面积越少，其他部位体表面积比例与成人大致相同。计算公式为：头颈面部面积（%）为9+（12-年龄），双下肢面积（%）为41-（12-年龄）。

3. 烧伤程度

（1）轻度烧伤 总面积在9%以下的Ⅱ度烧伤。

（2）中度烧伤 总面积在10%~29%之间，或Ⅲ度烧伤面积在10%以下的烧伤。

（3）重度烧伤 总面积在30%~49%之间或Ⅲ度烧伤面积在10%~19%之间，或烧伤面积不足30%，但有阴阳乖离、厥逆及脱证者，或有中、重度吸入性损伤者。

（4）特重烧伤　总面积在50%以上的烧伤，或Ⅲ度烧伤面积在20%以上者。

4. 证候特征　头面、颈、手、会阴烫伤等属中度烫伤，可出现发热、口渴、食欲减退、烦渴引饮、大便秘结、小便短赤等症状。严重烧伤极易出现呼吸气微，大汗淋漓，神昏谵语，或表情淡漠，厥逆虚脱，甚至危及生命。舌红少苔或无苔。人迎、寸口、趺阳诸脉可见洪数、弦滑，或脉微欲绝，或散大无根。

5. 诊断思路

（1）迅速了解烧伤原因，如火焰烧伤、开水烫伤、电击伤、化学物质烧伤、放射物质烧伤，以判断对人体的损伤情况。

（2）根据烧伤深度、面积，致伤原因，全身情况，判断烧伤的严重程度。

（3）判断患者是否存在呼吸道灼伤，特别是潜在呼吸道灼伤很容易被忽略而造成不可挽回的严重后果。如患者除烧伤外尚有呼吸困难、喘息不安、声音嘶哑，应警惕呼吸道灼伤。

二、鉴别诊断

1. 冻伤　有明显的受寒史。轻者，初起受冻部位皮肤苍白，继则红肿，自觉灼痛或瘙痒，或有麻木之感；重者，受冻部位皮肤灰白或暗红或紫色，并有大小不等的水疱或紫血疱，疼痛剧烈，可出现腐烂坏死，收口较慢。

2. 漆疮　一般均有明显的接触史，皮损大多为红斑、水肿、丘疹、水疱或大疱、糜烂、渗出等，皮损部位局限，边界清晰，形状与所接触的物质外形大致相同。大多数患者先痒后痛，局部有灼热感。

【治疗】

一、急救处理

1. 常规处理

（1）迅速脱离致伤源，进行初步处理。烧伤部位衣服应剪掉，切忌脱掉而损伤皮肤。如被化学物质烧伤应立即用大量清水反复冲洗创面，并远离现场，防止吸入有毒气体。有心跳骤停者应就地进行心肺复苏术。

（2）保持呼吸道通畅。火焰及化学烧伤易造成吸入性损伤，导致呼吸道梗阻，是造成患者早期死亡的重要原因，如发现患者有呼吸道梗阻时，应立即行气管切开，无条件时，可用粗针刺入环甲膜，以保持呼吸道通畅。

（3）建立静脉通路，制订补液计划。对中度以上的烧伤患者应及早建立静脉通路，迅速补充血容量以纠正厥脱（休克）。根据烧伤严重程度，估汁补液总量。中度以上烧伤者，伤后的第1个24小时，每1%烧伤面积每千克体重补充胶体及电解质液量1.5mL（小儿2mL），另加水分需要量2000mL，胶体和平衡盐溶液的比例一般为0.5∶1。严重者0.75∶0.75。补液速度：开始时应快，伤后8小时补入总补液量的1/2，另一半在后

16 小时补入，能口服者尽量口服。伤后第 2 个 24 小时的补液量应是第 1 个 24 小时的 1/2。

（4）防治感染。静脉输入足量广谱抗菌药物或清开灵注射液。

（5）大面积烧伤或污染严重的烧伤必须注射破伤风抗毒素。

2. 创面处理

（1）**暴露法**　即将经清创后的创面直接暴露在空气中。适用于面部、会阴部、臀部、躯干不易包扎的部位和其他部位的深度烧伤，以及创面污染严重、清创不彻底的大面积烧伤的患者。创面可使用具有活血止痛、清热解毒、收敛生肌的中药制剂，如虎杖浸液、地榆油、紫草油等。

（2）**包扎法**　适用于污染轻、清创彻底的四肢浅Ⅱ度烧伤，体表的小面积烧伤，小儿烧伤，躁动患者，需要转送或需要植皮的患者。方法：清创后用无菌敷料包扎，创面敷料厚度应达 3~5cm，面积必须超过创面 5cm，肢体关节固定于功能位，各指、趾间要有纱布相隔。深Ⅱ度与Ⅲ烧伤 3~5 天后应改用暴露法，包扎期间应密切注意体温、血象变化，疼痛的轻重，渗液的多少，有无臭味，以判断伤口有无感染。

二、分证救治

1. 实证

症状：皮红燎泡，壮热烦躁，口渴引饮，或狂躁不眠，干呕腹胀，小便短赤，大便秘结。舌质红绛，苔黄燥起刺，脉洪数或细数。

治法：清热泻火，凉血养阴。

方药：黄连解毒汤合清营汤加减，药用黄连、黄芩、黄柏、栀子、水牛角、生地黄、玄参、金银花、竹叶心、连翘、丹参等。

热重者加生石膏；传心神昏谵语者加安宫牛黄丸；传肺咳喘者加川贝母、鱼腥草；传肝抽搐者加钩藤、决明子、僵蚕；传肾尿少、尿闭者加木通、泽泻；传脾腹胀便秘者加大黄、厚朴、大腹皮。

中药外敷：紫草油或地榆油外涂伤面上，暴露者，当创面稍干再次涂抹，不要使创面完全干燥。

2. 虚证

症状：皮开肉焦，神志昏愦，面色青惨，呼吸浅促，肢冷脉绝，或病程日久，疮面色淡，新肉不生，形体消瘦，神疲乏力，心悸怔忡。舌质淡，苔薄白，脉沉细无力。

治法：扶阳救逆，益气固脱。

方药：早期用参附汤合生脉饮加减，药用人参、附子、麦冬、五味子等。后期用八珍汤加减，药用人参、茯苓、白术、甘草、当归、川芎、地黄、白芍等。

针灸：对在烧伤早期即有厥逆、脱证者可用之。取穴：水沟、十宣、合谷、曲池、太冲、内关、关元、气海。操作：水沟、十宣、太冲点刺放血。合谷、曲池、内关、关元、气海直刺，合谷、曲池用泻法，内关、关元、气海用补法，留针 20~30

分钟。

中药注射液：参附注射液 100mL 加入 10% 葡萄糖注射液静脉滴注；或用生脉注射液 20mL 静脉注射，每 20 分钟 1 次，直到厥逆或脱证缓解后，改用生脉注射液 100mL 加入 5% 葡萄糖注射液静脉缓滴。若有反复者可重复使用。

【调护】

1. 保持烧伤病房内的环境安静、清洁与空气流通，温度适宜。
2. 严密观察患者情志、神态、寒热、饮食、大小便、脉搏变化，并及时记录。
3. 用药后注意观察患者反应，有异常反应时应及时查明，正确处理。
4. 对吸入性损伤者或有气管插管的患者，必须做好呼吸道的护理。
5. 饮食宜易消化、富于营养的食品，多吃新鲜蔬菜，忌食辛辣之物。
6. 普及防火知识，掌握火场自救、互救知识。

第五节　冻　伤

【概述】

冻伤是机体在寒邪作用下产生的机体局部及全身的损伤。冻伤是寒冷地区的常见病，寒为阴邪，易伤阳气，寒邪客于肌肤，使气血凝滞于皮肉，而为冻疮；寒邪深入脏腑，脏腑气血阻遏，不得运行，阳气大伤甚或消亡，伤及生命，因其症状、程度和部位不同，又称"冻疮""冻烂疮""冻风""冻裂"和"冻僵"等。病位轻则在皮，局部红肿发凉，瘙痒疼痛，皮肤青紫或起水疱、溃烂；中则在肌，发生肢体坏死、脱疽等全身性冻伤；重则伤及脏腑，阳气绝而危及生命。

冻疮病名始见于隋代《诸病源候论·冻烂肿疮候》。唐代《备急千金要方·猝死第一》中有运用缓慢复温法救治全身性冻伤的记载。清代《外科大成·冻疮》主张"宜服内托之药，以助阳气"，强调从整体上应用内服药治疗冻疮等。中医对该病的诊断与治疗积累了丰富的经验，并且有良好的治疗效果。

【病因病机】

本病总因寒邪侵袭肌肤，阳气失于温煦，致寒凝经脉，气血凝滞，皮肉、筋骨、脏腑失养而成。

1. 寒冷之邪外袭　时值冬令，衣着单薄，肢体长期暴露在寒冷、潮湿或冷暖变化较快的环境中，致寒凝血瘀而发。

2. 久静少动或紧衣束体　久静不动，紧衣束体，致血流运行缓慢，复感寒邪，则易发冻伤。

3. 元气虚弱，肌肤失于温煦　阳气不足，素体虚弱，外受寒邪，则经络阻塞，气血凝滞而成。

外受寒邪，则经络阻塞，气血凝滞。轻者其伤浅，仅皮肤络脉气血凝滞，患部失去温煦濡养而受损；中者其伤深，肌肉脉络气血凝滞不通，患处不得温养，或暴冻着热，以致肌肤坏死、发生溃烂，甚至可损及筋骨。重则伤及脏腑，可因阳气衰绝而亡。

西医学认为，机体受低温侵袭后，体温调节中枢失常，血液循环障碍，细胞代谢不良，继而复温后微循环改变，是冻伤引起组织损伤和坏死的基本原因。

【诊断与鉴别诊断】

一、诊断要点

1. 病史　以儿童、妇女多见。有在低温环境下长时间停留史。

2. 临床表现

（1）局部性冻疮　主要发生在手足、耳郭、面颊等暴露部位，多是对称性，轻者受冻部位先有寒冷感和针刺样疼痛，皮肤苍白、发凉，继而出现红肿硬结或斑块，自觉灼痛、麻木、瘙痒；重者受冻部位皮肤呈灰白、暗红或紫色，并有大小不等的水疱或肿块，疼痛剧烈，或局部感觉消失。如果出现紫血疱，势将腐烂，溃后渗液、流脓，甚至形成溃疡。严重的可导致肌肉、筋骨损伤。

根据冻疮复温解冻后的损伤程度，将其分为三度。

Ⅰ度（红斑性冻疮）：损伤在表皮层。局部皮肤红斑、水肿，自觉发热、瘙痒或灼痛。

Ⅱ度（水疱性冻疮）：损伤达真皮层。皮肤红肿更加显著，有水疱或大疱形成，疱液呈黄色或为血性，疼痛较重，对冷、热、针刺感觉不敏感。

Ⅲ度（坏死性冻疮）：损伤达皮肤全层，严重者可深及皮下组织、肌肉、骨骼。初似Ⅱ度冻疮，但水疱液为血性，继而皮肤变黑，直至出现干性坏疽。皮温极低，触之冰冷，痛觉迟钝或消失。或坏死组织周围水肿，疼痛明显。若坏死区域波及肌肉、骨骼甚至整个肢体时，则局部完全丧失感觉和运动功能，2～3周后，出现冻伤组织与健康组织的分界线，如有染毒腐溃，可呈现湿性坏疽。可伴有发热、寒战等全身症状，甚至合并内陷而死亡。

（2）全身性冻伤　开始时全身血管收缩，产生寒战，随着体温下降，患者出现疼痛性发冷、发绀、知觉迟钝、头晕、四肢无力、昏昏欲睡等表现，继而出现肢体麻木、僵硬、幻觉、视力或听力减退、意识模糊、呼吸浅快、脉搏细弱、知觉消失甚至死亡。

3. 实验室及其他检查　Ⅲ度冻疮怀疑有骨坏死时，可行 X 线检查；出现湿性坏疽或合并肺部感染时，白细胞总数和中性粒细胞百分比增加；创面有脓时，可做脓液细菌培养及药敏试验。

4. 证候特征　手足、耳郭、面颊和鼻尖曾暴露于严寒空气中，或身处严寒之地而身不胜之，或鞋袜、手套过紧，身处相对寒冷之处，且出现相应的临床症状，如寒战、头晕欲睡、四肢无力、感觉迟钝、神志恍惚者，应考虑全身冻伤。病处肿硬，按之如石而不痛，或全身肌温低冷，脉沉迟，严重者出现脉结代，或脉微欲绝。

二、鉴别诊断

1. 类丹毒 多见于肉类和渔业加工的工人，在手指和手背出现深红色的肿胀，痛而痒，但有游走性，一般2周左右自行消退，不会溃烂。

2. 多形红斑 多发生在手、足背面，手掌、足底和面部，皮疹为红斑、水疱，典型的为虹膜状红斑，常伴有发热、关节痛等症状。

【治疗】

一、急救处理

有呼吸循环停止者，首先要进行心肺复苏，纠正休克。

1. 解冻 中止致冻原因，迅速撤离寒冷环境，移入暖房（22℃~25℃室温），脱去潮湿寒冷的衣服。

2. 复温 主张快速、恒温，将患者或受冻肢体置入40℃~42℃的温水中浸泡15~20分钟，肢体复温时间可略延长。快速复温以体温快速接近正常、甲床潮红有温感为度。水温不宜过高，浸泡时间不宜太长，否则反而有害。复温后移入温暖房间，擦干，保温。

全身冻伤、严重冻伤时可静脉输入温溶液（不超过37℃），如葡萄糖、低分子右旋糖酐等，以纠正血液循环障碍和血糖不足，维持水与电解质平衡，并供给热量。患者已进入温暖环境，可以饮少量酒，以助周围血管扩张。早期复温过程中，严禁用雪搓、用火烤、冷水浴等。

3. 活血化瘀 复方丹参注射液、川芎嗪、脉络宁注射液等静脉滴注；或使用肝素1~2mg/kg溶入10%葡萄糖注射液滴注，每6小时1次。有出血倾向者禁用。

4. 冻伤局部的处理

Ⅰ度冻伤：选用羌活、甘遂、甘草各30g煎汤浸泡洗浴，每日3次。或取干姜、肉桂、附子各20g煎汤，在40℃~41℃的温度下浸浴。

Ⅱ度冻伤：无菌条件下，用注射器吸尽水疱或血疱内液体（若已形成胶冻样物时可等其逐渐吸收）。然后用无菌敷料包扎，也可选马勃膏、红油膏、冻疮膏外敷。

Ⅲ度冻伤：面积小者，外敷红油膏，后期改白玉膏；面积大者，如无溃烂，也可用包扎法（同烧伤的早期包扎处理）。如有溃烂者，应行多口切开引流，但不主张早期清创，因为冻伤与烧伤不同，其冻伤后真实坏死界限往往比早期冻伤面积要小，而烧伤则反之。

5. 抗感染 对严重冻伤者应早期使用足量的广谱抗菌药物，以预防和控制感染。

6. 其他 Ⅱ度以上冻伤者，应注射破伤风抗毒素。

二、分证论治

1. 实证

症状：受冻部位冰凉麻木，冷痛，肤色青紫，肿胀散漫，或有水疱、血疱，感觉迟钝或消失，形寒肢冷得暖则舒。舌暗苔白，脉沉细。化热后可见疮面暗红微肿，溃烂腐臭，脓汁稠厚，筋骨裸露，发热口渴，便秘溲赤。舌暗红，苔黄，脉细数。

治法：温经散寒，活血化瘀。

方药：当归四逆汤合桃红四物汤加减，药用当归、赤芍、川乌、桂枝、细辛、桃仁、红花、生地黄、川芎等。

化热者可减川乌，合仙方活命饮。

2. 虚证

症状：四末不温，恶寒倦怠，感觉麻木，昏昏欲睡，面色苍白，呼吸微弱，或四肢厥逆，甚而僵直。舌淡苔白，脉沉微细或虚大无力。

治法：回阳救逆，益气养血。

方药：四逆加人参汤加减，药用附子、甘草、人参、干姜等。

【调护】

1. 全身冻伤者，要注意保暖，室温宜在20℃～25℃。

2. 受伤部位严禁火烤、热烫。

3. 保持受伤部位清洁、干燥，未溃发痒者切忌搔破，防止继发感染。

4. 伤肢适当抬高，以利血液与淋巴回流。

5. 冻伤部位禁用有色药物，以免影响对伤情的观察。

6. 冬季寒冷季节，注意防寒与保温，鞋、袜、手套和耳套不要过紧，否则会影响血液循环，增加冻伤机会。

第六节 丹 毒

【概述】

丹毒是常见的急性病证，因其发病特征与颜色而得名，又称"流火""游火""赤游丹"。由于发生部位不同而命名不一，发生在颜面者称之为"大头瘟""抱头火丹"，发生在下肢者则称之为"腿游风"。本病病位在皮肤。好发部位是下肢，夏秋季高发。且多反复发作，久之可成为"大脚风"。

西医学的网状淋巴管炎可参照本节内容辨证治疗。

【病因病机】

素体阳盛，血分有热，复感外毒，热毒搏结于皮肤，发为此证。凡发于头面部者，多夹有风热；发于胸腹腰胯部者，多夹有肝脾湿火；发于下肢者，多夹有湿热；发于新生儿者，多由胎热火毒所致。若迁延日久，皮络瘀阻，则发为大脚风。

【诊断与鉴别诊断】

一、诊断要点

1. 临床症状与体征

（1）发病急骤，初起往往先有恶寒发热，头痛骨楚，胃纳不香，便秘溲赤，舌苔薄白或薄黄，舌质红，脉洪数或滑数等，继则局部皮肤见小片红斑，迅速蔓延成大片鲜红斑，略高出皮肤表面，边界清楚，压之皮肤红色稍退，放手后立即恢复，若热重出现紫斑时，则压之不退色。患部表面紧张光亮，摸之灼手，肿胀、触痛明显。一般预后良好，经 5~6 天后消退，皮色由鲜红转暗红或棕黄色，脱屑而愈。病情严重者，红斑处可伴发紫癜、瘀点、瘀斑、水疱，偶有化脓或皮肤坏死，亦有一面消退，一面发展，连续不断，缠绵数周者。

（2）发生在头面部者，如由于鼻部破损引起者，先发于鼻额，次肿于目，而使两眼睑肿胀不能开视；如由于耳部破损引起者，先肿于耳之上下前后，次肿及头角；如由于头皮破损引起者，先肿于头额，次肿及脑后。

（3）发于腿胫部者，多由趾间皮肤破损引起，先肿于小腿，亦可延及大腿，痊愈后容易复发。常因反复发作，皮肤粗糙增厚，下肢肿胀而形成大脚风。

（4）新生儿丹毒，常游走不定，多有皮肤坏死，全身症状严重。

2. 理化检查

（1）血常规检查提示白细胞总数及中性粒细胞比例明显增高。

（2）如因丝虫病引起，下肢淋巴管造影可见淋巴管堵塞。

3. 证候特征　突发恶寒，发热，头痛，状似外感，继而或头面，或胸腹，或下肢皮肤出现红色皮损，局部红肿灼热，状若涂丹，甚者可有水疱，一般无脓，疼痛难忍，小便短赤，大便秘结。舌质红，苔薄黄或黄腻。局部皮损灼热，边界清晰，稍高出皮肤，指压退色，抬指即复，压痛明显。脉浮数或洪数。

二、鉴别诊断

1. 发　局部皮损红、肿、热、痛，但红色较暗，中央颜色较深，界限不清，呈漫肿，中央部易发生坏死，形成脓肿溃疡。全身症状出现在局部症状之后。

2. 漆疮　有接触过油漆或过敏性物质史，局部红肿、丘疹、水疱，界限不清，以痒为主，疼痛次之，全身症状不明显。

【治疗】

一、急救处理

1. 充分休息，清淡饮食。发生在面部者半坐位，发生在下肢者平卧时患肢抬高15°～20°。

2. 应用抗菌药物。

二、分证论治

1. 风热毒蕴型

症状：发于头面，恶寒发热，皮肤鲜红灼热，肿胀疼痛，甚则出现水疱，目不得睁。舌质红，薄黄，脉浮数。

治法：散风清热，解毒凉血。

方药：普济消毒饮加减，药用黄芩、黄连、甘草、玄参、板蓝根、马勃、牛蒡子、僵蚕、升麻、柴胡、桔梗、陈皮、人参、连翘等。

表证重者加薄荷、野菊花；热毒重者加栀子；血热重者加牡丹皮、赤芍。

中药注射液：清开灵注射液或双黄连注射液。

针灸：取曲池、合谷、委中、风池、风门穴。若热盛者，加刺大椎以泄热；若心烦者，加刺内关以宁心除烦。除大椎外均可直刺，提插或捻转，用泻法。

外敷法：如意金黄散或玉露散冷开水调敷患处，也可用鲜野菊花叶、鲜公英、鲜地丁草捣烂外敷。

2. 湿热毒蕴型

症状：发于下肢或胁下腰胯，除典型皮损外，可有憎寒壮热，口苦咽干。舌红，苔黄腻，脉弦数或洪数。

治法：清热解毒，健脾利湿。

方药：发于胸胁者用龙胆泻肝汤加减，药用柴胡、龙胆草、黄芩、栀子、牡丹皮、生地黄、木通、泽泻、车前子、生甘草等。

发于下肢者用萆薢渗湿汤合五神汤加减，药用萆薢、薏苡仁、黄柏、茯苓、牡丹皮、泽泻、滑石、通草、金银花、牛膝、车前子、地丁等。

中药注射液：清开灵注射液或双黄连注射液。

外敷法：同风热毒蕴型。

熏蒸法：可用上述汤剂熏洗，湿毒重者加苦参、蛇床子、木瓜等，每日2～3次，每次20～30分钟。

砭镰法：局部消毒后，用七星针或三棱针沿皮损周围叩击皮肤，以微出血为度，放血泄毒。

3. 胎火毒蕴型

症状：发于新生儿，状热烦躁，皮损多在臀部，游走不定。

治法：泻火凉血，清热解毒。

方药：犀角地黄汤合黄连解毒汤加减，药用水牛角、生地黄、牡丹皮、赤芍、黄连、黄芩、黄柏、栀子等。

外敷法：同风热毒蕴型。

【调护】

1. 积极治疗足癣，预防皮肤、黏膜破损。

2. 发作时宜清淡饮食，多饮开水，忌辛辣油腻食物。

3. 卧床休息，抬高患肢。

4. 反复发作的丹毒，应坚持治疗，查明原因，防止形成大脚风（象皮腿）。

5. 已形成大腿风者，每天在起床时可用绷带缠缚，松紧适度，亦可用医用弹力护套绷缚。

6. 颜面部丹毒者，戒除挖耳、挖鼻不良习惯。

第十三章 妇科急症 ▷▷▷▷

第一节 痛 经

【概述】

痛经指妇女经期前后或行经期间，出现周期性小腹疼痛，或痛引腰骶，甚至剧痛晕厥者，严重者影响日常生活。中医亦称"经行腹痛"。西医学将痛经分为原发性和继发性两种。经过详细妇科临床检查未能发现盆腔器官有明显异常者，称原发性痛经，也称功能性痛经。继发性痛经则指生殖器官有明显病变者，如子宫内膜异位症、盆腔炎、宫颈狭窄等。本节所称的痛经指原发性痛经。

【病因病机】

本病的发生与冲任、胞宫的周期性生理变化密切相关，急性发作的核心病机在于邪气内伏或精血素亏，更值经期前后冲任二脉气血的生理变化急骤，导致胞宫的气血运行不畅，"不通则痛"。

1. 气滞血瘀 素性抑郁，或忿怒伤肝，肝郁气滞，气滞血瘀，或经期产后，余血内留，蓄而成瘀，瘀滞冲任，血行不畅，经前时气血下注冲任，胞脉气血更加壅滞，"不通则痛"，故使痛经。

2. 寒凝血瘀 经期产后，感受寒邪，或过食寒凉生冷，寒客冲任，与血搏结，以致气血凝滞不畅，经前经时气血下注冲任，胞脉气血更加壅滞，"不通则痛"，故使痛经。

3. 湿热蕴结 素有湿热内蕴，或经期产后，感受湿热之邪，与血搏结，稽留于冲任、胞宫，以致气血凝滞不畅，经行之际，气血下注冲任，胞脉气血更加壅滞，"不通则痛"，故使痛经。

【诊断与鉴别诊断】

一、诊断

1. 临床症状 经期或行经前后出现周期性小腹疼痛，或痛引腰骶，甚至剧痛晕厥，腹痛多发生在经前1～2天，行经第1天较剧，可呈阵发性痉挛性疼痛或胀痛，严重者可放射到腰骶部、肛门、阴道，甚至出现面色苍白、出冷汗、手足发凉等晕厥之象。

2. 体征 原发性痛经妇科检查多无明显阳性体征；若盆腔内有粘连、包块、结节或增厚者，可能是盆腔炎症、子宫内膜异位症等所致。一般不伴有腹肌紧张或反跳痛。

3. 辅助检查 B超检查可判断有无盆腔炎、子宫肿瘤、子宫内膜异位病变等；宫腔镜检查可判断有无宫腔粘连，可发现刮宫时遗漏的细小病灶，如小肌瘤、息肉、溃疡等，而提供有价值的诊断依据；腹腔镜检查是诊断子宫内膜异位症的最佳诊断方法；子宫输卵管造影检查亦有助于明确痛经原因。这些辅助检查有助于明确痛经原因，区别诊断原发性痛经和继发性痛经。

二、鉴别诊断

1. 卵巢囊肿蒂扭转 多有卵巢囊肿病史；腹痛与月经周期无密切相关性，多与体位的突然变化有关；妇科检查可扪及有压痛性的肿块；B超检查有助于诊断及鉴别诊断。

2. 异位妊娠 有停经史，多伴有阴道出血，多有突发性一侧少腹撕裂样疼痛，行尿妊娠试验、B超检查、后穹隆穿刺检查可资鉴别。

3. 急淋 腹痛与月经周期无明显相关性，多有尿频、尿急、尿痛，查尿常规有白细胞增多，也可见红细胞。尿道分泌物涂片检查可协助鉴别诊断。

4. 肠痈 转移性右下腹疼痛，压痛点常位于麦氏点，可有腹膜刺激症状、右下腹包块形成；血常规检查可见白细胞及中性粒细胞增多；行腹部平片、B超检查有助于鉴别诊断。

【治疗】

因痛经病位在子宫、冲任，变化在气血，故治疗以调理子宫、冲任气血为主。治疗经期重在调血止痛以治标，及时控制、缓减疼痛，平时辨证求因而治本。对于痛经急症，应本着"急则治其标"的原则以缓急止痛为大法，积极缓解疼痛。

一、急救处理

1. 针刺治疗

（1）气滞血瘀证 可取气海、太冲、三阴交、内关等穴。

（2）湿热瘀阻 可取次髎、阴陵泉等穴。

（3）寒凝血瘀 可取中极、水道、地机等穴。

2. 中成药 田七痛经胶囊、元胡止痛片、少腹逐瘀颗粒等。

3. 穴位贴敷 麝香痛经膏穴位外贴，取气海、子宫、三阴交或腹部痛点敷贴，1～3天更换1次。

二、分证论治

1. 气滞血瘀证

症状：每于经前一两天或经期小腹胀痛，拒按，或伴胸胁、乳房胀，或经量少，或经行不畅，经色紫黯有块，血块排出后痛减，经净疼痛消失。舌质紫黯或有瘀点，脉弦或弦滑。

治法：理气行滞，化瘀止痛。

方药：膈下逐瘀汤加减，药用当归、川芎、赤芍、桃仁、红花、枳壳、延胡索、五灵脂、牡丹皮、乌药、香附、甘草等。

2. 寒凝血瘀证

症状：经前数日或经期小腹冷痛，得热痛减，按之痛甚，经量少或月经推后，经色黯黑有块，肢冷畏寒，面色青白。舌暗苔白，脉沉紧。

治法：温经散寒，化瘀止痛。

方药：少腹逐瘀汤加减，药用小茴香、干姜、延胡索、没药、当归、川芎、肉桂、赤芍、蒲黄、五灵脂等。

3. 湿热瘀阻证

症状：经前小腹疼痛拒按，有灼热感，或伴腰骶疼痛；平时小腹时痛，经来疼痛加剧。低热起伏，经色黯红，质稠有块，带下黄稠，小便短黄。舌红，苔黄而腻，脉弦数或濡数。

治法：清热除湿，化瘀止痛。

方药：清热调血汤加减，药用牡丹皮、黄连、生地黄、当归、白芍、川芎、红花、桃仁、莪术、香附、延胡索等。

【调护】

1. 注意经期卫生。
2. 经期注意保暖，避免受寒。
3. 调畅情志，保持精神愉快。
4. 不可过用寒凉、滋腻的药物，勿吃生冷、辛辣食物。

第二节　崩　漏

【概述】

崩漏是指经血非时而下，或暴下不止，或淋沥不尽。崩漏是月经周期、经期、经量严重紊乱的月经病。依据出血量多少及病势急缓的不同又分称为崩和漏，前者出血量多且势急，又称崩中、血崩、经崩等，后者出血量少而势缓，又称漏下、血漏、经漏等。

临床上崩漏可单独出现，亦常交替出现，而且二者病因病机相同，故临床统称崩漏。本病为临床常见疑难急重之症，尤其崩中，如不及时诊治，将可能出现出血性休克而危及生命。

西医学的无排卵性功能失调性子宫出血可参照本节内容辨证论治。

【病因病机】

1. 肾虚 先天肾气不足，少女肾气稚弱，更年期肾气渐衰，或早婚多产，房事不节，损伤肾气。若耗伤精血，则肾阴虚损，阴虚内热，热伏冲任，迫血妄行，以致经血非时而下；或命门火衰，肾阳虚损，封藏失职，冲任不同，不能制约经血，亦致经血非时而下，遂成崩漏。

2. 脾虚 忧思过度，饮食劳倦，损伤脾气，中气下陷，冲任不固，血失统摄，非时而下，遂致崩漏。

3. 血热 素体阳盛，或情志不遂，肝郁化火，或感受热邪，或过食辛辣助阳之品，火热内盛，热伤冲任，迫血妄行，非时而下，遂致崩漏。

4. 血瘀 七情内伤，气滞血瘀，或感受寒热之邪，寒凝或热灼致瘀，瘀阻冲任，血不循经，非时而下，发为崩漏。

【诊断与鉴别诊断】

一、诊断要点

1. 病史 注意患者的年龄、月经史、婚育史及避孕措施；有无饮食失节、生活失度、精神紧张等影响正常月经的因素；有无全身相关疾病史。了解发病时间、病程经过及以往治疗经过，有无激素类药物使用史。

2. 症状 本病的特点是月经周期紊乱，经期长短不一，经量多少不定。有时停经数月，然后暴下不止或淋沥不尽；出血或量多，或淋沥不止；或先骤然暴下，继而淋沥不断，或先淋沥不断，又忽然暴下；或出血数月不休。出血量多或时间长时，常继发贫血，大量出血可导致休克。

3. 检查

（1）**妇科检查** 出血来自子宫腔，排除生殖器官器质性病变，无妊娠征象。

（2）**辅助检查** 根据情况选择诊断性刮宫、超声检查、宫腔镜检查、基础体温测定、激素测定、宫颈细胞学检查、妊娠试验等，排除生殖器肿瘤和炎症、全身性疾病或异常妊娠引起的阴道不规则出血。还应检测血细胞计数及血细胞比容以了解贫血程度，检测血小板计数、出凝血时间、凝血酶原时间、活化部分凝血酶原时间等以了解凝血功能。

二、鉴别诊断

1. 出血性妊娠病 崩漏应与胎漏、胎动不安、异位妊娠、堕胎等妊娠出血性疾病鉴别，妊娠病患者均有停经史和早孕反应，尿妊娠试验阳性，B超检查可明确诊断。

2. 产后恶露不绝 发病时间在产后，与崩漏明显不同。

3. 肿瘤 临床表现为类似崩漏的不规则阴道出血，通过妇科检查、B超或MRI检查、肿瘤标志物测定、诊断性刮宫及病灶活组织检查等可明确鉴别。

4. 炎症 子宫内膜炎、子宫内膜息肉、宫颈息肉、盆腔炎等疾病引起的出血表现类似漏下病，通过妇科检查、诊断性刮宫或宫腔镜检查可明确诊断。

5. 外伤出血 有外伤史，通过妇科检查可鉴别诊断。

6. 血液病 再生障碍性贫血、血小板减少性紫癜等血液系统疾病也可在月经期或阴道异常出血时导致暴下流血或淋沥不止，通过血液分析、凝血因子检测或骨髓细胞学检查不难鉴别。

【治疗】

崩漏的治疗，应根据发病的缓急和出血的久暂，以及出血期还是非出血期，本着"急则治其标，缓则治其本"的原则，灵活掌握和运用"塞流、澄源、复旧"的治崩三法。

塞流：即止血，用于暴崩之际，塞流止血以防脱。常采用独参汤或生脉散，补气摄血止崩。若暴崩如注，肢冷汗出，昏厥，不省人事，脉微欲绝者，为气随血脱之危急证候，治宜回阳救逆，益气固脱，急投参附汤。

澄源：即正本清源，亦是求因治本，是治疗崩漏的重要阶段。一般用于出血减缓后。

复旧：即固本善后，是巩固崩漏治疗的重要阶段，用于血止后恢复健康，调整月经周期或促排卵。可采用补虚、清热、化瘀、治肾、治脾、治肝及中药周期疗法。在治疗崩漏的过程中，塞流、澄源、复旧虽然各有侧重，但不能截然分开，当始终不离辨证论治这一宗旨。

一、急救处理

崩漏患者经血暴崩不止或淋沥日久不净，多有继发性贫血，甚至可导致失血性休克而危及生命，故出血期治疗上以止血为首要目的，同时给予补血治疗（包括病重患者的输血）。血止后根据年龄和有无生育要求而采取相应的治疗措施，对于青春期功血以调整月经周期为主，育龄期有生育要求者以调经促排卵为主要目的，更年期患者则以调经、减少经量、防止子宫内膜病变为治疗原则。崩漏出血期的急救处理主要有以下几种方法。

（一）药物治疗

根据出血量选择合适的制剂和用法用量。对少量出血者，使用最低有效量性激素，以减少药物副反应。对大量出血者，要求性激素治疗8小时内见效，24～48小时内出血基本停止。若96小时以上出血仍不停止，应考虑更改功能性子宫出血的诊断。

1. 联合用药 性激素联合用药比单一用药的止血效果好。口服避孕药对治疗青春期和育龄期无排卵性功血常常有效。出血量不多、轻度贫血的青春期和育龄期功血患者，可于月经第1日起口服复方低剂量避孕药共21日，停药7日，28日为1周期，连续3~6个周期。急性大出血，但病情较稳定者，可用复方单相口服避孕药，每6~8小时1片，血止后每3日递减1/3量直至维持量（每日1片），共21日停药。也可在雌孕激素联合的基础上加用雄激素，以加速止血，如三合激素（黄体酮12.5mg，苯甲酸雌二醇1.25mg，睾酮25mg）2mL肌注，每8~12小时1次，血止后逐渐递减（每3日减量1次）至维持量，共21日停药。

2. 雌激素 应用大剂量雌激素可迅速使子宫内膜生长，短期内修复创面以止血，适用于急性大出血时。口服结合雌激素2.5mg，每4~6小时1次，血止后每3日递减1/3量直至维持量（1.25mg，每日1次），也可用苯甲酸雌二醇肌注，从血止日期算起第21日停药。大剂量雌激素疗法对有血液高凝状态或血栓性疾病史的患者禁用。间断性少量长期出血者的雌激素水平较低，应用雌激素治疗效果也很好。多采用生理替代剂量，如结合雌激素1.25mg，每日1次，共21日，最后7~10日应加用孕激素，如醋酸甲羟孕酮10mg，每日1次，但需注意停药后出血量会较多，一般7日内血止。

3. 孕激素 孕激素的止血机制是使雌激素作用下持续增生的子宫内膜转化为分泌期，以达止血效果。停药后子宫内膜脱落较完全，可起到药物性刮宫作用，适用于体内已有一定雌激素水平的功血患者。合成孕激素分两类，常用17-羟孕酮衍生物（醋酸甲羟孕酮、甲地孕酮）和19-去甲基睾酮衍生物（炔诺酮等）。以炔诺酮治疗出血较多的功血为例，首剂量5mg，每8小时1次，2~3日血止后每隔3日递减1/3量，直至维持量每日2.5~5mg，持续至血止后21日停药，停药后3~7日发生撤药性出血。

4. 雄激素 雄激素有拮抗雌激素、增强子宫平滑肌及子宫血管张力的作用，减轻盆腔充血而减少出血量。适用于绝经过渡期功血，大量出血时需联合雌孕激素应用。

5. 其他 非甾体类抗炎药和其他止血药可作为减少出血量的辅助用药，但不能单独使用而赖以止血。

（二）手术治疗

1. 诊断性刮宫 用手术方法将增生过厚的子宫内膜基本刮除干净而止血，效果迅速。刮取的内膜行病理检查，可鉴别有无恶性病变。适用于病程较长的已婚育龄期或绝经过渡期患者。对未婚而经中西药物治疗无效的严重患者，经其父母和本人知情同意后方可施行。

2. 子宫内膜切除术 是指用物理方法（如气化、消融或切除）破坏子宫内膜的功能层、基底层，使子宫内膜不能再生，从而达到人为绝经的目的。主要适用于经量多的绝经过渡期功血和经激素治疗无效且无生育要求的育龄期功血患者。术前应先行子宫内膜病理检查以排除子宫内膜癌。可于术前1个月口服达那唑600mg，每日1次，以减少所切除的组织量，增加手术安全性。手术方法主要有电环切和滚球电极施术的子宫内膜切除术、激光子宫内膜切除术、微波子宫内膜切除术、热水囊子宫内膜切除术、热盐水宫腔循环灌注子宫内膜切除术、射频子宫内膜切除术、低温冷冻子宫内膜切除术等。

3. 子宫切除术 患者经各种治疗效果不佳，并了解了所有治疗功血的可行方法后，由患者及家属知情选择接受子宫切除术。

二、分证论治

在出血期，治疗以塞流止血为主。崩漏止血后的治疗是治愈本病的关键。血止后，还须进一步治疗，否则经血如无堤之水，不日即可复泛，在非出血期，治疗以复旧为主，结合澄源。本节要介绍出血期救治方法。

1. 脾虚证

症状：经血非暴下不止，或淋沥日久不尽，血色淡，质稀薄，面色㿠白，神疲气短，或面浮肢肿，小腹空坠，纳呆便溏。舌质淡胖，边有齿痕，苔白，脉沉弱。

治法：补气摄血，固经止崩。

方药：固本止崩汤加减，药用熟地黄、白术、黄芪、当归、炮姜、人参等。

2. 肾虚证

（1）肾气虚证

症状：出血量多势急，或淋沥日久不净，或由崩而漏、由漏而崩反复发作，经色淡红或淡暗，质稀薄，面色晦暗，眼眶暗，腰脊酸软，小便清长。舌淡暗，苔白润，脉沉弱。

治法：补益肾气，固经止血。

方药：固阴煎加减，药用人参、熟地黄、炒山药、山茱萸、远志、炙甘草、五味子、菟丝子等。

（2）肾阴虚证

症状：经乱无期，出血量少，淋沥累月不止，或停闭数月后突然暴崩下血，经色鲜红，质稍稠，头晕耳鸣，腰膝酸软，五心烦热，夜寐不宁。舌红少苔，脉细数。

治法：滋肾益阴，固经止血。

方药：左归丸合二至丸加减，药用熟地黄、炒山药、枸杞子、山茱萸、川牛膝、菟丝子、鹿角胶、龟板胶、女贞子、旱莲草等。

（3）肾阳虚证

症状：经乱无期，出血量多，或淋沥不尽，或停经数月后又暴下不止，血色淡红或淡暗，质稀，肢冷畏寒，腰膝酸软，肢肿便溏。舌淡暗，苔白润，脉沉细无力。

治法：温肾益气，固经止血。

方药：右归丸加减，药用熟地黄、炒山药、山茱萸、枸杞子、鹿角胶、菟丝子、炒杜仲、当归、制附子等。

3. 血热证

（1）虚热证

症状：经来无期，量少淋沥不尽，或量多势急，血色鲜红，面颊潮红，五心烦热，夜寐不宁，口干咽燥，便结。舌红少苔，脉细数。

治法：养阴清热，固经止血。

方药：保阴煎加减，药用生地黄、熟地黄、芍药、山药、续断、黄芩、黄柏、甘草、五味子、旱莲草等。

（2）实热证

症状：经来无期，经血或暴下如注，或淋沥日久难止，血色深红，质稠，口渴烦热，尿黄便结。舌红苔黄，脉滑数。

治法：清热凉血，固经止崩。

方药：清热固经汤加减，药用黄芩、栀子、生地黄、地骨皮、地榆、生藕节、阿胶、陈棕炭、龟板、牡蛎、生甘草等。

4. 血瘀证

症状：经血非时而下，量时多时少，时出时止，或淋沥不断，或停闭数日又突然崩中，经色暗或有血块，小腹疼痛。舌质紫黯或边尖有瘀点，脉弦细或涩。

治法：活血化瘀，固经止血。

方药：逐瘀止血汤加减，药用生地黄、大黄、赤芍、牡丹皮、当归、枳壳、龟板、桃仁等。

【调护】

1. 重视个人卫生与经期防护，注意避孕与计划生育，减少感染机会和宫腔手术操作，尽量避免冲任或胞宫损伤。

2. 早期发现和早期治疗各种出血性月经失调，如月经先期、月经过多、经期延长或经间期出血，防止病情加重，发展为崩漏。

3. 加强个人修养，保持心情舒畅，培养良好的心态，正确对待情绪变化，及时调整。一旦发病，不可忽视而延误病情，也不可讳疾忌医。

4. 调节饮食，劳逸适度，房事有节，锻炼身体，增强抗病能力。

第三节　异位妊娠

【概述】

受精卵在子宫体腔以外着床称异位妊娠，习称宫外孕。异位妊娠依受精卵在子宫体腔外种植部位不同而分为输卵管妊娠、卵巢妊娠、腹腔妊娠、阔韧带妊娠、宫颈妊娠。此外，子宫残角妊娠临床表现与异位妊娠类似。

中医古籍中未见有异位妊娠的病名记载，但在"妊娠腹痛""胎动不安""胎漏""癥瘕"等病证中有类似症状的描述。异位妊娠是妇产科常见的急腹症之一，发病率约为1/100，是孕产妇的主要死亡原因之一。其中以输卵管妊娠最常见，占95%左右。本节以此为例叙述。输卵管妊娠破裂后，可造成急性腹腔内出血，发病急，治疗不及时或处理不当，可危及生命。

【病因病机】

其病因与少腹宿有瘀滞，冲任不畅，或先天肾气不足等有关。由于孕卵未能移行胞宫，在输卵管内发育，以致胀破脉络，阴血内溢于少腹，发生血瘀、血虚、厥脱等一系列证候。

1. 气虚血瘀 素禀肾气不足，或早婚、房事不节，损伤肾气，或素体虚弱，饮食劳倦伤脾，中气不足，气虚运血无力，血行瘀滞，以致孕卵不能及时运达胞宫，而成异位妊娠。

2. 气滞血瘀 素性抑郁，或忿怒过度，气滞而致血瘀，或经期产后，余血未尽，不禁房事，或感染邪毒，以致血瘀气滞，气滞血瘀，胞脉不畅，孕卵阻滞，不能运达胞宫，而成异位妊娠。

【诊断与鉴别诊断】

一、诊断

1. 症状

（1）停经 除输卵管间质部妊娠停经时间较长外，多有 6～8 周停经史，有20%～30%患者无停经史，将异位妊娠时出现的不规则阴道流血误认为月经，或由于月经过期仅数日而不认为是停经。

（2）腹痛 是输卵管妊娠患者的主要症状。在输卵管妊娠发生流产或破裂之前，由于胚胎在输卵管内逐渐增大，常表现为一侧下腹部隐痛或酸胀感。当发生输卵管妊娠流产或破裂时，突感一侧下腹部撕裂样疼痛，常伴有恶心、呕吐。若血液局限于病变区，主要表现为下腹部疼痛，当血液积聚于直肠子宫凹陷处时，可出现肛门坠胀感。随着血液由下腹部流向全腹，疼痛可由下腹向全腹扩散，血液刺激膈肌，可引起肩胛部放射性疼痛及胸部疼痛。

（3）阴道流血 胚胎死亡后，常有不规则阴道流血，色暗红或深褐，量少呈点滴状，一般不超过月经量，少数患者阴道流血量较多，类似月经。阴道流血可伴有蜕膜管型或蜕膜碎片排出，系子宫蜕膜剥离所致。

（4）晕厥与休克 由于腹腔内出血及剧烈腹痛，轻者出现晕厥，严重者出现失血性休克。出血量越多越快，症状出现越迅速越严重，但与阴道流血量不成正比。

2. 体征

（1）一般情况 腹腔内出血较多时，患者呈贫血貌。可出现面色苍白、脉快而细弱、血压下降等休克表现。通常体温正常，休克时体温略低，腹腔内血液吸收时体温略升高，但不超过 38℃ 。

（2）腹部检查　下腹有明显压痛及反跳痛，尤以患侧为著，但腹肌紧张轻微。出血较多时，叩诊有移动性浊音，有些患者下腹可触及包块，若反复出血并积聚，包块可不断增大变硬。

（3）盆腔检查　阴道内常有来自宫腔的少许血液。输卵管妊娠未发生流产或破裂者，除子宫略大较软外，仔细检查可触及胀大的输卵管及轻度压痛。输卵管妊娠流产或破裂者，阴道后穹隆饱满，有触痛。将宫颈轻轻上抬或向左右摆动时引起剧烈疼痛，称为宫颈举痛或摇摆痛，此为输卵管妊娠的主要体征之一，是因加重对腹膜的刺激所致。内出血多时，检查子宫有漂浮感，子宫一侧或其后方可触及肿块，其大小、形状、质地常有变化，边界多不清楚，触痛明显。病变持续较久时，肿块机化变硬，边界亦渐清楚。输卵管间质部妊娠时，子宫大小与停经月份基本相符，但子宫不对称，一侧角部突出，破裂所致的征象与子宫破裂相似。

3. 辅助检查

（1）HCG 测定　β–HCG 测定是早期诊断异位妊娠的重要方法。由于异位妊娠时，患者体内 HCG 水平较宫内妊娠低，需采用灵敏度高的放射免疫法测定血 β–HCG，该方法可进行定量测定，对保守治疗的效果评价具有重要意义。

（2）超声波诊断　B 型超声波显像对诊断异位妊娠有帮助。异位妊娠的声像图特点：宫腔内空虚，宫腔外出现低回声区，其内探及胚芽及原始心管搏动，可确诊异位妊娠，由于子宫内有时可见到假妊娠囊（蜕膜管型与血液形成），有时被误认为宫内妊娠。

（3）阴道后穹隆穿刺　是一种简单可靠的诊断方法，适用于疑有腹腔内出血的患者，腹腔内出血最易积聚于直肠子宫陷凹，即使血量不多，也能经阴道后穹隆穿刺抽出血液。抽出暗红色不凝血液，说明有血腹症存在。陈旧性宫外孕时，可抽出小块或不凝固的陈旧性血液。若穿刺针头误入静脉，则血液较红，将标本放置 10 分钟左右即可凝结。无内出血、内出血量很少、血肿位置较高或直肠子宫陷凹有粘连时，可能抽不出血液，因而阴道后穹隆穿刺阴性不能否定输卵管妊娠存在。

（4）腹腔镜检查　目前该检查不仅作为异位妊娠诊断的最佳方法，而且可在确定诊断的情况下治疗。适用于原因不明的急腹症鉴别及输卵管妊娠尚未破裂或流产的早期，大量腹腔内出血或伴有休克者，禁做腹腔镜检查，早期异位妊娠患者，腹腔镜下可见一侧输卵管肿大，表面紫蓝色，腹腔内无出血或少量出血。

（5）子宫内膜病理检查　目前很少依靠诊断性刮宫协助诊断，诊刮仅适用于阴道流血较多患者，目的在于排除同时合并宫内妊娠流产。将宫腔排出物或刮出物做病理检查，切片中见到绒毛，可诊断为宫内妊娠，仅见蜕膜未见绒毛有助于异位妊娠诊断。

二、鉴别诊断

1. 宫内妊娠流产　多有停经史，中央性下腹部坠痛，腰酸，少量阴道出血。难免流产时下腹阵发性疼痛，坠胀感、腰酸痛均加重，妇科检查子宫增大与孕月相符。难免流产时宫口开，可有胚胎组织堵塞。HCG 阳性，盆腔 B 超提示宫内见妊娠囊。

2. 黄体破裂 多发生于排卵后期，下腹一侧突发性疼痛，有压痛及反跳痛，内出血多时可有腹胀及移动性浊音，并可出现休克表现。妇科检查子宫大小正常，后穹隆饱满，一侧附件压痛，无肿块扪及，后穹隆穿刺或腹腔穿刺可抽出不凝血。HCG 阳性，血色素下降。

3. 卵巢囊肿蒂扭转 多有卵巢囊肿史，常于体位改变时下腹一侧突然发生剧烈疼痛，甚者痛至晕厥，伴恶心呕吐、体温升高，腹部可扪及包块，有压痛，腹肌较紧张，妇科检查宫颈举痛，卵巢肿块边缘清晰，蒂部触痛明显。HCG 阴性，血色素正常，白细胞增高，B 超提示附件包块。

4. 急性盆腔炎 无停经史，下腹疼痛，多为双侧，伴发热，阴道分泌物增多，有异味，或阴道少量出血，有腹膜炎时有压痛和反跳痛，移动性浊音阴性。妇科检查宫颈举摇痛，子宫大小正常，压痛，附件增厚或增粗，可扪及痛性包块。后穹隆穿刺可抽出脓液。HCG 阴性，血色素正常，白细胞增高。

5. 急性阑尾炎 无停经史，右下腹持续性疼痛，多由上腹部转移右下腹，伴恶心呕吐。右下腹压痛、反跳痛明显，有肌紧张，妇科检查子宫、附件无异常，形成腹膜炎时有压痛。HCG 阴性，血色素正常，白细胞增高。

【治疗】

中医学认为异位妊娠主要是血瘀少腹实证，治疗始终以活血化瘀为主。辨证治疗的重点是动态观察治疗，尤以判断胚胎死活最为重要，可以参考 HCG 水平的升降、B 超动态观察附件包块的大小和是否有胎心搏动，结合早孕反应和阴道流血情况等来判断。并在有输血、输液及手术准备的条件下进行服药治疗。

一、急救处理

异位妊娠已破损型的休克型属急危重症，其典型症状是突发性下腹剧痛，伴肛门下坠感，面色苍白，四肢厥冷，或冷汗淋漓，恶心呕吐，血压下降或不稳定，有时烦躁不安，脉微欲绝或细数无力，并有腹部及妇科检查体征。临床处理如下：

1. 患者平卧，立即测血压、脉搏、呼吸、体温，观察患者神志变化。

2. 急查血常规、血型，交叉配血，备血。

3. 立即予吸氧、输液，必要时输血。

4. 有条件者可同时服用参附汤回阳救逆，或服用生脉散合宫外孕 I 号方（赤芍、丹参、桃仁）以益气固脱，活血化瘀。

5. 若腹腔内出血多，或经以上处理休克仍不能纠正者，应立即手术治疗。

二、分证论治

1. 未破损期

症状：患者可有停经史及早孕反应，或有一侧下腹疼痛，或阴道出血淋沥。妇科检查可触及一侧附件有软性包块、压痛，妊娠试验阳性或弱阳性。舌淡红，苔薄白，脉弦滑。

治法：活血化瘀，消癥杀胚。

方药：宫外孕Ⅱ号方（山西医学院附属第一医院）加减，药用丹参、赤芍、桃仁、三棱、莪术等。

可同时使用天花粉针剂（用前注意皮试），以提高杀胚效果。氨甲蝶呤（MTX）、5-氟尿嘧啶（5-FU）、米非司酮也应用于异位妊娠的杀胚治疗。

2. 已破损期 指输卵管妊娠流产或破裂者。

（1）**休克型** 指输卵管妊娠破损后引起急性大量出血有休克征象者。

症状：突发性下腹剧痛，肛门下坠感，面色苍白，四肢厥冷，或冷汗淋漓，恶心呕吐，血压下降或不稳定，有时烦躁不安，并有腹部及妇科检查体征。脉微欲绝或细数无力。

治法：回阳救脱，活血祛瘀。

方药：生脉散合宫外孕Ⅰ号方加减，药用人参、麦冬、五味子、赤芍、丹参、桃仁等。

对于休克患者应立即给予输液、输血等治疗，配合中药积极抢救。

（2）**不稳定型** 输卵管妊娠破裂后时间不长，病情不稳定，有再次发生内出血的可能。

症状：腹痛拒按，腹部有压痛及反跳痛，但逐步减轻，可触及界限不清的包块，时有少量出血，或头晕神疲，血压平稳。舌淡红或舌质淡，苔薄白，脉细缓。

治法：活血祛瘀。

方药：宫外孕Ⅰ号方加减，药用赤芍、丹参、桃仁、党参、黄芪等。

（3）**包块型** 输卵管妊娠破裂时间已久，腹腔内血液已形成血肿包块，即陈旧性宫外孕。

症状：腹腔血肿包块形成，腹痛逐步减轻，可有下腹坠胀或便意感，阴道出血逐渐停止。舌质暗，脉细涩。

治法：活血化瘀，消癥散结。

方药：宫外孕Ⅱ号方加减，药用赤芍、丹参、桃仁、三棱、莪术等。

若包块较硬者，可加穿山甲、牛膝以加强消癥散结之功；身体虚弱者加黄芪、党参扶正祛邪；若瘀血化热出现低热者，加牡丹皮、龟板、地骨皮以化瘀清热。

【调护】

1. 育龄期妇女应避孕，减少人工流产等手术机会，防止生殖器感染。

2. 放置宫内避孕器、施行人工流产等宫腔操作时，要严格遵守操作规程，防止盆腔感染。

3. 积极、彻底治疗子宫内膜异位症、生殖系统炎症、性传播疾病。

4. 发现异位妊娠后，应绝对卧床休息，减少体位变动，勿增加腹压。尽量避免不必要的妇科检查，专人护理，密切观察病情变化。

第四节　产后发热

【概述】

产褥期内，出现发热（T≥38℃）持续不退，或突然高热寒战，并伴有其他症状者，称"产后发热"。若产后 1~2 日内出现轻微发热（T≤38℃），而无其他症状，此乃由于产时失血与劳乏，阴血骤虚，阳气外浮，营卫失调所致，可自行退热，属生理现象，无须治疗。产后 3~4 天内，泌乳期间有低热，俗称"蒸乳"，若乳汁畅通，其热自解，亦属生理。

西医学的产褥感染可参照本节内容辨证论治。

【病因病机】

产后发热的原因很多，而与本病关系密切的主要病因病机有感染邪毒，正邪交争；外邪袭表，营卫不和；阴血骤虚，阳气外散；败血停滞，营卫不通。

1. 感染邪毒　产后气血耗伤，血室正开，产时接生不慎，或护理不洁，或不禁房事，致使邪毒乘虚而入，稽留于冲任、胞脉，正邪交争，因而发热。

2. 外感　产后百脉空虚，腠理不密，卫外不固，以致风寒之邪，袭表犯肺，营卫不和，因而发热。

3. 血虚　产时产后血去过多、阴血暴虚、阳无所附，以致虚阳越浮于外而令发热。

4. 血瘀　产后情志不遂，或为寒邪所客，瘀阻冲任，恶露不下，败血停滞，阻碍气机，营卫不通，而致发热。

【诊断与鉴别诊断】

一、诊断要点

1. 病史　素体虚弱，营养不良，孕期贫血，子痫、阴道炎，孕晚期不禁房事；分娩产程过长，胎膜早破，产后出血，剖宫产、助产手术及产道损伤或胎盘、胎膜残留，消毒不严，产褥不洁等；产时、产后当风感寒，不避暑热，或情志不畅。

2. 症状　产褥期内，尤以新产后，出现以发热为主症，分娩 24 小时后体温升高超过或等于 38℃，或寒战高热，或发热恶寒，或低热缠绵，或寒热时作，可伴有恶露异常或小腹疼痛，还可见头痛、烦躁、食欲减退等全身不适。

3. 体征　妇科检查：如外阴、阴道、宫颈创面或伤口感染，可见局部红肿、化脓，或伤口裂开、压痛，脓血性恶露，气臭；若出现子宫内膜炎或子宫肌炎，则子宫复旧不良、压痛，活动受限；若炎症蔓延至附件及宫旁组织，检查时可触及附件增厚、压痛或盆腔肿物，表现出急性盆腔炎和腹膜炎的体征。

4. 相关检查

（1）血液检查　血常规检查可见白细胞总数及中性粒细胞升高，宫颈分泌物或血培养可发现致病菌。检测血清 C 反应蛋白超过 8mg/L（速率散射浊度法），有助于早期诊断产褥感染。

（2）影像学检查　B 超、彩色多普勒、CT、磁共振等检查，能对盆腔炎性肿物、脓肿做出定位或定性诊断。

二、鉴别诊断

1. 乳痈发热　乳痈发热除发热外兼见乳房局部红肿热痛，或有硬块，甚至溃烂化脓，可触及腋下肿大压痛的淋巴结。

2. 产后小便淋痛　产后小便淋痛临床以尿频、尿急、尿痛为主症，或伴有发热。尿常规检查可见红、白细胞，中段尿培养可见致病菌。

3. 伤食发热　伤食发热古医籍虽列在产后发热中，但现今多不纳入。伤食发热者，必伴胸脘饱闷，或作痛，嗳腐恶食，或吞酸，吐泻。

4. 产后痢疾　临床表现为大便次数增多，脓血样便，里急后重，或有腹痛，肛门灼热等。大便检验可见红、白细胞或脓细胞。

5. 产后血栓性静脉炎　由于妊娠期间或产后活动少引起，或既往已有，产后加重，表现为患肢红肿、疼痛，严重者局部瘀血破溃，若伴感染则见发热。静脉造影可见患肢深静脉血管狭窄或堵塞。

【治疗】

产后发热的治疗，以调气血、和营卫为主。根据产后多虚多瘀的特点，清热勿过于苦寒，解表勿过于发散，化瘀勿过于攻逐，补虚勿忘祛邪，勿犯虚虚实实之戒。其中产褥感染为产后发热之重症，必要时，应中西医结合诊治。

一、急救处理

1. 支持疗法　加强营养，补充足够维生素，增强身体抵抗力，纠正水及电解质平衡紊乱，病情严重或贫血者，多次少量输入新鲜血或血浆。取半卧位，以利于恶露引流或使炎症局限于盆腔。

2. 切开引流　会阴或腹部伤口感染者，及时行切开引流术。若考虑为盆腔脓肿可经腹或经阴道后穹隆切开引流。

3. 清宫术　有效抗感染的同时，清除宫内残留的胎盘、胎膜组织。如急性感染伴发热，应有效控制感染和体温下降后再彻底清宫，避免因清宫引起感染扩散和子宫穿孔。

4. 应用抗生素　未确定病原体时，应根据临床表现及临床经验选用广谱高效抗生素。待细菌培养和药敏试验结果回报后调整抗生素种类和剂量，保持有效血药浓度。感染症状严重者，短期加用肾上腺皮质激素，提高机体应激能力。

5. 子宫切除术　子宫严重感染，经积极治疗无效，炎症持续扩散，出现大出血、败血症或脓毒血症时，应及时行子宫切除术，去除感染源，挽救患者生命。

6. 中药注射液　清开灵注射液、醒脑静注射液、血必净注射液等均可应用。

二、分证论治

1. 感染邪毒证

症状：产后高热寒战，壮热不退，小腹疼痛拒按，恶露量或多或少，色紫黯如败酱，或如脓血，气臭秽，烦躁口渴，尿少色黄，大便秘结。舌红，苔黄或黄腻，脉滑数。

治法：清热解毒，凉血化瘀。

方药：五味消毒饮合失笑散加减，药用蒲公英、金银花、菊花、紫花地丁、天葵子、蒲黄、五灵脂、牡丹皮、赤芍、益母草等。

2. 外感证

（1）外感风寒证

症状：产后恶寒发热，头身疼痛，无汗，鼻塞流涕，咳嗽。舌苔薄白，脉浮紧。

治法：养血疏风，散寒解表。

方药：荆防四物汤加减，药用荆芥、防风、熟地黄、当归、白芍、川芎等。

（2）外感风热证

症状：发热，微恶风寒，头痛身痛，咳嗽痰黄，口干咽痛，微汗或无汗。舌红，苔薄黄，脉浮数。

治法：辛凉解表，疏风清热。

方药：银翘散加减，药用金银花、连翘、竹叶、荆芥穗、牛蒡子、薄荷、桔梗、淡豆豉、甘草、芦根等。

3. 血瘀证

症状：产后寒热时作，恶露不下或下亦甚少，色紫黯有血块，小腹疼痛拒按，块下痛减，口干不欲饮。舌质紫黯或有瘀点，脉弦涩。

治法：活血化瘀，和营退热。

方药：生化汤加减，药用桃仁、当归、川芎、炮姜、甘草、牡丹皮、益母草等。

4. 血虚证

症状：产时或产后失血过多，低热不退，腹痛绵绵，恶露量多或少，色淡质稀，气短自汗，头晕眼花，心悸失眠。舌质淡，苔薄白，脉细弱。

治法：补血益气，和营退热。

方药：八珍汤加减，药用熟地黄、当归、白芍、川芎、党参、茯苓、白术、甘草、枸杞、黄芪等。

【调护】

1. 妊娠期 加强孕期保健，注意均衡营养，增强体质；及时纠正贫血，治疗阴道炎、宫颈炎；孕晚期禁房事。

2. 分娩期 产程中严格无菌操作，避免胎膜早破、滞产、产道损伤，有损伤者应及时仔细缝合；尽量减少产后出血，对出血多者应及时纠正贫血。

3. 产褥期 避风寒，慎起居，洁外阴，禁房事，以防外邪侵入。产后取半卧位，以利于恶露排出。

4. 其他 如出现产道污染、产道手术、胎膜早破、产后出血等感染可能，应及时给予抗生素或清热解毒之品，预防病邪入侵。

第五节 急性盆腔炎

【概述】

盆腔炎指女性内生殖器及其周围组织的炎症，主要包括子宫内膜炎、输卵管炎、输卵管卵巢囊肿、盆腔腹膜炎。盆腔炎有急性和慢性两类。急性盆腔炎可因炎症轻重及范围大小而有不同的临床表现，常见症状是下腹痛、发热、阴道分泌物增多。若病情严重可有寒战、高热、头痛、食欲不振等。急性盆腔炎发展可引起弥漫性腹膜炎、败血症、感染性休克，严重者可危及生命。

【病因病机】

1. 湿热瘀结 湿热内蕴，流注下焦，阻滞气血，瘀积冲任，或经期产后，余血未尽，感受湿热之邪，湿热与血搏结，瘀阻冲任，胞脉血行不畅，不通则痛，以致腹痛。

2. 寒湿凝滞 经期产后，余血未尽，冒雨涉水，感寒饮冷，或久居寒湿之地，寒湿伤及胞脉，血为寒湿所凝，冲任阻滞，血行不畅，不通则痛，以致腹痛。

【诊断与鉴别诊断】

一、诊断

1. 症状 轻者无症状或症状轻微。常见症状是下腹痛、发热、阴道分泌物增多，腹痛为持续性，活动或性交后加重，若病情严重，可有高热、寒战、头痛、食欲不振。若月经期发病可出现经量增多、经期延长。若有腹膜炎，可出现消化系统症状如恶心、呕吐、腹胀、腹泻等。若有脓肿形成，可出现下腹部包块及局部压迫刺激症状；若包块位于子宫前方可出现膀胱刺激症状，如尿频、排尿困难、尿痛等；包块位于子宫后方可有直肠刺激症状。

感染病原体不同，临床表现也有差异。淋病奈瑟菌感染多于月经期及净后 7 日发病，起病急，可有高热，体温在 38℃ 以上，常引起输卵管积脓，出现腹膜刺激征及阴道脓性分泌物。非淋病奈瑟菌感染引起的盆腔炎起病较缓慢，高热及腹膜刺激症状不如淋病奈瑟菌感染明显。厌氧菌感染，患者年龄偏大，易反复发作，常伴有脓肿形成。衣原体感染病程较长，长期持续低热，常见轻微下腹痛，久治不愈。

2. 体征　轻者无明显异常发现。典型体征：急性病容，体温升高，心率加快，下腹部有压痛、反跳痛及肌紧张，病情严重者可出现腹胀，肠鸣音减弱或消失。妇科检查：阴道充血，脓血性分泌物量多；宫颈充血、水肿，宫颈举痛；穹隆触痛明显；宫体有压痛，活动受限；子宫两侧压痛明显，甚至触及包块；盆腔形成脓肿，位置较低者，可扪及后穹隆饱满，有波动感。

3. 辅助检查

（1）血常规、尿常规检查可明确感染程度。

（2）宫颈管分泌物、后穹隆穿刺物涂片、培养及药敏试验，可明确病原体，为选用抗生素提供依据。

（3）B 超检查可见盆腔内有炎性渗出液或肿块。

（4）腹腔镜检查诊断准确，能直接采取感染部位的分泌物做细菌培养。

二、鉴别诊断

1. 急性阑尾炎　转移性右下腹疼痛，压痛点常位于麦氏点，可有腹膜刺激症状，右下腹包块形成。行腹部平片、B 超检查有助于鉴别诊断。

2. 输卵管妊娠流产或破裂　突然一侧少腹撕裂样疼痛，有停经史及阴道不规则出血史；妊娠试验阳性，后穹隆穿刺抽出不凝血，B 超检查宫内未见孕囊，一侧附件区可见低回声团。

3. 卵巢囊肿蒂扭转　多有卵巢囊肿病史，腹痛明显而剧烈，妇检可扪及有压痛性的肿块，B 超检查有助于诊断及鉴别诊断。

【治疗】

一、急救处理

1. 卧床休息，半卧位有利于脓液积聚于直肠子宫凹而使炎症局限。

2. 高热量、高蛋白、高维生素流食或半流食，补充液体，防止水、电解质紊乱及酸碱失衡。

3. 高热时采取物理降温。

4. 药物治疗：

（1）高热者可选择中药注射液，或与抗菌药物合用，如双黄连粉针剂、清开灵注射液等。

（2）抗菌药物治疗：

①青霉素或红霉素与氨基糖苷类药物及甲硝唑联合应用。

②克林霉素与氨基糖苷类药物联合应用。

③第二代头孢菌素或相当于第二代头孢菌素的药物及第三代头孢菌素或相当于第三代头孢菌素的药物。

④喹诺酮类药物与甲硝唑联合应用。

⑤青霉素类与四环素类药物联合应用。

5. 手术治疗：适用于抗菌药物控制不满意的输卵管卵巢脓肿或盆腔脓肿。

二、分证论治

1. 热毒炽盛

症状：高热腹痛，恶寒或发热，下腹疼痛拒按，带下量多，色黄，或赤白兼杂，质黏稠，味臭秽，月经量多或淋沥不尽，咽干口苦，大便秘结，小便短赤。舌红，苔黄厚，脉滑数。

治法：清热解毒，利湿排脓。

方药：五味消毒饮合大黄牡丹汤加减，药用金银花、野菊花、蒲公英、紫花地丁、紫背天葵、大黄、桃仁、牡丹皮、芒硝、冬瓜仁等。

2. 湿热瘀结

症状：下腹部疼痛拒按，或胀满，热势起伏，寒热往来，带下量多、色黄、质稠、味臭秽，经量增多，经期延长，淋沥不止，大便溏或燥结，小便短赤。舌红有瘀点，苔黄厚，脉弦滑。

治法：清热利湿，化瘀止痛。

方药：仙方活命饮加减，药用金银花、甘草、当归、赤芍、穿山甲、皂角刺、天花粉、贝母、防风、白芷、陈皮、乳香、没药等。

【调护】

1. 做好经期、产后及流产后的卫生保健工作。

2. 严格掌握产科、妇科手术指征，术前认真消毒，术时注意无菌操作，术后做好护理，预防感染。

3. 治疗急性盆腔炎时，应做到及时治疗，彻底治愈，防止转为慢性盆腔炎而反复发作。

4. 注意性生活卫生，减少性传播疾病，经期禁止性生活。

5. 卧床休息，半卧位，加强营养。

第十四章　儿科急症 ▷▷▷

第一节　急惊风

【概述】

急惊风是由多种原因引起的临床以突然全身或局部肌肉抽搐为主要表现，常伴有神志不清的一种病证。急惊风来势急骤，临床以四肢抽搐，颈项强直，两目上视，高热不退，神志昏迷为特征。急惊风是儿科常见的急危重症，被古人列为儿科四大要证之一，来势凶猛，病情危急，常痰、热、惊、风四证俱备。

古代多惊、痫并称，至宋代《太平圣惠方》，始将惊风与痫病区别开来，并创急惊风、慢惊风之病名。清代医家沈金鳌《幼科释谜·惊风》云："小儿之病，最重惟惊。"关于治疗，宋代钱乙《小儿药证直诀·脉证治法》从"心主惊，肝主风"立论，指出急惊风的病位在心肝，"小儿急惊者，本因热生于心……盖热甚则风生，风属肝，此阳盛阴虚也"。提出"急惊合凉泻"的治疗原则。清代儿科医家夏禹铸《幼科铁镜》中所述"热盛生风，风盛生痰，痰盛生惊"是对急惊风病机的精确概括。急惊风以 5 岁以下儿童发病率较高，其中因外感高热引起的惊厥在 5 岁以下儿童中发病率为 2%～7%。小儿急惊风中 30% 以上因感冒高热所致。本病发病率高，四季皆有。

急惊风是一种症状，往往发生于许多疾病的过程中，西医学的高热惊厥、急性中毒性脑病、各种颅内感染引起的抽风均可参阅本节内容进行辨证论治。

【病因病机】

急惊风多见于外感热病，病因包括外感时邪、疫毒湿热、暴受惊恐等。病变部位主要在心、肝，病机围绕热、痰、惊、风的演变与转化。小儿外感时邪，易从热化，热盛生痰，热极生风，痰盛发惊，惊盛生风，则发为急惊风。

1. 外感时邪，化热化火　小儿肌肤薄弱，腠理不密，极易感受六淫时邪，由表入里。邪气嚣张而壮烈，热极化火，引动肝风，出现高热神昏，抽风惊厥。

2. 疫毒湿热，化火动风　饮食不洁，误食污秽或毒物，湿热秽毒，蕴结肠腑，壅塞不消，痰热内伏，气机不利，郁而化火，邪毒炽盛，上扰神明，内陷厥阴，引动肝风。

3. 暴受惊恐，气机逆乱　小儿元气未充，神气怯弱，若乍闻异声，不慎跌仆，暴受惊恐，惊则气乱，恐则气下，致气机逆乱，神明受扰，心神不宁，惊惕不安，伤神失志，肝风内动。

【诊断与鉴别诊断】

一、诊断要点

1. 发病特点　突然发病，5 岁以下幼儿多见，尤以 3 岁以下婴幼儿为多，常有感受时邪，或感受疫邪，或暴受惊恐史，或继发于久病虚衰。有明显的原发疾病，如感冒、肺炎喘嗽、疫毒痢、流行性腮腺炎、流行性乙型脑炎等。

2. 证候特点　发热或壮热不退，突然神志昏迷，惊厥抽搐，喉间痰多，呼吸不利。具有热、痰、风、惊四证和搐、搦、掣、颤、反、引、窜、视八候。

3. 辅助检查　血、尿、便常规检查及细菌培养，脑脊液检查，血生化、电解质、肝肾功能检查。必要时做脑电图、脑 CT 或头颅 MRI 等检查。

二、鉴别诊断

1. 痫病　痫病是一种反复发作性神识异常病证，以突然发病，神识不清，口吐涎沫，牙关紧闭，面目上视，重者猝然昏倒，四肢抽搐，或口中作猪羊叫声，移时自醒为特点，可反复发作，一般不伴发热。年长儿较为多见，多有家族史，脑电图检查有异常，可见尖、棘波等癫痫波形。而急惊风无此类表现，故可与本病鉴别。

2. 脐风　脐风即新生儿破伤风，多因接生时消毒不严，在生后 4~7 天出现，临床以唇青口撮，牙关紧闭，苦笑面容，四肢抽搐，角弓反张为主症。近年来，我国城乡推行新法接生技术，本病发生率已极大降低。根据病史、发病年龄、典型症状可资鉴别。

3. 慢惊风　慢惊风是与急惊风相对而言，以起病缓慢，病程较长，时作时止，抽搐无力，可伴昏迷、瘫痪等为特点。多不伴有发热，神昏抽搐症状相对较轻，有时仅见手足蠕动，其性属虚、属阴、属寒，故可鉴别。

【治疗】

急惊风是由多种病因所致之儿科急危重症，其治疗，应审明病因，辨明虚实。治疗以清热、豁痰、镇惊、息风为基本法则。若外感时邪化热所致惊风，宜疏风清热，息风定惊；若湿热秽毒，蕴结肠腑，郁而化火，引动肝风，宜清热化湿，解毒息风；若暴受惊恐，神明受扰，气机逆乱，宜镇惊安神，平肝息风。在急惊的治疗中既要重视息风镇惊，又不可忽视原发疾病的处理，要分清标本缓急，辨证与辨病相结合。

一、急救处理

1. 保持安静，减少刺激，将惊风患儿平放床上，取头侧位。

2. 加强护理，保持呼吸道顺畅，吸氧，必要时吸痰及清理口咽部分泌物，窒息时施行人工呼吸。

3. 高热者退热，控制体温，可用物理降温，用冷湿毛巾或退热贴敷额头处，必要时用冰袋放在额部、枕部及颈侧。还可用药物降温，以布洛芬栓纳肛或安乃近滴鼻液滴鼻，或用赖氨酸阿司匹林针稀释后肌注或静滴。

4. 抽搐者抗惊厥治疗，予地西泮，每次 0.3～0.5mg/kg。最大量不超过 10mg，缓慢注射，注射过程中注意防止呼吸抑制。或用 10% 水合氯醛 40～60mg/kg，保留灌肠。或用苯巴比妥钠，每次 10～20mg/kg，肌肉注射。

5. 对持续惊厥者，为避免发生脑水肿，输入的液量和钠量不宜过多，总液量控制在每天 60～80mL/kg。

6. 密切观察病情变化，特别是颅内压增高等神经系统变化。有反复呕吐，疑似颅内压增高者，用 20% 甘露醇 0.5～1g/kg，于 20～30 分钟内快速静脉滴注，必要时 6～8 小时重复 1 次。

7. 注意心肺功能，维持营养及水、电解质平衡。

二、分证论治

1. 外感惊风

症状：起病急骤，高热持续，或骤发高热，伴有头痛，鼻塞流涕，咳嗽咽痛，突然烦躁，神昏抽搐。舌红，苔薄黄，脉浮数。

治法：疏风清热，息风定惊。

方药：银翘散加减，药用金银花、连翘、牛蒡子、薄荷、芦根、淡竹叶、防风、淡豆豉、栀子、钩藤、蝉蜕、僵蚕等。

若高热不退者，加石膏、羚羊角粉（冲服）清热泻火息风；咽喉肿痛，大便秘结者，加玄参、生大黄、黄芩、蚤休清热泻火，解毒利咽；咳嗽明显者，加杏仁、贝母清热止咳；喉间痰鸣者，加天竺黄、瓜蒌皮清热化痰等。

中成药：①清开灵注射液，清热解毒，化痰通络，醒神开窍。每次 10～20mL，以 5% 或 10% 葡萄糖注射液稀释，静脉滴注，或肌肉注射，每次 1～2mL。②清热镇惊散，清热解痉，镇惊息风。口服，每次 1g，每日 2 次，周岁以内小儿酌减。③小儿回春丹，息风镇惊，化痰开窍。水丸 1～2 岁每次 2 粒，3～4 岁每次 3 粒，10 岁以上每次 5 粒，每日 1～3 次，口服。大蜜丸，每次 1 丸，每口 2 次，口服。周岁以内小儿酌减。

2. 疫毒惊风

症状：持续高热，或壮热不退，烦躁口渴，四肢厥冷，突然两目上窜，肢体抽搐，神昏谵语，腹痛呕吐，大便黏腻或夹脓血。舌质红，苔黄腻，脉滑数。

治法：清热解毒，平肝息风。

方药：清瘟败毒饮合羚羊角钩藤汤加减，药用羚羊角、钩藤、菊花、生地黄、白芍、贝母、生石膏、黄连、黄芩、栀子、水牛角、玄参、牡丹皮等。

若痰盛者，加菖蒲、天竺黄、胆南星化痰开窍；大便秘结者，加大黄、厚朴、知母通腑泄热，釜底抽薪；抽搐频繁者，加石决明、全蝎、地龙息风止惊；湿热疫毒惊风，兼见呕吐腹痛，或便下脓血，治宜清热解毒，化湿息风，方用黄连解毒汤合白头翁汤加减等。

中成药：①醒脑静注射液，每次 1～2mL，每日 1～2 次，肌肉注射；或每次 5～10mL，以 5% 或 10% 葡萄精注射液稀释后静脉滴注。②清开灵注射液，用法同外感惊风。③安宫牛黄丸，清热解毒，化痰开窍，镇惊安神。每次 0.5～1 丸，每日 1～2 次，口服或鼻饲。④牛黄清热散，清热化痰，镇惊定搐。每次 0.2g，每日 2 次，口服或鼻饲，周岁以内小儿酌减。

3. 暴受惊恐

症状：暴受惊恐后惊惕不安，身体战栗，喜投母怀，夜卧不宁，甚至惊厥、抽风，神志不清，面色时青时白，偶有发热，大便色青。舌淡红，苔薄白，脉数不整，或指纹紫滞。

治法：镇惊安神，平肝息风。

方药：远志丸或琥珀抱龙丸加减，药用远志、石菖蒲、茯神、茯苓、龙齿、人参、蝉蜕、琥珀（冲服）、胆南星、天竺、茯苓、石决明、钩藤、全蝎等。

中成药：①琥珀抱龙丸，镇惊安神。每次 1 丸，每日 2 次，口服。婴儿一次 1/3 丸化服。②牛黄镇惊丸，镇惊安神，祛风豁痰。口服，每次 0.5～1g，每日 1～3 次。③小儿惊风散，镇惊息风。口服，周岁小儿每次 1.5g，每日 2 次，周岁以内小儿酌减。

三、其他疗法

1. 针灸疗法 针刺水沟、合谷、涌泉，行捻转泻法，强刺激，水沟穴向上斜刺，用雀啄法。高热加曲池、大椎，或十宣放血。

外感惊风，取水沟、合谷、太冲、手十二井（少商、商阳、中冲、关冲、少冲、少泽），或十宣、大椎，施以捻转泻法，强刺激。水沟穴向上斜刺，用雀啄法。手十二井或十宣点刺放血。湿热惊风，取水沟、中脘、丰隆、合谷、内关、神门、太冲、曲池，施以提插捻转泻法，留针 20～30 分钟，留针期间 3～5 分钟施术 1 次。耳针取神门、脑（皮质下）、心、脑点、交感穴，强刺激，每隔 10 分钟捻转 1 次，留针 60 分钟。

2. 推拿疗法 高热，推三关，透六腑，清天河水；昏迷，捻耳垂，掐委中；抽风，掐天庭，掐水沟，拿曲池，拿肩井。

急惊风欲作时，拿大敦穴，拿鞋带穴；惊厥身向前曲，掐委中穴；身向后仰，掐膝眼穴；牙关不利，神昏窍闭，掐合谷穴。

【调护】

1. 加强护理，建立特别护理记录，详细观察其病情变化，密切观察患儿面色、呼吸及脉搏变化，防止病情突然变化。

2. 使急惊风患儿平躺侧卧，保持呼吸道通畅，痰涎壅盛者，随时吸痰，同时注意给氧。

3. 保持室内安静，避免过度刺激。

4. 抽搐发作时，切勿强制按压，以防骨折；并用纱布包裹压舌板，放于上下牙齿之间，以防咬伤舌体。

第二节　小儿重症泄泻

【概述】

小儿重症泄泻是小儿泄泻的变证，亦称"暴泻"，是婴幼儿较常见的脾胃系统病证。常因感邪较重，或治疗不当，或调护失宜所致。婴幼儿生理上为"稚阳稚阴"之体，病理上多有"易寒易热""易虚易实"之变，由于脾胃功能失调，导致大便稀薄，暴注下迫，便下如水，耗气伤阴，出现伤阴伤阳或阴阳俱伤的危候，甚至可导致慢脾风。泄泻是指大便次数增多，粪便稀薄。泄泻重症泻注如水，常致损伤气津。即使婴幼儿腹泻时间不长，也可在数小时至数天内，出现泻下无度，完谷不化，尿少或无，精神萎靡，囟门下陷，不思饮食，皮肤干瘪，睡卧露睛，舌淡，脉微等气随津脱之证。

泄泻《黄帝内经》称为"鹜溏""飧泄"等，首次对其病因病机进行论述。《素问·生气通天论》曰："因于露风，乃生寒热，是以春伤于风，邪气流连，乃为洞泄。"《素问·阴阳应象大论》曰："清气在下，则生飧泄。""湿胜则濡泄。"《素问·举痛论》曰："寒气客于小肠，小肠不得成聚，故后泄腹痛矣。"《素问·至真要大论》曰："诸呕吐酸，暴注下迫，皆属于热。"说明风、寒、热、湿均可引起泄泻重症。本病在婴幼儿发病率极高，近20年来其发病率和病死率虽已明显降低，但仍是婴幼儿时期的常见病和死亡原因。

本病一年四季均可发生，尤以夏秋季多见，发病年龄以2岁以下婴幼儿居多。

西医学的婴幼儿腹泻重型等，可参阅本节内容辨证论治。

【病因病机】

小儿重症泄泻的病因多责之于正虚邪盛，邪毒侵袭，湿热蕴结，下注大肠，正气虚损，津伤液脱，或暴吐、暴泻之后，阴津受劫，气阴两伤，或久泻不止，耗气伤津，气随津脱，终致伤阴、伤阳，以至阴阳俱伤，甚至阴竭阳脱。

1. 湿热下注，气机不畅　湿热之邪，蕴结脾胃，下注肠道，传化失司，故泻下稀薄如水，量多次频。湿性黏腻，热性急迫，湿热交蒸，壅阻胃肠气机，故泻下急迫，腹痛时作，烦闹不安；湿困脾胃，故食欲不振，甚或呕恶，神疲乏力。若伴外感，则发热；热重于湿，则口渴；湿热下注，故小便短黄。

2. 阴津受劫，气阴两伤　暴吐暴泻，泻下无度，水液耗失，阴津受劫，液亏气虚。气阴两伤，肌肤失养，故目眶及前囟凹陷，皮肤干燥或枯瘪，啼哭无泪，唇红而干，精神萎靡；水液不足，故小便短少，甚或无尿；气阴不足，心失所养，故心烦不安。

3. 阴损及阳，阴竭阳脱　暴泻或久泻不止，耗伤津液，阴损及阳，气随液脱。阴伤于内，故见啼哭无泪，尿少或无；阳脱于外，则精神萎靡，表情淡漠，哭声微弱，面色青灰或苍白，四肢厥冷，终致阴津耗竭，阳气欲脱。

【诊断与鉴别诊断】

一、诊断要点

1. 发病特点　起病急骤，有乳食不节、饮食不洁或感受时邪病史，常因感受湿热邪毒、暴吐暴泻、亡津失液等急重症所致，或继发于久病虚衰。

2. 证候特点　常急性起病，可由轻型转化而成，除有较重的胃肠道症状外，还有较明显的脱水、电解质紊乱及全身中毒症状，如发热、烦躁、精神萎靡、嗜睡甚至昏迷、休克。暴泻暴吐，大便水样或蛋花汤样，泻下急迫，每日十次至数十次，大便呈蛋花汤样或水样，可有少量黏液，伴皮肤干瘪，囟门凹陷，目眶下陷，烦渴尿少，或精神萎靡，啼哭无泪，甚至无尿，口唇樱红，呼吸深长，腹胀等。

3. 辅助检查　血、尿、便常规检查及培养，血气分析，血清钾、钠、氯、钙、镁等生化检查，心电图、凝血功能检查等。

二、鉴别诊断

1. 痢疾　小儿痢疾亦多发于夏秋季，有大便次数增多，便稀腹痛，当与本病鉴别。痢疾常有里急后重，高热惊厥，便下脓血，甚至昏迷抽搐、呼吸不畅或面色苍白、皮肤发绀、四肢冰冷等，大便培养有痢疾杆菌生长，血常规有白细胞及中性粒细胞增高。而泄泻重症无此类表现，故与本病不难鉴别。

2. 急性出血性坏死性小肠炎　起病急骤，发病前多有不洁饮食史，反复腹泻不止，腹胀腹痛，发热，呕吐频繁，甚则神志淡漠、嗜睡。粪便初为糊状而带粪质，渐转为黄水样，继之呈血水状或果酱样，甚至可呈鲜血状或暗红色血块。泄泻重症无此类特征，故可鉴别。

【治疗】

小儿重症泄泻是因感受时邪较重，或治疗不当，或调护失宜所致之儿科常见的急危重症。其治疗须审明病因，辨明虚实、辨别阴阳至关重要。若系湿热邪毒内侵所致，清热利湿，分利水湿尤为重要；若暴吐暴泻，治疗不当所致伤津失液，当益气养阴，酸甘敛津，气阴同治；若暴泻或久泻不止，阴津耗竭，阳气欲脱，气血阴阳俱虚，当挽阴回阳，救逆固脱，阴阳同治。

一、急救处理

1. 立即建立静脉通路静脉补液，保持呼吸道通畅，吸氧。呕吐频繁者禁食 6～8 小时或减少饮食，适当休息。

2. 监护生命体征、尿量、血氧饱和度，急查血气分析及电解质，判断脱水程度、脱水性质及病情危重度。

3. 液体复苏及病因治疗：首先快速补充水、电解质，尽快纠正脱水及电解质紊乱，并治疗相关病因。中、重度脱水或吐泻严重伴腹胀的患儿应立即静脉补液。补液的成分、数量和输液的速度须根据脱水程度和性质来决定，并要灵活掌握。①补液总量：包括累计损失量、继续损失量和生理需要量，中度、重度脱水分别予120～150mL/kg、150～180mL/kg。②溶液种类：根据脱水性质而定。等渗、低渗、离渗性脱水分别用1/2张、2/3张、1/3～1/4张含钠液。③输液速度：原则为先快后慢。对重度脱水伴低血容量休克的患儿应先快速扩容，予2:1等张含钠液20mL/kg，于30～60分钟内静脉推注或快速静滴，以迅速增加血容量，改善循环功能。补充累积损失阶段，取总量的1/2，除去扩容液量，于8～12小时内静滴。④纠正酸中毒：重度脱水多伴有酸中毒，用1.4%碳酸氢钠20mL/kg代替2:1等张含钠液，具有扩容和纠正酸中毒的双重作用。5%碳酸氢钠5mL/kg，可提高二氧化碳结合力5mmol/L，可稀释后使用。⑤纠正电解质紊乱：有尿或来院前6小时内有尿即应及时补钾，浓度不应超过0.3%，一般患儿按每日3～4mmol/kg（相当于氯化钾每日200～300mg/kg）补给，中、重度脱水给予静滴，滴注时间不少于6～8小时。若出现手足搐搦症者，立即给10%葡萄糖酸钙注射液1mL/kg（每次不超过10mL），稀释后缓慢静脉滴注，必要时重复使用。用钙剂无效者，应测血清镁，低镁血症用25%硫酸镁注射液，每次0.1mL/kg。深部肌肉注射，每6小时1次，每日3～4次，症状缓解后停用。

4. 加强护理，防止并发症。

二、分证论治

1. 湿热下注

症状：大便稀水样或如蛋花汤样，泻下急迫，稀薄如注，每日十至数十次，量多次频，气味秽臭，或见少许黏液，腹痛时作，食欲不振，或伴呕恶，神疲乏力，烦躁，口渴引饮，发热或不发热，尿量短少，肛周红赤。舌质红，苔黄腻，脉滑数或指纹紫滞。

治法：清热利湿，清肠止泻。

方药：葛根黄芩黄连汤加减，药用葛根、黄芩、黄连、茯苓、甘草等。

热重于湿，加连翘、马齿苋、马鞭草清热解毒；湿重于热，加滑石、车前子、苍术燥湿利湿；腹痛，加木香理气止痛；口渴，加天花粉、芦根清热生津；呕吐，加竹茹、佩兰化浊止呕。

中成药：①喜炎平注射液：稀释后静脉滴注。②葛根芩连丸：每次1～2g，每日3次。③藿香正气软胶囊：每次1～2粒，每日2～3次。

2. 气阴两伤

症状：泻下无度，质稀如水，精神萎靡，或烦躁不安，目眶下陷，前囟凹陷，皮肤干燥或枯瘪，啼哭无泪，口渴引饮，小便短少，甚至无尿，或伴腹胀，口唇樱红，呼吸深长。舌红少津，苔少或无苔，脉细数或沉细欲绝。

治法：益气养阴，酸甘敛津。

方药：人参乌梅汤合生脉散加减，药用人参、乌梅、木瓜、莲子、山药、麦冬、五味子、炙甘草等。

久泻不止，加山楂炭、诃子、赤石脂涩肠止泻；口渴引饮，加石斛、玉竹、天花粉、芦根养阴生津止渴；大便热臭，加黄连、秦皮清解内蕴之湿热。

中成药：参麦注射液或生脉注射液，每次 1~2mL，每日 1 次，肌肉注射；或每次 5~20mL，以 5% 葡萄糖注射液稀释后静脉滴注。

3. 阴竭阳脱

症状：精神萎靡，表情淡漠，面色青灰或苍白，哭声微弱，啼哭无泪，尿少或无，四肢厥冷，泻下不止，便稀如水，次频量多，唇干色白，或伴低热烦躁，神疲气弱，皮肤花斑，冷汗自出，尿少色黄。舌淡，苔白无津，脉细数或沉微欲绝。

治法：温阳救逆，回阳固脱。

方药：参附龙牡汤合生脉散加减，药用人参、附子、麦冬、五味子、白芍、炙甘草、黄芪、煅龙骨、牡蛎等。

汗多者加大剂量山茱萸，以救阴固脱。若脾败木乘，虚风内动，出现惊厥抽搐，加白芍、钩藤、僵蚕息风止痉。腹胀明显，用香砂养胃丸加减，宜加附子、肉桂、炮姜、沉香等。

中成药：参麦注射液、生脉注射液或参附注射液，每次 1~2mL，每日 1 次，肌内注射；或每次 5~20mL，以 5% 葡萄糖注射液稀释后静脉滴注。

三、其他疗法

重症泄泻患儿，服药困难，可采用针灸、推拿、穴位贴敷及灌肠疗法。伴有中毒性肠麻痹或低钾血症所致的腹胀时，配合脐部外敷中药理气消胀。

1. 针灸疗法 取足三里、中脘、天枢、脾俞穴等，针刺，实证用泻法，虚证用补法，每日 1 次。气虚阳脱者，艾灸神阙、气海、关元等穴。

2. 推拿疗法 取八卦、胃、六腑、大肠、外劳宫、四横纹、脾等穴，根据临床辨证灵活配伍。

3. 灌肠疗法 用中医辨证方药，加水 300mL，煎至 60mL。<1 岁，每次 10~20mL；1~3 岁，每次 20~30mL；>3 岁，每次 30~40mL。保留灌肠，每日 1~2 次。

4. 敷脐疗法 腹部敷贴暖脐膏以止泻。如暴泻腹部饱胀者，用中药丁香、白芷等研粉末，取适量加葱白捣烂，外敷脐部，每日 1 次，至腹胀消；或用肉桂、细辛等研粉末，取适量以姜汁或醋汁调成糊状，外敷脐部，纱布或胶布固定。亦可用麝香镇痛膏贴于脐部。

【调护】

1. 加强护理，建立特别护理记录，详细观察其病情变化，逐日做好出入量、生命体征及血氧饱和度等记录。

2. 加强口咽部护理，防止霉菌性口腔炎。

3. 勤换尿布，大便后及时用温水冲洗臀部，保持干燥，预防尿布皮炎和臀部感染等。

第三节　重症肺炎喘嗽

【概述】

重症肺炎喘嗽为小儿肺炎喘嗽之变证，在以发热、咳嗽、痰壅、喘促为主症的肺炎喘嗽病程中，突然出现面色苍白或青紫，呼吸浅促，甚至神昏抽搐，其发病较急，来势凶猛，迅速出现心阳虚衰，内陷厥阴等证候，常可危及患儿生命。

清代谢玉琼在《麻科活人全书》中指出："气促之证，多缘肺热不清所致……如肺炎喘嗽。"首先提出了肺炎喘嗽的病名，并一直沿用至今。重症肺炎喘嗽属于中医学"肺风痰喘""马脾风""肺炎喘嗽"范畴。小儿为稚阴稚阳之体，肺脏娇嫩，脾常不足，肾常虚，心肝有余，因此罹患重症肺炎后，更易出现易虚易实，易寒易热，及由实转虚，虚实夹杂，气阳衰竭的错综复杂证候，若不及时抢救，则危象立至。故对重症肺炎喘嗽患儿应采取中西医结合治疗，以挽救垂危于俄顷。

本病四季皆有，以冬春季发病率为高，多发于婴幼儿，年龄越小发病率越高且越重。

西医学的重症肺炎及重症肺炎合并心力衰竭、呼吸衰竭、中毒性脑病均可参阅本节进行辨证论治。

【病因病机】

肺炎喘嗽的病程中，若邪气壅盛或正气虚弱，可由肺进而涉及其他脏腑出现变证。如邪热炽盛，热毒内闭，内陷厥阴，致热盛动风；如正气虚弱，肺气不足，致呼吸不畅，肺气衰竭；如邪盛正衰，肺气郁闭，气机不利，则心脉失养，心阳虚衰，进而致心血瘀滞、本虚标实的危重变证。

1. 邪热炽盛，内陷厥阴　邪热炽盛，毒热内闭肺气，痰热灼金，热毒化火，肺气闭塞，内陷厥阴，引动肝风，出现热盛动风证候，可致神昏、抽搐之变证。肺失肃降，可影响脾胃升降失司，以致浊气停滞，大肠之气不得下行，出现腹胀、便秘等腑实证候。

2. 正气虚弱，肺气衰竭　正气虚弱，肺气不足，肺络阻塞，致呼吸不利，呼吸微弱，可见呼吸浅促，喘促气短，肺气衰竭。

3. 心阳虚衰，心血瘀滞　邪盛正衰，肺气闭塞，心失所养，心阳虚衰，气机不利，血流不畅，可致心气不足，心阳不振，气滞血瘀，可见唇甲皮肤紫绀、胁下痞块增大、舌质紫黯等气滞血瘀、虚实夹杂之象。

【诊断及鉴别诊断】

一、诊断要点

1. 发病特点　有肺炎喘嗽原发病。婴幼儿多发，有先天性心脏病者易于发生。

2. 证候特点　突然出现极度烦躁，面色苍白，口唇青紫发绀，呼吸浅促，汗出肢冷，脉疾数或脉沉弱，或高热不退，头痛呕吐，神昏谵语，口噤项强，四肢抽动，脉细数。

3. 体征　心率突然超过 180 次/分，呼吸突然加快，超过 60 次/分。右肋下积块迅速增大。呼吸困难，胸胁三凹征，口唇发绀或樱红，甚至呼吸节律不整或暂停。肺部听诊可闻及固定的中细湿啰音或呼吸音减弱。

4. 辅助检查　血、尿、便常规检查，血气分析，胸部 X 线检查，病毒学检查或痰细菌培养，肺部 CT 检查。

二、鉴别诊断

1. 哮喘　哮喘是小儿时期常见的反复发作的哮鸣气喘性疾病，临床以发作时喘促气急，喉间痰吼哮鸣，呼气延长，严重者不能平卧，呼吸困难，张口抬肩，唇口青紫为特征。咳嗽、气喘、哮鸣、呼气延长为哮喘主症，多数不发热，经治可缓解，常反复发作，多有过敏史，两肺听诊以哮鸣音为主。重症肺炎喘嗽与之不难鉴别。

2. 支气管异物　吸入异物可致突然呛咳，呼吸困难，喘憋紫绀，可伴有肺部炎症。但根据异物吸入史、突然出现咳喘症状、胸部 X 线检查可予以鉴别，纤维支气管镜检查可明确诊断。

【治疗】

重症肺炎喘嗽是儿科常见之急危重症，常需中西医结合抢救治疗。对重症肺炎喘嗽的治疗，明辨虚实，审明病因和病之脏腑至关重要。若邪陷厥阴，高热神昏，有动风抽搐者，则清热解毒，平肝息风；若肺气衰竭，呼吸不畅，则大补元气，益气固脱；若心阳虚衰，心血瘀滞，肺气郁闭，则当益气固脱，活血化瘀，回阳救逆。若本虚标实可扶正祛邪，标本兼治。

一、急救处理

1. 保持安静，适当镇静，建立静脉通路，畅通气道。避免烦躁哭闹，安抚镇静可减轻心脏负担。

2. 监护生命体征，如心电监护、血氧监护、监测尿量，判断疾病危重度及预后转归。

3. 呼吸急促或面唇紫绀者给予鼻导管或面罩吸氧。

4. 清热解毒，镇惊祛风：①安宫牛黄丸，每次 0.5～1 丸，每日 1～2 次，口服或鼻饲。②清开灵注射液，每次 10～20mL，以 5% 或 10% 葡萄糖注射液 100mL 稀释后静滴，或肌肉注射，每次 1～2mL。③醒脑静注射液，每次 5～10mL，以 5% 或 10% 葡萄糖注射液 100mL 稀释后静滴，或肌肉注射，每次 1～2mL。④痰热清注射液，每次 5～10mL，稀释后静注。

5. 益气固脱，活血化瘀：①参附注射液或参麦注射液，肌肉注射，每次 1～2mL；或每次 10～20mL，以 5% 或 10% 葡萄糖注射液 100mL 稀释后静脉滴注。②丹参酮注射液，每次 2～4mL，以 5% 或 10% 葡萄糖注射液 100mL 稀释后静脉滴注。

6. 伴发急性心衰时，予强心剂、利尿剂和血管活性药物。强心用毛花苷 C，饱和量为 0.03～0.04mg/kg（2 岁以下）或 0.02～0.03mg/kg（2 岁以上），首次给饱和量的 1/2，余量分 2 次，每隔 4～6 小时给药 1 次，加入 10% 葡萄糖注射液 10mL 中，缓慢静脉注射。伴有血压下降时可用多巴胺，以 5% 葡萄糖注射液 100mL 稀释，以每分钟 5～10μg/kg 持续静脉滴注，并根据需要调节滴速。

7. 出现惊厥烦躁时，予 10% 水合氯醛 0.3～0.5mL/kg 灌肠；神昏抽搐时予苯巴比妥钠 10～20mg/kg 肌注，或安定 0.3～0.5mg/kg，肌注或静脉快速滴注；颅压高时，予 20% 甘露醇 0.25～0.5g/kg 静脉快速滴注，6～8 小时 1 次；下肢浮肿或尿少，予速尿 1mg/kg 静注。重症者可用肾上腺皮质激素等。

8. 出现呼吸衰竭，即刻予气管插管，呼吸机辅助呼吸。

二、分证论治

1. 邪陷厥阴

症状：壮热烦躁，神昏谵语，四肢抽动，口噤项强，两目凝视，呼吸浅促微弱，或呈间歇叹气样。舌红，苔黄腻，脉细数，或指纹青紫，可达命关，或透关射甲。

治法：清心开窍，平肝息风。

方药：羚羊钩藤汤合牛黄清心丸加减，药用羚羊角（冲服）、钩藤、茯神、生地黄、白芍、菊花、川贝母、鲜竹茹、知母、石膏、甘草、黄连、黄芩、栀子、郁金、石菖蒲等。

昏迷痰多者加胆南星、天竺黄、猴枣散等豁痰开窍；高热神昏者加牛黄清心丸、紫雪丹、安宫牛黄丸、至宝丹等成药清热开窍。

中成药：清开灵注射液或醒脑静注射液，每次 10～20mL，以 5% 葡萄糖注射液 100～250mL 稀释，静脉滴注，每日 1 次，以清心开窍，平肝息风。

2. 肺气衰竭

症状：骤然面色苍白，呼吸困难加重，喘促持续不已，动则喘甚，烦躁不宁或神萎淡漠。舌质暗淡，苔薄腻，脉细弱，或指纹紫黯，可透关射甲。

治法：大补元气，益气固脱。

方药：独参汤或参附龙牡救逆汤加减，药用人参、附子、干姜、炙甘草、五味子、龙骨、牡蛎、白芍等。

气阴两竭者加生脉散益气养阴，气阳虚衰者亦可用独参汤或参附汤少量频服以救急。

中成药：生脉注射液，每次 10～20mL，以 5% 葡萄糖注射液 100～250mL 稀释，静脉滴注，每日 1 次，以益气养阴救逆。

3. 心阳虚衰

症状：突然极度烦躁不安，面色苍白或紫绀，呼吸困难，口唇紫绀，额汗不温，右肋下出现痞块并渐增大，四肢厥冷。舌质略紫，苔薄白，脉细弱疾数，或指纹紫黯，可达命关。

治法：温补心阳，救逆固脱。

方药：参附汤或四逆汤、当归四逆汤等加减，药用人参、制附片、干姜、当归、细辛、桂枝、山茱萸等。

冷汗者加重制附片、山茱萸剂量，回阳救阴固脱；若出现面色苍白而青，唇舌发紫，右胁下痞块等血瘀较著者，可酌加红花、丹参等活血化瘀之品，以祛瘀通络；动则气短难续，加胡桃肉、紫石英、诃子摄纳补肾；畏寒肢冷，加补骨脂、附片行气散寒。

中成药：参附注射液或生脉注射液，每次 10～20mL，以 5% 葡萄糖注射液 100～250mL 稀释，静脉滴注，每日 1 次，以回阳救逆。

三、其他疗法

1. 针灸疗法　抽搐时，针刺水沟、合谷、涌泉，行捻转泻法，强刺激；高热者，加曲池、大椎穴，或十宣放血。气虚阳脱者，针刺内关、神门，灸百会、神阙、气海、关元。

2. 拔罐疗法　取肩胛双侧下部，拔火罐，每次 5～10 分钟，每日 1 次，5 日为 1 疗程。用于肺炎后期湿性啰音久不消失者。

【调护】

1. 保持室内安静、清洁、通风。

2. 保持呼吸道通畅，及时清除呼吸道分泌物，变换体位，以利痰液排出，避免痰液堵塞气道。

3. 密切注意体温、呼吸、神情、精神反应等变化，及时处理。饮食宜清淡富有营养，多喂开水。

第十五章 耳鼻喉科急症 ▷▷▷▷

第一节 急喉风

【概述】

急喉风是指以吸气性呼吸困难为主要特征的急性咽喉疾病，因其发病急、变化快、病情重而定名。临床上常出现咽喉红肿疼痛、痰涎壅盛、语言难出、声如拽锯、汤水难下等症状，严重者可发生窒息而死亡。文献中有"急喉风""缠喉风""锁喉风""紧喉风""走马喉风""呛喉风"等不同名称。

西医学中的急性喉阻塞可参阅本节进行辨证论治。

【病因病机】

本病多由咽喉痈肿、外伤、异物、肿瘤、过敏、小儿喉喑等各种急性咽喉病发展所致，多为风热邪毒、疫疠之邪外袭，内因痰浊蕴积，气血凝结，痰涎阻塞气道而致。

1. 风热外袭，热毒内困 肺胃素有蕴热，复感风热之邪或时行疫疠之邪，外邪引动肺胃之热上升，风火相煽，内外邪热搏结不散，结聚于咽喉而为病。

2. 热毒熏蒸，痰热壅结 痰湿之素体，嗜食肥甘厚味，痰浊内生，郁久化热，痰火郁结，上攻咽喉，发为本病。

3. 风寒湿浊，凝聚咽喉 禀赋不足，体质虚弱，饮食、针药不当，致风寒湿浊凝聚于喉而为病。

【诊断与鉴别诊断】

一、诊断要点

1. 发病特点 有急性咽喉病或咽喉异物、外伤、过敏等病史，常见的原因有炎症、外伤、异物、水肿、肿瘤、声带瘫痪等。

2. 证候特点 吸气性呼吸困难并伴有吸气期喉鸣，痰涎壅盛，语言难出，汤水难下，声音嘶哑等。

3. 分度 根据呼吸困难及病情轻重程度分为四度。

Ⅰ度：患者安静时无症状，活动或哭闹时出现喉鸣和鼻翼扇动，吸气时天突（胸骨上窝）、缺盆（锁骨上窝）及肋间等处轻度凹陷，称三凹征（儿童上腹部软组织也可凹陷，亦称四凹征）。

Ⅱ度：安静时亦出现上述呼吸困难表现，活动时加重，但不影响睡眠和进食。

Ⅲ度：呼吸困难明显，喉鸣较响，并因缺氧而烦躁不安、自汗、脉数等，三凹征显著。

Ⅳ度：呼吸极度困难，患者坐卧不安，唇青面黑，额汗如珠，身汗如雨，甚则四肢厥冷，脉沉微欲绝，神昏，濒临窒息。

4. 辅助检查　心电图检查，血、尿、便常规检查。

二、鉴别诊断

吸气性呼吸困难应与呼气性呼吸困难及混合性呼吸困难相鉴别。吸气性呼吸困难，病变在上呼吸道，为各种原因引起梗阻所致，可见三凹征，常见于喉头水肿、异物、白喉、喉癌等。呼气性呼吸困难，病变部位在小支气管，因水肿、痉挛、狭窄所致，常见于肺气肿及支气管哮喘。混合性是指吸气呼气均感困难，常见于大面积肺炎、大量胸水、腹水、胸膜炎、肋骨骨折等。

【治疗】

急喉风发展迅速，病情危急，严重者可瞬间引起窒息死亡，故有"走马看喉风"一说，应密切观察病情，做好充分准备，随时进行抢救。保持呼吸通道畅通至关重要，气管切开术和气管插管术是解除喉源性呼吸困难的有效措施。

一、急救处理

1. 保持安静，开通静脉通路，吸氧，畅通气道。

2. 监护生命体征、血氧饱和度，判断疾病危重度。

3. 根据呼吸困难程度，选择不同治疗方法。

Ⅰ度：明确病因，药物治疗为主。解除病因，及时控制病情，防止疾病发展。

Ⅱ度：选择药物治疗，如足量的抗生素，同时加用类固醇激素，并做好气管切开或气管插管的准备。

Ⅲ度：在上述各项治疗实施的同时，及时行气管切开，缓解呼吸困难，切勿延误手术时机。

Ⅳ度：已近窒息，因喉部阻塞，不能行气管插管，可急行环甲膜切开或直接切开颈段气管。病因治疗待呼吸困难缓解后再进行。

二、分证论治

1. 风热外袭，热毒内困

症状：咽喉肿胀疼痛，吞咽不利，继之咽喉紧涩，汤水难下，强饮则呛，语言不清，痰涎壅盛，咽喉堵塞，呼吸困难。全身可见乏力，恶风，发热，头痛。检查见咽喉黏膜呈鲜红色或紫红色，声门区红肿显著。舌质红，苔黄或黄厚，脉数。

治法：疏风泄热，解毒消肿。

方药：清咽利膈汤加减，药用荆芥、防风、薄荷、栀子、黄芩、连翘、金银花、黄连、桔梗、甘草、牛蒡子、玄参、生大黄、玄明粉等。

若咳甚痰盛者，加瓜蒌、贝母、竹沥、前胡、百部等清热疏风，祛痰散结。

2. 热毒熏蒸，痰热塞结

症状：咽喉突然肿胀，疼痛难忍，喉中痰鸣，声如拽锯，喘息气粗，声音嘶哑，或语言难出。全身可见憎寒壮热，或高热心烦，汗出如雨，口干欲饮，大便秘结，小便短赤。检查可见咽喉极度红肿，会厌或声门红肿明显，痰涎多或有腐物，并可见鼻翼扇动，天突、缺盆、肋间及上腹部在吸气时出现凹陷。舌质红绛，苔黄或腻，脉数或沉微欲绝。

治法：泄热解毒，祛痰开窍。

方药：清瘟败毒散加减，药用水牛角、玄参、生地黄、赤芍、牡丹皮、黄连、黄芩、栀子、石膏、知母、连翘、桔梗、甘草等。

痰涎壅盛者，加大黄、贝母、瓜蒌、葶苈子、竹茹等清热化痰散结，并配合六神丸、雄黄解毒丸、紫雪丹、至宝丹以清热解毒，祛痰开窍；大便秘结者，可加大黄、芒硝以泄热通便。

3. 风寒湿浊，凝聚咽喉

症状：猝然咽喉憋闷，声音不扬，吞咽不利，呼吸困难，或兼有咽喉微痛。全身可见恶寒、发热、头痛、无汗、口不渴等症。检查见喉关可无红肿，会厌可明显肿胀甚至如球状，声门处黏膜苍白水肿，声门开合不利。舌苔白滑，脉浮。

治法：散寒祛湿，利咽消肿。

方药：六味汤加减，药用荆芥、防风、薄荷、桔梗、甘草、僵蚕、苏叶、蝉衣、茯苓、泽泻等。恶风无汗者可加桂枝；痰多者可加半夏、白前。

三、其他疗法

1. 吹药　适用于喉关及口咽部病变，如喉风散、西瓜霜、冰硼散、珠黄散等清热解毒、消肿祛痰药物，频频吹喉。

2. 雾化吸入　可用金银花、菊花、薄荷、葱白、藿香等适量煎煮，将药汁放入雾化器中吸入，以祛风清热，消肿通窍。亦可加入适量抗菌药物及激素一并使用。

3. 含漱　咽部红肿者可用清热解毒、消肿利咽的中药煎水含漱。

4. 中药离子透入　可用黄芩、栀子、连翘、赤芍、牡丹皮、贝母、天竺黄、大黄等药浓煎后，借助于离子透入仪将药从颈前部皮肤导入至喉部病变部位。

5. 理疗　配合微波治疗仪、超短波治疗仪等对局部进行治疗，可起到活血解毒消肿作用。

6. 针刺 合谷、少商、商阳、尺泽、少泽、曲池、扶突等穴，每次取 2~3 穴，用泻法，不留针。或取少商、商阳刺出血以泄热。

7. 耳针 选用神门、咽喉、平喘等穴，针刺，留针 15~30 分钟，每日 1~2 次。

8. 擒拿及提刮法 根据病情，Ⅰ、Ⅱ度呼吸困难可酌情配合擒拿或提刮法。

【调护】

1. 密切观察病情变化，做好充分准备，随时进行抢救。

2. 为了避免加重呼吸困难症状，应尽量少活动，多安静休息，并应采取半卧位。

3. 进食或服药应缓缓下咽，以免引起呛咳，如咽喉疼痛应进冷或温流质、半流质饮食。

4. 气管切开后应保持套管通畅，内管定时取出清洗、消毒。

第二节 鼻 衄

【概述】

鼻衄是指以鼻腔出血为主要表现的疾病，轻者仅为涕中带血丝，或鼻血点滴而出，重者鼻血涌出不止。鼻衄多为单侧，也可双侧，严重的出血可导致失血性休克。根据病因、症状的不同而有不同命名，如伤寒鼻衄、时气鼻衄、热病鼻衄、温病鼻衄、经行衄血、五脏衄、酒食衄等。

各种因素所导致的鼻出血均可参阅本节进行辨证论治。

【病因病机】

鼻衄可见于多种疾病的不同阶段，分为虚、实两大类。实证多因于火热气逆，迫血妄行；虚证多因于阴虚火旺，或气不摄血。

1. 火热炽盛 因外感邪热，或过食辛燥，或七情所侵，气郁化火，火热循经上犯鼻窍，灼伤脉络，发为鼻衄。

2. 肝肾阴虚 劳损过度，耗伤肾精，或久病伤阴，肝肾阴虚，水不涵木，肝不藏血.水不制火，虚火上炎，血液升腾，溢于清窍，而为鼻衄。

3. 脾不统血 久病不愈，忧思劳倦，饮食不节，损伤脾气，脾气虚弱，统血失司，气不摄血，血不循经，脱离脉道，渗溢于鼻，而致鼻衄。

【诊断与鉴别诊断】

一、诊断要点

1. 发病特点 本病可见于多种疾病，因火热迫血妄行，或气不摄血，血不循经，溢于脉外。

2. 证候特点 血从鼻孔流出，即可诊断为鼻衄。

3. 寻找出血点或渗血面 一般以鼻中隔前下的利特尔区多见，儿童鼻出血几乎全部在此，中老年鼻出血以鼻腔后部的吴氏区多见。鼻内镜检查有助于寻找出血部位。

4. 辅助检查 须做血常规、凝血功能等检查，必要时进一步做全身相关疾病的检查。

二、鉴别诊断

1. 鼻腔、鼻咽肿物 涕中见血丝，可能是鼻腔、鼻咽肿物的症状，肿物破裂亦可见出血量多，内镜检查找到肿物或出血点是鉴别的关键。

2. 咯血、呕血 鼻衄甚者，血可从口溢出，或因大量血液被咽下，片刻后呕吐。咯血是肺络受伤所致，其血必经气道咳嗽而出，痰血相兼，或痰中带血丝，或纯血鲜红，间夹泡沫；吐血，亦称呕血，其血由胃而来，经食道呕吐而出，血色紫黯，夹有食物残渣。

【治疗】

治疗本病应遵循急则治标、缓则治本的原则。出血时应首先采用填塞止血等方法，迅速控制出血以治其标；出血暂时停止后再审证求因，辨证治疗以治其本，防止再次出血。

一、急救处理

1. 予坐位或半卧位，失血性休克或有休克倾向者予平卧位。

2. 注意全身情况，估计失血量，必要时输液、输血，抗休克。

3. 稳定患者情绪，嘱患者不要将出血咽下，以免呕吐。

4. 清除鼻腔出血，寻找出血点或渗血面。

5. 有效止血：

（1）鼻腔填塞止血 用凡士林纱条填入鼻腔压迫出血部位，也可根据病情选用止血海绵、止血气囊（水囊）等予以填塞。

（2）烧灼止血 用于可找到固定出血点的患者，表面麻醉后选用50%硝酸银、三氯醋酸烧灼出血点，亦可使用微波、激光、射频及双极电凝器等止血。

（3）冷敷止血 使用冰袋或冷水浸湿毛巾敷于患者颈部、额部等处，以降温止血。

（4）压迫止血 用于利特尔区出血点的患者。用手指紧捏双侧鼻翼10～15分钟，以达止血目的。

（5）介入栓塞止血 用于顽固性出血患者。通过数字减影血管造影技术，明确出血部位，经导管注入栓塞剂将出血血管栓塞止血。

（6）血管结扎止血　用于上述方法未能止血的少数严重鼻出血患者。出血来自中鼻甲下缘平面以下者，结扎上颌动脉或颈外动脉；中鼻甲下缘平面以上者，结扎筛前动脉；鼻中隔前部出血者，结扎上唇动脉。

6. 全身疗法：静脉注射止血药物；补充维生素 K、维生素 C；注意营养。

二、分证论治

1. 火热炽盛

症状：突然发作鼻出血，量多，血色鲜红，常伴有鼻腔干燥、灼热感。或渴喜冷饮，口气臭秽，便干尿黄；或头痛眩晕，口苦咽干，烦躁易怒；或面赤，心烦，失眠，口舌生疮。舌红苔黄，脉数。

治法：泄热解毒，凉血止血。

方药：三黄泻心汤加减，药用大黄、黄芩、黄连、白茅根、仙鹤草、旱莲草、大蓟、小蓟、地榆、藕节炭、侧柏叶等。

中成药：三黄片、黄连上清丸、牛黄解毒丸、龙胆泻肝丸等。

2. 肝肾阴虚

症状：鼻出血色深红，量少，鼻出血呈间断性发作，常在夜间发病，伴有口干。头晕眼花，耳鸣，手足心热，颧红，腰膝酸软。舌红少苔，脉细数。

治法：滋补肝肾，养血止血。

方药：知柏地黄汤加减，药用知母、黄柏、熟地黄、山茱萸、牡丹皮、山药、茯苓、泽泻等。

中成药：知柏地黄丸。

3. 脾不统血

症状：鼻出血渗渗而出，血色淡红，血量多少不一，或伴有面色无华，少气懒言，神疲倦怠，纳差，便溏。舌质淡红，苔白，脉细弱。

治法：健脾益气，摄血止血。

方药：归脾汤加减，药用白术、当归、茯苓、黄芪、龙眼肉、远志、酸枣仁、木香、甘草、人参等。

中成药：归脾丸。

三、其他疗法

针刺天府、合谷、大椎、上星等穴。肺经风热证加尺泽、孔最；胃热炽盛证加内庭；肝火上逆加太冲、行间；心火亢盛证加少冲、少泽；肝肾阴虚证加太溪、涌泉；脾不统血证加太白、足三里。

【调护】

1. 患者心情舒畅，饮食清淡，戒除不良习惯。

2. 医者从容镇定，急而不慌，操作轻巧准确。

第三节　暴　聋

【概述】

暴聋是指因外邪犯耳、起病迅速的感音神经性聋。临床以短时间（数分钟、数小时或3天）内突然发生的、明显的听力下降为特征，可伴有耳鸣、耳闷塞感、眩晕、恶心、呕吐等，但无眩晕反复发作史，多为单耳发病，少数亦可双耳发病。暴聋之名最早见于《素问·厥论》："少阳之厥，则暴聋，颊肿而热。""暴聋多实。"古代文献中凡论耳聋而病机属实证者，多与本病有关。《内经》中对暴聋实证病机论述颇多，如《素问》中的《气交变大论》《至真要大论》《五常政大论》《热论》等篇，指出了暴聋因于风、寒、暑、湿、燥、火为患的病因病理。古代文献中的风聋、猝聋、热聋、火聋、厥聋、气聋、肝火聋、痰火聋、窍闭等，多属本病范畴。

西医学特发性突聋（或称突发性聋）可参阅本节进行辨证论治。

【病因病机】

耳属清窍，贵在清空通利。凡外感六淫，脏腑失调，气机逆乱，皆致清空不利，耳窍痞塞，功能失调，发为暴聋。暴聋以实证为多，亦有虚实夹杂或属虚证者，以外邪犯耳、气滞血瘀、脾肾两虚型常见。

1. 外邪犯耳　外感风、寒、暑、湿、燥、火之邪，致气机逆乱，邪闭葱茏，故令耳聋。

2. 气滞血瘀　情志忧郁，肝气郁结，或暴怒伤肝，肝火上扰清窍，气机不利，气滞血瘀，致耳窍痹阻，听力障碍。

3. 脾肾两虚　肾开窍于耳，脾为后天之本，主生化气血，升发清阳，上奉于耳，若脾肾两虚，耳窍失养，亦致暴聋。

【诊断与鉴别诊断】

一、诊断要点

1. 发病特点　起病急骤，病因不明，但多在发病前有过度劳累、精神忧郁、焦虑、情绪激动、着凉或感冒等病史。

2. 证候特点　耳聋突然发生，可在数分钟、数小时或3天以内听力损失达到最低点。多为单侧耳发病，偶有双侧同时或先后发生者。可伴有同侧耳鸣，耳内闷塞感，眩晕，恶心，呕吐。

3. 专科检查　外耳道与鼓膜常无明显病变。纯音听阈测定多为中、重度感音神经性聋，甚至完全失聪。声导抗检查正常；耳蜗电图及听性脑干诱发电位显示耳蜗损害；眩晕症状缓解后，前庭功能正常或明显降低；内听道及颅脑 CT 检查正常。

4. 辅助检查　血、尿、便常规检查，血脂、血液流变学检查，血凝及 D – 二聚体检查等。

二、鉴别诊断

1. 耳性眩晕　以发作性旋转性眩晕、听力下降、耳鸣如蝉、耳内胀满感为主要表现，反复发作，但听力下降早期以低频下降为主，听力波动，发作期听力下降，间歇期听力可部分或完全恢复。

2. 耳胀　耳胀患者也有因外感诉突聋者，但其鼓膜多充血、内陷，活动差，咽鼓管欠通畅，声导抗示鼓室负压增大或有积液，纯音听阈测定多为传导性聋。

3. 中风　突聋可能是部分脑梗死患者的早期症状之一，尤其是中老年人。CT、MRI 检查有利于明确诊断。

【治疗】

由于本病病因不明，对相当一部分患者，尤其是没有及时治疗的患者疗效不很理想，最终可发展为永久性聋。中医对暴聋以辨证论治为主，强调根据病机，灵活采用祛邪、泻实、补虚、化瘀、通窍等法，不仅对病程短者有一定疗效，对于部分病程较长者也能收到一定效果。

一、急救处理

1. 活血化瘀，通窍聪耳　可选用中药活血化瘀药物制剂，如丹参、红花、川芎、三七、银杏叶等注射剂静滴。亦可根据病情选用降低血液黏度药，如低分子右旋糖酐、阿司匹林等；血管扩张剂，如尼莫地平、西比灵、盐酸氟桂利嗪等；溶栓剂，如东菱克栓酶、去纤酶、蝮蛇抗栓酶等。

2. 补益脾肾，益气聪耳　可选用补益脾肾中药，对内耳毛细胞、螺旋神经节细胞等有一定的保护作用。

3. 肾上腺皮质激素　主张早期足量使用，一般口服或静脉给药，效果不佳者，可进行鼓室穿刺给药。

4. 保护听神经与内耳毛细胞　如能量合剂、B 族维生素、神经生长因子、神经触突传递促进剂、改善内耳代谢药物等。

5. 对症处理措施　针对耳鸣、眩晕、呕吐等进行对症处理。其中，改善微循环与保护听神经和内耳毛细胞的治疗方法是最基本的治法。

6. 其他治法　如心理干预、耳部脉冲微波、耳部超短波、碳氧混合气吸入等。

二、分证论治

1. 外邪犯耳

症状：突发耳聋，或伴耳鸣、头痛、耳胀闷，或伴身痛、恶寒、发热、鼻塞、流涕。舌质红，苔薄白，脉浮。

治法：疏风宣肺，散邪通窍。

方药：三拗汤合通气散加减，药用麻黄、杏仁、甘草、柴胡、川芎、香附、细辛、僵蚕、石菖蒲等。

若耳内闷塞感明显，酌加枳壳、青皮行气通窍；若属暑湿，酌减麻黄，加藿香、佩兰、厚朴、滑石、木通以解表化湿；若属风热者，酌减麻黄，加金银花、连翘、蝉蜕、薄荷以疏风清热。

2. 气滞血瘀

症状：突发耳聋、耳鸣，症状持续，无明显波动，或伴耳胀闷堵塞感、耳痛，或有眩晕，全身症状不明显。舌质或有瘀点、瘀斑，脉弦或涩。

治法：行气活血，化瘀通窍。

方药：通窍活血汤加减，药用桃仁、红花、生地黄、当归、赤芍、川芎、柴胡、石菖蒲、水蛭、丹参、路路通、丝瓜络等。

若伴有气虚者，酌加黄芪、党参、白术之类，以助益气活血；伴有血虚者，酌加黄精、何首乌、桑椹子、枸杞、丹参之类，以助养血活血。

3. 脾肾两虚

症状：突聋病程已久，耳聋耳鸣加重，头晕乏力，畏寒怕冷，腰膝酸软，大便溏薄，小便清长，纳差口淡。舌淡苔薄，脉沉细弱。

治法：健脾补肾，益气聪耳。

方药：益气聪明汤合补肾汤加减，药用黄芪、党参、升麻、葛根、白芍、甘草、巴戟天、山茱萸、远志、地黄、石菖蒲、牡丹皮、肉苁蓉、丹参等。

三、其他疗法

1. 体针 主穴：取听会、听宫、耳门、翳风，每次轮流选用 2 ~ 4 穴。全身辨证取穴：疏风解表配合谷、外关、风池、曲池；清肝泻火配太溪、太冲；化痰利湿配丰隆、水道；补益气血配足三里、血海；补益肝肾配三阴交、太溪；活血祛瘀配血海、膈俞。每天 1 次，每次 20 ~ 30 分钟，亦可配合电针刺激。

2. 耳针 取外耳、内耳、肾、肝、肺、神门、内分泌等穴，用王不留行籽贴压，每日按压 3 ~ 5 次，每次 3 ~ 5 分钟。3 天更换 1 次。

3. 水针 选用 654 – 2、丹参注射液、维生素 B_1 或维生素 B_2 等，在耳门、翳风、完骨等穴进针得气后，每穴注射 0.5 ~ 1mL，2 天 1 次。

【调护】

1. 对暴聋患者要加强心理护理，引导其怡情养性，保持心情舒畅、情绪稳定，忌暴怒狂喜。

2. 减少噪音的刺激，避免使用耳毒性药物，监测听力的变化。

3. 伴眩晕患者需专人陪护，防止摔伤等意外。

附篇 常用急救诊疗技术

第十六章 气管插管术 ▷▷▷▷

    将合适的导管插入气管内的操作称为气管插管术。它是建立人工气道的可靠路径，其作用有：①任何体位下均能保持呼吸道通畅；②便于呼吸管理或进行辅助或控制呼吸；③减少无效腔和降低呼吸道阻力，从而增加有效气体交换量；④便于清除气管、支气管分泌物或脓血；⑤防止呕吐或反流致误吸窒息的危险；⑥便于气管内用药（吸入或滴入），以进行呼吸道内的局部治疗。因此，它在危重患者呼吸循环的抢救与治疗中有极其重要的作用。

一、适应证

    1. 实施机械通气   需要接受机械通气的患者，首先应建立人工气道，提供与呼吸机连接的通道。主要用于呼吸心脏骤停、呼吸衰竭、呼吸肌麻痹和呼吸抑制者等。

    2. 上呼吸道梗阻   口鼻咽及喉部软组织损伤、异物或分泌物潴留均可引起上呼吸道梗阻。

    3. 气道保护性机制受损   患者意识改变（尤其是昏迷）及麻醉时，正常的生理反射受到抑制，导致气道保护性机制受损，易发生误吸及分泌物潴留，可能导致严重肺部感染。对于气道保护性机制受损的患者，应建立人工气道，以防止误吸及分泌物潴留。

    4. 气道分泌物潴留   咳嗽反射受损时，使分泌物在大气道潴留，易导致肺部感染及呼吸道梗阻。及时建立人工气道，对气道分泌物是必要的。

二、禁忌证

    经口气管插管无绝封禁忌证，但患者存在以下情况时，可能导致插管困难或有引起上呼吸道黏膜和脊髓严重损伤的可能，应慎重操作或选择其他人工气道建立的方法。①口腔颌面部外伤；②上呼吸道烧伤；③喉及气管外伤；④颈椎损伤。

三、操作方法

根据插管的途径，插管术可分为经口腔和经鼻腔插管；亦可根据插管时是否用喉镜（图16-1～图16-3）显露声门，分为明视插管和盲探插管；患者清醒，在表面麻醉下进行插管，为清醒插管；还可行全麻下插管等。但临床急救中最常用的是经口腔明视插管术。其方法为：

1. 患者仰卧，头后仰，颈上抬，使口、咽部和气管成一直线。

2. 不论操作者是右利或左利，都应用右手拇指推开患者下唇和下颌，食指抵住上门齿，必要时使用开口器。左手持喉镜沿右侧口角进入口腔，压住舌背，将舌体推向左侧，镜片得以移至口腔中部，显露悬雍垂。再循咽部自然弧度慢推镜片使其顶端抵达舌根，即可见到会厌。进镜时注意以左手腕为支撑点，千万不能以上门齿作为支撑点。

3. 弯型镜片前端应放在舌根部和会厌之间，向上提起镜片即显露声门，而不需直接挑起会厌；直型镜片的前端应放在会厌喉面后壁，需挑起会厌才能显露声门。

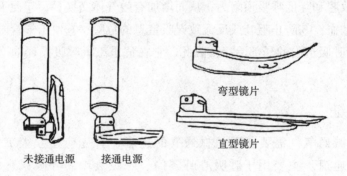

未接通电源　　接通电源　　　　弯型镜片

直型镜片

图 16-1　喉镜

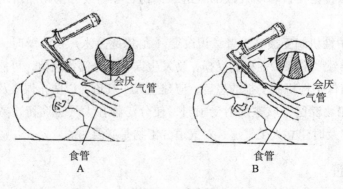

A　　　　　　　　　　　B

图 16-2　直喉镜

4. 右手持气管导管沿喉镜片压舌板凹槽送入，至声门时轻旋导管进入气管内，此时应同时取出管芯，把气管导管轻轻送至距声门22～24cm（成人）（儿童12～14cm）。

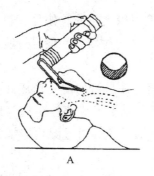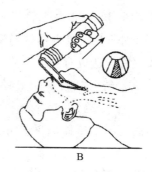

图16-3 弯喉镜

安置牙垫，拔出喉镜。

5. 观察导管有否气体随呼吸进出，或用简易人工呼吸器压入气体观察胸廓有无起伏，或听诊两侧有无对称的呼吸音，以确定导管已在气管内。

6. 应用胶布把气管插管与牙垫固定在一起，并牢固固定于口腔四周及双颊皮肤。

7. 向导管前端的气囊内充空气4~6mL。

四、注意事项

1. 术前充分准备，包括患者、器械等，以免临阵忙乱。

2. 麻醉问题：为顺利地进行气管插管术，常需麻醉（吸入、静脉或表面麻醉），使嚼肌松弛，咽喉反射迟钝或消失，否则，插管困难，或因受器械刺激发生喉痉挛，甚或呼吸、心跳骤停。但用于急诊时，应视患者病情而定。①凡嚼肌松弛、咽喉反射迟钝或消失的患者如深昏迷、心肺复苏时，均可经口直接气管内插管。②嚼肌松弛适当，但喉镜下见咽喉反射较活跃者，可直接对咽喉、声带和气管黏膜喷雾表面麻醉后行气管插管。③意识障碍而躁动不安不合作，但又能较安全接受麻醉药的患者，可直接静脉推注安定10~20mg。④气管插管有困难（如体胖、颈短、喉结过高、气管移位等），插管时可能发生反流误吸窒息（如胃胀满、呕吐频繁、消化道梗阻、上消化道大出血等），口咽喉部损伤并血，气道不全梗阻（如痰多、咯血、咽后壁脓肿等），或严重呼吸、循环功能抑制的患者，应在经环甲膜穿刺向气管注射表面麻醉药和经口施行咽喉喷雾表面麻醉后插管。

3. 纤维光导支气管（喉）镜引导插管法，尤其适用于插管困难病例施行清醒插管。本法无需将患者的头颈摆成特殊位置，又避免插管的麻醉或用药可能发生的意外，故更安全的用于呼吸困难处于强迫体位或呼吸、循环处于严重抑制状态患者的气管插管。已经口腔内插管者，先将气管导管套在纤维光导支气管（喉）镜镜杆上，然后再引导气管导管进入气管，退出镜杆，固定牙垫和气管导管。

4. 操作技术要熟练，动作轻巧，切忌粗暴，减少由操作不当引起的并发症。

5. 选择合适导管。导管过细，增加呼吸阻力；过粗，套囊充气力过大，易致气管黏膜缺血性坏死，形成溃疡疤痕及狭窄。一般经口腔插管，男性可选用F 36~40号气管导管，女性可选用 F 32～38 号气管导管，1 岁以上小儿，按导管口径（F）＝年龄（岁）＋18 选用。同时掌握气管内插管的深度，插入过浅容易使导管脱出，过深则可使导管进入一侧主支气管，造成对侧肺不能通气。

6. 保证气道湿化。气管插管封闭上呼吸道而使自身的湿化作用几乎消失，人工通气又会使气道水分散失，导致气道干燥，痰液干结，形成痰栓阻塞气道而造成患者窒息。故除应有足够的液体维持体液平衡外，机械通气可通过湿化器视气道的湿度增减水量。

7. 吸痰是气道插管后保持呼吸道通畅的主要措施。要求是：①有效；②尽可能避免加重感染；③尽可能避免气道黏膜损伤。每次吸痰前把手洗净并消毒，无菌后再用。口、鼻、咽腔吸痰管要把气管内者分开，不能混用。

为避免吸痰时引起或加重缺氧，应注意：①每次吸痰前后，应输给 100% 浓度氧气 2 分钟；②视患者自主呼吸强弱，1 次吸痰时间不应超过 1.5 分钟；③除有特殊需要，吸痰管不要太粗，负压不要太大。

8. 气管导管套囊的管理：注入导管套囊内的气量以辅助或控制呼吸时不漏气和囊内压不超过 2.7～4.0kPa（20～30mmHg）为宜，一般约注气 5mL。如漏气或充气不够可致通气不足。如套囊过度充气，或压迫时间过长，气管黏膜会出现缺血坏死，因此，要每 4～6 小时放气 1 次，5～10 分钟后再注入。放气前应吸净堆积于套囊上方气管及咽喉腔的分泌物或血液，以免吸入肺或造成窒息。不过，间歇放气不足以防止气管壁黏膜损伤，还会严重影响正常通气。目前已有采用塑料制成的低压套囊或内填海绵的常压套囊，并主张采用"最小漏气技术"，即套囊注入的气量以人工通气时气道膨胀而仍有少量漏气为度。

9. 气道插管要固定牢固并保持清洁。导管固定不牢固时可出现移位，当下移至一侧主支气管可致单侧通气，若上移至声门外即可丧失人工气道的作用，因此，要随时观察固定情况和导管外露的长度。每天应定时进行口腔护理，随时清理口、鼻腔分泌物。气管插管术后，除非有损伤和堵塞，一般不再更换导管。硅胶制成的气管导管，因其刺激性小和光滑度好，可置管 1 周以上。

第十七章 气管切开术 ▷▷▷

气管切开术（tracheotomy）是切开颈段气管前壁并插入气管套管，使患者可以经过新建立的通道进行呼吸的一种手术。

一、适应证

1. 需要长时间接受机械通气的重症患者。

2. 喉阻塞：如喉部炎症、肿瘤、外伤、异物等原因引起的喉阻塞，呼吸困难明显而病因不能消除者。

3. 下呼吸道分泌物阻塞：严重颅脑外伤、胸部外伤、肺部感染及各种原因所致的昏迷、颅脑病变、神经麻痹、呼吸道烧伤或胸部大手术后等，咳嗽反射受抑制或消失，致下呼吸道分泌物潴留者。气管切开不仅可用吸引器通过气管套管充分吸出阻塞之分泌物，减少呼吸道死腔和阻力，增加肺部有效的气体交换，并可将药物直接送入下呼吸道，提高治疗效果；在呼吸停止时，还可施行人工呼吸器控制呼吸。

4. 预防性气管切开术：作为口腔、咽、喉，或颈部大手术的辅助手术。

5. 极度呼吸困难、无条件行气管插管和无时间、不允许行正规气管切开术时，可行紧急气管切开术。

二、操作方法

1. **体位** 一般取仰卧位，肩部垫高，头后仰，使器官上提并与皮肤接近，便于手术时暴露气管。若后仰使呼吸困难加重，则可使头部稍平，或待切开皮肤分离筋膜后再逐渐将头后仰。如呼吸困难严重不能平卧时，可采用半坐或坐位，但暴露气管比平卧时困难。头部由助手扶持，使头颈部保持中线。

2. **消毒与麻醉** 常规消毒（范围自下颌骨下缘至上胸部）、铺巾，以1%～2%利多卡因溶液做颈部前方皮肤与皮下组织浸润麻醉。病情十分危急时，可不消毒、麻醉而立即做紧急气管切开术。

3. **切口** 多采用正中纵切口。术者站在患者右侧，以左手拇指和中指固定环状软骨，食指抵住甲状软骨切迹，在甲状软骨下缘至胸骨上缘之上1cm之间，沿颈正中线切开皮肤与皮下组织（切口长度4～5cm），暴露两侧颈前带状肌交界的白线。为使术后瘢痕不显著，也可做横切口，即在环状软骨下约3cm处，沿皮肤横纹横行切开长4～5cm的皮肤、皮下组织。

4. 分离气管前组织 用血管钳沿中线分离组织，将胸骨舌骨肌及胸骨甲状肌向两侧分开。分离时，可能遇到怒张的颈前静脉，必要时可切断、结扎。如覆盖于气管前壁的甲状腺峡部过宽，在其下缘稍行分离后，用拉钩将峡部向上牵引，需要时可将峡部切断、缝扎，以便暴露气管。在分离过程中，切口双侧拉钩的力量应均匀，并常以手指触摸环状软骨及气管，以便手术始终沿气管前中线进行。注意不要损伤可能暴露的血管，并禁忌向气管两侧及下方深部分离，以免损伤颈侧大血管和胸膜顶而致大出血和气胸。

5. 确认气管 分离甲状腺后，可透过气管前筋膜隐约看到气管，并可用手指摸到环形的软骨结构。确认有困难时，可用注射器穿刺，视有无气体抽出，以免在紧急时把颈部大血管误认为气管。在确认气管已暴露后，尽可能不分离气管前筋膜，否则，切开气管后，空气可进入该筋膜下并下溢致纵隔气肿。

6. 切开气管 确认气管后，于第三、四环状软骨处，用尖刀于气管前壁正中自下向上挑开两个气管环。尖刀切勿插入过深，以免刺伤气管后壁和食管前壁，引起气管食管瘘。切口不可偏斜，否则插入气管套管后容易将气道软骨环压迫塌陷。切开部位过高易损伤环状软骨而导致术后瘢痕性狭窄。如气管套管需留置时间较长，为避免环状软骨长期受压坏死或发生软骨骨膜炎，可将气管前壁切成一圆形瘘孔。

7. 插入气管导管 切开气管后，用弯血管钳或气道切口扩张器插入切口，向两侧撑开。此时即有大量黏痰随刺激性咳嗽咳出，用吸引器充分吸净后，再将带有管芯的套管外管顺弧形方向插入气管，并迅速拔出管芯，放入内管。若有分泌物自管口咳出，证实套管确已插入气管；如无分泌物咳出，可用少许纱布纤维置于管口，视其是否随呼吸飘动，否则，即为套管不在气管内，需拔出套管重新插入。

8. 创口处理 套管插入后，仔细检查创口并充分止血。如皮肤切口过长，可缝合1~2针，一般不缝下端，因下端缝合过紧，气管套管和气管前壁切口的下部间隙可有空气溢出至皮下组织而致皮下气肿。将套管两侧缚带系于颈后部固定，注意松紧要适度，不要打活结，以防套管脱出而突然窒息。最后在套管底板下垫一消毒剪口纱布。

有时在行气管切开术前，可先插入支气管镜或气管插管，以维护气道通畅，以便有充裕的时间施行手术，并使寻找气管较为方便。

9. 紧急气管切开术 适用于病情危急、需立即解除呼吸困难者。方法是以左手拇指和中指固定喉部，在正中线自环状软骨下缘向下，一次纵向切开皮肤、皮下组织、颈阔肌，直至气管前壁，在第二、三气管软骨环处向下切开2个软骨环，立即用血管钳撑开气管切口，或用刀柄插入气管切口后再转向撑开，随后迅速插入气管套管。呼吸道阻塞解除后，按常规方法处理套管和切口。

三、注意事项

1. 注意气管切开的正确部位 在气管两侧，胸锁乳突肌深部，有颈内静脉和颈总动脉等重要血管。在环状软骨水平，上述血管距中线位置较远，向下逐渐移向中线，所以气管切开口不得高于第二气管环或低于第五气管环。

2. 选择合适的气管套管 术前选好合适的气管套管是十分重要的。气管套管多用合金制成，分外管、内管、管芯三个部分，应注意这三个部分的长短、粗细是否一致，管芯插入外管或内管时，是否相互吻合无间隙而又灵活。套管的长短与管径的大小，要与患者年龄相适合。一般成人女性用 5 号气管套管，男性用 6 号气管套管。在合理的范围内，应选用较粗的套管，它有以下优点：①减少呼吸阻力；②便于吸痰；③套管较易居于气管中央而不易偏向一侧；④气囊内注入少量气体即可在较低压力下使气管封闭。

3. 保证气管套管通畅 应随时吸出过多的和擦去咳出的分泌物。内管一般应 4~6 小时清洗和煮沸消毒一次。如分泌物过多，应根据情况增加次数，但每次取出内管时间不宜过长，以防外管分泌物干结堵塞，最好有同号的两个内管交替使用。外管 10 天后每周更换一次。外管脱出，或临时、定期换管时，应注意：①换管全部用具及给氧、急救药品、器械都应事先准备好。②换管时给高浓度氧吸入。③首先吸净咽腔内分泌物。④摆好患者体位，头颈位置要摆正，头后仰。⑤术后 1 周内，气管软组织尚未形成窦道，若套管脱出或必须更换时，重新插入可能有困难，要在良好照明下，细心地将原伤口扩开，认清方向，借助于气管切开扩张器，找出气管内腔，而后送入。套管外有气囊者，若病情允许，每 4 小时放气 15 分钟，再重新充气。

4. 维持下呼吸道通畅 室内应保持适宜的温度（22℃）和湿度（相对湿度90%以上），以免分泌物干稠结痂堵塞套管，同时减少下呼吸道感染的机会。可用一两层无菌纱布以生理盐水润湿后覆盖于气管套管口。每 2~4 小时向套管内滴入数滴含有抗生素、α 糜蛋白酶或 1% 碳酸氢钠溶液，以防止气管黏膜炎症及分泌物过于黏稠。

5. 防止套管阻塞或脱出 气管切开后患者再次发生呼吸困难，应考虑如下 3 种原因，应及时处理：①套管内管阻塞：迅速拔出套管内管，呼吸即可改善，说明内管阻塞，清洁后再放入。②套管外管阻塞：拔出内管后仍无呼吸改善，滴入抗生素药液，并吸出管内渗出分泌物后呼吸困难即可缓解。③套管脱出：脱管的原因多见于套管缚带太松，或是气囊漏气，或为活结易解开；套管太短或颈部粗肿；皮下气肿及剧烈咳嗽、挣扎等。如脱管，应立刻重新插入。应经常检查套管是否在气管内。

6. 防止伤口感染 每日至少更换消毒剪口纱布和伤口消毒 1 次，并酌情应用抗生素。

7. 拔管 如气道阻塞或引起呼吸困难的病因已去除后，可以准备拔管。先可试行塞管，用软木塞先半堵后全堵塞套管 24 小时，使患者经喉呼吸，患者在活动与睡眠时呼吸皆平稳，方可拔管，拔管时做好抢救准备。拔出套管后，用蝶形胶布将创缘拉拢，数日内即可愈合；如不愈合，再考虑缝合。拔管后 1~2 天仍应准备好气管切开器械与气管套管，以备拔管后出现呼吸困难时重插时用。拔管困难的原因，除因呼吸困难的原发病未愈外，还可能为气管软骨塌陷，气管切口部肉芽组织向内管内增生，环状软骨损伤或发生软骨膜炎而致瘢痕狭窄，也可因带管时间长，拔管时患者过于紧张和恐惧的精神因素而发生喉痉挛等。需针对不同情况予以相应处理。

8. 术后并发症的防治 气管切开术常用的并发症有以下几种：

（1）皮下气肿　最常见，多因手术时气管周围组织分离过多，气管切口过长或皮肤切口下端缝合过紧等所致。大多于数日后自行吸收，不需特殊处理，但范围太大者应注意有无气胸或纵隔气肿。

（2）气胸与纵隔气肿　呼吸极度困难时，胸腔负压很大而肺内气压很小，气管切开后，大量空气骤然进入肺泡，加上剧烈咳嗽，肺内气压突然剧增，可使肺泡破裂而成气胸。手术时损伤胸膜顶也是直接造成气胸的原因。少量可自行吸收；严重者可行胸腔穿刺或引流；纵隔气肿可由气管前向纵隔插入钝针或塑料管排气。

（3）出血　如出血不多，可于创口填塞明胶海绵及碘仿纱布压迫止血；如出血较多，宜打开伤口，找到出血部位进行结扎。如为无名动脉等受压破坏，出血常为致死性，需紧急开胸行人造血管移植。

（4）拔管困难　其原因见前述。应行喉镜、气管镜检查、喉侧位 X 线拍片等，了解气管套管位置是否正常、气道局部有无感染，查明原因加以治疗。

（5）气管切开段再狭窄　拔管后气管切开段结缔组织增生，瘢痕挛缩，可导致气管切开段再狭窄。

（6）其他　可能有伤口与下呼吸道感染、气管食管瘘、气管狭窄、气管扩张和软化等。

第十八章 机械通气的临床应用 ▷▷▷▷

机械通气是应用机械装置抢救呼吸衰竭的重要手段之一，主要具有改善通气、改善肺的氧合、减少呼吸功的作用，从而达到改善全身缺氧状态和维持人体的酸碱平衡。

一、适应证

1. 适应证 经病因治疗、常规氧疗等措施症状无改善者；因缺氧、二氧化碳潴留严重威胁患者生命者；心跳呼吸骤停者。

2. 上机生理指标 ①呼吸频率 > 35 次/分。②氧合指数（PaO_2/FiO_2）< 300。③PaO_2 > 60mmHg（指急剧上升者）。④潮气量 < 3mL/kg。以上指标仅供参考，临床要灵活掌握。

二、禁忌证

1. 大咯血、窒息者。
2. 肺大疱或肺气肿。
3. 未经引流的气胸和纵隔气肿，大量胸腔积液。
4. 支气管胸膜瘘，气管食道瘘。

三、呼吸机类型

1. 定压型 气流进入呼吸道，使肺泡扩张，当气道内压达到预定的压力时，供气停止，患者靠肺与胸廓的弹性回缩力呼出气体。待呼吸道压力降至某固定值或负压峰值，吸入气流又发生，如此周而复始产生通气。本型呼吸机潮气量、呼吸频率、呼吸时间及其比值不能直接调节，而受胸肺弹性和气道阻力变化的影响。潮气量不恒定。适用于病情轻或长期治疗后要求锻炼自主呼吸的康复患者。

2. 定容型 将预定气量压入呼吸道后转为呼气，其潮气量、呼吸频率、呼吸时间及其比例均可直接调节。本型以电为动力，结构复杂，大多无同步装置，吸入气为空气或不同浓度的氧。潮气量输出恒定，气道内压力受气道阻力肺弹性的影响，适用于 COPD 和 ARDS 患者。

3. 定时型 本型以压缩气为动力，按一定的呼吸时间比率向肺内送气，有节律地做吸气和呼气动作，固定流量和吸气时间，则潮气量可稳定。它具有定压和定容量两型的长处。适应于自主呼吸较弱的中重度患者。

四、通气模式

根据患者的病情需要，通过操作者对呼吸机的调节，选择一种或数种既能满足各种患者的不同治疗需要，又能尽量避免副作用的通气模式。

1. 控制呼吸（C） 无论患者呼吸如何，呼吸机总是按照其设置的频率、潮气量（或压力）进行通气，主要用于自主呼吸消失或微弱的患者。自主呼吸强烈很难达到同步通气，应使用药物将自主呼吸抑制掉。

2. 辅助呼吸（A） 呼吸机的启动由患者的自主呼吸触发，呼吸频率决定于自主呼吸，潮气量取决于预先设置的容积（或压力），适用于自主呼吸节律平稳者。

3. 辅助－控制呼吸（A/C） 是以上两种通气模式的结合，当自主呼吸频率缓慢每分通气量小于预定值时，呼吸机自动以控制呼吸来补充，防止通气量不足。

4. 间歇正压通气（IPPV） 吸气时，呼吸机向肺脏提供一定压力的气体，使气道内压力不断上升，气体由呼吸道流向肺泡，当气体的压力、容量或供气时间达到预定的值后，供气停止。呼气时，借肺泡弹性回缩力将气体排出体外，直至与大气压相等。IPPV 可提高潮气量，维持适当的肺泡通气量，对通气不足引起的 Ⅰ 型呼吸衰竭疗效较好。

5. 持续气道内正压通气（CPAP） 呼吸机向呼吸道持续提供一定压力的气流供患者自主呼吸，使呼吸道内压始终高于大气压。吸气相气体随吸气进入呼吸道、肺泡，呼出气通过单向活瓣经排气管从水封瓶逸出，呼气管插入水封瓶的深度或呼气活瓣压力的数值，即为呼气末正压的数值。CPAP 具有扩张气道，降低呼吸阻力，增加吸气流量，增加肺的功能残气量，防止小气道和肺泡在呼气时塌陷，改善通气/血流比例的作用。临床上可用于睡眠呼吸暂停综合征、支气管哮喘、ARDS 撤离机械通气时的过渡治疗。

6. 呼气末正压通气（PEEP） 呼吸机将气体送入肺脏，呼气相呼吸道和肺泡处于正压，呼气初期呼吸道内压迅速下降，达到预定的呼气末正压水平后，气道内压不再下降，人为地使呼气末呼吸道、肺泡内压高于大气压。PEEP 使部分气体滞留于肺内，可提高功能残气量，可使萎陷的肺泡张开，改善肺泡弹性，提高肺顺应性，降低呼吸功和氧消耗；使肺泡张开，减少生理无效腔，增加肺泡通气量，改善通气/血流比例失调，减低肺内静脉－动脉分流，使动脉氧分压升高；可增加肺泡和间质的压力，促进间质和肺水肿的消退。但 PEEP 可以引起回心血量减少和继发性心输出量降低，还可增加气胸和纵隔气肿的发生率。PEEP 禁用于低血容量性休克和心源性休克及气胸、纵隔气肿患者。

应用 PEEP 时，需确定最适宜的呼吸末正压值，适宜的呼吸末正压值确定要达到下列要求：吸入氧浓度在 50% 以下，使 $PaO_2 > 8kPa$，而心输出量无明显降低。呼气末压力宜从低水平开始，逐步增加至最适值。临床上常用的 PEEP 压力为 $0.49 \sim 1.47kPa$（$5 \sim 15cmH_2O$）。

7. 间歇指令通气（IMV）与同步间歇指令通气（SIMV） IMV 是在自主呼吸的基

础上，呼吸机按照自主呼吸频率的 $1:2 \sim 1:10$ 的比例定时、间歇提供正压呼吸，其余时间产生持续气流供患者自主呼吸，机械与自发呼吸交替。其优点在于：①防止过度通气，降低耗氧量。患者既得到呼吸支持，又可以根据自身需要自我调节呼吸频率和潮气量，使血中酸碱度、$PaCO_2$、PaO_2 适合自身生理条件。②减少机械通气对循环的不良影响。③锻炼呼吸肌，逐渐增加患者自身代偿、自我调节能力，为撤离呼吸机做准备。

SIMV 与 IMV 不同之处在于呼吸机的送气由患者自主呼吸触发，每次呼吸呼吸机正压吸气与自主吸气同步，以免发生对抗。

IMV 和 SIMV 适用于：①呼吸机撤机前过渡。②神经肌肉疾病的恢复期患者。③肺顺应性下降、弥漫性肺泡炎、肺水肿的恢复期患者。

8. 压力支持通气（PSV）　在自主呼吸基础上，在吸气相，由呼吸机向肺脏正压送气，支持吸气至预定的吸气压力后，呼吸机继续供气并保持这一压力，直到呼吸道内流速下降到峰值的 25% 时，呼吸机转为呼气相。应根据患者所需要的潮气量和每分通气量调整峰压。PSV 的目的是锻炼呼吸机，减少呼吸功消耗。主要用于呼吸机的撤机过程，也可用于哮喘或手术后通气功能不足的患者。

9. 高频通气（HFV）　呼吸机以每分钟 60 次以上的频率向肺脏正压送气，送气时气道完全开放，潮气量接近无效腔或低于无效通气量。其治疗机理尚不完全清楚。一般认为是通过对流排除二氧化碳，借助气体弥散改善氧合。

（1）高频正压通气（HFPPV）　呼吸频率为 $60 \sim 100$ 次/分，吸/呼时间比值小于 0.3，潮气量小于解剖无效腔，气道开放，气道内压低，胸内压低，对循环干扰小，属非密闭气路的呼吸支持方式。

（2）高频射流通气（HFJV）　呼吸频率为 $110 \sim 300$ 次/分，潮气量小于 0.3，潮气量小于解剖无效腔。通气频率过快时，使氧分压升高的同时二氧化碳分压也升高。

（3）高频振荡通气（HFO）　呼吸频率更高，为 $300 \sim 2400$ 次/分，潮气量小于或等于解剖无效腔的 1/3。用于轻的 ARDS 患者疗效好。

HFV 的主要目的在于维持通气功能的同时，降低呼吸道内压。适用于：①上呼吸道梗阻或其他危重情况的抢救初期，为气管切开或插管等进一步处理争取时间。②支气管胸膜瘘、气胸、小儿肺炎缺氧。③心肌梗死、心衰、低血容量性休克。④清除分泌物时，由于高频通气为非密闭气路，吸痰时不必停止通气。⑤气管镜等功能检查时，能在保证通气的同时完成检查。⑥Ⅰ型呼吸衰竭。⑦多发性肋骨骨折。

高频通气的缺点：①不能有效地湿化呼吸道。②吸氧浓度不恒定。③用于Ⅱ型呼吸衰竭时易导致二氧化碳潴留。④缺乏有效的测量和报警装置。

五、机械通气对机体的影响

正常吸气，胸膜腔和肺泡处于负压，而机械通气时，则转为正压，破坏了人体的生理平衡，从而对循环和呼吸等产生一定的影响。

1. 对循环系统的影响　正压吸气使胸外静脉和胸内静脉的压力梯度减少，导致静脉回心血量减少。另外，正压通气静脉肺容量的增加和肺泡过度扩张，使肺血管阻力增加，右心室腔压力增高，室间隔左移，左心室舒张末容量降低，心输出量减少。正压通气直接和间接的压迫作用使心脏充盈受阻，心输出量下降，正压通气和吸气时间越长，呼气时间越短，通气压力越高，对心室的充盈和射血的影响就越大。在少数心功能不全、血容量不足、周围循环衰竭和神经调节障碍的患者，未经处理就实施正压机械通气，可引起血压下降或休克。为减轻循环系统的负担，正压吸气时间要短，平均气道内压要低，呼气时间宜延长，以利静脉回流。

虽然机械通气对循环有不利影响，但继发于缺氧和二氧化碳潴留的心功能不全，经机械通气治疗，随着潮气量的增加，缺氧和呼吸性酸中毒的缓解，神经体液反射引起的血液重新分配，心肌收缩力增强等代偿性变化，循环功能可得到改善。

2. 对呼吸系统的影响

（1）增加潮气量　机械通气时潮气量的变化取决于肺的顺应性、呼吸道阻力和机械通气压力三者的关系。适当增加机械通气压力可克服顺应性下降和气道阻力上升所导致的潮气量不足，使潮气量增加。但当通气压力上升到一定限度或肺顺应性明显降低时，通气压力的增大，仅加大造成气压伤的危险而不伴潮气量的上升。

（2）减少生理无效腔　机械通气时，患者呼吸道内压增高，呼吸加深，气体分布较前均匀，加上肺内血流的重新分配，致生理无效腔减少，肺泡通气量增加。但如果机械通气压力过大或吸气流速过快，部分气体将进入阻力较小的肺泡，反而导致生理无效腔的增大。

（3）增加气体交换的能力　影响气体交换的主要因素是气体的分压差、弥散面积、弥散距离和通气/血流比率。而通气功能的改善是气体交换的前提。

机械通气时氧浓度常在40%～50%之间，加大了肺泡和肺动脉之间的氧浓度差，有利于气体交换。同时增加肺泡通气量，由于正压吸气，增加肺泡压力，可使部分萎陷的肺泡和小块不张的肺组织复张，有效弥散面积增加，气体分布率趋于均匀；可减少毛细血管的通透性，减轻肺泡和间质水肿，促进渗出液的吸收，弥散膜厚度减小，改善弥散功能，增加气体交换。

适当的机械通气使潮气量增加，无效腔气体减少，气体分布趋于均匀，弥散功能改善，以及肺血流的重新分布，缺氧、二氧化碳潴留引起的肺血管痉挛和肺内分流相对缓解，都能使通气/血流比例得到改善，气体交换增加。但过度机械通气将会产生相反的作用，可使肺泡表面活性物质减少，生理无效腔加大，弥散面积减少，由于肺内压过度上升，使通气量增加，肺血流减少，通气/血流比例失衡，减少气体交换。

（4）减少呼吸功　机械通气可部分或全部替代呼吸肌的工作，减少了呼吸功，降低氧耗20%以上；并可降低气道阻力，改善肺顺应性，使呼吸功进一步减少。但如果呼吸机使用不当，造成矛盾呼吸时，呼吸功反而增加，使病情加重。

存在阻塞性通气障碍的患者，如果心功能代偿好，吸气压宜大些，呼气时间稍长些，更能获得有效的通气和换气。

3. 对消化道功能的影响　有些患者在机械通气的初期可以出现腹胀、便秘等现象，其产生的原因不明，可能与吞咽反射性抑制胃肠蠕动有关。一般在 1~2 天后可自行缓解。如机械通气不当，可引起心功能不全，造成胃肠道淤血、肝淤血。

4. 对脑血流的影响　二氧化碳分压增高，脑血管扩张，血流量增加，以保证大脑血供；反之，脑血管收缩，血流量减少。如果机械通气过度，出现呼吸性碱中毒，脑血管收缩，血流量下降，在碱性环境中组织利用氧的能力下降，造成缺血缺氧，对大脑代谢极为不利。

5. 对肾血流和肾功能的影响　适当的正压通气可以纠正缺氧和二氧化碳潴留，使肾血流量增加，肾功能得到改善，水肿消退。但如果机械通气不当，会使静脉压升高，血流重新分配，导致肾血流量的下降，肾功能损害。

6. 对酸碱平衡的影响

（1）Ⅰ型呼吸衰竭患者，使用机械通气后，肺泡通气量增加，缺氧得到迅速纠正，但二氧化碳排出也同时增多，导致呼吸性碱中毒，引起脑血管收缩，血流量减少，使氧离曲线左移，组织利用氧的能力下降，加重脑缺氧。故对Ⅰ型呼吸衰竭患者，在不造成氧中毒的情况下应适当增加吸氧浓度，并控制通气量。

（2）急性Ⅱ型呼吸衰竭患者，使用机械通气后，肺泡通气量增加，缺氧及二氧化碳潴留改善。慢性Ⅱ型呼吸衰竭患者，机械通气后，碳酸随呼吸迅速排出体外，而代替性增加的碳酸氢钠则需数日才能由肾脏排出体外，所以机械通气的初期易出现代谢性碱中毒。如机械通气不当，还可造成二、三重酸碱平衡紊乱，使病情复杂化。故对Ⅱ型慢性呼吸衰竭患者，应提高吸氧浓度，适当增加无效腔气量。

六、呼吸机与患者的连接方式

1. 面罩与鼻罩　①面罩是将大小适中的面罩扣于患者的口鼻部，使面罩将口鼻部完全遮盖，然后再通过面罩将患者与呼吸机连接。面罩较口含管舒适，无损伤而安全，适用于需反复接受呼吸机治疗的患者。缺点是手法固定太费力：四头带固定时，太松时密闭不好容易漏气，太紧时会感到不舒适而难以接受；此外，当患者配合不好或不协调时，容易引起胃肠胀气。意识障碍的患者，应用面罩吸氧或呼吸机治疗时，需要助手将患者的上腹部按压，以减少胃肠道胀气。当面罩作为应用机械通气的连接方式时，时间不宜过长，除上述不利因素外，也不利于进行口腔护理和气道湿化与吸引。②鼻罩是将大小适中的鼻罩扣于患者的鼻部，将鼻部完全遮盖。应用鼻罩连接机械通气时，虽然也属于无创性人工气道，但与口鼻面罩的不同之处是应要求患者将口唇紧闭，否则将可能漏气。鼻罩固定的方法与口鼻面罩相同，可以采用人工方法，即令操作者或患者本人单手将鼻罩固定在鼻部；也可以借助四头带将鼻罩固定在鼻部。鼻罩较口鼻面罩更舒适，也不影响患者饮食、饮水与排痰。作为辅助性机械通气时，还不影响患者讲话，因为少量漏气对这类患者的辅助性机械通气影响并不大。③喉罩是近年才开始应用的连接方式。它是借助大小适中的喉罩，置放于喉头，周边有用于密封的气囊。优点是同样属于无损伤性，较口含管和面罩有利的方面是无引起胃肠道胀气的顾忌，易于耐受。缺点是不利于气道湿化和吸引，不适于呼吸道分泌物多的患者。

2. 气管插管　分经口和经鼻气管插管两种，各有利弊。①经口气管插管应用普遍，易于掌握。缺点是口腔护理困难，容易引起呼吸道逆行感染；固定也有困难，容易滑脱。②经鼻气管插管较经口易被耐受，维持时间长，一般可维持一周以上，气道护理适当时，可维持时间更长；经鼻插管较经口插管容易固定，不影响口腔护理。缺点是导管细，无效腔大，气道护理有一定困难；气道护理不当时，管腔内容易形成痰痂，并可能将导管完全或不完全性阻塞，使气道护理更加困难。严重时还可能阻塞气道，使气道压力升高，影响呼吸机的临床疗效。

3. 气管切开造口置管　气管切开造口置管死腔最小，导管易于固定，气道温化和分泌物吸引便利，患者舒适，易于耐受，不影响口腔护理和饮食，意外拔管后由于瘘口已经形成，很容易重新置入，可以长期耐受，适用于长时间接受呼吸机治疗的患者。缺点是损伤大，有一定并发症，如感染、出血、压迫性坏死及术后留有瘢痕等，该法一般不适于需要反复接受呼吸机治疗的患者。

七、呼吸机有关参数的调节

1. 呼吸频率、潮气量、每分通气量的调节　在开始机械通气时，如无明显的二氧化碳潴留，呼吸频率一般为 12～15 次/分，潮气量为 8～12mL/kg，维持每分通气量 6～10L，以后根据血气分析来调整。对于慢性阻塞性肺疾病（COPD）患者，气道阻力大者，呼吸频率宜慢，潮气量宜大。对于急性呼吸窘迫综合征（ARDS）患者，宜用小潮气量，较高频率。

2. 吸气压的调节　正常情况下，吸气压力与潮气量和呼吸道阻力呈正比。吸气正压一般为 10～30cmH_2O，应小于 40cmH_2O。

慢性阻塞性肺疾病（COPD）患者常需较高的通气压力，但超过 40cm H_2O 时最好加用 PEEP。

3. 吸/呼时间比的调节　机械通气是正压通气，吸气时间长，气流减慢，肺泡通气相对均匀，对呼吸系统相对有利而对循环不利，反之，则相反。因此，要结合患者具体情况，适当调整吸/呼时间，使吸入气在肺泡分布均匀，呼出充分，不过分增加心脏负担。

正常吸/呼时间比为 1∶1.5～1∶2。在慢性阻塞性肺疾病患者，吸/呼时间比可达 1∶3，以便使气体充分排出。肺水肿或 ARDS 患者需相应增加吸气时间，吸/呼时间比为 1∶1～1∶1.5，如果心功能较好，吸/呼比例可倒置为 1.5∶1，甚至更长些。由于吸气时间延长，肺泡张开，使肺泡不易萎陷，氧合增加。心功能不全者，宜选用小潮气量，较高呼吸频率，以缩短吸气时间，减少对循环的影响，吸/呼时间比为 1∶1.5。

4. 吸入氧浓度　对缺氧伴有二氧化碳潴留的 Ⅱ 型呼吸衰竭，宜低浓度吸氧，吸氧浓度不宜超过 35％。以缺氧为主的 Ⅰ 型呼吸衰竭，吸氧浓度可稍高，长期应用时，最好不要超过 50%。COPD 患者吸入气氧浓度在 40% 左右。ARDS 患者需要较高的吸氧浓度，一般 60%～100%。开始机械通气时，为迅速纠正缺氧，吸氧浓度可稍高，1 小时后查动脉氧分压，然后根据检查结果调整吸氧浓度。

原则上要求机械通气时的 PaO_2 在 80～100mmHg 之间，最高不超过 120mmHg。如果吸氧浓度超过 60%，PaO_2 仍低于 60mmHg 时，应考虑合用 PEEP 来提高氧分压。

5. PEEP 的调节　患者需要 PEEP 时可先用 $5cmH_2O$ 的压力，监测其 PaO_2 和 SaO_2，通过增加或减少 PEEP 压力使 PaO_2 和 SaO_2 达到理想水平，同时注意心功能的变化。如果 $FiO_2 \leqslant 40\%$，氧合水平仍理想，维持 10～12 小时，患者病情转变后，可减少 PEEP 压力，直到撤除。合理的 PEEP 压力的确定应测定患者 PV 曲线的低拐点来明确。

6. HFV 的调节　驱动压力（气源）一般用 98.07～196.13kPa（1～2kg/cm^2）。通气频率 HFPPV 60～110 次/分，HFJV 110～300 次/分，HFO 300～2400 次/分。HFV 的吸气时间应占整个呼吸周期的 15%～30%。

八、人机对抗的处理

机械通气与患者的自主呼吸不同步是机械通气初期最常见的问题，称为人机对抗。产生人机对抗的原因主要有患者紧张、烦躁、通气不足或初期不适应等。

对恐惧、精神紧张造成不适应的患者，应耐心做好患者的思想工作，消除不良心理因素的影响，以获得患者最大限度的合作。一般情况下，机械通气 30 分钟至 2 小时后，患者即可逐渐适应机械通气。对因耗氧量增加或二氧化碳生成增多造成的呼吸对抗，可适当增加通气量，或调节吸氧浓度等。对疼痛、烦躁不安者可使用止痛剂或镇静剂协助治疗。对肺并发症如气胸、肺不张、支气管痉挛者，应积极治疗原发病。对机械原因如同步灵敏度过低、呼气阈漏气、呼吸道分泌物阻塞等造成的呼吸对抗，应及时处理，使机械通气与患者自主呼吸协调一致。

对于一些急危重症患者，经以上处理无效，产生严重缺氧者，可选用镇静剂或抑制自主呼吸的药物，如安定 10～20mg 静脉注射，或吗啡 5～10mg 静脉注射，还可以用肌肉松弛剂氯琥珀胆碱 50～100mg，加于 10% 葡萄糖注射液 100mL 中静脉滴注。一般首选安定，其作用缓和且安全。吗啡静脉注射后有些人呼吸可能立即停止或伴低血压，应小心使用。某些患者（如 ARDS）自主呼吸不易被镇静剂所抑制，可以选用骨骼肌松弛剂。以上药物使用剂量要适中，且不宜长期应用，以免过度抑制呼吸及咳嗽反射，造成排痰受阻及血压降低等副作用。

九、呼吸机的撤离

呼吸机治疗的时间随病情而异，少时可仅数小时、数天或数周，多时可数月或数年。合理掌握脱机时机和指征，能有效缩短呼吸机应用时间，降低和减少各种呼吸机相关性并发症。

1. 脱机的生理指标　①最大吸气压力 $>20cmH_2O$；②肺活量 $>10～15mL/kg$；③每

分通气量 <10L；④最大每分通气量大于静时的 2 倍；⑤$PaO_2/FaO_2 > 300$。

如果患者达到以上指标，原发病得到控制，病情稳定，就可以撤机。

2. 撤机前的准备工作　短期（不超过 1 周）应用呼吸机较易撤离，而长期应用，且肺功能较差者，撤机较困难，撤机前要做好准备工作。①做好患者的思想工作，取得患者的配合：长期使用呼吸机，患者对呼吸机有依赖性，甚至对撤机存在恐惧心理，担心停机后会出现呼吸困难或窒息。故在患者呼吸衰竭缓解后，应及时向患者说明撤机的必要性，要求患者做缩唇腹式呼吸锻炼，减轻呼吸肌使用性萎缩。停用呼吸机时，必须有医护人员在场监护，以增加患者的信心和安全感。②改善患者的一般状况：定时观察患者血气分析结果的变化，及时纠正酸碱平衡及电解质紊乱，使血红蛋白保持在 100g/L 以上，血压、心输出量基本正常，以保证撤机后的氧合能力。加强营养，保证正氮平衡，防止因营养不良造成并发症和呼吸肌萎缩。③积极治疗原发病：治疗引起呼吸衰竭的病因，纠正呼吸衰竭，为顺利撤机打下基础。

3. 撤机的步骤

（1）间断停机法　开始间歇停用要加氧疗，停的时间宁可短些，避免患者过分劳累而失去信心。先在白天停用，每次停机时间约 30 分钟，最后达到白天完全停机。然后开始夜间间断停机，方法同白天一样。最终达到完全撤离呼吸机的目的。

停机期间，可将套管气囊排气以解除对气管黏膜的压迫，使自主呼吸的气流既能通过导管又能通过导管与气管壁间隙，增加潮气量，减少阻力，降低呼吸功消耗。在停用呼吸机进行吸氧期间，应观察脉搏、血压、呼吸及血气变化，如出现二氧化碳潴留，应立即恢复机械通气。

（2）改变通气模式停机法　同步间歇指令通气（SIMV）采用自主呼吸与机械通气相结合的方法，为呼吸机撤离提供了一种较为理想的方法，目前已广泛应用于机械通气的撤离过程中。SIMV 的基本原理是将机械通气频率设定在不能完全满足患者通气需要量的水平，给患者以自主呼吸代偿的机会，协助患者呼吸肌肌力逐渐恢复。间歇性机械通气（IMV）与 SIMV 一般设定在 8～10 次/分，随着患者自主呼吸能力的增加，可逐渐减少机械通气的频率，以致最后完全脱离呼吸机。

压力支持通气（PSV）是在患者自主呼吸触发呼吸机的前提下，由呼吸机支持吸气至预定的吸气压力，以辅助患者吸气，锻炼呼吸肌，减少呼吸功消耗。一般在撤机时，用较低水平的支持压力（0.49～0.98kPa），以增强自主呼吸，以便撤机。PSV 的优点是患者使用后感觉良好，呼吸功及氧耗量减少，易被接受，应用得当可以使自主呼吸频率在短时间内变小，撤机过渡时间缩短。

4. 拔管的时机与方法　当呼吸机完全撤离后，短期应用呼吸机的患者可立即拔管，长期应用呼吸机的患者应在撤机后暂时保留气管套管。观察病情，病情稳定后再拔去气管插管。

（1）撤机后立即拔管　主要适用于气管插管的患者。如 3～5 天的短期应用，撤机后观察几小时，如自主呼吸良好，PaO_2 维持正常，即可拔管。拔管前先充分清除上呼吸道分泌物，以防拔管后误吸入肺。然后释放气囊内的气体，用注射器尽量抽尽，以防气囊与气管黏膜粘连。拔管动作要轻柔，注意观察有无黏膜出血。如拔管后出现咯血，应立即用肾上腺素或凝血酶溶于生理盐水中局部喷洒，然后观察患者咳痰能力。

（2）撤机后逐渐拔管　主要用于气管切开的患者。撤机后，仍经气管套管口吸氧，定期复查血气分析，如出现二氧化碳分压升高，应迅速查明原因。如果是氧流量过大，妨碍二氧化碳排出所致，可采用降低氧流量或间断吸氧法，使二氧化碳分压自行下降。肺功能差，则要根据病情采用呼吸兴奋剂持续静脉滴注，必要时重新机械通气治疗。停机3~4天，患者病情稳定，且有咳嗽、排除能力者，可考虑拔管。拔管时应吸除分泌物，清创后，拔出套管，用蝶形胶布将创缘拉拢，然后纱布覆盖。

十、机械通气的并发症及其防治

1. 机械通气相关性肺炎　是机械通气死亡的主要原因。由于患者抵抗力下降，咳嗽反射减弱或消失，建立人工气道过程中造成的局部损伤，上呼吸道屏障的消失，湿化、雾化不足或污染，呼吸机管道消毒不严等，易继发肺部感染。

为了预防机械通气过程中的肺部感染，要做到以下几点：①加强呼吸道湿化和保持呼吸道通畅。呼吸道湿化应达到痰液稀，便于咳出、吸出。应在无菌操作下吸痰，操作中尽量避免操作损伤黏膜。②保持室内空气流通，有条件可使用空气过滤器，将呼出气直接排到室外。③每24小时消毒或更换呼吸管道、雾化器、湿化器及其他连接装置。④避免误吸。⑤给患者补充充足营养，维持水、电解质、酸碱平衡，提高患者抗病能力。⑥一旦发现肺部感染的早期迹象，立即使用抗菌药物，先用广谱抗菌药物，然后根据细菌培养加药敏试验的结果，选用有针对性的抗菌药物，抗菌药物的使用原则是早期、大剂量、联合用药，疗程足。

2. 肺不张　常由痰液堵塞所致，另外长期恒定气量通气、吸痰过度、气管插管过深滑入一侧主支气管等也易造成肺不张。针对病因可做以下处理：①适量增加潮气量或加用叹息通气模式。②调整气管导管到合适位置。③适当呼吸机湿化加体位引流，鼓励患者咳嗽、吐痰。④将吸氧浓度调至50%以下，以防肺泡萎陷。

3. 营养不良　是造成长期机械通气死亡的重要原因。许多患者，尤其是久病卧床的患者，由于摄入不足、胃肠功能减退或静脉营养补充不足，多存在不同程度的营养不良，严重时可危及生命。

4. 插管后的并发症

（1）堵管　临床上常采用气管插管或气管切开来建立人工气道，但该通道有时却会被堵塞，造成患者严重呼吸困难、发绀、窒息、两肺呼吸音消失。此时可先用简易呼吸囊或高频通气辅助呼吸，同时查明堵管原因，立即纠正。临床上最常见的堵管原因是黏痰堵塞，因此，在机械通气过程中应加强呼吸道湿化，使痰液稀薄，便于咳出和吸出。

（2）脱管　主要原因是气管插管太浅、固定不牢、患者肥胖及颈部太短等。患者表现为呼吸急促或停止，呼吸音消失，应紧急重新插管。

（3）**套囊破裂**　套囊破裂使气管导管与气管壁之间不能呈密闭状态，不能保证充足的通气量，应重新更换气管导管套囊。

（4）**喉或气管损伤**　喉损伤是长期气管插管最严重的并发症之一，常于拔管后数小时内出现吸气性呼吸困难，可用肾上腺皮质激素静滴或麻黄碱局部喷雾，严重者需气管切开。如拔管后见声嘶及吞咽困难，可暂不处理。

气管损伤主要是导管的套囊压迫所致，故应密切观察，定时放气。使用低压气囊可减少或避免上述并发症。

（5）**通气不足或通气过度**　①通气不足：可能因潮气量或压力不足、气道漏气和呼吸道阻塞所致。临床表现为患者呼吸强而不合拍，发绀，多汗，烦躁，血压增高，脉搏加快，呼吸音减弱，胸腹起伏不明显，动脉二氧化碳分压无好转甚至上升。通气不足的处理：在除外漏气后仍改变不了通气不足的情况，可采用定容型呼吸机加大潮气量，定时型呼吸机加大流量或吸气时间，定压型呼吸机加大压力。②通气过度：多因急于纠正缺氧而将呼吸机潮气量或压力调得过大，或供气时间调得过长，使二氧化碳分压排出过多。临床表现为患者自主呼吸受抑制而减弱甚至消失，患者精神兴奋，肌肉震颤、痉挛，亦可见昏睡、血压下降等，血气分析示呼吸性碱中毒。通气过度的处理：定容性降低呼吸机潮气量，定时型呼吸机缩短吸气时间，定压型呼吸机降低压力。

（6）**肺气压伤**　是机械通气中常见的、较为严重的并发症。常见的有张力性气胸、纵隔气肿、肺间质气肿、皮下气肿等。应及时对症处理，首先应降低机械通气压力和呼吸末正压的数值。并发气胸者在引流后继续机械通气。

（7）**心输出量减少和低血压**　临床表现为心率加快，血压下降，尿量减少，中心静脉压升高，心输出量下降等。防治方法：使用呼吸机时，应在保证有效通气的前提下尽量降低气道平均压，缩短吸气时间，吸/呼时间比值最好调在1:2以上（特殊治疗除外），将有利于改善循环功能。

（8）**心律失常和心脏骤停**　可因原发病，水及电解质、酸碱平衡紊乱，机械通气不当或呼吸机撤离不当所致。其中过度通气造成的呼吸性碱中毒和低钾血症最容易引起心律失常，甚至室颤，应及时处理。

（9）**深部静脉血栓形成**　患者长期卧床，体位固定，中心静脉压升高，周围静脉血流缓慢等，易引起静脉血栓形成。临床上以下肢静脉血栓形成多见。

（10）**胃扩张与胃出血**　较常见。

十一、机械通气的护理

1. 床边护理，严密观察患者病情变化。要取得机械通气的预期治疗效果，应对患者进行深入细致的观察，及时发现和解决问题，对各种参数做合理调整。

2. 重视呼吸监护。在机械通气治疗的过程中，要注意观察各项通气参数变化，根据病情随时进行调整。观察的内容：①呼吸频率、潮气量：这是机械通气的基本参数。

②呼气压力：是指呼吸机正压通气时的气道内压力。吸气压力高，潮气量大，吸气压力小，潮气量小。吸气压力过大容易导致气压伤，并使心输出量减少。③气道阻力与顺应性：必须用专门仪器测量，或者用公式法推算。

3. 严密观察呼吸机运转情况，及时发现并排除故障。

4. 检查氧气或空气压缩机的压力是否符合要求。机械通气过程中耗氧量较大，尤以高压氧气瓶作为动力源的呼吸机耗氧量更大，应注意随时更换。空气压缩机的排水口在潮湿的夏季易堵塞造成积水，要及时清除。

5. 人工气道的护理：首先要确保导管固定、通畅、气囊密闭。经口插管者应管理好牙垫，固定导管的胶布必须粘贴牢固。气管切开者，固定外套管的纱布应牢固，严防插管导管或气管切开导管脱落或移动插入气管周围的组织中。检查气囊是否破损，与气管壁能否贴紧，如果患者呼气时听不到气囊周围的气声，说明气管导管与气管壁之间呈密闭状态。注意气道有无出血、堵塞。

通气过程中要保证气道通畅，预防感染，防止气管远期并发症的发生。气管插管与气管切开的远期并发症主要有：①声带损伤，遗留声嘶，甚至吞咽困难等后遗症。②气管食道瘘。③气管狭窄。预防方法：①选择合适的套囊及囊内压，最好使用低压气囊。每4小时将气囊放气1次，每次15分钟，以免损伤气道。②控制感染及出血：对预防气道狭窄非常重要。

6. 注意口腔护理：每天用3%硼酸溶液或生理盐水擦洗口腔，发现口腔有霉菌生长时，可用1:1制霉菌素盐水擦洗口腔。

7. 预防褥疮。

8. 加强呼吸道湿化。正常人呼吸道许多免疫物质和肺泡表面活性物质的分泌、免疫细胞的活动、黏膜上皮纤毛运动都是在呼吸道湿化的条件下进行的。而气管插管或气管切开的患者呼吸道丧失了加温、加湿作用，由于吸入空气过于干燥，气管、支气管黏膜上皮纤毛运动功能降低，痰液黏稠，不易咳出，甚至形成痰栓，造成气道阻力增加，肺不张，防御机能减退，造成肺部感染，故呼吸道湿化非常重要。

（1）恒温加热加湿器湿化　呼吸机上常配有恒温加热加湿器。这种湿化方法是通过电热器加温，把湿化器中的液体加热，使流经的气体达到饱和水蒸气的程度，然后送入肺内。吸入气温度应调节在32℃~37℃，每日湿化量200~400mL。湿化不足会影响呼吸功能，湿化过度将加重心肾负担。应注意：冬季呼吸机管道易积水，如流入肺内可能造成淹溺，导致患者死亡或感染，故注意定时排水。

（2）气管滴入湿化　用生理盐水2~5mL，由气管内缓慢滴入，每10~15分钟1次，每天滴入量250~500mL。

（3）雾化　呼吸机上设有雾化器，除了雾化给药外，还可用于湿化。

9. 保持呼吸道通畅。通过呼吸道湿化，痰液稀薄，以便咳出和吸出。经常翻身拍背，促进痰液排出。

10. 预防感染。院内感染是长期机械通气患者死亡的主要原因。院内感染的主要途径是经医护人员的手、各种治疗器械及空气，故吸痰及做治疗前后要洗手。注射、换药、机械操作时要严格按照无菌技术操作，各种器械的消毒要严密，应尽量使用一次性物品。

呼吸机附件如接口、面罩、螺纹管、加湿器均应拆下清洗消毒。

保持室内空气流通。呼吸机呼出的气体最好能直接排到室外，有条件可在呼吸机的空气入口处安装灭菌空气过滤器。每日用1%苯扎溴铵拖地。紫外线室内照射时应把患者的眼部遮住，以防受伤。

11. 加强和鼓励患者主动和被动活动，积极开展康复锻炼。

12. 加强营养，对不能进食者可以采用鼻饲和静脉营养，按患者实际需要补充糖、蛋白质、脂肪和维生素。注意保持氮平衡。

第十九章 穿刺术 ▷▷▷▷

第一节 腰椎穿刺术

腰椎穿刺术（lumbar puncture）主要用于诊断脑膜炎、脑炎、脑血管病变和脑瘤等神经系统疾病，以及治疗性鞘内注射药物等（图 19 – 1）。

一、适应证

1. 中枢神经系统疾病，取脑脊液做常规、生化、细菌学与细胞学检查等，测颅内压，以明确诊断、鉴别诊断和随访疗效。

2. 鞘内注入药物达到治疗疾病之目的。

3. 可疑椎管内病变，进行脑脊液动力学检查，以明确脊髓腔有无阻塞与阻塞程度。

二、禁忌证

1. 穿刺部位及其附近皮肤、软组织或脊椎有感染性疾病者。

2. 颅内压力明显增高，有明显视乳头水肿或有脑疝先兆者。

3. 患者处于休克、衰竭或濒危状态者。

4. 颅后凹有占位性病变者。

5. 严重凝血功能障碍者。

6、脊髓压迫症的患者，如高位脊髓病变者。

三、操作方法

1. 除需做气脑或脊髓空气造影术时采用坐位外，一般均采用侧卧位。

2. 嘱患者侧卧于硬板床上，脊柱靠近床沿，使背部与床面垂直，头向前胸部屈曲，双手抱膝，前胸紧贴腹部，或由助手在术者对面用一手挽住患者头颈部，另一手挽住双下肢腘窝处，用力抱紧，使脊柱尽量后凸以增宽脊椎间隙，便于穿刺进针。

3. 确定穿刺点。穿刺部位应在第 2 腰椎棘突以下，一般以髂后上棘的连线与后正中线的交会处（约为第 3、4 腰椎间隙）为最常用，有时也可在上一或下一腰椎间隙进行。

4. 穿刺部位常规皮肤消毒，术者戴无菌手套，铺无菌巾，用 1% ~2% 利多卡因溶液 2 ~3mL 自皮下到椎间韧带做局部麻醉。

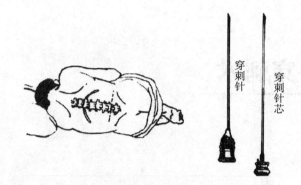

穿刺针　　穿刺针芯

图 19 - 1　腰椎穿刺术

5. 术者以左手拇指指尖紧按穿刺棘突间隙以固定皮肤，右手持用无菌纱布包绕的穿刺针，自局麻点取垂直脊柱背面针尖稍向头部倾斜的方向进行穿刺，当穿刺针穿过黄韧带和硬脊膜进入蛛网膜下腔时，有突然阻力消失感，然后缓慢抽出针芯，即可见脑脊液外滴。一般成人进针深度为 4 ~ 6cm，儿童为 2 ~ 4cm。

6. 在放液前先接上测压管测压时，患者完全放松，头稍伸直，双下肢收为半屈或稍伸直，呼吸平稳，可见测压管中脑脊液平面随呼吸上下波动。正常侧卧位脑脊液的压力为 7 ~ 18cmH$_2$O 或一分钟 40 ~ 50 滴。测完脑脊液压力后，缓慢放出所需要的脑脊液（一般为 2 ~ 5mL）送检。若需要做培养时，应用无菌操作法留标本。

7. 术毕，将针芯插入，并一起拔出穿刺针，用拇指按压穿刺处 1 ~ 2 分钟，局部覆盖消毒纱布，并用胶布固定，嘱患者去枕平卧 4 ~ 6 小时，以免引起术后头痛。

四、注意事项

1. 严格掌握腰椎穿刺禁忌证，凡疑有颅内压升高者必须做眼底检查，如有明显视盘水肿或有脑疝先兆者，禁忌穿刺；如确属诊断与治疗必需时，可先用脱水剂降低颅内压，再用细针穿刺，缓慢放出脑脊液适量（一般放数滴至 1mL）。凡患者处于休克、衰竭或濒危状态及局部皮肤炎症、颅后窝有占位病变或脑干症状者均禁忌穿刺。

2. 穿刺针进入棘突间隙后，如有阻力不可强行再进，应将针尖退至皮下，调整方向或位置后再进针。穿刺动作要轻巧，用力适当。若用力过猛，将难以体会针尖进入蛛网膜下腔后阻力突然消失之感。

3. 当针尖刺到马尾神经根时，患者感到下肢有电击样疼痛，遇此，无须处理，因马尾神经根游离于脑脊液中，不会引起马尾损伤。

4. 若要了解蛛网膜下腔有无阻塞，可做动力试验（queckenestendt's test）。即在测定初压后，由助手压迫患者一侧颈静脉约 10 秒，正常时脑脊液压力立即上升一倍左右，解除压力后 10 ~ 20 秒又降至原来水平，称为动力试验阳性（该侧），表示蛛网膜下腔通畅。若压迫颈静脉后，脑脊液压力不上升，则为动力试验阴性，表示蛛网膜下腔完全阻塞。若压迫后压力缓慢上升，放松后又缓慢下降，则该侧动力试验也为阴性，表示该侧有不完全性阻塞（如横窦内血栓形成或小脑窝内肿瘤等）。对脑部病变尤其伴有颅内压明显增高或脑出血者应禁做此实验。若疑椎管内胸段与腰段蛛网膜下腔有梗阻，可做压腹试验，即助手以拳用力压迫上腹部，如无梗阻可使压力升高为初压的 2 倍，停压后下降迅速，梗阻时压力不上升。

5. 若需鞘内给药时，应先放出同量脑脊液，然后再注入药物。做气脑造影术检查时，缓慢放液 10mL，如此反复进行达所需要量时再行摄片。

6. 穿刺术中，若患者出现呼吸、脉搏、面色异常等症状时，应立即停止手术，做相应处理。

第二节　骨髓穿刺术

骨髓穿刺术（bone marrow puncture）是采集骨髓液的一种常用诊断技术（图 19 -2）。

一、适应证

1. 各类血液病的诊断。
2. 严重感染或某些传染病需行骨髓细菌培养。
3. 查找某些寄生虫，如疟原虫、黑热病病原体等。
4. 恶性肿瘤疑有骨髓转移者。

二、禁忌证

1. 血友病患者。
2. 有出血倾向者慎用。

三、操作方法

1. 确定穿刺部位：①髂前上棘穿刺点：患者仰卧，穿刺点位于髂前上棘后 1～2cm，此部位骨面较平，易于固定，操作方便，无危险性，为最常用的穿刺点，但骨质较硬，髓液较少。②髂后上棘穿刺点：患者侧卧（幼儿俯卧，腹下放一枕头），上面的腿向胸部弯曲，下面的腿伸直，髂后上棘突出于臀部之上，相当于第五腰椎水平旁开 3cm 左右处。③胸骨穿刺点：患者取仰卧位，背下置一枕头，使胸部抬高，取胸骨中线相当于第二肋间水平处为穿刺点。胸骨较薄（约 1cm），胸骨后为心房和大血管，严防穿通胸骨发生意外。但由于胸骨骨髓液含量丰富，当其他部位穿刺失败时，仍需做胸骨穿刺。④腰椎棘突穿刺点：患者取坐位，双手伏在椅背上，上身前屈；体弱者可侧卧位，两膝向胸部弯曲，以两臂抱之，取第三或第四腰椎棘突为穿刺点。有时棘突尖端小而硬，穿刺不易成功，可在距棘突 1.5cm 处从侧方穿刺棘突。

2. 常规皮肤消毒，铺无菌洞巾，术者戴手套，以 1%～2% 利多卡因 2～3mL 局部浸润麻醉至骨膜，按摩注射处。

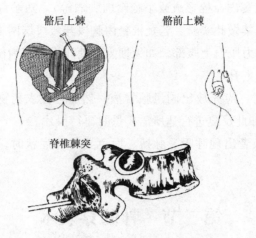

图 19 – 2 骨髓穿刺术

3. 将骨髓穿刺针的固定器固定在距针尖 1cm 或 1.5cm 处（胸骨穿刺约 1cm，髂骨穿刺约为 1.5cm），术者用左手拇指和食指固定穿刺部位，右手持针向骨面垂直刺入（若为胸骨穿刺则与骨面成 30°～40°角），当针尖触及骨质后将穿刺针左右旋转，缓缓钻刺骨质，当感到阻力消失，且穿刺针已能固定在骨内时，表示已进入骨髓腔。若穿刺针不固定，则应再钻入少许到能够固定为止。

4. 拔出针芯，接上干燥的 10mL 或 20mL 注射器，用适当的力量抽吸，若针头确在骨髓腔内，当抽吸时患者感到一种尖锐的疼痛，随即便有少量红色髓液进入注射器中。骨髓液吸取量以 0.1～0.2mL 为宜。若做骨髓液细菌培养需在留取骨髓液计数和涂片标本后，再抽取 1～2mL。如未能吸出骨髓液，则可能是针腔被皮肤或皮下组织块阻塞或干抽（dry tap），此时应重新插上针芯，稍加旋转再钻入少许或退出少许，拔出针芯，如见针芯带有血迹时，再行抽吸即可取得骨髓液。

5. 抽毕，重新插上针芯，左手取无菌纱布置于针孔处，右手将穿刺针拔出，随即将纱布盖于针孔上并按压 1～2 分钟，再用胶布将纱布加压固定。

四、注意事项

1. 术前做出凝血时间检查，有出血倾向患者操作时应特别注意，对血友病患者绝对禁忌做此术。

2. 穿刺针与注射器必须干燥，以免发生溶血。穿刺时用力不宜过猛，尤其做胸骨穿刺时，针头进入骨质后不可摇摆，以免断针。抽吸液量如为做细胞形态学检查则不宜过多，过多会导致骨髓液稀释，影响增生度的判断、细胞计数及分类的结果；如做细菌培养可抽取 1～2mL，抽取后应立即涂片，否则会很快发生凝固，使涂片失败。

3. 抽不出骨髓液时，如非技术问题，则为"干抽"，该情况多见于骨髓纤维化、恶性组织细胞病、恶性肿瘤骨髓转移、多发性骨髓瘤及血细胞成分异常增生如白血病原始幼稚细胞高度增生时，此时需更换部位穿刺或做骨髓活检。

4. 穿刺过程中，若感到骨质坚硬，难以进入骨髓腔时，不可强行进针，以免断针。应考虑为大理石骨病的可能，行骨骼 X 线检查，可明确诊断。

5. 老年人骨质疏松，应注意不要用力过猛；小儿不合作，除严格选择穿刺部位外，必要时穿刺前给镇静剂。

第三节　腹腔穿刺术

腹腔穿刺术（abdominocentesis）是指对有腹腔积液的患者，为了诊断和治疗疾病进行腹腔穿刺，抽取积液进行检验的操作过程。

一、适应证

1. 检查腹腔积液的性质，以明确诊断。
2. 大量腹水引起明显呼吸困难或腹部胀痛，适当放腹水以减轻症状。
3. 腹腔内给药以达到治疗目的。

二、操作方法

1. 穿刺前嘱患者排出小便以免损伤膀胱。
2. 依积液多少和病情，可取坐位、半坐位、左侧卧位。放液时必须使患者体位舒适，并于腹上部扎上宽布带或多头带。
3. 选择适宜的穿刺点：①脐与左髂前上棘连线的中 1/3 与外 1/3 的相交点，此处不易损伤腹壁动脉。②侧卧位穿刺在脐的水平线与腋中线交叉处，此部位较安全，常用于诊断性穿刺。③脐与耻骨联合连线的中点上方 1cm，稍偏左或偏右 1~1.5cm 处，此穿刺点处无重要器官且易愈合。
4. 穿刺处常规消毒，戴手套及盖洞巾，自皮肤至腹膜壁层做局部麻醉。术者用左手固定穿刺部皮肤，右手持针经麻醉处垂直刺入腹腔，待感到针锋抵抗感突然消失时，表示针头已穿过腹膜壁层，即可抽取腹水，并将抽出液放入消毒试管中以备送检。做诊断性穿刺时，可直接用无菌的 20mL 或 50mL 注射器和 7 号针头进行穿刺。取得标本后迅速拔针，覆盖无菌纱布，胶布固定。
5. 需放腹水时，用一粗针头（8 号或 9 号针头），针尾连一长胶管及水瓶，针头上穿过两块无菌纱布，缓慢刺入腹腔，腹水经胶管流入水封瓶中，将套入针头的纱布及针头用胶布固定于腹壁上。胶管上可再夹输液夹子，以调整放液速度。腹水不断流出后，将腹上部的宽布带或多头带逐步收紧，以防腹内压骤降而发生休克。放液完毕，覆盖纱布，胶布固定，用多头带包扎腹部。

三、注意事项

1. 肝性脑病前期禁忌放液，粘连性结核性腹膜炎、卵巢肿瘤、包虫病、动脉瘤、

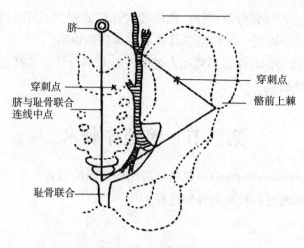

图19-3　腹腔穿刺点

晚期妊娠、严重出血倾向（血小板计数 $<50 \times 10^9/L$）等为本检查禁忌证。

2. 术中应随时询问患者有无头晕、恶心、心悸等症状，并密切观察患者呼吸、脉搏及面色改变等。如以上症状明显时应立即停止穿刺，使患者卧床休息，必要时可注射高渗葡萄糖。

3. 放腹水时如遇流出不畅，针头应稍作移动或变换体位。放液不可过快、过多，初次放液不可超过3000mL，但肝硬化患者在补充输注大量白蛋白的基础上，一般放腹水1000mL补充白蛋白6~8g，也可以大量放液，可于1~2小时内排4000~6000mL，甚至放尽。血性腹水不宜放液。放液前后均应测量腹围及复查腹部体征等，以便观察病情变化。

4. 大量腹水者，为防止腹腔穿刺后腹水渗漏，在穿刺时注意勿使皮肤与腹膜壁层位于同一条直线上。方法是当针尖通过皮肤到达皮下后，稍向周围移动一下穿刺针尖，然后再向腹腔刺入，以使拔针后皮肤针眼与腹肌针眼错开，防止腹水外溢。如穿刺孔处有腹水溢出时，可用蝶形胶布或火棉胶粘贴。

第四节　肝脏穿刺术

常用的肝脏穿刺术包括肝脏穿刺活体组织检查术（liverbiopsy，简称肝活检）和肝穿刺抽脓术（liver abscess puncture）。

一、适应证

1. 诊断性肝脏穿刺。旨在将穿刺所得到的肝组织制成切片做组织学检查或涂片做细胞学检查，以明确肝脏病变的性质或寻找特异性的诊断依据。

2. 肝脓肿的诊断与治疗。

二、操作方法

1. 术前准备　术前应测定出血时间、凝血时间、凝血酶原时间和血小板计数。若凝血酶原时间延长，则应肌肉注射维生素 K_1 10mg，每日 1~2 次，口服钙片 1g，每日 3 次，连用 3 天后复查，若已正常则可施术。如疑为阿米巴性肝脓肿，应先用抗阿米巴药物（甲硝唑等）治疗 2~4 天后再行穿刺，其目的在于减轻肝脏充血及肿胀，以免穿刺出血。如怀疑细菌性肝脓肿，应先用抗生素使病灶局限再行穿刺，以防病灶扩散。穿刺前应测量血压、脉搏，进行胸部透视，观察有无肺气肿、胸膜增厚，注意血压波动和避免损伤肺组织。测定血型以备必要时输血。若患者紧张或恐惧，应做好解释工作，术前可给予小剂量镇静剂。

2. 体位 取仰卧位，身体右侧靠近床沿，右手曲肘置于枕后。

3. 穿刺部位 诊断性肝脏穿刺通常选用右侧腋中线第八、九肋间隙，肝实音区处穿刺。肝脏穿刺抽脓则寻找一个局限性水肿区或压痛最明显处作为穿刺点（一般认为该处是肝脓肿最靠近胸壁的地方），有条件者应先用超声波做脓腔定位探查，以判明最佳之穿刺点，并可指示穿刺方向与深度。（图 19 –4）

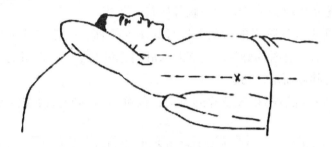

图 19 –4 肝脏穿刺时病人体位及穿刺点

4. 操作步骤

（1）**诊断性肝脏穿刺** 常用快速肝穿刺法。方法为：①穿刺点常规皮肤消毒，术者戴无菌手套后铺无菌洞巾，用 1%~2% 利多卡因 2~4mL 自皮肤做局部麻醉直达胸膜。②备好快速穿刺套针（针长 7cm）。套针内装有钢丝针芯活塞，其直径较针头管径略小，使空气与水皆可通过，但能阻止肝组织进入注射器。以橡皮管将穿刺针接于 10mL 注射器上，吸入无菌生理盐水 3~5mL。③先将皮肤穿刺锥在皮肤上穿孔，然后在穿孔处将穿刺针沿肋骨上缘与胸壁垂直方向刺入 0.5~1cm，然后将注射器内生理盐水注入 0.5~1mL，使穿刺针内可能存留的皮肤及皮下组织冲出，以免针头堵塞。④将注射器抽成负压，嘱患者先吸气，然后在深呼气末屏住呼吸（此动作可让患者术前练习数次，以免配合失误），此时术者将穿刺针迅速刺入肝脏并立即拔出，深度一般不超过 6cm。拔针后立即以无菌纱布按压针孔 5~10 分钟，再以胶布固定，并以多头腹带扎紧，压上小砂带（1kg 左右）。

（2）**肝脏穿刺抽脓** ①常规消毒局部皮肤，铺无菌洞巾，局部麻醉要达到肝包膜。②将尾部带有橡皮管的穿刺针（橡皮管用血管钳夹住）自皮肤刺入，嘱患者先吸气，并在呼气末屏住呼吸。③将 50mL 注射器连接在橡皮管上，松开血管钳进行抽吸，抽满后再将橡皮管夹住，拔下注射器排尽为止。④若脓液太稠，抽吸不畅，可用温无菌生理盐水冲洗后进行抽吸。反复抽吸黏稠的脓液可致针筒与筒栓黏着，抽吸或排脓时费力，应用生理盐水冲洗或换一注射器。如抽出脓液量与估计量差距较大，可能系多发性脓肿，或穿刺针在脓腔之顶部，抽吸少许脓液后针尖与脓液液面脱离而吸不出脓腔中部及底部之脓液等，此时应调整穿刺针之深度与方向，但变更针的方向时，应先将针于患者屏住呼吸时退至皮下，然后才能变更方向，并于再次屏息呼吸时进行穿刺。⑤拔针后用无菌纱布按压片刻，胶布固定，外压砂袋，并以多头带将下胸部扎紧。术后嘱患者静卧8～12小时。

三、注意事项

1. 凡有下列情况者应视为肝穿刺的禁忌证：①出血倾向；②大量腹水；③肝包虫病；④肝血管瘤；⑤肝脏缩小，肝浊音界不清，又无超声波探查条件；⑥肝外梗阻性黄疸。对严重贫血与全身衰竭者应在初步改善患者一般情况后，再考虑肝穿刺术。

2. 若须经腹部穿刺，肝脏需肿大至肋缘下5cm以上时方可采用。穿刺点为右肋缘下锁骨中线处。患者仍取仰卧位，但右腰部应垫一薄枕。

3. 一定要在患者屏住呼吸的情况下进行穿刺或拔针，以免呼吸时肝脏移动而被穿刺针划裂，致大出血。有时局麻穿刺过深刺入肝内亦可发生这一严重的并发症，故局麻进针深度应视患者胖瘦而定，切忌过深。

4. 穿刺针刺入肝脏后不得改变穿刺方向，仅可前后移动，改变深度，但最深不得超过8cm。

5. 术后应绝对卧床24小时，尤其是诊断性肝穿刺时。术后4小时内每隔15～30分钟测量脉搏、血压1次。若无变化，以后改为1～2小时测量1次，共8小时。若发现患者脉搏细弱且快，血压下降，出冷汗，烦躁不安，面色苍白，有内出血征象时，应予积极抢救。该并发症多在术后最初的数小时发生，故术后观察甚为重要。

6. 穿刺后如局部疼痛，应仔细检查，分析引起的原因。若为一般组织创伤性疼痛，可给止痛剂等口服；如出现右肩部剧痛并有气促，则多为膈肌损伤所致，可口服可待因或注射哌替啶，且应严密观察。

7. 术中误伤胆囊、结肠与肾脏等脏器，可出现腹膜炎或血尿及胸膜腔感染甚至气胸等。此类并发症较为少见，且出现的时间多较晚，故术后亦应注意有无腹痛、胸痛、呼吸困难以及血尿等出现，及时给予相应的处理。

第五节　胸膜腔创穿刺术

一、适应证

1. 各种胸腔积液，需明确诊断者。

2. 渗出性胸膜炎积液过多，久不吸收，或持续发热不退，或大量积液产生压迫症状时，进行放液治疗或注入药物。

3. 脓胸抽脓治疗并注入药物。

二、操作方法

1. 体位：①胸腔积液：嘱患者面向椅背坐于椅上，两前臂置于椅背上，前额伏于前臂上。如病重不能起床者，要取仰卧或半卧位，将前臂置于枕部，行侧胸腔穿刺。②气胸：患者靠坐于床或椅，双臂上抬，双手抱于枕部。

2. 穿刺点定位：①气胸：锁骨中线第2肋间。②胸腔积液：如有B超定位，应以B超定位为准；如无B超定位，穿刺应在胸部叩诊实音最明显的部位处进行。一般常选肩胛线或腋后线第7~8肋间，也可选腋中线第6~7肋间或腋前线第5肋间为穿刺点。包裹性积液可结合X线或超声波检查决定穿刺点。穿刺点可用蘸甲紫的棉签在皮肤上做标记。

3. 穿刺部位常规消毒，戴无菌手套，铺洞巾，用1%~2%利多卡因溶液2~3mL，沿穿刺点肋间的肋骨上缘进针，边进针边注入麻醉药，逐层浸润麻醉直至胸膜，并刺入胸腔，试抽胸水，记录针头刺入深度，作为抽液时的参考。（图19-5）

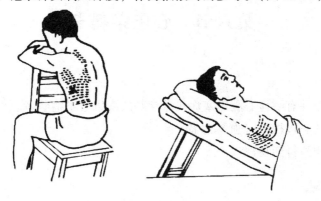

图19-5 胸膜腔穿刺时病人体位及穿刺点

4. 将接有橡皮管的穿刺针由穿刺点刺入皮肤（胶皮管应用止血钳夹住），针尖缓慢进入胸膜腔时有阻力消失感。接上注射器，松开止血钳，抽吸胸腔内积液。注射器抽满后，夹紧胶皮管，取下注射器，将液体注入适当容器中，以便计量和送检。如此反复，每次推出注射器内的液体时均应夹紧胶皮管，以防空气进入胸膜腔。

5. 抽液完毕，需胸内注药者可注入适量药物，然后拔出穿刺针，无菌纱布覆盖，用胶布固定后嘱患者静卧。

三、注意事项

1. 操作前应向患者说明穿刺的目的，以解除其顾虑；对精神过于紧张者，可于术前0.5小时服安眠酮0.1g或可待因0.03g以镇静止痛。

2. 麻醉必须达到胸膜。应避免在第9肋间隙以下穿刺，以免穿透膈肌损伤腹腔脏器。

3. 有下列情况时，行胸膜腔穿刺术需慎重：①病变靠近纵隔、心脏和大血管处；

②有严重肺气肿和广泛肺大疱者；③心、肝、脾明显肿大者。

4. 一次抽液不可过多、过快。诊断性穿刺抽液 50～100mL 即可。一般首次不超过 600mL，以后每次不超过 1000mL，但感染性胸腔积液应一次尽量抽尽。做胸腔积液细胞学检查时，则至少需 50mL 液体并应立即送检，以免细胞自溶。

5. 操作中应不断观察患者的反应，如有头晕、面色苍白、出汗、心悸、胸部压迫感或剧痛、昏厥等胸膜过敏反应，或出现连续性咳嗽、咳泡沫痰等现象时，应立即停止抽液，让患者平卧，观察心、肺、血压情况。大部分患者卧床后即可缓解，少数需皮下注射 0.1% 肾上腺素 0.3～0.5mL 或进行其他对症处理。

6. 疑有支气管胸膜瘘时，可注入亚甲蓝或甲紫 2mL，观察术后患者是否咳出染色痰液。

7. 恶性胸腔积液，可在胸腔内注入抗肿瘤药或硬化剂诱发化学性胸膜炎，促使脏层与壁层胸膜粘连，闭合胸腔。

第六节　心包穿刺术

一、适应证

1. 心包腔积液并有明显心脏压塞症状需穿刺放液以缓解症状者。
2. 原因不明的心包积液（血）患者。
3. 恶性心包积液行药物注入治疗者。

二、操作方法

1. 穿刺部位的选择（图 19－6）：先叩诊心浊音界，有条件时应做超声波检查，引导穿刺。常用穿刺点：①心尖部穿刺点：一般在左侧第 5 肋间心绝对浊音界内侧内约 2cm 处，由肋骨上缘进针，针刺方向向内、向后，稍向上并指向脊柱方向，缓慢刺入心包腔内。②剑突下穿刺点：位于剑突下与左肋缘交角区，穿刺针从剑突下正中线左侧刺入，针头与腹壁保持 30°～40°，向上、向后并稍向左沿胸骨后壁推进，避免损伤肝脏。左侧有胸膜增厚、左侧胸腔积液或心包积脓时选择此穿刺点较合适。③右胸前穿刺点：位于右胸第四肋间心绝对浊音界内侧 1cm 处，穿刺针向内、向后指向脊柱推进，此点仅适用于心包积液以右侧较多、心脏向右扩大者。

2. 患者取坐位或半坐卧位，位置要舒适，因在穿刺过程中不能移动身体。术者应再一次检查心界，确定穿刺点后，常规局部消毒，铺巾。

3. 用 1%～2% 利多卡因以小号针头做局部麻醉，刺入皮肤后，按上述进针方向，将针徐徐推进，边进针，边回抽，边注射，穿过心包膜时有落空感，如抽出液体应记录进针方向与深度，然后拔出局麻针。穿刺抽液针进针方向同上，进入心包腔后可感到心脏搏动而引起的震动，此时应稍退针，避免划伤心肌，助手立即用血管钳夹住针头以固

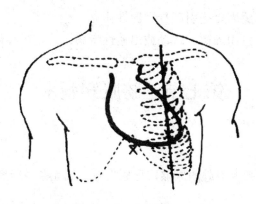

图 19-6　心包穿刺部位

定深度，术者将注射器套于针座的橡皮管上，然后放松橡皮管上止血钳，缓缓抽吸液体，记取液量，并将抽出液体盛入试管内送检。需做培养时，应用灭菌培养管留取。

4. 术毕拔出针头后，盖以消毒纱布，用胶布固定。

三、注意事项

1. 穿刺点要合适，进针方向要准确，深度要适当。一般进针深度为 3~5cm（左胸前穿刺点）或 4~7cm（剑突下穿刺点），但应视积液多少和心浊音界大小而定。穿刺针头接管应保持轻负压，边进针边抽吸，直至抽出液体。如病情允许，每一次穿刺最好按超声波检查测定的深度，或在超声波引导下穿刺，较安全、准确。若未能抽出液体，又未触及心脏搏动，应缓慢退出针头后，改变进针方向重新穿刺，但不能盲目反复试抽。

2. 术前谈话：由于心包穿刺术有一定的危险性，故应进行术前谈话，内容包括手术的必要性和危险性，主要危险是损伤冠状动脉、心脏穿孔、气胸、感染、心律失常和休克等，应将这些危险及其可能性有多大向患者或家属交代清楚，争取患者或家属同意并在谈话记录上签字后方可进行穿刺。此外，嘱患者在穿刺时切勿咳嗽或深呼吸，术前0.5 小时可服可待因 0.03g。

3. 若脓液黏稠不易抽出时，可用消毒温无菌生理盐水冲洗，冲洗动作要轻柔，并注意患者反应。如需注入药物，可于抽液后缓缓注入。

4. 如操作过程中患者出现面色苍白、气促、出汗、心慌等情况，应终止手术，并做相应处理。如抽出血性液体，应暂停抽液，检查进针方向与深度，将抽得血性液体放入干试管中，血液不久就凝固，表示很有可能来自心脏，应立即终止手术。如放置 10分钟以上不凝固，患者又无凝血机制障碍，表示血液来自心包腔，应视病情需要，继续或终止抽液。

5. 首次抽液量不宜超过 100mL，需再次抽液时一般也不宜超过 300~500mL。抽液速度不宜过快。但在化脓性心包炎时，应每次尽量抽尽脓液，穿刺时避免污染胸腔，穿刺抽脓后应注意胸腔感染的发生。

6. 术中和术后均需密切观察呼吸、血压、脉搏等变化。

7. 麻醉要完善,以免因疼痛引起神经源性休克。

8. 患者不能配合、意识障碍、躁动或出血性疾病,禁止行心包腔穿刺术。

第七节　膀胱穿刺术

一、适应证

尿道狭窄或前列腺肥大引起的尿潴留导尿失败,又无条件行膀胱引流者,可先做膀胱穿刺术。

二、操作方法

1. 穿刺部位　耻骨联合上方 2cm 处为最常用的穿刺点。

2. 操作步骤　①患者仰卧,皮肤常规消毒,术者戴无菌手套,于耻骨联合上方 2cm 处用 1% ~ 2% 利多卡因溶液做局部浸润麻醉。②用 9 号或 12 号针头接上 20 ~ 50mL 注射器,垂直刺入膀胱内。③进入膀胱后抽吸注射器,抽得尿液后,将带有胶管的玻璃接头插入针座放尿,或用注射器反复抽吸尿液。④若病情需要反复穿刺或配合治疗,为减少穿刺次数,避免过多地损伤膀胱等,可用穿刺针行膀胱穿刺术,将硅胶管通过穿刺针导管进入膀胱内,并加以固定。

三、注意事项

1. 操作要严格无菌,穿刺点应准确。

2. 大量尿液潴留者,不宜一次放完,可采用多次、逐渐放出的方法,使膀胱内压力渐次降低,有助于膨大的膀胱恢复其张力。

3. 穿刺后,尤其是多次穿刺者,有可能发生血尿、尿外溢或感染,故如无必要,尽量不做膀胱穿刺术。

第八节　中心静脉压测定术

中心静脉压(CVP)是指右心房及上、下腔静脉胸腔段的压力。它可反映患者当时的血容量、心功能与血管张力的综合情况,因此有别于周围静脉压力。周围静脉压力受静脉腔内瓣膜与其他机械因素的影响,因此不能正确反映血容量与心功能等情况。

一、适应证

1. 用作区别急性循环衰竭是低血容量抑或心功能不全所致的一个参考指标。

2. 大手术或危重患者利用中心静脉压测定和动态观察适当维持患者的血容量,保证手术的顺利进行或其他治疗的进行。

3. 鉴别少尿或无尿的原因是血容量不足或是肾衰竭所致。

4. 大量输液、输血时，在中心静脉压测定的监视下，可使血容量得到迅速补充，同时又不致使循环负荷过重而发生心功能不全。

二、操作方法

1. 患者仰卧位，选好插管部位，常规消毒皮肤，铺无菌洞巾。

2. 插管途径。常用途径有二：①上腔静脉插管：导管可经锁骨下静脉、肘前贵要静脉、颈外静脉、颈内静脉切开或穿刺插管。此途径的优点是测压不受腹内压的影响，测压结果较精准，缺点是插管固定困难。②下腔静脉插管：一般经大隐静脉插管，将导管插至下腔静脉，导管前端应穿过膈肌到胸腔。经肘前贵要静脉插管至上腔静脉或经腹股沟大隐静脉插管至下腔静脉，两者均插入 35～45cm。

3. 测压方法：测压装置可用普通输液胶管，在其下端接一个或 Y 形管，一端接静脉导管（或硅胶管），一端接带有刻度的测压玻璃瓶，后者固定在输液架上，保持测压管的"零"点与患者右心房在同一水平（即仰卧患者的腹中线）。测压时，先将静脉导管与 Y 形管连接处的开关 A 关闭，使输液管与测压管相通，待液体充满测压管后，将开关 B 关闭，打开开关 A，再使静脉导管与测压管相通，可见测压管内液面下降，至液面稳定时，所指刻度数据即为中心静脉压。测闭，关闭开关 C，使测压管与静脉导管不再相通，打开输液管上的开关 B，使输液管与静脉导管相通，这样可继续输液并反复多次测压。（图 19-7）

4. 判断：正常中心静脉压为 5～12cmH$_2$O，降低与增高均具有临床意义。①CVP < 5cmH$_2$O，而动脉血压低，表示有效循环血容量不足。②CVP < 5cmH$_2$O，而动脉血压正常，提示有效循环血容量轻度不足。③在补充血容量后患者仍处于休克状态，而 CVP 却大于 10cmH$_2$O，则表示有容量血管过度收缩或心功能不全的可能，应严格控制输液速度及采取其他相应措施。④CVP > 15～20cmH$_2$O，表明有明显心功能不全，且有水肿的危险，应暂停或严格控制输液速度，并应采取针对心功能不全的措施。但中心静脉压测定受到许多因素的影响，如腹内压增高导致大隐静脉插管测定的中心静脉压升高，因此，中心静脉压的测定必须结合动脉压和全身情况等综合分析。

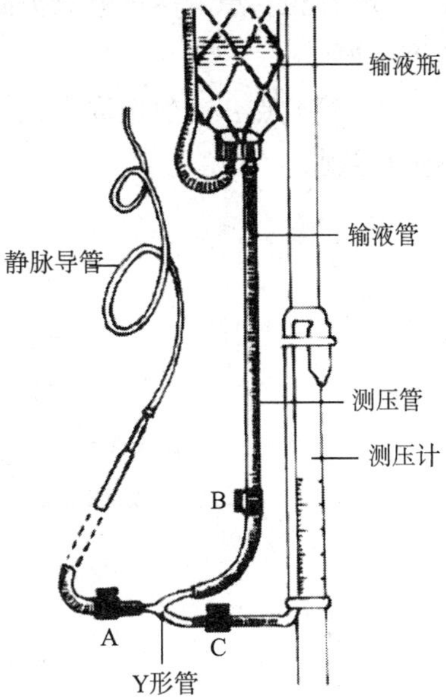

图 19-7　中心静脉压测定术

三、注意事项

1. 严格无菌操作。插静脉导管动作要轻柔，不能使用暴力及插得太深，以免插入右心室，使压力呈显著波动性升高，如导管进入右心室，可后退少许。

2. 静脉导管、输液管和测压管必须保持通畅，测压才能准确；若不通畅，可变更导管位置，用输液瓶中液体冲洗，或用肝素冲洗管道。

3. 使用血管活性药物、正压辅助呼吸均可影响测得值，故测定前应暂停使用。

4. 静脉导管留置时间一般不超过 5 天，留置过久易发生静脉压或血栓性静脉炎。每日应以 0.025% 肝素溶液冲洗导管，以保持静脉导管通畅。

第九节　锁骨下静脉穿刺术

一、适应证

1. 需短期内迅速输入大量液体，或长期输液，尤其是输入高浓度或刺激性药物，如静脉内高营养治疗者。

2. 心肺复苏时给药，用以取代心内注射途径。

3. 当周围浅静脉萎陷、过小（或栓塞），或因大面积烧伤、广泛皮肤病、肥胖者等，致静脉穿刺困难，而又需快速补液时。

4. 有时用于插入静脉导管检测中心静脉压，或置入临时心内起搏器。

二、操作方法

1. 体位：患者尽可能取头低 15°的仰卧位，头转向穿刺点对侧，穿刺同侧上肢外展 10°~20°。

2. 穿刺点：一般选取右锁骨下静脉，以防损伤胸导管。可经锁骨下及锁骨上两种进路穿刺。

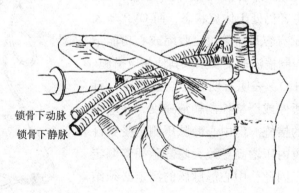

锁骨下动脉
锁骨下静脉

图 19-8　锁骨下静脉穿刺方法示意图

（1）锁骨下进路　取锁骨中、内 1/3 交界处，锁骨下方约 1 cm 为穿刺点，针尖向内，轻向上指，向同侧胸锁关节后上缘进针，如未刺入静脉，可退针至皮下，针尖改指向甲状软骨下缘进针。也可取锁骨中点，锁骨下方 1 cm 处，针尖指向胸骨上切迹进针。针尖与胸壁呈 15°~30°。一般刺入 2~4 cm 可入静脉。此点便于操作，临床曾最早应用，但如进针过深时易引起气胸，故目前除心肺复苏时给药外，已较少采用此进路。

（2）锁骨上进路　取胸锁乳突肌锁骨头外侧缘，锁骨上方约 1cm 处为穿刺点，针身与矢状面及锁骨各成 45°，在冠状面呈水平或向前略偏成 15°，指向胸锁关节进针，一般进针 1.5～2cm 可入静脉。此路指向锁骨下静脉与颈内静脉交界处，穿刺目标范围大，成功率常较颈内静脉穿刺为高，且安全性高，可避免胸膜损伤或刺破锁骨下动脉。

3. 按无菌操作要求消毒、铺巾，用 1% 普鲁卡因 2～4mL 局部浸润麻醉。取抽吸有生理盐水约 3mL 的注射器，连接穿刺针，按上述穿刺部位及方向进针，入皮下后应推注少量盐水，将可能阻塞于针内的组织推出，然后边缓慢进针边抽吸，至有"落空感"并吸出暗红色液体，表示已进入静脉。如针尖已达胸锁关节而仍无回血，可边退针边回吸，如退针过程中有回血，也表示针已进入静脉。取腔内充满生理盐水的静脉导管自针尾孔插入，注意动作要轻柔，如遇阻力应找原因，不得用力强插，以防损伤甚至穿通血管。导管插入后回血应通畅，达所需深度后拔除穿刺针，于穿刺口皮肤缝一针，以其缝线固定导管，无菌敷料包扎。置管深度随不同要求而异，可分别达锁骨下静脉、无名静脉及上腔静脉水平，但不可进入右心房或在静脉内卷曲，应透视或拍片确定导管端位置。一般插入深度不超过 12～15cm。（图 19-8）

在心肺复苏紧急注药不可留置导管时，可按上述锁骨下进路操作，常规消毒后以细长针头连接盛药注射器直接穿刺，向甲状软骨下缘方向进针，见回血后固定针头，推入药物后拔针，局部按压片刻即可。

三、注意事项

1. 穿刺部位有感染时禁做穿刺。严重肺气肿、胸廓畸形、凝血机制障碍、锁骨与肩胛带区外伤、严重高血压（收缩压 >24kPa）。上腔静脉栓塞等情况慎做此术。儿童与躁动患者术前应用镇静剂。

2. 穿刺点要准确，进针方向、角度要正确，以防止气胸等合并症发生。穿刺困难时忌反复穿刺，应及时改用其他进路或改行颈内静脉穿刺。

3. 做静脉留置导管者应尽量取头低位，穿刺成功后，宜让患者深吸气后屏气，此时迅速取下注射器和插入导管，导管内必须充满液体，以防空气栓塞。头低位有困难者，操作须特别小心，以采用外套管穿刺针较为安全（其具体操作方法可参见"颈内静脉穿刺术"节）。导管插入穿刺针后不得回抽，以防被针尖切断造成危险。

4. 术后须仔细观察患者有无血肿或气胸等并发症表现。如发现呼吸急促、穿刺侧呼吸音减低等，须立即胸透或拍片查明情况。

5. 锁骨下静脉穿刺插管的并发症，除上述气胸、空气栓塞、血肿外，尚可有心包填塞、感染、静脉血栓形成与栓塞、血胸、穿刺口渗液、误入锁骨下动脉、臂丛神经损伤等，国外报告发生率共约 5%，应予注意，并及时做相应处理。

6. 导管留置时间一般不超过 6 ~ 8 周。拔管后局部应加压 3 ~ 5 分钟。

7. 回血顺利表明穿刺针的位置正确。如果回血呈搏动性并且颜色鲜红，说明误入锁骨下动脉，应该立即撤出穿刺针并按压 5 分钟。

第十节　颈内静脉穿刺术

一、适应证

1. 置入中心静脉导管或气囊漂浮导管行血流动力学监测。

2. 经导管安置心脏临时起搏器。

3. 需大量快速补液或输血的患者，利用中心静脉压监测调节液体入量及速度。

4. 需长期输液，尤其是输入高浓度或刺激性药物，如静脉内高营养治疗。

5. 因各种原因导致周围静脉穿刺困难，而又急需大量补液者。

6. 静脉留置导管。因颈内静脉解剖位置固定，个体差异小，易于固定导管，较少发生并发症，故近年来除心肺复苏临时注药时仍选用锁骨下静脉，静脉置管多首选此静脉。

二、操作方法

1. 体位：患者取头低 15° ~ 30° 的仰卧位，使静脉充盈以防止空气栓塞，头后仰并向穿刺点的对侧扭转 15° ~ 20°。

2. 穿刺点：一般取右侧，因右颈内静脉与无名静脉、上腔静脉几乎成一直线，且血管较左侧为粗，较易穿刺成功。依照穿刺点与胸锁乳突肌的关系分三种入路。

（1）中路　由胸锁乳突肌的胸骨头、锁骨头及锁骨组成的三角形称胸锁乳突肌三角。在其顶端处（距锁骨上缘 2 ~ 3 横指）进针，针身与皮面（冠状面）呈 30°，与中线平行指向尾端（或对向同侧乳头）。如试穿不成功，针尖向外倾斜 5° ~ 10° 再穿。肥胖患者或小儿等胸锁乳突肌标志不清楚者，可在锁骨内侧端上缘小切迹的上方 1 ~ 1.5cm 处进针，其角度、方向如前，一般刺入 2 ~ 3cm 即入颈内静脉。

（2）前路　在胸锁乳突肌前缘中点（距中线约 3cm），术者用左手食、中指向内推开颈总动脉后进针，针身与皮面呈 30° ~ 50°，针尖指向锁骨中、内 1/3 交界处或同侧乳头。亦可在甲状软骨上缘水平颈总动脉搏动处外侧 0.5 ~ 1cm 处进针，针身与皮面呈 30° ~ 40°，针尖指向胸锁乳突肌三角，与颈内静脉走向一致穿刺。但此点误伤颈总动脉机会较多。

（3）后路　在胸锁乳突肌外缘中、下 1/3 交界处进针，针身水平位，在胸锁乳突肌深部向锁骨柄上窝方向穿刺。针尖勿向内侧过深刺入，以防损伤颈总动脉。

3. 按无菌操作要求消毒、铺巾，用盛有局麻药的注射器接细长针头在用选定的穿刺针做皮下浸润麻醉后，按上述相应进针方向及角度试穿，进针过程中持续轻回抽注射器，至见回血后，记住方向、角度及进针深度后拔针。

4. 进针点皮肤用三棱针或粗针头刺一小口，直达皮下。取外套管穿刺针或 16 号薄壁穿刺针自小口入皮下，按试穿针方向角度进针，接近上述深度时接注射器并保持适当负压缓缓进针，见回血后，速进针 2～3mm，固定内针而捻转推入外套管，或经穿刺针插入导管，直至到达所要求的深度。一般穿刺点至上腔静脉接近右心房处距离为 15～20cm。准备置入气囊漂浮导管（Swan - Ganz 导管）者，则经穿刺针腔内插入导引钢丝至预计深度。

5. 拔出内针或穿刺针，将外套管针座或导管连接测压、输液装置，缝针固定针座或导管，无菌辅料包扎。置气囊导管者，则需要再沿导引钢丝插入套有导管鞘的扩张器，拔除导引钢丝及扩张器，取管腔内充满 0.2‰肝素液的气囊导管经导管鞘插入，连接测压装置，慢慢推进导管，并在相应部位做气囊充气或放气，监测各部位压力，最后使导管端留置于楔压部位的合适位置。拔出导管鞘至皮肤入口处，固定导管并记录导管留于体内的长度，无菌敷料包扎。

三、注意事项

1. 凝血机制障碍及穿刺部位有感染时禁做此穿刺。严重高血压（收缩压 >24kPa）、呼吸衰竭、严重胸部创伤、上腔静脉栓塞等情况慎做此术。

2. 准确选取穿刺点及掌握进针方向、角度。一般穿刺刺入皮肤至见回血，成人约 4cm 以内，极少达 5～7cm 者。如达一定深度未见回血，应边回吸边退针，至皮下调整方向再做穿刺。禁止稍退针反复深刺或反复以粗针穿刺，以防颈内静脉撕裂及气胸等意外发生。如穿刺困难，应及时改经其他进路，或改经锁骨上进路穿刺锁骨下静脉，常可获成功。

3. 一般不做左颈内静脉穿刺，因其紧贴胸摸顶，易制气胸及损伤胸导管。如必须做时，应取后路进针并须谨慎操作。

4. 用外套针管穿刺时，皮肤刺口要够大，使外套管通过皮肤及皮下组织时无明显阻力，以防外套管口裂开或卷曲而导致穿刺失败。

5. 置入导管时注意防止空气栓塞（详见"锁骨下静脉穿刺术"节注意事项）。

6. 颈内静脉穿刺术发生合并症者不多，但仍须注意观察，可有血胸、气胸、空气栓塞、感染、皮下气肿、Horner 征、乳糜管损伤、臂丛神经损伤、膈神经损伤、气管穿孔及动静脉瘘等，如发现相应症状应及时处理。

7. 导管留置时间一般不超过 6～8 周。拔管后局部加压 3～5 分钟。

第十一节　股静脉穿刺术

一、适应证

凡肢体皮下静脉穿刺采血有苦难内时，可做股静脉穿刺采血。

二、操作方法

1. 患者仰卧位，采血侧的大腿放平，稍外旋外展。

2. 选择穿刺点：先摸出腹股沟韧带和股动脉搏动处。穿刺点选定在腹股沟韧带内、中 1/3 的交界处下方二指（约 3cm）处，适在股动脉搏动内侧约 1cm 处。

3. 常规消毒皮肤后，左手食、中指触及股动脉后，向内移 1cm 左右，即以食、中指分开压迫股静脉，右手持注射器，由确定的穿刺点向上呈 45°～60°斜刺或垂直穿刺，边进针边抽吸，如抽得血液则表示已刺入股静脉内，按所需采足血量。如抽吸无回血，可继续进针，直至针尖触及骨质（耻骨的上支），再边退边抽吸，如仍未抽得血液，再摸出股动脉部位，核对注射器进针方向是否准确，将针尖稍改变方向和深浅，重行抽吸，采血完成，拔出针头。

4. 拔出针头后，穿刺点部位用棉球压迫数分钟，以防血肿形成。

三、注意事项

本方法不宜做注射药物用。

第十二节　动脉直接穿刺插管术

一、适应证

1. 采取动脉血标本，进行化验检查或细菌培养。

2. 动脉直接穿刺插管不仅能连续测量收缩压、舒张压和平均压，还能采取动脉血标本做血气分析和酸碱度测定、注射染料测量心排血量及计算动脉压以便了解现在功能。

3. 重度休克经静脉输血治疗无效时，可行动脉穿刺加压输液和输血。

4. 注射抗癌药物治疗盆腔肿瘤或注射溶栓及治疗动脉栓塞。

二、操作方法

动脉穿刺插管的途径包括桡动脉、股动脉、足背动脉、肱动脉、颞浅动脉、尺动脉、腋动脉等。桡动脉为首选，其次为股动脉。如上述途径有困难，则依次选用足背动脉、肱动脉和尺动脉。

（一）桡动脉穿刺插管

1. 解剖特点　桡动脉在腕部桡侧腕屈肌腱和桡骨下端之间的纵沟内，桡骨茎突水平上，可摸到其搏动。桡动脉形成掌深弓和掌背弓，并于尺动脉汇成掌浅弓，掌浅弓86% 来自尺动脉。

2. 操作技术

（1）血液循环判断　用改良 Allen 试验估计来自尺动脉掌浅弓的侧支血液。将患者手臂抬高，术者以双手拇指分别摸到桡动脉和尺动脉的波动后，令患者做 3 次握拳和放松动作（昏迷患者可被动挤压）接着压迫阻断桡动脉和尺动脉血液，手部发白，待手部放平后，解除对尺动脉的压迫，手部皮色转红，平均转红时间为 3 秒，应短于 5 秒，称 Allen 试验阴性，说明尺动脉和掌浅弓血流通畅。Allen 试验可分为三级：0～7 秒为Ⅰ级，表示血循环良好；8～15 秒为Ⅱ级，属可疑；超过 15 秒为Ⅲ级，系血供不佳。也可用同样方法测定桡动脉血循环情况，Allen 试验阳性，不宜使用桡动脉穿刺插管。应用超声多普勒等方法探测血流通畅程度则更可靠。

（2）穿刺方法　通常选用左手，将患者手和前臂固定在木板上，腕下垫纱布卷，背屈抬高 60°。左手中指摸到桡动脉，在桡骨茎突近端定位，食指在其远端轻轻牵拉，穿刺点在两手指之间桡骨茎突远端 0.5cm 左右。常规消毒、铺巾，用 1% 普鲁卡因局麻，取 18G 针刺入皮下做导引，20G 套管针与皮肤呈 15°，对准中指摸到的桡动脉方向，将导管和针芯接近桡动脉后刺入动脉，直到针尾出现血液为止，拔出针芯，如动脉较粗，方向和角度准确，则动脉血自针尾向外喷出，说明套管已进入动脉内，将套管向前推进，血液通畅，即穿刺成功。拔出针芯后，如无血喷出，则将套管徐徐拔出，直至针尾有血液喷出，再将套管与动脉平行方向插入，血液通畅，则可以接上连接管，连通简易测压器或压力换能器，用胶布固定动脉套管和连接管，以免滑出。取下腕下纱布卷，并用肝素液冲洗一次，保持导管通畅，覆盖敷料，固定手臂，即可测压。

（二）股动脉穿刺插管

1. 解剖特点　股动脉由髂外动脉分出，在腹股沟韧带下方进入大腿上部，股动脉外侧是股神经，内侧是股静脉，股动脉和股静脉位于血管鞘内。

2. 穿刺方法　在腹股沟韧带下 2cm 或腹股沟皮肤皱褶处摸到股动脉搏动，用左手食、中指放在腹股沟韧带下股动脉搏动表面，食指和中指分开，穿刺点选在食指与中指间，定位方法既能指示股动脉位置，又可确定其行走方向。常规消毒、铺巾，用 1% 普鲁卡因局麻，右手持针，与皮肤呈 45° 进针，在接近动脉时刺入动脉。如有血液从针尾涌出，即可插入到引钢丝。如无血液流出，可慢慢退针，直至有血液涌出，表示穿刺成功。插入导引钢丝时应无阻力，有阻力者不可插入，否则将对穿动脉进入软组织内。最后经导引钢丝插入塑料导管。用套管针时，针尾有血液涌出，即可放入导管。套管针置管有时较经引导钢丝置管困难，或可能对穿动脉进入软组织内，此时，应将导管慢慢退出，至导管尾端有血液涌出时，调整角度，沿动脉方向插入，有时也能获得成功。用丝线在皮下缝一针，固定导管和连接管，并用胶布贴牢，以免滑脱。最后用肝素盐水冲洗一次，盖好敷料，即可测压。

（三）其他动脉穿刺插管

桡动脉和股动脉穿刺插管失败或由于某些原因而不能使用者，可选择足背动脉或肱动脉，而尺动脉、颞浅动脉和腋动脉较少应用。

1. 足背动脉是胫前动脉的延续，较表浅，经皮穿刺插管的成功率高达 80% 以上，测压时的并发症少。但测压时管理不方便，而且 5% 小儿和 12% 成人没有足背动脉或不能触及。血栓闭塞性脉管炎、胫后动静脉供血不足或局部有炎症感染者禁用足背动脉穿刺插管。

2. 肱动脉是腋动脉的延续，在上臂位于肱二头肌内侧缘下行，在肘部穿过肱二头肌腱，在肱二头肌腱和正中神经之间容易摸到，即为穿刺部位。穿刺容易成功，但肱动脉是前臂及手部主要动脉，如有损失、血肿和血栓形成，使肱动脉供血不足，可造成前臂和手部缺血坏死，血肿也可压迫正中神经，为此应慎重选用肱动脉。

3. 尺动脉穿刺较困难，搏动明显者也可成功。在同侧桡动脉穿刺失败或有血肿者，不宜选用同侧尺动脉穿刺，以免造成手部血供不足。

4. 颞浅动脉是颈外动脉的分支，在置管后即使有血栓形成也没有引起组织缺血的危险，且感染机会也少，所以穿刺置管较安全。文献报告，颞浅动脉测压还可作为脑血流灌注的指标。

5. 腋动脉穿刺插管和测压的操作不太方便，但由于有肱深动脉等侧支循环存在，所以在穿刺后形成血肿不易造成肢体坏死，但与臂丛神经一起位于腋鞘内，血肿可以压迫神经。

三、注意事项

1. 桡动脉穿刺插管的并发症有血栓形成、栓塞、表面皮肤坏死及假性动脉瘤等。股动脉穿刺插管的并发症有血栓形成、栓塞、血肿和出血、动静脉瘘和假性动脉瘤等。

2. 预防动脉栓塞的方法：①了解侧支循环的情况，常规做 Allen 试验；②注意无菌操作；③尽量减轻动脉损伤；④排尽空气；⑤发现血块应抽出，不可注入；⑥末梢循环不佳时应更换测压部位；⑦固定好导管的位置，避免移动；⑧经常用肝素盐水冲洗；⑨发现桡动脉动脉血栓形成，并有远端缺血时，必须立即拔除测压管，需要时可紧急手术探查，取出血块，挽救肢体。

3. 股动脉插管应避免在腹股沟上方穿刺，用压迫的方法控制有困难，可导致后腹膜出血。